中风病康复新模式

——中西医结合康复单元模式

周国平　陈红霞◎主编

中国中医药出版社

·北　京·

图书在版编目（CIP）数据

中风病康复新模式：中西医结合康复单元模式 / 周国平，

陈红霞主编 . — 北京：中国中医药出版社，2019.9

ISBN 978 – 7 – 5132 – 5685 – 8

Ⅰ . ①中⋯ Ⅱ . ①周⋯ ②陈⋯ Ⅲ . ①中风—中西医

结合疗法 Ⅳ . ① R743.305

中国版本图书馆 CIP 数据核字（2019）第 183027 号

中国中医药出版社出版

北京经济技术开发区科创十三街 31 号院二区 8 号楼

邮政编码 100176

传真 010-64405750

赵县文教彩印厂印刷

各地新华书店经销

开本 787×1092 1/16 印张 27.75 字数 510 千字

2019 年 9 月第 1 版 2019 年 9 月第 1 次印刷

书号 ISBN 978 – 7 – 5132 – 5685 – 8

定价 128.00 元

网址 www.cptcm.com

社 长 热 线 010-64405720

购 书 热 线 010-89535836

维 权 打 假 010-64405753

微信服务号 zgzyycbs

微商城网址 https：//kdt.im/LIdUGr

官 方 微 博 http：//e.weibo.com/cptcm

天猫旗舰店网址 https：//zgzyycbs.tmall.com

如有印装质量问题请与本社出版部联系（010-64405510）

《中风病康复新模式——中西医结合康复单元模式》编委会

本书资助项目

1. 国家中医药管理局首批中医诊疗模式创新试点单位项目（国中医药办医政函〔2015〕8号）

2. 广东省科技计划项目（2013A03250014）基于脑卒中二级康复的中西医结合康复卒中单元的建立及临床疗效评价

前　言

中风病相当于西医学的脑卒中，具有高发病率、高致残率的特点。中国每年新发中风病患者约 200 万人，其中 70% ～ 80% 的中风病患者因为残疾不能独立生活。循证医学证实，中风病康复是降低致残率最有效的方法。《中国脑卒中康复治疗指南（2011完全版）》认为：所有需要康复治疗的脑卒中患者都应进入多学科团队组成的卒中单元进行正规治疗（Ⅰ级推荐，A级证据）。脑卒中康复过程中可以在现代康复医学的基础上结合中医传统疗法（Ⅰ级推荐）。目前，在现代康复医学的基础上结合中医传统疗法的中西医结合康复治疗日益受到重视，但在实际运用中大多只是两种技术的简单相加，没有做到有机融合，使得相当多的脑卒中患者未获得良好的康复，致残率远远高于欧美发达国家，严重影响了中国康复事业的发展。我们在广东省科技计划项目（2013A03250014）的资助下，开展了"基于脑卒中二级康复的中西医结合康复卒中单元的建立及临床疗效评价"，对中风病的中西医结合康复进行了有益尝试。

自 2015 年以来，南方医科大学中西医结合医院作为国家中医药管理局首批中医诊疗模式创新试点单位，以中风病作为实施病种，创建了中风病康复新模式，即中风病中西医结合康复单元模式，将现代康复医学技术与中医传统康复技术有机结合。在实际运用中，我们对人员、功能、技术及标准等进行了重新构建，提出了有别于专家会诊的"集体接诊、单元康复"的工作方式。但在实施中发现，该方式耗时费力，工作效率较低，患者受益面不广。随后，我们与成都华唯科技股份有限公司合作，开发了中西医结合中风病康复单元数字化管理平台信息系统，对患者治疗的全过程实行信息化管理，不但规范了团队诊疗行为，而且提高了工作效率。

本书分为绪论、上篇、中篇、下篇和附篇五部分。绪论主要介绍中风病中西医结合康复单元模式及数字化管理平台信息系统的建立与实践；上篇介绍与中风病相关的 4 个基础病的康复，即高血压、血脂异常、糖尿病和心脏病；中篇介绍中风病 8 个并发功能障碍的康复，即运动、感觉、认知、情绪、吞咽、言语、二便和心肺功能障碍的康复；下篇介绍中风病 9 个继发功能障碍的康复，即肩手综合征、肩关节半脱位、关节挛缩、骨质疏松、深静脉血栓形成、压疮、跌倒、日常生活活动能力及生活质量；附篇介绍了南方医科大学中西医结合医院针推康复科独特的 4 种传统康复技术，即中风病的中医辨证论治、全经针刺法、整体经络针刺法和整体经络推拿法。

本书适用于康复医师、康复治疗师、康复护士，以及中医针灸、推拿科、老年病科等医护人员参考使用。

由于水平有限，书中不足之处希望广大同道与读者提出宝贵意见，以便再版时修订提高。

编者

2019 年 5 月

中篇　中风病并发功能障碍康复

下篇　中风病继发功能障碍康复

绪　论

一、中风病康复新模式：中风病中西医结合康复单元模式的建立与实践

中医诊疗模式创新是目前研究的热点，经过多种创新性诊疗模式探索，效果明显，如中医药多专业一体化综合诊疗模式、"辨体质－辨病－辨证"三位一体诊疗模式等。我院作为国家中医药管理局首批中医诊疗模式创新试点单位，自2015年以来，以中风病作为实施病种，创建了中风病康复新模式，即中风病中西医结合康复单元模式，取得了显著的社会效益和经济效益。

（一）中风病中西医结合康复单元诊疗模式构建的思路

1. 吸取现代成熟诊疗模式的经验

（1）多学科专家组诊疗模式（multi-disciplinary therapy，MDT）：即MDT模式，是近10年来国内外特别重视和关注的一种诊疗模式，是指来自两个以上不同学科的一组相对固定的专家，在固定的时间、固定的地方聚在一起，针对患有某器官或系统疾病的患者进行讨论，形成该患者诊断治疗的决议，并由相应学科MDT成员执行。近些年，欧美和澳大利亚等国家在癌症的医疗体系中广泛实施MDT模式。英国政府的医疗卫生部门，早在1993年就将MDT模式用于社区医疗卫生保健，2007年颁布了关于肿瘤治疗MDT模式的法律文件。由于MDT模式在癌症诊疗过程中具有重要作用，故在多种良性病中予以推行，包括糖尿病、卒中与神经康复、慢性阻塞性肺病和冠心病。

（2）整合医学模式（holistic integrated medicine，HIM）：即HIM模式。近年来，中国工程院院士樊代明在国内率先提出了整合医学的概念。它是将医学各领域最先进的知识理论和临床各专科最有效的实践经验分别加以有机整合，使之成为更适合人体健康和疾病治疗的新的医学体系。整合医学是传统医学观念的创新和革命，是医学发展历程中从专科化向整体化发展的新阶段，更适合人体健康维护、疾病诊断治疗和预

防的新的医学知识体系。中医药系统多专业一体化诊疗服务模式切合了整合医学的发展方向，体现了全新的医学体系的先进理念。

（3）卒中单元模式（stroke unit,SU）：即 SU 模式，是对卒中患者实行的一种科学、规范的医疗管理模式。它由神经内科、神经外科、放射科、康复科等多学科专业协同工作，为卒中患者提供临床诊断、药物治疗、专业护理、肢体康复、语言训练、心理康复、健康教育等，核心工作人员包括临床医生、专业护士、物理治疗师、职业治疗师、语言治疗师和社会工作者。

1950 年爱尔兰 Adams 率先报告了有组织的卒中服务模式。随后，英、美等国家相继建立了类似的机构，相关研究亦不断深入和完善。我国卒中单元的研究起步较晚。2001 年 5 月，北京天坛医院启动了"卒中单元模式的建立和运作"，建立起我国首个标准的综合卒中单元。2004 年 4 月 28 日，由北京天坛医院牵头启动了"中国卒中中心建设项目"（CSCP），同年"卒中单元"的内容纳入《中国脑血管病指南》。目前，系统评价已证实，卒中单元可明显降低脑卒中患者的病死率和致残率。各国的卒中指南均强调卒中患者应收入卒中单元治疗。

对 MDT、HIM 和 SU 模式的分析结果显示，其共同特点是将多学科、多手段综合用于脑卒中患者的治疗。由于中风病康复涉及多学科、多手段，因此针对中风病的康复，我们将针灸、推拿、康复、营养、心理等多学科技术和治疗手段纳入诊疗方案，建立了中风病中西医结合康复单元诊疗模式。该模式符合医学诊疗模式的发展方向。

2. 界定中风病中西医结合康复单元诊疗模式的内涵

中风病中西医结合康复单元模式是在中医和西医康复理论的指导下，整合针灸推拿科、康复理疗科、神经内科、营养科等多学科，采用药物、针灸、推拿、现代康复及营养等多手段，努力实现中风病在中西医结合康复单元内完成全部康复医疗服务。

3. 构建中风病中西医结合康复单元

中风病中西医结合康复单元采用的治疗模式并非是一种药物、一种手段，而是多学科、多手段的一种全新的诊疗模式，构建中风病中西医结合康复单元应包括以下项目。

（1）明确的适用对象　伴有功能障碍的中风病患者。

（2）人员构建　由医师（中医医师、康复医师、神经内科医师、针灸推拿医师、心理医师等）、治疗师（物理治疗师、作业治疗师、语言治疗师、心理康复治疗师等）、康复护理人员、社会工作者等组成。

（3）功能构建　由中风病康复病房、针灸治疗室、推拿治疗室、PT 康复室、OT

康复室、ST康复室、心理康复室（包括中医情志疗法）、健康教育室等组成。

（4）技术构建　包括药物、针灸、推拿、物理康复、作业康复、语言康复、心理康复、情志疗法、营养疗法、护理、健康教育等技术。

（5）操作规程和标准的构建　以循证医学为基础，构建中风病中西医结合康复治疗指南、中风病康复单元工作手册等。制定诸如《中风病康复中医辨证论治规范》《中风病康复针灸规范》《中风病康复推拿规范》《中风病康复运动治疗规范》等标准化操作规范。

4. 中风病中西医结合康复单元诊疗模式的开展形式

（1）集体接诊　集体接诊是中风病中西医结合康复单元诊疗模式的最大特点。它不同于传统的单个医生接诊患者，而是固定时间、固定场所，选定中风病住院患者，由患者的主管医师、针灸医师、推拿医师、康复医师、PT治疗师、OT治疗师、ST治疗师、康复护理人员等共同接诊。主管医师任接诊秘书，先详细汇报病史，然后接诊人员从各自的不同学科进行有针对性询问和体格检查，提出各自专业方向的诊疗方案，并集体讨论予以确定。患者住院期间，按既定的诊疗方案由诊疗单元各成员严格认真执行。

（2）单元康复　将对中风病所有的康复治疗方法与手段有机地组合在一起，形成一个单元，实施康复治疗时严格按照单元内的方法与手段进行。对于某些并发症状，如语言不利、吞咽困难、二便失禁、尿潴留、足下垂等，再制定相应的症状康复单元，如中风病语言不利单元诊疗、中风病吞咽困难单元诊疗、中风病二便失禁单元诊疗、中风病尿潴留单元诊疗、中风病足下垂单元诊疗等。这样又形成了大单元套小单元模式，既照顾了中风病整体病情的诊治，又考虑到个体因素，满足了患者的最大需求，可谓标本兼治。

（二）中风病中西医结合康复单元诊疗模式构建的实践

中风病中西医结合康复单元模式是将诊疗模式由"单学科、单手段、单方法"转变为"多专科协作、多手段联合的诊疗单元"。经临床实践，取得了一定效果。

1. 提高了患者就医体验，增强了患者的依从性

集体接诊时，患者和家属均参与其中，各专业医师共同讨论病情，探讨诊治方案，患者从中能够体会到医生的关心与重视，从而更容易配合治疗，依从性更高。

2. 各专业医师对疾病的认识更全面，诊治更规范

集体接诊时，各专业医师从不同学科角度对患者进行有针对性的询问和体格检查，并提出诊疗方案，医师在集体讨论中增强了对疾病的认识。由于诊疗方案是集体讨论确定的，从而保证了治疗的一致性、规范性。

3. 降低了住院费用，提高了临床疗效和患者满意度

中风病中西医结合康复单元的实施规范了诊疗行为，优化了诊疗流程，缩短了就医时间，从而使住院费用得以降低，临床疗效和患者满意度均高于一般诊疗模式。

中风病中西医结合康复单元模式的实践中也发现一些问题。由于是集体接诊，要求不同科室、不同岗位的医务人员参加，每次 5～6 人，时间成本和人力成本高，不能满足所有住院中风病患者的需求。

二、中风病中西医结合康复单元模式数字化管理平台信息系统的建立与实施

中风病中西医结合康复单元模式，是将诊疗模式由"单学科、单手段、单方法"转变为"多专科协作、多手段联合的诊疗单元"，经临床实践，取得了比较明显的效果，获得了患者及家属的认同。但在临床实践当中，仍然存在一些问题，如诊疗单元涉及的专业人员较多，包括主管医生、PT 治疗师、OT 治疗师、ST 治疗师、康复护士、营养师等，每次集体接诊会议所有人员均要现场参与，并且将诊疗措施汇总，制定详细方案，耗时费力，工作效率较低，难以提升能接受诊疗单元模式治疗的患者数量。所以我们一直在思考如何提升整个诊疗单元工作效率，让更多的患者获益。

2017 年 8 月，我们与成都华唯科技股份有限公司合作，开发了中风病中西医结合康复单元数字化管理平台信息系统。该信息系统通过对中风病患者的整体情况分析——各类评估量表、音视频采集、团队会议等，对患者功能进行全方位评定，然后根据评定结果或团队会议结果，制定最佳的中西医结合康复治疗方案，最后整个康复团队严格按照康复方案执行治疗，反馈治疗结果，书写相关康复文书，为康复方案不断优化提供依据，从而缩短康复周期，提升质控水平。达到出、转院的标准时，还能为患者提供个性化的家庭康复方案，将患者治疗全过程实现信息化管理，形成更高效、更规范的团队创新诊疗模式。

该系统的运行，明显提升了中风病中西医结合康复单元诊疗模式的工作效率，规范了诊疗行为，也将患者治疗全过程实现信息化管理，形成更高效、更规范的团队创新诊疗模式，在提高康复治疗效果的同时，降低治疗费用，赢得了患者的广泛认可。以下为中风病中西医结合康复单元数字化信息平台的模块和操作介绍。

1. 登录页面

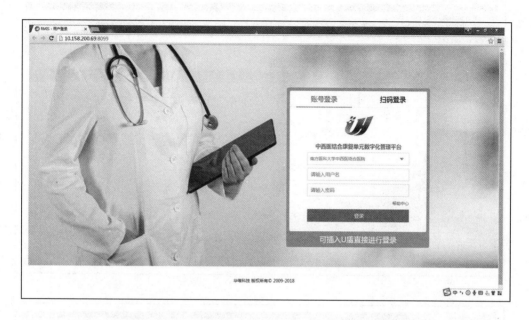

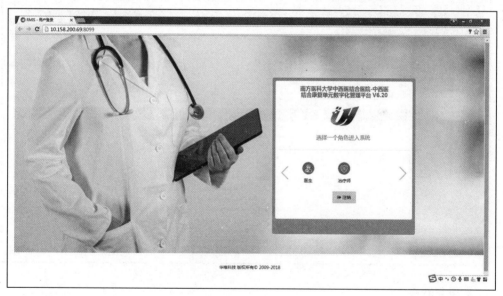

2. 主页面

进入系统后，显示默认登录界面。在左边可以方便查询查看治疗区、治疗设备、治疗师等具体排班情况。

右边可查看当天的患者，如果要深入了解他们的临床信息和康复治疗信息，可以通过系统中的两个特色功能康复看板、病历夹快速了解。

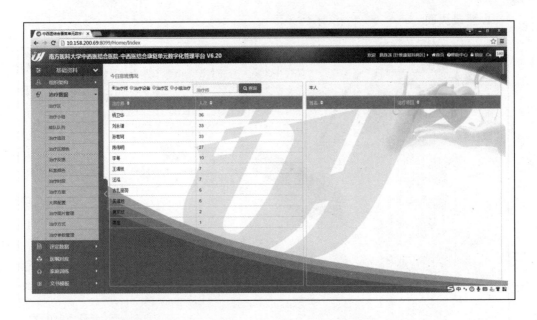

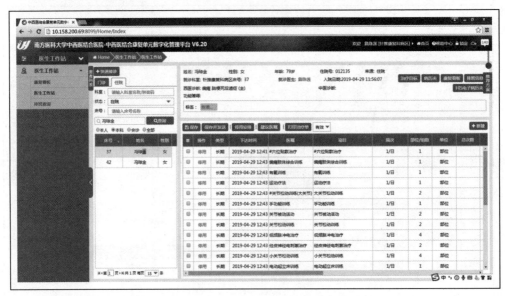

3. 康复看板

（1）在康复看板中可以快速搜索定位患者，了解患者基本信息、治疗团队、评定、治疗、其他医嘱，查看患者评定情况，患者当日的治疗做了哪些，哪些还没有做。

（2）康复看板中有个标签功能很实用，比如患者有跌倒风险，可在此处添加标签。其他医护人员查看该患者的康复看板时就能看到该标签，从而在日常评定、治疗、护理过程中引起注意。

（3）留言板可以解决医生、治疗师、护士的沟通记录问题，能节省时间，提高效率，也能满足国际康复质量认证委员会（CARF）中沟通必有记录的要求。根据信息的紧急程度可以按照不同的类型发送信息，紧急的系统会在终端提醒。

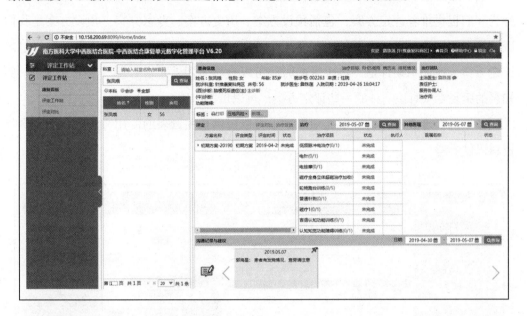

4. 病历夹

病历夹可以把患者的信息全方位、全周期展示出来，包括评定、治疗、团队会议、视频记录等数据。病历夹以时间轴方式展现，能够快速了解患者在每个时间节点做了什么，比如当前患者在 2017 年 9 月 25 日做了第一次评定，使用了哪些量表、评定视频等。

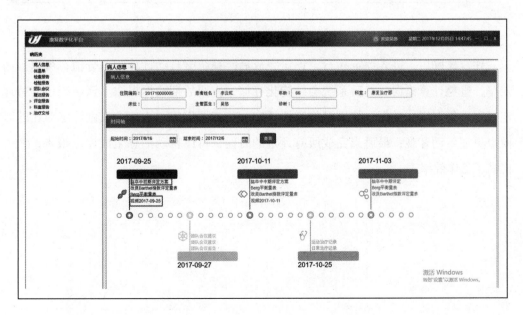

5. 新建评定

（1）通过康复看板、病历夹等特色功能了解患者情况后，新建评定，系统根据病种为我们提供推荐评定方案，包括预设方案、历史方案、专家方案。预设方案是我们医院根据不同病种自己设置的一些常用的评定方案。历史方案是当前患者此前做过的评定方案，比如中期评定，再次做的时候可以直接引用，非常方便。专家方案是一些知名的康复专家对该病种的一些评定方案，可以借鉴引用。

（2）选择量表时，系统中的知识助手可以提供相关量表的使用方法、视频指导等资料以供参考。

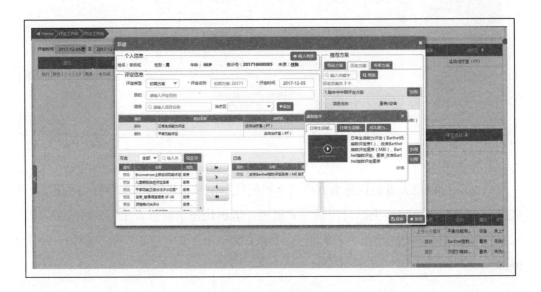

6. 执行评定

评定建好后，进入评定执行，评定完成后，系统会自动计算相关分值，可以提高效率，避免计算错误；然后系统会结构化存储，方便后期数据提取。该系统还支持评定过程采集多媒体数据，特别是像言语评定、步态评定等，治疗结束做评定对比的时候也更加生动客观；最后当完成所有评定的时候，可以自动汇总生成评定报告，大大提高了工作效率。

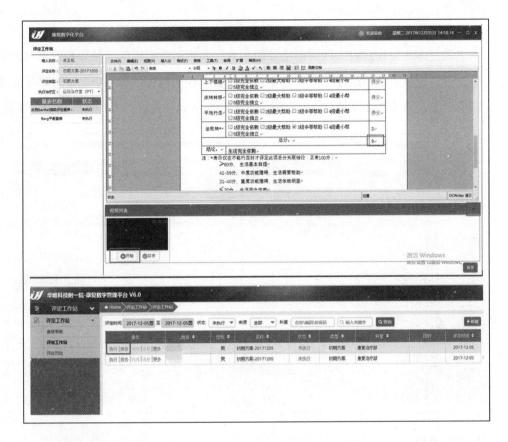

7. 设备评定数据采集

系统支持采集设备的评定数据，有些评定，如心肺功能评定是通过设备评定的。评定后，系统能通过图片或视频方式进行上传，这样该数据就跟随这次评定储存在系统里，主管医生可以随时调阅。

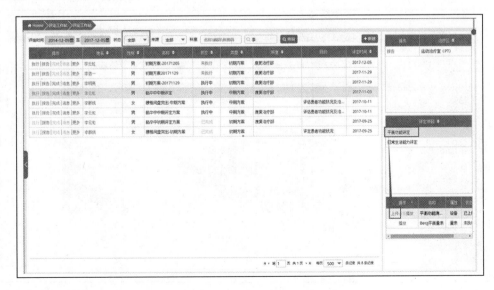

8. 评定对比

对于做过多次评定经过一段时间治疗的患者，系统给我们提供了量表和视频对比功能，将患者评定量表值通过箭头或百分比的形式表示相同指标的变化情况，同时可以将对比结果导出；另外评定视频对比可以将患者治疗前后效果进行对比，更加直观、客观。

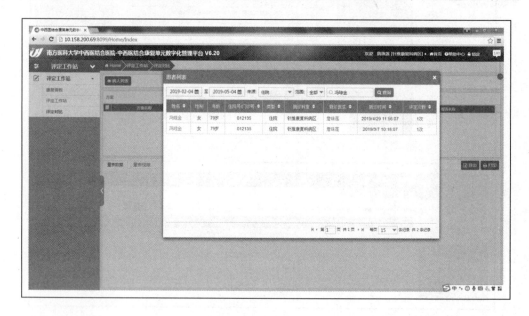

9. 治疗排班

由于每天要治疗的患者很多，故治疗前要进行治疗排班。其可在治疗排班模块中实现。系统还支持一键智能排班，对排班时间、治疗师、治疗项目、设备、治疗区、治疗项目等多个维度均有涉及。

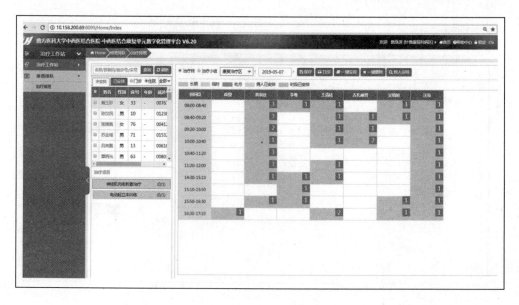

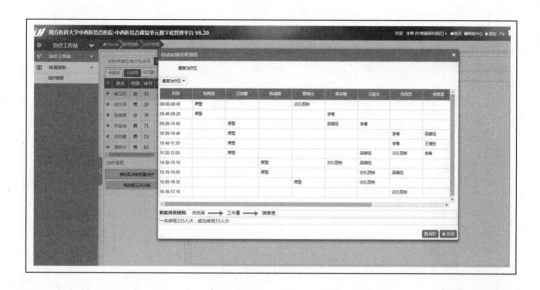

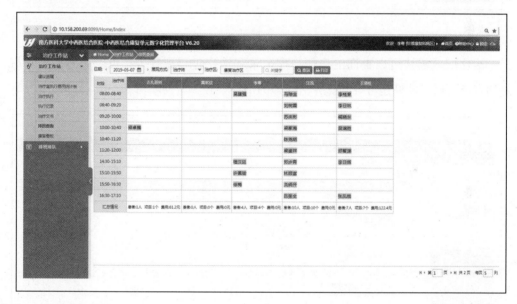

10. 治疗执行

排班完成后确定了患者的具体治疗师，系统提供批量和单个执行，我们可以将一上午或一天治疗过的患者一次勾选上。如果某个患者因故未来，就选择未做，填写原因保存即可。系统会自动将信息发给相关医护人员，使其及时了解患的者最新情况。

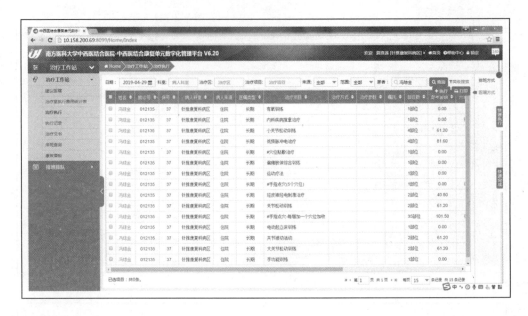

11. 治疗记录

治疗记录模块可以查询治疗师治疗记录和治疗过程视频等，以及患者缴费情况，做到有迹可循。此外还可查阅优秀治疗师的治疗视频，方便学习和交流。

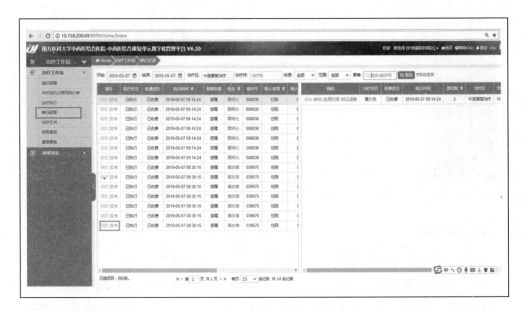

12. 治疗文书

系统提供了丰富的治疗文书模板，让治疗师快速填写，减少治疗师书写治疗文书的时间。

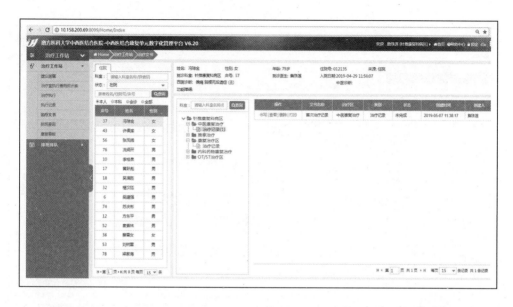

13. 团队会议

该模块最能体现中风病中西医结合康复单元诊疗模式的特色和优势。例如需要对某个患者进行团队会议，主管医生就可以在系统上新建团队会议，系统会自动发送给相关参会人员，参会人员通过康复看板、病历夹就能清楚了解患者情况，也可以通过会话的方式沟通患者情况，了解情况后，可以直接填写治疗、评定建议，最后主管医生在汇总报告时，点击报告，系统就会自动将参会人员的建议汇总，生成团队会议报告。各个参与治疗的医生、治疗师、护理人员等均需严格按照团队会议治疗建议执行各项治疗，还可以在团队会议报告中添加家庭康复训练计划，打印一份给患者，指导患者出院后的家庭康复。

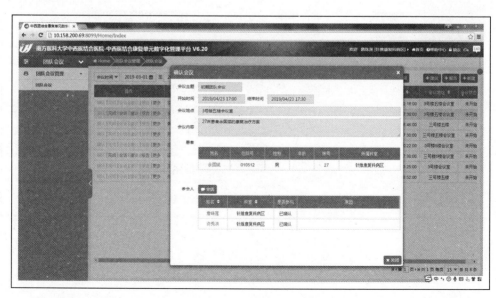

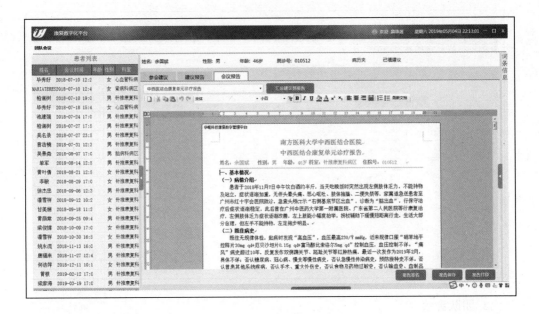

14. 专家知识库

系统中配备多维度专家知识库，包括评定、治疗视频，康复文献，专家评定、治疗方案，帮助年轻康复从业人员学习和能力提升。举例来说，现在搜索30～50岁使用过日常生活能力评定（Barthel）指数量表，搜索出显示量表后，可以将相同两边进行对比，像汽车网一样，非常方便。

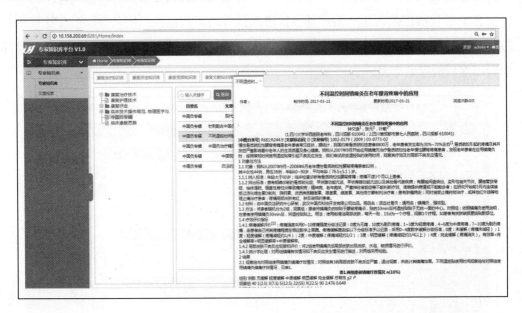

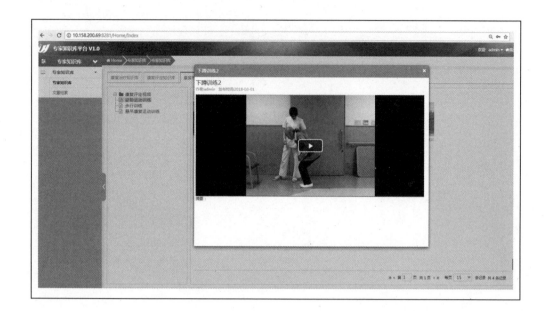

上篇
中风病相关基础病的康复

　　中风病是目前世界上导致人类死亡的第 2 位原因，我国 2004～2005 年完成的全国第 3 次死因回顾抽样调查报告中显示，脑血管病已成为我国居民死因的首位原因。中风病也是单病种致残率最高的疾病。本病的高发病率、高致残率和高死亡率给社会、家庭带来了沉重的负担，给患者带来了巨大的痛苦。尽管近年脑血管病的诊疗技术已有很大进展，并较大程度地改善了患者的预后，但是仍有超过 80% 的中风病患者遗留不同程度的功能障碍，需要进行科学的、系统的康复。

　　中风病患者往往同时患有多种相关基础病，如高血压病、血脂异常、糖尿病及心脏病等，这些疾病康复的效果，直接影响到中风病功能障碍的康复。因此，对于中风病相关基础病的康复，显得十分必要。本篇主要讨论高血压、血脂异常、糖尿病及心脏病等中风病相关基础病的康复。

第一章 高血压

高血压（hypertention）是以体循环动脉压升高、周围小动脉阻力增高同时伴有不同程度的心排血量和血容量增加为主要表现的临床综合征。临床上可分为原发性及继发性两大类。原发性高血压多由于精神长期处于紧张状态、缺乏体力活动、多食甘肥及遗传等因素引起。继发性高血压多由于肾炎等疾病引起，发病率较低。高血压是多种心、脑血管疾病的重要病因和危险因素，影响人体重要脏器，如心、脑、肾的结构与功能，最终导致这些器官的功能衰竭，迄今仍是心血管疾病死亡的主要原因之一。据初步估测，目前全球有高血压病患者 10 亿人，62% 的脑血管病和 49% 的冠心病都和血压升高相关；国内外几乎所有研究均证实，中风发病率、死亡率的上升均与血压升高有密切的关系，这种关系是直接的、持续的，并且是独立的。近年来，15 个亚太国家的可靠统计数据显示，与高血压相关的出血性卒中及缺血性卒中比例分别为 15% ～ 66% 和 8% ～ 45%。

一、临床表现

高血压病的症状因人而异。早期可能无症状或症状不明显，仅仅会在劳累、精神紧张、情绪波动后发生血压升高，并在休息后恢复正常。随着病程延长，血压明显的持续升高，患者才会逐渐出现各种症状。此被称为缓进型高血压病。缓进型高血压病常见的临床症状有头痛、头晕、注意力不集中、记忆力减退、肢体麻木、夜尿增多、心悸、胸闷、乏力等。血压突然升高到一定程度时，甚至会出现剧烈头痛、呕吐、心悸、眩晕等症，严重时会神志不清、抽搐。这属于急进型高血压和高血压危重症，多会在短期内发生严重的心、脑、肾等器官的损害和病变，如卒中、心肌梗死、急性肾衰竭等。症状与血压升高水平并无一致的关系。

二、发病机理

高血压的病因包括遗传因素、环境因素及其他因素，如体重超重或者肥胖、服用避孕药、睡眠呼吸暂停低通气综合征等。高血压的发病机理比较复杂，从血流动力学角度看，血压主要决定于心输出量和体循环周围血管阻力，平均动脉血压（MBP）= 心输出量（CO）× 总外周血管阻力（PR）。高血压的血流动力学特征主要是总外周血管阻力相对或绝对增高。从总外周血管阻力增高出发，目前高血压的发病机制较集中在以下几个环节。

（一）交感神经系统活性亢进

各种病因使大脑皮质下神经中枢功能发生变化，各种神经递质浓度与活性异常，包括去甲肾上腺素、肾上腺素、多巴胺、神经肽 Y、5- 羟色胺、血管加压素、脑啡肽、脑钠肽和中枢肾素 – 血管紧张素系统，导致交感神经系统活性亢进，血浆儿茶酚胺浓度升高，阻力小动脉收缩增强。

（二）肾性水钠潴留

各种原因引起的肾性水钠潴留，通过全身血流自身调节使外周血管阻力和血压升高，压力 – 利尿钠（pressure–natriuresis）机制再将潴留的水钠排泄出去；也可通过排钠激素分泌释放增加。例如，内源性类洋地黄物质，在排泄水钠的同时使外周血管阻力增高。

（三）肾素 – 血管紧张素 – 醛固酮系统（RAAS）激活

经典的 RAAS 包括：肾小球入球动脉的球旁细胞分泌肾素，激活从肝脏产生的血管紧张素原（AGT），生成血管紧张素 I（A I），然后经肺循环的转换酶（ACE）生成血管紧张素 II（A II）。A II 是 RAAS 的主要效应物质，作用于血管紧张素 II 受体（AT_1），使小动脉平滑肌收缩，刺激肾上腺皮质球状带分泌醛固酮，通过交感神经末梢突触前膜的正反馈使去甲肾上腺素分泌增加。这些作用均可使血压升高，参与高血压发病并维持。近年发现，很多组织，如血管壁、心脏、中枢神经、肾脏及肾上腺也有RAAS 各种组成成分。组织 RAAS 对心脏、血管的功能和结构所起的作用可能对高血压的发生和维持有更大影响。

（四）细胞膜离子转运异常

血管平滑肌细胞有许多特异性的离子通道、载体和酶，组成细胞膜离子转运系统，维持细胞内外钠、钾、钙离子浓度的动态平衡。遗传性或获得性细胞膜离子转运异常，包括钠泵活性降低、钠 – 钾离子协同转运缺陷、细胞膜通透性增强、钙泵活性降低，可导致细胞内钠、钙离子浓度升高，膜电位降低，激活平滑肌细胞兴奋 – 收缩耦联，使血管收缩反应性增强和平滑肌细胞增生与肥大，血管阻力增高。

（五）胰岛素抵抗

50% 原发性高血压患者存在不同程度的胰岛素抵抗，在肥胖、血甘油三酯升高、高血压与糖耐量减退同时并存的四联症患者中最为明显。近年来认为，胰岛素抵抗是 2 型糖尿病和高血压发生的共同病理生理，但具体机制尚未有肯定的解释。

三、康复评定

首先是高血压病情的评定，如血压测定、其他危险因素评定（如血糖、糖化血红蛋白、血脂、肝肾功能等）和确定靶器官损害的辅助检查。其次是功能评定，如肢体功能评定、认知功能评定及生活自理能力评定等。

（一）血压的评定

高血压的诊断标准：在未使用降压药物的情况下，诊室 SBP（收缩压）≥ 140mmHg 和（或）DBP（舒张压）≥ 90mmHg。

根据血压升高水平，将高血压分为 1 级、2 级和 3 级。根据血压水平、心血管危险因素、靶器官损害、临床并发症和糖尿病进行心血管风险分层，分为低危、中危、高危和很高危 4 个层次。

1. 根据血压水平分类

目前，我国采用正常血压（SBP<120mmHg 和 DBP<80mmHg）、正常高值［SBP 120 ～ 139mmHg 和（或）DBP 80 ～ 89mmHg］和高血压［SBP ≥ 140mmHg 和（或）DBP ≥ 90mmHg］进行血压水平分类。以上分类适用于 18 岁以上任何年龄的成年人。

将血压水平 120 ～ 139/80 ～ 89mmHg 定为正常高值血压，是主要根据我国流行病学研究的数据确定的。血压水平 120 ～ 139/80 ～ 89mmHg 的人群，10 年后心血管风险比血压水平 110/75mmHg 的人群增加 1 倍以上；而且，血压 120 ～ 129/80 ～ 84mmHg 和 130 ～ 139/85 ～ 89mmHg 的中年人群，10 年后分别有 45% 和 64% 成为高血压患者。

高血压的定义：在未使用降压药物的情况下，非同日 3 次测量诊室血压，SBP ≥ 140mmHg 和（ 或 ）DBP ≥ 90mmHg。SBP ≥ 140mmHg 和 DBP<90mmHg 为 单纯收缩期高血压。患者既往有高血压史，目前正在使用降压药物，血压虽然低于 140/90mmHg，仍应诊断为高血压。根据血压升高水平，又进一步将高血压分为 1 级、

2 级和 3 级（表 1-1）。动态血压监测（ABPM）的高血压诊断标准为：平均 SBP/DBP 24 小时 ≥ 130/80mmHg；白天 ≥ 135/85mmHg；夜间 ≥ 120/70mmHg。

表 1-1　血压水平分类和定义

分类	SBP（mmHg）	DBP（mmHg）
正常血压	120 和	< 80
正常高值	120 ～ 139 和（或）	80 ～ 89
高血压	≥ 140 和（或）	≥ 90
1 级高血压（轻度）	140 ～ 159 和（或）	90 ～ 99
2 级高血压（中度）	160 ～ 179 和（或）	100 ～ 109
3 级高血压（重度）	≥ 180 和（或）	≥ 110
单纯收缩期高血压	≥ 140 和	< 90

注：当 SBP 和 DBP 分属于不同级别时，以较高的为准。

2. 根据心血管风险分层

虽然高血压是影响心血管事件发生和预后的独立危险因素，但是并非唯一决定因素，大部分高血压患者还有血压升高以外的心血管危险因素。因此，高血压患者的诊断和治疗不能只根据血压水平，必须对患者进行心血管综合风险的评估并分层。高血压患者的心血管综合风险分层，有利于确定启动降压治疗的时机，优化降压治疗方案，确立更合适的血压控制目标和进行患者的综合管理。

《中国高血压防治指南（2018 年修订版）》仍采用 2005 与 2010 年中国高血压指南的分层原则和基本内容，将高血压患者按心血管风险水平分为低危、中危、高危和很高危 4 个层次。根据以往我国高血压防治指南实施情况和有关研究进展，对影响风险分层的内容做了部分修改（表 1-2），增加 130 ～ 139/85 ～ 89mmHg 范围；将心血管危险因素中高同型半胱氨酸血症的诊断标准改为 ≥ 15μmol/L；将心房颤动列入伴发的临床疾病；将糖尿病分为新诊断与已治疗但未控制两种情况，分别根据血糖（空腹与餐后）与糖化血红蛋白的水平诊断。

表 1-2　血压升高患者心血管风险水平分层

其他心血管危险因素和疾病史	血压（mmHg）			
	SBP 130 ～ 139 和（或）DBP 85 ～ 89	SBP 140 ～ 159 和（或）DBP 90 ～ 99	SBP 160 ～ 179 和（或）DBP 100 ～ 109	SBP ≥ 180 和（或）DBP ≥ 110
无		低危	中危	高危
1 ～ 2 个其他危险因素	低危	中危	中 / 高危	很高危

续表

其他心血管危险因素和疾病史	血压（mmHg）			
	SBP 130～139 和（或）DBP 85～89	SBP 140～159 和（或）DBP 90～99	SBP 160～179 和（或）DBP 100～109	SBP ≥ 180 和（或）DBP ≥ 110
≥ 3 个其他危险因素，靶器官损害，或 CKD 3 期，无并发症的糖尿病	中 / 高危	高危	高危	很高危
临床并发症，或 CKD ≥ 4 期，有并发症的糖尿病	高 / 很高危	很高危	很高危	很高危

注：CKD，即慢性肾脏疾病。

（二）其他危险因素评定

全面评估患者血糖、糖化血红蛋白、血脂及肝肾功能，积极控制危险因素。

（三）靶器官损伤的评定方法和评定内容

1. 心脏 心电图检查可以发现左心室肥厚、心肌缺血、心脏传导阻滞或心律失常。胸部 X 线检查可以了解心脏轮廓、大动脉及肺循环情况。超声心动图在诊断左心室肥厚和舒张期心力衰竭方面优于心电图。必要时可采用心脏磁共振成像（MRI）、磁共振血管造影（MRA）、计算机断层扫描冠状动脉造影（CTA）、心脏同位素显像、运动试验或冠状动脉造影等其他诊断方法。

2. 血管 血管超声可以评估颈动脉内膜中层厚度和粥样斑块，这两者可独立于血压水平预测心血管事件。

3. 肾脏 血清肌酐和尿素氮、肌酐清除率、尿蛋白排泄率均可提示肾脏的损害，其中 24 小时尿白蛋白排泄量或晨尿白蛋白 / 肌酐比值最有意义，高血压患者尤其合并糖尿病患者应定期检查尿白蛋白排泄量。

4. 眼底 眼底镜检查可以发现高血压患者的眼底早期血管改变。高分辨率眼底成像系统有望成为检查眼底小血管病变的工具。

5. 脑头颅 MRA 或 CTA 检查 有助于发现腔隙性病灶或脑血管狭窄、钙化和斑块病变。经颅多普勒超声（TCD）对诊断脑血管痉挛、狭窄或闭塞有一定帮助。

四、现代康复治疗

（一）药物治疗

1. 中风病血压控制原则

（1）对于缺血性脑中风恢复期和短暂性脑缺血发作（TIA）患者，建议进行抗高血压治疗，以降低脑和其他血管事件复发的风险。在参考年龄、基础血压、平时用药、可耐受性的情况下，降压目标一般应该达到 ≤ 140mmHg，理想应达到 ≤ 130/80mmHg。降压治疗预防中风和 TIA 复发的益处主要来自于降压本身。建议选择单药或联合用药进行抗高血压治疗。具体药物的选择和联合方案应个体化。

（2）对于缺血性中风急性期患者，早期是否应该立即降压、降压目标值、卒中后何时开始恢复使用原用降压药及降压药物的选择等问题，目前尚缺乏可靠研究证据。关于调控血压的推荐意见：准备溶栓者，收缩压应控制在 < 180mmHg、舒张压 < 100mmHg；缺血性中风后 24 小时内血压升高的患者应谨慎处理，应先处理紧张、焦虑、疼痛、恶心、呕吐及颅内压增高等情况。血压持续升高，收缩压 ≥ 200mmHg 或舒张压 ≥ 100mmHg，或伴有严重心功能不全、主动脉夹层、高血压脑病，可给予缓慢降压治疗，并严密观察血压变化；有高血压病史且正在服用降压药的患者，如病情平稳，可在中风起病后 24 小时内恢复使用降压药物。

（3）对于出血性中风患者，要密切观察患者颅内压变化。脑出血时血压升高，一般是在颅内压升高的情况下，为了保证脑组织供血而出现的脑血管自动调节反应，当颅内压下降时血压也会随着下降，所以首先应进行脱水、降颅压治疗，暂不使用降压药。但血压过高时，容易增加再出血的危险性，则应当及时控制血压。脑出血患者血压控制并无一定的标准，应当视患者的年龄、既往有无高血压病史、有无颅内压增高、出血原因、发病时间等情况而定。一般可遵循以下原则。

①脑出血患者不要急于降血压，因为脑出血后的血压升高是对颅内压升高的一种反射性自我调节，应先降低颅内压后，再根据血压情况决定是否需要降血压治疗。

②血压 ≥ 200/110mmHg 时，在降颅压的同时可慎重平稳地行降血压治疗，使血压维持在略高于发病前水平或 180/105mmHg 左右。收缩压在 170 ~ 200mmHg，暂时可不降血压，先脱水降颅内压，并密切观察血压变化，必要时再行降血压治疗。血压降低幅度不宜过大，避免造成大脑低灌注。收缩压 < 165mmHg 或舒张压 < 95mmHg，可不行降血压治疗。

2. 常用降压药物分类

常用降压药物包括钙通道阻滞剂（CCB）、血管紧张素转化酶抑制剂（ACEI）、血管紧张素受体拮抗剂 ARB、利尿剂和 β 受体阻滞剂五类，以及由上述药物组成的固定配比复方制剂。《中国高血压防治指南（2018 年修订版）》建议五大类降压药物均可作为初始和维持用药的选择，应根据患者的危险因素、亚临床靶器官损害以及合并临床疾病情况，合理使用药物，优先选择某类降压药物。

（1）钙通道阻滞剂（CCB）通过拮抗平滑肌上的 L 型钙离子通道从而发挥扩血管（二氢吡啶类）及降低心排血量（非二氢吡啶类）的降压作用。二氢吡啶类 CCB 包括硝苯地平、非洛地平、尼群地平、氨氯地平、左旋氨氯地平、尼卡地平和拉西地平等。非二氢吡啶类具有降压作用的药物：缓释地尔硫䓬和缓释维拉帕米。

（2）血管紧张素转换酶抑制剂（ACEI）通过抑制周围和组织的 ACE 酶使血管紧张素 Ⅱ 生成减少，使缓激肽降解减少而降压。代表药物：卡托普利、依那普利、贝那普利、雷米普利、福辛普利、赖诺普利、咪哒普利等。

（3）血管紧张素 Ⅱ 受体拮抗剂（ARB）通过拮抗血管紧张 Ⅱ 的 AT_1 受体有可能继而激活 AT_2 受体发挥降压作用。主要药物：氯沙坦、缬沙坦、厄贝沙坦、坎地沙坦、替米沙坦、奥美沙坦等。

（4）利尿剂通过利尿排钠，降低容量负荷，改善增高的血压。主要具有降压作用的排钾类利尿药有噻嗪类（如氢氯噻嗪、氯噻酮）及祥利尿药（如呋塞米、布美他尼、托拉塞米等）；兼有排钾及扩血管作用的利尿药（如吲达帕胺）；以及排钾、保钾双重作用的固定复方制剂与规格（如氢氯噻嗪/阿米洛利）。

（5）肾上腺素 β 受体拮抗剂通过降低心率及交感活性使心排血量降低从而起到降压作用。有选择性（$β_1$）、非选择性（$β_1$ 与 $β_2$）和兼有 α 受体阻滞三类，常用的有普萘洛尔、比索洛尔、卡维地洛、美托洛尔、倍他洛尔、阿替洛尔和拉贝洛尔等。

3. 高血压治疗药物选用原则

（1）抗高血压药物的使用应当针对有明确高血压或伴有靶器官损害及相关临床疾病的高血压患者。

（2）降压治疗中本着个体化的原则，例如以容量增高为主的高血压或老年人以 CCB 和利尿药作为优先初始治疗，交感活性增高无代谢综合征的患者以肾上腺素 β 受体拮抗药作为初始治疗，有肾素 – 血管紧张素 – 醛固酮系统（RAAS）激活或有蛋白尿的高血压患者以 ACEI 或 ARB 作为基础治疗。

（3）高血压的治疗要本着时间治疗学原则，对非匀型（夜间高负荷血压）以及凌晨血压增高的患者可以选择长效、控释剂型抗高血压药物或改变服药时间，以保证全天的血压控制。

（4）高血压分层治疗

①低危、中危组患者通常无临床症状，常规以生活方式干预为主导治疗，当无效时可考虑药物治疗。如有代谢综合征可考虑首选 ACEI 或 ARB。如无代谢综合征，但有心率偏快，可使用肾上腺素 β 受体拮抗药。

②高危和极高危组无危险因素，但血压水平在 3 级（＞180/110mmHg）或有 1～2 个危险因素而血压水平在 2 级（160～179mmHg/100～109mmHg），通常在生活方式的干预基础上应用抗高血压药物治疗。治疗原则是要使血压值达标（＜140/90mmHg）。一般应用两种以上药物的联合治疗，也可以应用固定复方制剂与规格。有心脏靶器官损害（左室肥厚），血压在 1、2 级水平的高危患者，超声心动图显示左室肥厚及左室舒张功能不全，但 LVEF ＞50%，通常应用 ACEI 或 ARB 联合非二氢吡啶类的钙通道阻滞药，或在肾上腺素 β 受体拮抗药的基础治疗上联合 CCB 治疗。有肾脏靶器官损害（蛋白尿或微量白蛋白尿），血压在 1、2 级水平的高危患者，常伴有夜尿增多现象，尿常规或尿蛋白 / 肌酐比值异常，或 24 小时尿蛋白排泄异常，eGFR ＜60mL/min。临床药物治疗以 ACEI 或 ARB 作为基础抗高血压药物，通常采用双倍剂量，在血压没有达标时（＜130/80mmHg）可联合应用 CCB。有血管靶器官损害（颈、股等动脉内膜增厚或斑块），血压在 1、2 级水平的高危患者，多数为高龄，血压以收缩压增高、脉压增大为特征。治疗方案以 CCB 联合 ACEI 或 ARB 为首选。高危和极高危患者需要长期治疗。选择依从性好、不良作用小、降压质量高的药物［长效、高谷 / 峰（T/P）比值、高平滑指数］，尽可能减少血压的波动，避免增加不良的代谢异常，以达到较好的改善靶器官损害，延缓疾病的进展，降低心血管疾病发生和死亡的风险。

（5）联合用药的原则

①2 级以上高血压（≥160/100mmHg，无危险因素及相关疾病）。

②高危以上高血压患者（有 3 个以上危险因素及有靶器官损害和有相关心血管疾病）。

③单药治疗血压仍未达标者。

（二）康复训练

1. 高血压病的运动康复机制

（1）长期、有规律的运动对安静时血压的影响　实践和理论研究均证明，长期、有规律的运动可以降低高血压病患者安静时的血压。其可能的机制一是作用于大脑皮层及皮层下的血管运动中枢，调整了其功能状态；二是使收缩血管的交感神经的兴奋性降低，使扩张血管的迷走神经的兴奋性升高；三是运动使肌肉中的毛细血管扩张，降低了血管的外周阻力，尤其是对舒张压的降低具有较大的意义；四是运动可改善情绪，与饮食控制相配合可以有效地降低血液中胆固醇和低密度脂蛋白的含量，这些都有利于减少高血压病发病的危险因素。

（2）运动过程中血压的变化　运动时由于心输出量增大，一般情况下收缩压和舒张压均会上升。但在进行较长时间的全身性运动时肌肉毛细血管大量开放，可使外周阻力降低，此时可表现为收缩压升高而舒张压变化不明显，有时舒张压反而会下降。在进行力量练习时，尤其是肌肉做等长收缩时可对肌肉中的血管产生挤压，从而增大了外周阻力使收缩压和舒张压都明显升高。这种现象在进行上肢肌力练习时最为明显。一般而言，高血压病患者不适宜采用这些运动方式。

2. 运动康复的方法

中风病合并高血压的患者行康复运动应根据患者运动功能而定，运动功能比较好，能独立步行甚至慢跑者可选择步行、慢跑、游泳、太极拳、太极剑等锻炼方法；运动功能差，不能行走者可选择气功锻炼、Jacobson渐进放松技术等方法。具体锻炼方法介绍如下：

（1）步行　开始时速度为每分钟 70 ～ 90 步（每小时 3 ～ 4km），持续 10 分钟以上，能够适应后再在坡地上行走或加快速度。

（2）慢跑　有一定锻炼基础的人可采用此法，但应在实施锻炼前进行体检，特别是应进行运动试验。跑动时精神要放松，掌握好节奏并与呼吸相配合。运动时的心率一般不要超过 130 次 / 分，运动后不应出现头晕、心慌及明显的疲劳感。

（3）游泳、自行车　要求基本同健身跑。

（4）太极拳、太极剑　太极运动动作柔和，肌肉放松且活动幅度大，另外练太极时要求思绪宁静，这些对降低血压都很有利。

（5）气功　以放松功为好，宜采用较大幅度的、张弛有序的上下肢都参加的动作，禁忌长时间的等长收缩。

（6）Jacobson渐进放松技术　患者取舒适的坐位或卧位，宽松衣服，去除眼镜，全身放松，肢体对称。基本步骤：示意患者闭上眼睛，注意呼吸，于呼气时放松，并默念"放松"。逐渐将注意力集中于身体的不同部位，并逐渐放松全身的肌肉。一般从头开始，然后由颈至肩、臂、手、躯干、臀、腿和足。在患者呼气时可以重复单字、短语或声音以帮助患者排除杂念。可以集中注意力于某一颜色、场地或物体（如烛光）。患者也可以默念从 10 至 1，反复进行。应该注意从多种方式中选择最适于该患者的放松方式。治疗结束时，让患者缓慢睁开眼睛，休息数分钟，然后缓慢起身。

3. 适应证与禁忌证

运动康复主要适宜于临界性高血压和 1、2 级高血压病，其中对 2 级高血压要以药物治疗为主，体育康复的手段为辅。3 级高血压病患者参加康复运动要视具体情况。对症状不稳定和有较严重并发症者不适宜参加康复训练，高血压病患者参加康复锻炼前应进行体检，并按照医生的建议进行。对因各种疾病而导致的症状性高血压，一般不适宜用康复运动的手段进行治疗。

4. 高血压病运动康复的注意事项

（1）必须与药物治疗相配合，体育锻炼不能代替药物，但适度的运动可以逐渐减少药物的使用量。

（2）运动中要防止跌倒，做到精神放松，情绪愉快。

（3）要保证足够的睡眠。

（4）要控制饮食和改变饮食习惯，特别是要限制食盐的摄入。

（5）不要进行带有对抗性的运动，尤其是剧烈的比赛。

（6）运动中不要做用力过猛的动作，也不要做长时间的屏气动作。

（7）生病或不舒服时应停止运动；饥饿时或饭后一小时不宜做运动；运动中不可立即停止，要遵守运动程序的步骤；运动中有任何不适现象，应即停止。

（三）物理因子

适合于早期、轻度高血压病。常用方法：

1. 直流电离子导入疗法　常用药物溶液有 5%～10% 溴化钠、10% 硫酸镁等。电极置于颈区或颈动脉窦或胸腹交感神经节处。

2. 脉冲超短波疗法　无热量脉冲超短波，电极置于太阳神经丛区域或颈动脉窦处。如无脉冲超短波，也可行超短波微热量肾区治疗。

3. 超声波疗法　患者取坐位，应用超声波治疗仪，于颈区（颈 2～胸 4 椎旁及肩上部）涂抹耦合剂，声头与皮肤紧密接触，连续输出，移动法，计量 0.2～0.4W/cm^2，时间 6～12 分钟，每日 1 次，12～20 次为 1 个疗程。此法适用于 Ⅱ 期原发性高血压的治疗。

4. 穴位磁疗　选百会、曲池、足三里、太阳、风池、神门、风府等穴位，开始敷贴时选其中 2～3 个穴位。以后可根据情况增多，也可应用耳穴降压沟。

5. 水疗 如脂浴（36～38℃）、氡浴、二氧化碳浴等。高血压病 1、2 级患者也可去海滨进行疗养康复。

（四）血压控制目标

一般高血压患者血压应降至 <140/90mmHg；能耐受者和部分高危及以上的患者可进一步降至 <130/80mmHg，最大限度降低心脑血管疾病和肾病的致死和致残的总危险。

五、中医康复治疗

（一）中医辨证论治

中医没有高血压病名，从临床症状上看，高血压多表现为头晕头痛、眩晕耳鸣等，可相当于中医中的头痛病、眩晕病等范畴。历代医家认为，其发生多由肝风、痰火、瘀阻、阴虚等引起，本章节论治的均为中风病合并高血压，故治疗时原则上先针对患者的主病中风病按风火上扰证、痰瘀阻络证、阴虚风动证、气虚血瘀证和阴阳两虚证五型进行辨证论治，详见"附篇 一、中风病的中医辨证论治"，然后再根据有无眩晕、头痛等临床症状或兼症，进行辨证加减。

（二）中成药

1. 愈风宁心片，口服，一次 5 片，一日 3 次，适用于风火上扰证、阴虚风动证患者。

2. 脑立清胶囊，口服，一次 3 粒，一日 2 次，适用于风火上扰证、阴虚风动证患者。

3. 牛黄降压丸，口服，大蜜丸一次 1～2 丸，一日 1 次，适用于风火上扰证、痰瘀阻络证患者。

4. 杞菊地黄胶囊，口服，一次 5～6 粒，一日 3 次，适用于阴虚风动证、阴阳两虚证等患者。

5. 罗布麻片，口服，一日 3 次，一次 2 片，适用于风火上扰证、阴虚风动证患者。

（三）针灸

中风患者兼有高血压病的，针灸治疗时先治疗主病中风病，具体针刺治疗方法见

"附篇 二、全经针刺法"。合并高血压者，再根据患者所表现出来的诸多症状进行辨证取穴及对症取穴行针灸治疗。同时还可使用以下针灸治疗方法：

1.放血疗法 头晕头痛者还可行耳尖放血、大椎刺络放血等，也可在双侧降压沟、百会、脑户等穴位放血的，降压迅速，效果卓著。

2.穴位埋线 可取百劳、脾俞、肝俞、膈俞、肾俞、大肠俞、天枢、关元、气海、曲池、足三里、丰隆等穴行穴位埋线治疗，每15天治疗1次。

3.耳针 可取心、神门、肝、肾、降压沟、交感、皮质下、脑、敏感点等，常规消毒后，行针刺或者耳穴压豆治疗。

4.穴位贴敷 辨证选取中药研成粉末调蜜，或煎取汁后提取有效成分，用胶布固定在相应穴位上，常用的穴位有神阙、涌泉、内关、合谷、曲池、足三里、三阴交等。

（四）推拿

中风患者兼有高血压病的，推拿治疗时先治疗主病中风病，中风病具体的推拿治疗方法见"附篇四 整体经络推拿法"，合并高血压者，再根据患者所表现出来的诸多症状进行辨证推拿和对症推拿相结合的方法：

1.眩晕、头痛 拿五经，扫散少阳经，点按角孙、率谷、四神聪穴。

2.注意力不集中、记忆力减退 按摩头颅、颜面、颈项及搓眉棱骨、按压睛明穴、摩手熨目、擦耳郭、按拉耳垂、击天鼓、点按迎香。

（五）其他

其他常用的一些非药物疗法还包括药物浴足、药枕、刮痧、脐疗和八段锦、太极拳传统运动疗法及传统音乐疗法等。

六、康复护理

1.低盐、低脂、低胆固醇饮食，适当限制钠盐的摄入。鼓励患者多食水果、蔬菜，对服用排钾利尿剂的患者注意补充含钾高的食物，如蘑菇、香蕉、橘子等。

2.肥胖者限制热能摄入，控制体重在理想范围之内。戒烟限酒，保持大便通畅，必要时予润滑剂或缓泻剂。

3.眩晕、头痛患者应卧床休息，改变体位时动作宜缓慢，防止跌倒，避免深低头、旋转等动作。注意观察眩晕、头痛发作的次数、持续时间、伴随症状及血压变化等。

4.按时监测血压，发现血压急剧升高，并出现明显头痛、颜面潮红，恶心、呕吐，视物模糊，心悸气促，失语偏瘫等症状时，立即通知医师并做好抢救准备。

5.遵医嘱按时服药，不可随意增减药物或停药。定时测量血压，注意观察药物疗效及不良反应，防止发生低血压反应。

6.做好心理护理，避免情绪激动或过度紧张。注意劳逸结合，可根据病情进行适当的有氧运动，如散步、快走、太极拳、八段锦等。

七、营养治疗

1.节制饮食　定时定量进餐，不过饥过饱，不暴饮暴食，食物种类齐全，营养素比较合理，不挑食、偏食。清淡饮食可防治高血压，食油腻食物过量，易致消化不良，且可发生猝死。

2.饮茶戒烟酒　卷烟尼古丁刺激心脏，能使心跳加快，血管收缩，血压升高；促使钙盐、胆固醇等在血管壁上的沉积，加速动脉硬化的形成。少量饮酒可扩张血管，活血通络，助药力，增食欲，消疲劳；长期、过量饮酒则危害大，可诱发酒精性肝硬化，并可加速动脉硬化。茶叶含多种对防治高血压病的有效成分，其中以绿茶最好。总之，应喝茶戒烟，最好戒酒。

3.食物选择

（1）多吃降压降脂食物　能降压的食物有芹菜、胡萝卜、番茄、黄瓜、木耳、海带、香蕉等。降脂食物有山楂、香菇、大蒜、洋葱、海鱼、绿豆等。此外草菇、香菇、平菇、蘑菇、黑木耳等食物营养丰富，味道鲜美，对防治高血压病、脑出血、脑血栓均有较好效果。

（2）禁忌食物　所有过咸食物及腌制品、哈贝类、虾米、皮蛋，含钠高的绿叶蔬菜等，烟、酒、浓茶、咖啡及辛辣刺激性食物，均应禁忌。

4.饮食宜少量多餐，以每天4～5餐为宜，避免过饱。

5.注意营养素与药物相互作用　治疗原发性高血压时，常用单胺氧化酶抑制药如帕吉林（优降宁）等治疗，用药期间不宜食用高酪胺食物，如扁豆、蘑菇、腌肉、腌鱼、干酪、酸牛奶、香蕉、葡萄干、啤酒、红葡萄酒等。酪胺可促使去甲肾上腺素大量释放，使血压急剧升高而发生高血压危象。另外，降压治疗时，患者不宜服用天然甘草或含甘草的食物。因甘草酸可致低钾血症和钠潴留，用利尿药时易引起电解质紊乱，应注意调整食物钠、钾、镁含量。

第二章　血脂异常

血脂异常（dyslipidemia）指血浆中脂质量和质的异常。由于脂质不溶或微溶于水，在血浆中必须与蛋白质结合后以脂蛋白的形式存在，因此，血脂异常实际上表现为脂蛋白异常血症（dyslipoproteinemia）。血脂异常患者大多无任何症状和异常体征，常在常规血液生化检查时被发现。

流行病学研究已证实，高脂血症与动脉粥样硬化关系密切，动脉粥样硬化性疾病是一种全身性疾病，它形成的病理生理过程具有广泛的相似性。缺血性脑卒中具有与冠心病相同的动脉粥样硬化病理基础，血脂增高，形成了粥样硬化斑块和各种继发病变，使血管腔狭窄，甚至闭塞。既往实验室研究已经证实，高甘油三酯血症会诱导血管内皮细胞、肝细胞分泌纤维蛋白溶酶原激活剂的抑制剂增多，纤溶活性下降，动脉粥样硬化危险性增加，从而导致缺血性脑卒中的发生。目前不少的临床研究均表明，血脂异常，包括总胆固醇水平增高、甘油三酯增高、低密度脂蛋白水平增高以及高密度脂蛋白水平过低，都是脑卒中的危险因素。

目前缺血性脑卒中的二级预防相关指南中已将调脂治疗作为预防卒中的措施之一，调脂治疗的优化对那些最近发生过卒中或短暂性脑缺血发作（transient ischemic attack，TIA），尤其是高危患者是迫切需要的。对于非心源性缺血性卒中或 TIA 患者，无论是否伴有其他动脉粥样硬化证据，均推荐给予他汀类药物长期治疗，以减少卒中和心血管事件危险。

一、临床表现

血脂异常可见于不同年龄、性别的人群，某些家族性血脂异常可发生于婴幼儿。血脂异常的临床表现主要包括以下几方面。

（一）黄色瘤、早发性角膜环和脂血症眼底改变

因脂质局部沉积引起，其中以黄色瘤较为常见，最常见的是眼睑周围扁平黄色瘤。

早发性角膜环出现于 40 岁以下，多伴有血脂异常。严重的高甘油三酯血症可导致脂血症眼底改变。

（二）动脉粥样硬化

脂质在血管内皮沉积引起动脉粥样硬化，引起早发性和进展迅速的心脑血管和周围血管病变。某些家族性血脂异常可于青春期前发生冠心病，甚至心肌梗死。

血脂异常可作为代谢综合征的一部分，常与肥胖症、高血压、冠心病、糖耐量异常或糖尿病等疾病同时存在或先后发生。严重的高胆固醇血症有时可出现游走性多关节炎。严重的高甘油三酯血症可引起急性胰腺炎，应予重视。

二、发病机理

脂蛋白代谢过程极为复杂，无论何种病因，若引起脂质来源、脂蛋白合成、代谢过程关键酶异常或降解过程受体通路障碍等，都可能导致血脂异常。

（一）原发性血脂异常

家族性脂蛋白异常血症是由于基因缺陷所致。

大多数原发性血脂异常原因不明、呈散发性，目前认为是多个基因与环境因素综合作用的结果。

（二）继发性血脂异常

全身系统性疾病如糖尿病、甲状腺功能减退症、库欣综合征、肝肾疾病、系统性红斑狼疮、骨髓瘤等均可引起继发性血脂异常。

药物如噻嗪类利尿剂、β 受体阻滞剂等。长期大量使用糖皮质激素可促进脂肪分解、血浆总胆固醇（serum total cholesterol，TC）和甘油三酯（triglyceride，TG）水平升高。

三、康复评定

血脂异常患者的康复评定主要包括常规体格检查、血脂、血糖、肝肾功能、肌酶测定以及体重指数评价等。血脂水平的分层标准如表 2-1。

表 2-1　血脂水平的分层标准（mmol/L）

分层	TC	LDL-C	HDL-C	TG	Non-HDL-C
理想水平		2.6	3.4		> 1.04
合适水平	< 5.2	< 3.4	< 4.1	< 1.7	
边缘升高	≥ 5.2～6.2	≥ 3.4～< 4.1	≥ 4.1～< 4.9	≥ 1.7～< 2.3	
升高	≥ 6.2	≥ 4.1	≥ 4.9	≥ 2.3	≥ 1.55
降低					< 1.04

四、现代康复治疗

（一）药物治疗

血脂和脂蛋白代谢紊乱与动脉粥样硬化密切相关，纠正血脂异常的目的在于降低缺血性心脑血管病（冠心病和缺血性脑卒中）的患病率和死亡率。

1. 治疗原则

（1）继发性血脂异常应以治疗原发病为主，如糖尿病、甲状腺功能减退症经治疗控制后，血脂有可能恢复正常。但是原发性和继发性血脂异常可能同时存在，如原发病经过治疗正常一段时期后，血脂异常仍然存在，应考虑同时有原发性血脂异常，需给予相应治疗。

（2）治疗措施应是综合性的。治疗性生活方式改变（therapeutic lifestyle changes，TLC）被公认为首要的基本的治疗措施，药物治疗需严格掌握指征，必要时考虑血浆净化疗法或外科治疗，基因治疗尚在探索之中。

2. 防治目标水平

治疗血脂异常最主要的目的在于防治缺血性心血管疾病。《中国成人血脂异常防治指南（2007 年）》建议：

（1）首先根据是否有冠心病或卒中等危症以及有无心血管危险因素，结合血脂水平来综合评估心血管病的发病危险，将人群进行血脂异常危险分层。危险性越高，则调脂治疗应越积极。

低危患者指 10 年内发生缺血性心血管病危险性 <5%；中危患者指 10 年内发生缺血性心血管病危险性为 5%～10%；高危患者为冠心病或冠心病等危症，10 年内发生冠心病的危险性为 10%～15%；极高危患者指急性冠状动脉综合征，或缺血性心血管病合并糖尿病。

（2）根据血脂异常患者心血管病危险等级指导临床治疗措施及决定 TC 和低密度脂蛋白（LDL-C）的目标水平。此外，血清 TG 的理想水平是 <1.70mmol/L（150mg/dL），高密度脂蛋白（HDL-C）的理想水平为 ≥ 1.04mmol/L（40mg/dL）。

3. 常用调脂药物

（1）羟甲基戊二酰辅酶 A（HMG-CoA）还原酶抑制剂（他汀类） 主要降低血清 TC 和 LDL-C，也在一定程度上降低 TG 和极低密度脂蛋白（VLDL），轻度升高 HDL-C 水平。适应证为高胆固醇血症和以胆固醇升高为主的混合性高脂血症。他汀类是目前临床上最重要的、应用最广的降脂药。主要制剂和每天剂量范围为：洛伐他汀（lovastatin）10 ～ 80mg，辛伐他汀（simvastatin）5 ～ 40mg，普伐他汀（pravastatin）10 ～ 40mg，氟伐他汀（fluvastatin）10 ～ 40mg，阿托伐他汀（atorvastatin）10 ～ 80mg，瑞舒伐他汀（rosuvastatin）10 ～ 20mg。除阿托伐他汀可在任何时间服药外，其余制剂均为晚上一次口服。他汀类副反应较轻，少数患者出现胃肠道反应、转氨酶升高、肌肉疼痛、血清肌酸激酶升高，极少严重者横纹肌溶解而致急性肾衰竭。他汀类与其他调脂药（如贝特类、烟酸等）合用时应特别小心；不宜与环孢霉素、雷公藤、环磷酰胺、大环内酯类抗生素以及吡咯类抗真菌药（如酮康唑）等合用。儿童、孕妇、哺乳期妇女和准备生育的妇女不宜服用。

（2）苯氧芳酸类（贝特类） 主要降低血清 TG、VLDL-C，也可在一定程度上降低 TC 和 LDL-C，升高 HDL-C。适应证为高甘油三酯血症和以甘油三酯升高为主的混合性高脂血症。主要常用制剂如下：非诺贝特（fenofibrate）0.1g、每天 3 次或微粒型 0.2g、每天 1 次；苯扎贝特（bezafibrate）0.2g、每天 3 次或缓释型 0.4g、每晚 1 次。主要副作用为胃肠道反应；少数出现一过性肝转氨酶和肌酸激酶升高，如明显异常应及时停药；可见皮疹、血白细胞减少。贝特类能增强抗凝药物作用，两药合用时需调整抗凝药物剂量。禁用于肝肾功能不良者以及儿童、孕妇和哺乳期妇女。

（3）烟酸类 烟酸属 B 族维生素，其用量超过作为维生素作用的剂量时，有调脂作用。适应证为高甘油三酯血症和以甘油三酯升高为主的混合性高脂血症。主要制剂有：烟酸（nicotinic acid, niacin）0.2g，每天 3 次口服，渐增至 1 ～ 2g/d；阿昔莫司（acipimox，氧甲吡嗪）0.25g，每天 1 ～ 3 次，餐后口服。烟酸主要副反应为面部潮红、瘙痒和胃肠道症状，偶见肝功能损害，有可能使消化性溃疡恶化，糖尿病患者一般不宜用烟酸。烟酸缓释片能显著改善药物耐受性及安全性，从低剂量开始，渐增至理想剂量，推荐剂量为 1 ～ 2g，每晚 1 次用药。阿昔莫司副作用较少。

（4）胆酸螯合剂（树脂类） 适应证为高胆固醇血症和以胆固醇升高为主的混合性

高脂血症。主要制剂及每天剂量范围为：考来烯胺（cholestyramine，消胆胺）4～16g，考来替哌（colestipol，降胆宁）5～20g，从小剂量开始，1～3个月内达最大耐受量。主要副反应为恶心、呕吐、腹胀、腹痛、便秘。也可干扰其他药物的吸收，如叶酸、地高辛、贝特类、他汀类、抗生素、甲状腺素、脂溶性维生素等，可在服用本类药物前1～4小时或服用4小时后服其他药物，必要时补充维生素A、D、K。

（5）依折麦布（ezetimibe） 适应证为高胆固醇血症和以胆固醇升高为主的混合性高脂血症，单药或与他汀类联合治疗。常用剂量为10mg，每天1次。常见副反应为头痛和恶心，有可能引起转氨酶升高。

（6）普罗布考 适应证为高胆固醇血症，尤其是纯合子型家族性高胆固醇血症。常用剂量为0.5g，每天2次口服。常见副反应为恶心。偶见QT间期延长，为最严重的不良反应。

（7）ω-3脂肪酸制剂 适应证为高甘油三酯血症和以甘油三酯升高为主的混合性高脂血症。常用剂量为0.5～1g，每天3次口服。鱼油腥味所致恶心是常见的不良反应。有出血倾向者禁用。

（二）康复训练

血脂异常患者康复训练的目标为控制理想体重。许多流行病学资料显示，肥胖人群的平均血浆胆固醇和甘油三酯水平显著高于同龄的非肥胖者。除了体重指数（BMI）与血脂水平呈明显正相关外，身体脂肪的分布也与血浆脂蛋白水平关系密切。一般来说，中心型肥胖者更容易发生高脂血症。肥胖者的体重减轻后，血脂紊乱亦可恢复正常。主要的方法为运动锻炼，适用于运动功能较好的患者。

体育运动不但可以增强心肺功能、改善胰岛素抵抗和葡萄糖耐量，而且还可减轻体重、降低血浆甘油三酯和胆固醇水平，升高HDL胆固醇水平。

为了达到安全有效的目的，进行运动锻炼时应注意以下事项：

1. 运动强度

通常以运动后的心率水平来衡量运动量的大小，适宜的运动强度一般是运动后的心率控制在个人最大心率的80%左右。运动形式以中速步行、慢跑、游泳、跳绳、做健身操、骑自行车等有氧活动为宜。

2. 运动持续时间

每次运动开始之前，应先进行5～10分钟的预备活动，使心率逐渐达到上述水平，然后维持20～30分钟。运动完后最好再进行5～10分钟的放松活动。每周至少活动

3～4次。

3. 运动时应注意安全保护。

五、中医康复治疗

(一) 中医辨证论治

本病相当于中医病名中的"膏浊病"，症状上可表现为形体丰满、喜静少动、素嗜肥甘、头昏脑重、胸脘痞闷、肢麻身重等。历代医家认为其发生多由痰浊凝滞、痰凝血瘀、痰凝阳亢或痰凝脾虚等引起，本章节论治的均为中风病合并膏浊者，故先针对患者的主病中风病按风火上扰证、痰瘀阻络证、阴虚风动证、气虚血瘀证和阴阳两虚证五型进行辨证论治，详见"附篇 一、中风病的中医辨证论治"，然后再根据有无膏浊临床症状或兼症，进行辨证加减。

1. 中风病合并膏浊，兼有痰凝阳亢证者。症见性情急躁，心烦易怒，面红目赤，头疼脑胀，焦躁不安，口苦难眠，尿黄便干，舌红苔黄腻，脉弦滑数。可加用导痰汤加草决明、石决明、夏枯草等。

2. 中风病合并膏浊，兼有痰凝血瘀证者。症见形体丰腴，胸闷刺痛，头晕纳呆，舌淡胖苔薄白腻，或舌紫暗有瘀斑或瘀点，脉滑或脉弦细。可加用导痰汤加丹参、蒲黄等。

3. 中风病合并膏浊，兼有痰凝脾虚证者。症见形体肥胖，嗜睡头晕，神疲乏力，四肢酸重，呕恶纳呆，胸闷脘痞，舌淡苔白腻，脉濡细，或形寒肢冷，泄泻，舌体胖大有齿痕苔水滑，脉沉细。可加用导痰汤加白术、绞股蓝等。

(二) 中成药

1. 血脂康胶囊，口服，一次2粒，一日2次，适用于痰凝脾虚证者。

2. 决明降脂片，口服，每次4～6片，一日3次，适用于痰凝阳亢证者。

3. 绞股蓝总苷片，口服，每次2～3片，一日3次，适用于痰凝脾虚证者。

4. 脂降宁片，口服，每次3～4片，一日3次，适用于痰凝血瘀证者。

(三) 针灸

中风患者兼有膏浊的，针灸治疗时先治疗主病中风病，中风病具体针刺治疗方法见"附篇 二、全经针刺法"，合并膏浊者，再根据患者所表现出来的诸多症状进行辨证取穴及对症取穴行针灸治疗，如患者形体肥胖、素嗜肥甘者，可对症加取中脘、内关、足三里、丰隆、三阴交等。此外还可以选用以下常用的针灸方法：

1.穴位埋线法　可取脾俞、肝俞、胃俞、肾俞、大肠俞、中脘、天枢、大横、关元、气海、带脉、曲池、足三里、丰隆等穴行穴位埋线治疗，每15天治疗1次。

2.耳针　可取脾、胃、肝、大肠、小肠、内分泌、三焦、腹等，常规消毒后，行针刺或者耳穴压豆治疗。

（四）推拿

中风患者兼有膏浊的，推拿治疗时先治疗主病中风病，中风病具体的推拿治疗方法见"附篇四　整体经络推拿法"，合并膏浊者，再根据患者所表现出来的诸多症状进行辨证推拿和对症推拿相结合的方法。例如肥胖患者，可取仰卧位，医师以脐为中心顺时针方向做摩腹，点按中脘、天枢、水分、气海、关元、足三里、丰隆等穴。

（五）其他

1.血浆净化治疗　通过滤过、吸附和沉淀等方法选择性去除血清LDL。为有创治疗并需每周重复，价格昂贵，仅用于极个别对他汀类药物过敏或不能耐受的严重难治性高胆固醇血症者。

2.手术治疗　在少数情况下，对非常严重的高胆固醇血症，如纯合子家族性高胆固醇血症或对药物无法耐受的严重高胆固醇血症患者，可考虑手术治疗，包括部分回肠末段切除术、门腔静脉分流术和肝脏移植术等。

3.基因治疗　可能成为未来根治基因缺陷所致血脂异常的方法。

六、康复护理

1.饮食以清淡、低糖、低脂、多维生素食物为主，多食新鲜蔬菜和含糖低的水果等，戒烟限酒。

2.规律作息，劳逸适度；保持心情舒畅，减轻精神压力。

3.指导患者按时服药，并注意观察药物的作用和副反应，定期检测肝肾功能等生化指标。

4.根据患者身体状况及个人爱好，选择适当的运动，如慢跑、散步、打乒乓球、骑自行车、打太极拳等。避免空腹运动，运动量宜循序渐进，持之以恒。

七、营养疗法

医学营养治疗为治疗血脂异常的基础，需长期坚持。根据患者血脂异常的程度、分型以及性别、年龄和劳动强度等制订食谱。高胆固醇血症要求采用低饱和脂肪酸、低胆固醇饮食，增加不饱和脂肪酸；外源性高甘油三酯血症要求改为严格的低脂肪饮食，脂肪摄入量 <30% 总热量；内源性高甘油三酯血症要注意限制总热量及糖类，减轻体重，并增加多不饱和脂肪酸。具体措施如下：

（一）平衡膳食，控制能量的摄入，保持健康的理想体重

理想体重可用"体重指数（BMI）"评价，即实际体重除以身高的平方（注：体重的单位是"公斤"，身高的单位是"米"）。若 BMI 介于 18.5 ～ 23.9 为合理。若达到或超过 24 则应通过饮食和运动降低体重至合理范围，并注意维持。理想体重的维持，一方面可以通过低能量平衡膳食，减少高糖、高脂肪的食物的摄入，减少能量的来源。主食以富含膳食纤维的粗杂粮（如燕麦、荞麦、小麦、高粱、玉米等）、杂豆、薯类为主，辅以蔬菜水果、奶类、大豆及适量的鱼、禽、肉。少食含糖分的食物如糖果、甜饼、甜点心、雪糕、汽水等。另一方面可以根据自己的身体状况，配合适当的运动，一般以快走有氧运动为首选，每天 30 ～ 60 分钟，长期坚持。

（二）限制食物胆固醇

食物胆固醇每天摄入量少于 200mg。

（三）限制膳食脂肪

1.膳食中的动物脂肪应避免，禁止各类动物油。

2.杜绝油炸食品摄入，除了脂肪含量高以外，油炸食品还有很多不安全因素，如含致癌物丙烯酰胺等。一定要改变烹调习惯，以蒸、煮、焖代替煎、炸的方式。油饼、炸糕、炸鸡、炸鱼及炸花生米等都应该从餐桌上撤下来。

3.避免反式脂肪酸摄入，其主要来源为含人造奶油的食品，包括西式糕点、巧克力派、咖啡伴侣、速食食品等。有研究证实，反式脂肪酸在升高低密度脂蛋白胆固醇、降低高密度脂蛋白胆固醇方面与饱和脂肪的作用很相似，甚至更明显。

4.烹调建议用植物油，每天量最好不要超过 20g（相当于 2 汤匙）。提倡进食橄榄油，橄榄油可做凉拌菜，也可以炒菜，但时间不宜过长，温度不宜超过 190℃。

5. 动、植物蛋白合理搭配，应选择富含优质蛋白质，同时动物油脂和胆固醇不高的食物，如豆类制品、胆固醇含量不高的海产品等均是良好选择。各类肉类中，以鱼类为首选，其次为去皮的鸡肉和鸭肉，再次为瘦的猪肉、牛肉、羊肉等。

6. 多吃蔬菜、水果和菌藻类食物，新鲜水果的降脂作用已经得到证实并受到重视。

第三章 糖尿病

糖尿病（diabetes mellitus，DM）是一组以慢性血葡萄糖（简称血糖）水平增高为特征的代谢性疾病，是由于胰岛素分泌和（或）作用缺陷所引起，导致碳水化合物、蛋白质、脂肪、水、电解质等代谢异常，长期碳水化合物以及脂肪、蛋白质代谢紊乱可引起多系统损害，导致眼、肾、神经、心脏、血管等重要组织器官的慢性进行性病变、功能减退及衰竭；病情严重或应激时可发生急性严重代谢紊乱，如糖尿病酮症酸中毒（diabetic ketoacidosis，DKA）、高血糖高渗状态等。

目前流行病学研究证明，糖尿病人群发生中风的概率高于非糖尿病的人群，糖尿病是中风的独立危险因素，糖尿病患者中风的机会比非糖尿病患者增加 2～3 倍，而且血糖控制不良与脑卒中复发也密切相关。

糖尿病造成中风的机制极为复杂，有许多因素参与其中，且相互影响。目前认为糖尿病是一种代谢疾病（或综合征），常伴随高血压、肥胖、血脂代谢异常等，长期对血管造成不良影响，包括炎症反应、内皮细胞功能受损、血小板被活化容易凝集、胰岛素抵抗等。这些因素综合作用，使动脉粥样硬化加速进行，导致血栓形成而引起包括中风在内的心脑血管疾病。研究数据表明，糖尿病会增加缺血性中风，包括腔隙性脑梗死及大血管的脑栓塞，对于出血性中风的发生影响较少。

此外糖尿病也是中风患者常见的并发症之一，有 37%～42% 的缺血性中风患者患有糖尿病或糖尿病合并高血压。近期一项研究表明，因急性中风入院且既往无糖尿病史的患者中，有 16%～24% 在中风发作后 12 周通过行口服葡萄糖耐量试验被诊断为糖尿病，在急性中风后仍存活的患者中 2/3 的人患有糖尿病、糖耐量减低或高血糖。

目前关于控制血糖是否可降低中风风险及急性中风后控制血糖对中风预后是否有改善仍存在争议，需进一步研究明确，但仍建议糖尿病患者严格控制血糖。中风后血糖 > 10mmol/L 的患者应接受降糖治疗，并密切监测血糖水平。合并有糖尿病的中风患者与非糖尿病患者相比，中风后的功能恢复更差，且更容易死亡。

一、临床表现

（一）基本临床表现

糖尿病的基本临床表现为代谢紊乱症状群：多尿、多饮、多食和体重减轻。

血糖升高后因渗透性利尿引起多尿，继而口渴多饮；外周组织对葡萄糖利用障碍，脂肪分解增多，蛋白质代谢负平衡，渐见乏力、消瘦，儿童生长发育受阻；为了补偿损失的糖、维持机体活动，患者常易饥、多食，故糖尿病的临床表现常被描述为"三多一少"，即多尿、多饮、多食和体重减轻。可有皮肤瘙痒，尤其外阴瘙痒。血糖升高较快时可使眼房水、晶体渗透压改变而引起屈光改变致视力模糊。许多患者无任何临床症状，仅在健康检查或因各种疾病就诊化验时发现高血糖。

（二）分类

1. 1 型糖尿病（B 细胞破坏，胰岛素绝对不足）

（1）免疫介导（急发型、缓发型）

（2）特发性

2. 2 型糖尿病（胰岛素分泌不足伴胰岛素抵抗）

3. 其他特殊类型糖尿病

（1）β 细胞功能遗传性缺陷：①青年人中的成年发病型糖尿病。②线粒体基因突变糖尿病。

（2）胰岛素作用遗传性缺陷（基因异常）

（3）胰腺外分泌疾病

（4）内分泌疾病

（5）药物或化学品所致糖尿病

（6）感染

（7）不常见的免疫介导糖尿病抗胰岛素受体抗体

（8）其他可能与糖尿病相关的遗传性综合征

临床上比较常见的是 1 型糖尿病和 2 型糖尿病。

（三）常见类型糖尿病的临床特点

1. 1 型糖尿病（diabetes mellitus, type 1，T1DM）

（1）自身免疫性 1 型糖尿病（1A 型） 诊断时临床表现变化很大，可以是轻度非特异性症状、典型"三多一少"症状或昏迷，取决于病情发展阶段。多数青少年患者起病较急，症状较明显；未及时诊断治疗，当胰岛素严重缺乏或病情进展较快时，可出现糖尿病酮症酸中毒，危及生命。某些成年患者起病缓慢，早期临床表现不明显，经历一段或长或短的糖尿病不需胰岛素治疗的阶段，又称为"成人隐匿性自身免疫性糖尿病"。尽管起病急缓不一，一般很快进展到糖尿病并需用胰岛素控制血糖或维持生命。这类患者很少肥胖，但肥胖不能排除本病可能性。检查时可发现血浆基础胰岛素水平低于正常，葡萄糖刺激后胰岛素分泌曲线低平。胰岛 β 细胞自身抗体检查可以阳性。

（2）特发性1型糖尿病（1B型） 通常急性起病，胰岛 B 细胞功能明显减退甚至衰竭，临床上表现为糖尿病酮症甚至酸中毒，但病程中 B 细胞功能可以好转以至于一段时期无须继续胰岛素治疗。胰岛 B 细胞自身抗体检查阴性。在不同人种中临床表现可有不同。病因未明，其临床表型的差异反映出病因和发病机制的异质性。诊断时需排除单基因突变糖尿病和其他类型糖尿病。

2. 2型糖尿病（diabetes mellitus，type 2，T2DM）

一般认为，95%糖尿病患者为2型糖尿病。本病常有家族史。本病为一组异质性疾病，包含许多不同病因者。可发生在任何年龄，但多见于成人，常在40岁以后起病；多数发病缓慢，症状相对较轻，半数以上无任何症状；不少患者因慢性并发症、伴发病或仅在体检时发现。很少发生酮症酸中毒，但在感染等应激情况下也可发生酮症酸中毒。临床上肥胖症、血脂异常、脂肪肝、高血压、冠心病、糖耐量异常或2型糖尿病等疾病常同时或先后发生，并伴有高胰岛素血症，目前认为这些都与胰岛素抵抗有关，统称为代谢综合征。部分早期患者进食后胰岛素分泌高峰延迟，餐后3～5小时血浆胰岛素水平不适当地升高，引起反应性低血糖，可成为这些患者的首发临床表现。

3. 某些特殊类型糖尿病

（1）青年人中的成年发病型糖尿病（maturity onset diabetes of the young，MODY）是一组高度异质性的单基因遗传病。主要临床特征：①有三代或以上家族发病史，且符合常染色体显性遗传规律；发病年龄小于25岁。②无酮症倾向，至少5年内不需用胰岛素治疗。

（2）线粒体基因突变糖尿病 最早发现的是线粒体 tRNA 亮氨酸基因3243位点发生 A→G 点突变，引起胰岛 B 细胞氧化磷酸化障碍，抑制胰岛素分泌。临床特点为：①母系遗传。②发病早，B 细胞功能逐渐减退，自身抗体阴性。③身材多消瘦

（BMI<24），常伴神经性耳聋或其他神经肌肉表现。

（3）妊娠期糖尿病（gestational diabetes mellitus，GDM）　妊娠过程中初次发现的任何程度的糖耐量减低，均可认为是 GDM，不包括妊娠前已知的糖尿病患者，后者称为"糖尿病合并妊娠"。但二者均需有效处理，以降低围生期疾病的患病率和病死率。GDM 妇女分娩后血糖可恢复正常，但有若干年后发生 2 型糖尿病的高度危险性；此外，GDM 患者中可能存在各种类型糖尿病，因此，应在产后 6 周复查，确认其归属及分型，并长期追踪观察。

二、发病机理

糖尿病的病因和发病机制极为复杂，至今未完全阐明。不同类型糖尿病的病因不尽相同，即使在同一类型中也存在着异质性。总的来说，遗传因素及环境因素共同参与其发病过程。

（一）1 型糖尿病

绝大多数 1 型糖尿病是自身免疫性疾病，遗传因素和环境因素共同参与其发病过程。某些外界因素作用于有遗传易感性的个体，激活 T 淋巴细胞介导的一系列自身免疫反应，引起选择性胰岛 B 细胞破坏和功能衰竭，体内胰岛素分泌不足进行性加重，导致糖尿病。

1. 多基因遗传因素

2. 环境因素

3. 病毒感染

4. 化学毒性物质和饮食因素

5. 自身免疫

6. 体液免疫

（二）2 型糖尿病

2 型糖尿病也是复杂的遗传因素和环境因素共同作用的结果，目前对 2 型糖尿病的病因认识仍然不足，2 型糖尿病可能是一种异质性情况。

1. 遗传因素与环境因素

2. 胰岛素抵抗

3. B 细胞功能缺陷

4. 葡萄糖毒性和脂毒性

在糖尿病发生发展过程中所出现的高血糖和脂代谢紊乱可进一步降低胰岛素敏感性和损伤胰岛 B 细胞功能，分别称为"葡萄糖毒性（glumotoxicity）"和"脂毒性（lipotoxicity）"，是糖尿病发病机制中最重要的获得性因素。

脂毒性还可能是 2 型糖尿病发病机制中的原发性因素。血循环中游离脂肪酸（FFA）浓度过高以及非脂肪细胞（主要是肌细胞、肝细胞、胰岛 B 细胞）内脂质含量过多可通过各种有关途径导致胰岛素抵抗性的发生以及引起胰岛 B 细胞脂性凋亡和分泌胰岛素功能缺陷。

5. 自然史

三、康复评定

目前国际通用的糖尿病诊断标准为 WHO（1999）标准，如表 3-1。

表 3-1　糖尿病的诊断标准

诊断标准	静脉血浆葡萄糖（mmol/L）
（1）典型糖尿病症状（烦渴多饮、多尿、多食、不明原因的体重下降）加上随机血糖	≥ 11.1
或加上	
（2）空腹血糖	≥ 7.0
或加上	
（3）葡萄糖负荷后 2 小时血糖	≥ 11.1
无典型糖尿病症状者，需改日复查确认	

注：空腹状态指至少 8 小时没有进食热量；随机血糖指不考虑上次用餐时间，一天中任意时间的血糖，不能用来诊断空腹血糖异常或糖耐量异常。

糖尿病患者的康复评定主要包括生理功能的评定、心理状况的评定、日常生活自理能力的评定及社会参与能力的评定。

（一）生理功能的评定

生理功能的评定主要包括常规体格检查、胰岛功能评定和靶器官损害程度评定。其中，胰岛功能评定包括血糖测定、口服糖耐量测定试验、糖化血红蛋白及糖化血浆白蛋白测定、尿糖测定、胰岛素测定、C- 肽功能测定、糖尿病抗体测定，以及血脂、水电解质检测等。而靶器官损害程度评定包括糖尿病性视网膜病变的评定、糖尿病周围神经病变的评定、糖尿病性冠心病的评定、糖尿病脑血管病变的评定、糖尿病肾脏病变的评定及糖尿病足评定。

（二）心理状况的评定

心理状况的评定主要是采用 Hamilton 焦虑量表（HAMA）、Hamilton 抑郁量表（HAMD）、简明精神病评定量表（BPRS）、症状自评量表（SCL-9）等，对患者因糖尿病导致的心理状况进行评定。

（三）日常生活能力方面的评定

日常生活自理能力评定主要采用改良巴氏指数评定表、功能独立性评定量表进行评定；社会参与能力评定主要进行生活质量评定、劳动力评定和职业评定。

四、现代康复治疗

由于对糖尿病的病因和发病机制尚未完全阐明，缺乏病因治疗。强调治疗须早期和长期、积极而理性以及治疗措施个体化的原则。治疗目标为纠正代谢紊乱，消除症状、防止或延缓并发症的发生，维持良好健康和学习、劳动能力，保障儿童生长发育，延长寿命，降低病死率，而且要提高患者生活质量。糖尿病临床上通常采用综合治疗方案，主要包括运动疗法、饮食治疗、药物治疗（口服降糖药、胰岛素等）、糖尿病健康教育、自我监测血糖以及心理治疗。目前外科手术也逐步应用于糖尿病患者的治疗，主要适用于重度肥胖伴 2 型糖尿病患者。

（一）药物治疗

1. 促胰岛素分泌剂

（1）磺脲类（sulfonylureas，SUs） 第一代 SUs 如甲苯磺丁脲（tolbutamide，D-860）、氯磺丙脲（chlorpropamide）等已很少应用；目前以第二代 SUs 为主，主要有格列本脲（glibenclamide）、格列吡嗪（glipizide）、格列齐特（gliclazide）、格列喹酮（gliquidone）和格列美脲（glimepiride）等。SUs 作为单药治疗主要选择应用于新诊断的 T2DM 非肥胖患者、用饮食和运动治疗血糖控制不理想时。年龄 >40 岁、病程 <5 年、空腹血糖 <10mmol/L 时效果较好。随着疾病进展，SUs 需要与其他作用机制不同的口服降糖药或胰岛素联合应用。当 T2DM 晚期 B 细胞功能几乎消失殆尽时，SUs 及其他胰岛素促分泌剂均不再有效，而必须采用外源性胰岛素替代治疗。它的禁忌证或不适应证主要有：T1DM，有严重并发症或晚期 B 细胞功能很差的 T2DM，儿童糖尿

病，孕妇、哺乳期妇女，大手术围手术期，全胰腺切除术后，对 SUs 过敏或有严重不良反应者等。常见不良反应包括低血糖反应、体重增加、皮肤过敏反应，以及恶心呕吐等消化系统及心血管系统反应。

（2）格列奈类　此类药物也作用在胰岛 B 细胞膜上的 K 脚，但结合位点与 SUs 不同，是一类快速作用的胰岛素促分泌剂，可改善早相胰岛素分泌。降血糖作用快而短，主要用于控制餐后高血糖。低血糖症发生率低、程度较轻而且限于餐后期间。较适合于 T2DM 早期餐后高血糖阶段或以餐后高血糖为主的老年患者。可单独或与二甲双胍、胰岛素增敏剂等联合使用。禁忌证和不适应证与 SUs 相同。在餐前或进餐时口服。目前有两种制剂：瑞格列奈、那格列奈。

（3）双胍类（biguanides）　目前广泛应用的是二甲双胍。主要作用机制为抑制肝葡萄糖输出，也可改善外周组织对胰岛素的敏感性、增加对葡萄糖的摄取和利用。近年来认为二甲双胍可能通过激活一磷酸腺苷激活的蛋白激酶（AMPK）信号系统而发挥多方面的代谢调节作用。适用于 T2DM，尤其是无明显消瘦的患者以及伴血脂异常、高血压或高胰岛素血症的患者，以及 T1DM，与胰岛素联合应用时可能减少胰岛素用量和血糖波动。单独用药极少引起低血糖，与 SUs 或胰岛素合用则有可能出现低血糖。二甲双胍治疗 T2DM 尚伴有体重减轻、血脂谱改善、纤溶系统活性增加、血小板聚集性降低、动脉壁平滑肌细胞和成纤维细胞生长受抑制等，被认为可能有助于延缓或改善糖尿病血管并发症。不良反应主要包括消化道反应、皮肤过敏反应及乳酸性酸中毒。

临床应用：儿童不宜服用本药，除非明确为肥胖的 T2DM 及存在胰岛素抵抗。年老患者慎用，药量酌减，并监测肾功能。准备做静脉注射碘造影剂检查的患者应事先暂停服用双胍类药物。

（4）噻唑烷二酮类（thiazolidinediones，TZDs，格列酮类）　主要通过激活过氧化物酶体增殖物激活受体 γ（PPARγ）起作用。TZDs 被称为胰岛素增敏剂，能明显减轻胰岛素抵抗，主要刺激外周组织的葡萄糖代谢，降低血糖；还可改善血脂谱、提高纤溶系统活性、改善血管内皮细胞功能、使 C 反应蛋白下降等，对心血管系统和肾脏显示出潜在的器官保护作用。TZDs 促进脂肪重新分布、从内脏组织转移至皮下组织，可能与其提高胰岛素敏感性的作用有关。近来发现它也可改善胰岛 B 细胞功能。TZDs 可单独或与其他降糖药物合用治疗 T2DM 患者，尤其是肥胖、胰岛素抵抗明显者；不宜用于 T1DM、孕妇、哺乳期妇女和儿童。主要不良反应为水肿、体重增加，有心脏病、心力衰竭倾向或肝病者不用或慎用。单独应用不引起低血糖，但如与 SUs 或胰岛素合用，仍可发生低血糖。现有两种制剂：罗格列酮及吡格列酮（pioglitazone）。

（5）α葡萄糖苷酶抑制剂（AGI）　食物中淀粉、糊精和双糖（如蔗糖）的吸收需要小肠黏膜刷状缘的α-葡萄糖苷酶，AGI抑制这一类酶可延迟碳水化合物吸收，降低餐后高血糖。作为T2DM第一线药物，尤其适用于空腹血糖正常（或不太高）而餐后血糖明显升高者，可单独用药或与其他降糖药物合用。T1DM患者在胰岛素治疗基础上加用AGI有助于降低餐后高血糖。常见不良反应为胃肠反应，如腹胀了排气增多或腹泻。单用本药不引起低血糖，但如与SUs或胰岛素合用，仍可发生低血糖，且一旦发生，应直接给予葡萄糖口服或静脉注射，进食双糖或淀粉类食物无效。肠道吸收甚微，通常无全身毒性反应，但对肝、肾功能不全者仍应慎用。不宜用于有胃肠功能紊乱者、孕妇、哺乳期妇女和儿童。现有两种制剂：阿卡波糖、伏格列波糖。

2. 胰岛素

（1）胰岛素的适应证　胰岛素主要适用于以下情况：T1DM；酮症酸中毒（DKA）、高血糖高渗状态和乳酸性酸中毒伴高血糖；各种严重的糖尿病急性或慢性并发症；手术、妊娠和分娩；T2DM B细胞功能明显减退者；某些特殊类型糖尿病。

（2）胰岛素的分类　目前的胰岛素制剂按作用起效快慢和维持时间，可分为短（速）效、中效和长（慢）效三类。速效有普通（正规）胰岛素（regular insulin，RI）和赖脯胰岛素以及门冬胰岛素，皮下注射后产生作用快，但持续时间短，其中普通胰岛素是唯一可经静脉注射的胰岛素，可用于抢救DKA。中效胰岛素有低精蛋白胰岛素（neutral protamine Hagedorn，NPH，中性精蛋白胰岛素）和慢胰岛素锌混悬液（lente insulin zinc suspension）。长效制剂有精蛋白锌胰岛素注射液（protamine zinc insulin，PZI，鱼精蛋白锌胰岛素）、甘精胰岛素（insulin glargine）和特慢胰岛素锌混悬液（ultralente insulin zinc suspension）。速效胰岛素主要控制一餐饭后高血糖；中效胰岛素主要控制两餐饭后高血糖，以第二餐饭为主；长效胰岛素无明显作用高峰，主要提供基础水平胰岛素。

（3）胰岛素治疗原则和方法　胰岛素治疗应在综合治疗基础上进行。胰岛素剂量决定于血糖水平、B细胞功能缺陷程度、胰岛素抵抗程度、饮食和运动状况等，一般从小剂量开始，根据血糖水平逐渐调整。

糖尿病患者在急性应激时，如重症感染、急性心肌梗死、脑卒中或急症手术等，容易促使代谢紊乱迅速恶化。此时无论哪一种类型糖尿病，也不管原用哪一类药物，都应按实际需要，使用胰岛素治疗以渡过急性期，待急性并发症痊愈或缓解后再调整糖尿病治疗方案。急性期血糖控制良好与急性并发症的预后有密切关系，但应注意避免发生低血糖，对老年、合并急性心肌梗死或脑卒中的患者尤其要小心。糖尿病患者如需施行择期大手术，尤其是在全身麻醉下施行手术，应至少在手术前3天即开始使用或改用胰岛素治疗，宜选用短效胰岛素或联合应用短效和中效制剂，术后恢复期再调整糖尿病治疗方案。上述情况下，如需静脉滴注葡萄糖液，可每2～4g葡萄糖加入1U短效胰岛素。

3. 胰升糖素样多肽 1 类似物和 DPP Ⅳ 抑制剂

胰升糖素样多肽 1（glucagon-like peptide 1，GLP-1）由肠道 L 细胞分泌，其主要活性形式为 GLP-1（7-36）酰胺，可使 T2DM 患者血糖降低，作用机制如下：刺激胰岛 B 细胞葡萄糖介导的胰岛素分泌；抑制胰升糖素分泌，减少肝葡萄糖输出；延缓胃内容物排空；改善外周组织对胰岛素的敏感性；抑制食欲及摄食。此外，GLP-1 还可促进胰岛 B 细胞增殖、减少凋亡，增加胰岛 B 细胞数量。GLP-1 在体内迅速被二肽基肽酶Ⅳ（DPP-Ⅳ）降解而失去生物活性，其半衰期不足 2 分钟。采用长作用 GLP-1 类似物或 DPP-Ⅳ 抑制剂可延长其作用时间。长作用 GLP-1 类似物有 Exenatide（及其长效制剂 Exenatide LAR）和 Liraglutide 等，须注射给药；DPP-Ⅳ 抑制剂有 Vildagliptin、Sitagliptin 和 Saxagliptin 等，可口服给药。

糖尿病患者用药治疗过程中应注意做好病情监测，定期监测血糖，并建议患者应用便携式血糖计进行自我监测血糖（SMBG）；每3～6个月定期复查 AIC，了解血糖总体控制情况，及时调整治疗方案。每年1～2次全面复查，了解血脂以及心、肾、神经和眼底情况，尽早发现有关并发症，给予相应治疗。

（二）康复训练

运动能促进机体的新陈代谢，减轻精神紧张及焦虑情绪，改善中枢神经系统的调节机制，增加机体的抵抗力，对预防糖尿病的慢性并发症有一定的作用。应进行有规律的合适运动。根据年龄、性别、体力、病情及有无并发症等不同条件，循序渐进和长期坚持。1型糖尿病患者接受胰岛素治疗时，常波动于相对性胰岛素不足和胰岛素过多之间。在胰岛素相对不足时进行运动可使肝葡萄糖输出增加，血糖升高，游离脂肪酸和酮体生成增加，对代谢状况产生不利影响。在胰岛素相对过多时，运动使肌肉摄取和利用葡萄糖增加，肝葡萄糖生成降低，血糖降低，甚至可诱发低血糖反应。故对1型糖尿病患者，体育锻炼宜在餐后进行，运动量不宜过大，持续时间不宜过长，并予以餐前腹壁皮下注射胰岛素，使运动时不会过多增加胰岛素吸收速度，以避免运动后的低血糖反应。对2型糖尿病患者（尤其是肥胖患者），适当运动有利于减轻体重、提高胰岛素敏感性，改善血糖和脂代谢紊乱，但如有心、脑血管疾病或严重微血管病变者，亦应按具体情况做妥善安排。

1. 运动方式

适用于中风病合并糖尿病患者的训练是低至中等强度的有氧运动。常采用有较多肌群参加的持续性的周期性运动，如步行、慢跑、登楼、游泳、划船、有氧体操、球类等活动，也可利用活动平板、功率自行车等器械来进行，具体视患者的运动功能而定。1型糖尿病患者多为儿童和青少年，可根据他们的兴趣爱好及运动能力选择，如游泳、踢球、跳绳、舞蹈等娱乐性运动训练，以提高他们对运动的积极性；合并周围神经病变的糖尿病患者可进行游泳、上肢运动、低阻力功率车等训练；下肢足部溃疡者不宜慢走、跑步，可采用上肢运动和腹肌训练；视网膜病变者选择步行或低阻力功率车；老年糖尿病患者适合平道快走或步行、太极拳、体操、自行车及轻度家务劳动等低强度的运动。

2. 运动强度

①运动量是运动方案的核心，运动量的大小取决于运动强度和时间，在制定和实施运动计划的过程中，必须遵循个体化的差异、肥胖程度、糖尿病的类型和并发症的不同，给患者制定出能将风险降低至最低的个体化运动处方。②常采用运动中的心率作为评定运动强度大小的指标，靶心率的测定最好通过运动试验获得，常取运动试验中最高心率的 60% ～ 80% 作为靶心率。在开始时宜用低强度进行运动，BMI 30 以上或中重度肥胖者可进行中等甚至更强的运动。

3. 运动频率

运动持续的时间可以根据个体的耐受能力，一般以每次 20 ～ 30 分钟为佳，每天 1 次或每周运动 3 ～ 4 次。次数过少，运动间歇超过 3 ～ 4 天，则运动训练的效果及运动蓄积效应将减少，已获得改善的胰岛素敏感性将会消失，这样就难以达到运动的效果，故运动疗法实施必须每周 3 次以上。

4. 适应证和禁忌证

运动疗法适应于轻度和中度的 2 型糖尿病患者，尤其是肥胖的 2 型糖尿病患者。1型糖尿病患者只有在病情稳定，血糖控制良好时，方能进行适当的运动。糖尿病患者发生以下情况时禁忌运动：①急性并发症如酮症、酮症酸中毒及高渗状态；②空腹血糖 >15.0mmol/L 或有严重的低血糖倾向；③感染；④心力衰竭或心律失常；⑤严重糖尿病肾病；⑥严重糖尿病视网膜病变；⑦严重糖尿病足；⑧新近发生的血栓。制定运动方案前，应对患者进行全面的检查，详细地询问病史，进行体格检查，如血糖、血脂、血酮、肝肾功能、血压、心电图、运动负荷试验、胸片、关节和双足的检查等。

5. 运动注意事项

①运动前后要有热身活动和放松运动，以避免心脑血管事件的发生或肌肉关节的损伤。②适当减少口服降糖药或胰岛素的剂量，以防发生低血糖。③胰岛素的注射部位应避开运动肌群，以免加快该部位的胰岛素吸收，诱发低血糖，一般以腹部为宜。④运动训练的时间应选择在餐后 1~2 小时；适当补充糖水或甜饮料，预防低血糖的发生。⑤在为一些已经存在糖尿病并发症的患者或其他特殊情况的患者选择运动方式时，需予以谨慎。⑥如果合并有增殖性视网膜病变或严重非增殖性视网膜病变，应避免进行剧烈运动、低头动作或闭气动作等，以免引起视网膜脱落和玻璃体积血。⑦并发心血管疾病的患者进行运动锻炼时，应在心电图监视及医护人员的指导下进行，在运动中应避免进行闭气用力动作，如举重或静态用力等。

（三）物理因子治疗

1. 矿泉浴治疗　适用于 2 型糖尿病患者以及有周围神经病变和周围血管病变的患者，宜选用碳酸氢钠、碳酸泉、氡泉浴。应避免饱餐后和空腹时进行，最好在餐后 1 小时，每次治疗时间不能太久，温度必须以患者自觉愉快舒适为适宜。周围神经病变的患者可能存在感觉障碍，应注意温度不能太高，以免烫伤。

2. 高压氧治疗　适应于：① 2 型糖尿病患者。② 1 型糖尿病饮食和药物治疗效果欠佳者。③合并神经系统病变者。④合并血管病变者，如心脑供血不足、糖尿病足。⑤合并视网膜病变者。

五、中医康复治疗

（一）中医辨证论治

糖尿病在中医学中称为消渴病，以口渴多饮、多食易饥、尿频量多、形体消瘦或尿有甜味为临床特征，病机主要为阴津亏损、燥热偏盛，而以阴虚为本，燥热为标，两者互为因果，阴愈虚则燥热愈盛，燥热愈盛则阴愈虚。消渴病变的脏腑主要在肺、胃、肾，尤以肾为关键。三脏之中，虽可有所偏重，但往往又互相影响。本书主要论述中风病合并消渴证治，可先针对患者的主病中风病按风火上扰证、痰瘀阻络证、阴虚风动证、气虚血瘀证和阴阳两虚证五型进行辨证论治，详见"附篇　一、中风病的中医辨证论治"，再根据合并消渴的临床症状或兼症，进行辨证加减。

1. 兼上消者，症见烦渴多饮、口干舌燥、尿频量多、舌边尖红、苔薄黄、脉洪数，表现为肺热津伤证，可加用消渴方加减。常用药物有天花粉、黄连、生地黄、藕汁、葛根、麦冬、知母等。

2. 兼有中消者，症见多食易饥、口渴、尿多、形体消瘦、大便干燥、苔黄、脉滑实有力，表现为胃热炽盛证者，可加用玉女煎加减；常用药物有生石膏、知母、生地黄、麦冬、川牛膝、黄连、栀子等。而症见口渴引饮，能食与便溏并见，或饮食减少、精神不振、四肢乏力、体瘦、舌质淡红、苔白而干、脉弱，表现为气阴亏虚证者，可加用七味白术散加减；常用药物有人参、白茯苓、炒白术、藿香叶、木香、甘草、葛根等。

3. 兼有下消证者，症见尿频量多、混浊如脂膏，或尿甜，腰膝酸软，乏力，头晕耳鸣，口干唇燥，皮肤干燥、瘙痒，舌红苔，脉细数，表现为肾阴亏虚证者，可加用六味地黄丸加减。常用药物有熟地黄、山萸肉、山药、茯苓、泽泻、牡丹皮、枸杞子、黄柏等。另有表现为小便频数、混浊如膏，甚至饮一溲一，面容憔悴、耳轮干枯、腰膝酸软、四肢欠温、畏寒肢冷、阳痿或月经不调、舌苔淡白而干、脉沉细无力等阴阳两虚证甚者，可加用金匮肾气丸加减。常用药物有熟地黄、山萸肉、山药、茯苓、泽泻、牡丹皮、附子、肉桂等。

（二）中成药

可根据辨证论治结果选取适宜的中成药进行口服，常用中成药有以下几种：

1. 牛黄清胃丸，口服，一次 2 丸，一日 2 次，适用于中消胃热炽盛证患者。

2. 知柏地黄丸，口服，一次 6g，一日 3 次，适用于下消肾阴亏虚证患者。

3. 消渴丸，口服，饭前用温开水送服，一次 5～10 丸，一日 2～3 次，适用于中消气阴亏虚证患者。

4. 参芪降糖胶囊，口服，一次 3 粒，一日 3 次，适用于中消气阴亏虚证患者。

5. 金匮肾气丸，口服，一次 6g，一日 3 次，适用于下消阴阳两虚证患者。

（三）针灸

中风患者兼有消渴病的，针灸治疗时先治疗主病中风病，中风病具体针刺治疗方法见"附篇 二、全经针刺法"，合并消渴者，再根据患者所表现出来的诸多症状进行辨证取穴及对症取穴行针灸治疗，如症见口渴、多饮、多尿者加取肺俞、脾俞、胃俞、玉液、金津、承浆、内庭、三阴交、中脘、足三里、太溪等穴。同时还可使用以下常用针灸治疗方法：

1. 耳针　取脾、胃、脑点、神门、皮质下、内分泌、交感、肾、三焦、糖尿病点等耳穴，用王不留行籽贴压，3 日一换。

2. 刺络放血　胃热炽盛者可选内庭、曲池等穴行放血治疗，1 周治疗 1 ～ 2 次。

（四）推拿

中风患者兼有消渴病的，推拿治疗时先治疗主病中风病，中风病具体的推拿治疗方法见"附篇　四、整体经络推拿法"，合并消渴者，再根据患者所表现出来的诸多症状进行辨证推拿和对症推拿相结合的方法。

1. 辨证推拿

（1）上消者　患者俯卧位，医师推膀胱经第一侧线，一指禅推肺俞、胰俞、三焦俞；仰卧位点按中府、云门、曲池、太渊穴。

（2）中消者　患者俯卧位，医师推膀胱经第一侧线，一指禅推胰俞、三焦俞、脾俞、胃俞；然后仰卧位以脐为中心顺时针方向摩腹，一指禅推中脘、关元、气海、梁门、足三里、内庭等穴。

（3）下消者　患者俯卧位，医师推膀胱经第一侧线，一指禅推胰俞、三焦俞、肓俞、大肠俞、膀胱俞等穴，横擦肾俞、命门穴，以局部透热为度；然后仰卧位以脐为中心顺时针方向摩腹，点按气海、关元穴。

2. 对症推拿

（1）多尿　按揉商阳、三阴交、筑宾、涌泉穴，按揉下腹部。

（2）多饮、多食和体重减轻　按揉曲池、手三里、合谷穴，擦胁肋部，一指禅推任脉，由鸠尾穴到神阙穴。

（3）下肢水肿　循经推拿患者双下肢，拿法放松双下肢前、侧面，按揉三阴交、血海、足三里、阴陵泉、丰隆、太溪等穴。

（五）其他

其他常用的一些非药物疗法还包括药物浴足、药枕、刮痧、脐疗和八段锦、太极拳传统运动疗法以及传统音乐疗法等。

六、康复护理

糖尿病的康复护理重点在于健康教育。糖尿病的健康教育被公认是糖尿病康复治疗成败的关键，通过健康教育使患者自觉地执行康复治疗方案，改变不健康的生活习惯（如吸烟、酗酒、摄盐过多、过于肥胖、体力活动少等），控制危险因素和疾病的进一步发展。糖尿病康复教育的具体内容包括疾病知识、饮食指导、运动指导、药物指导、胰岛素使用方法、血糖的自我监测、糖尿病日记、糖尿病足等伴发症的预防及应急情况的处理等。

应对患者和家属耐心宣教，使其认识到糖尿病是终身疾病，治疗需持之以恒。让患者了解糖尿病的基础知识和治疗控制要求，学会测定尿糖或正确使用便携式血糖计，掌握医学营养治疗的具体措施和体育锻炼的具体要求，使用降血糖药物的注意事项，学会胰岛素注射技术，从而在医务人员指导下长期坚持合理治疗并达标，坚持随访，按需要调整治疗方案。具体的护理措施如下：

1.饮食宜清淡，合理、均衡搭配，控制总热量。适当增加蛋白质，忌食肥甘厚味及辛辣刺激之品。多吃蔬菜、高纤维食物，保持大便通畅。

2.戒烟限酒，保持良好的心态。选择适当的运动，如散步、慢跑、太极拳等，注意要循序渐进，避免过度疲乏。不宜空腹运动。

3.注意个人卫生，保持全身和局部清洁，选择宽大舒适、透气的鞋袜，用温水洗脚，不宜用热水袋，防止烫伤。

4.使用降糖药物时，注意药物疗效和不良反应的观察，防止低血糖反应的发生。胰岛素注射患者要经常更换注射部位，防止发生脂肪萎缩或是皮下硬结。

5.准确监测患者血糖情况，防止低血糖反应或高渗性昏迷及酮症酸中毒的发生。

七、营养治疗

医学营养治疗（medical nutrition therapy，MNT）是另一项重要的基础治疗措施，应长期严格执行。对 T1DM 患者，在合适的总热量、食物成分、规则的餐次安排等措施基础上，配合胰岛素治疗有利于控制高血糖和防止低血糖。对 T2DM 患者，尤其是肥胖或超重者，医学营养治疗有利于减轻体重，改善糖、脂代谢紊乱和高血压以及减少降糖药物剂量。

（一）饮食治疗原则

1.糖尿病患者必须终身控制饮食，并且要定时定量进餐。

2.每日摄入的食物所含的营养素应比例适当，使平衡膳食，既能满足生长发育、维持标准体重、增进健康以及从事生活劳动的需要，同时患者也乐于接受。

3.通过饮食控制减轻胰腺中胰岛 B 细胞的负担，使糖尿病患者代谢失调得以改善或纠正，延缓或预防糖尿病并发症的发生和发展。

4.平时多选择含膳食纤维高，血糖指数低的食物。如三合饭（大米＋小米＋绿豆；或大米＋玉米＋红豆等）。

（二）食物供给量的确定

1.先计算患者的标准体重，计算公式：标准体重（千克为单位）＝身高（厘米为单位）－105。

2.参照表3-2确定患者每千克标准体重需要多少热能（千卡为单位）。

表3-2　成年糖尿病患者热能计算表（千卡/千克体重/天）

劳动强度	肥胖	正常体重	消瘦
卧床休息	15	15～20	20～25
轻体力劳动	20～25	30	35
中等体力劳动	30	35	38
重体力劳动	35	38	45

注：①年龄超过 50 岁者，每增加 10 岁，此规定值酌情减少 10%。
②肥胖：实际体重超过标准体重 20% 为肥胖。
③消瘦：实际体重低于标准体重的 10% 为消瘦。

3.举例

假如患者身高 170cm，实际体重为 80kg；

患者的标准体重是 65kg（170–105=65），实际体重超过标准体重的 20%［（80–65）÷65=23%］，属于肥胖。

假如患者从事轻体力劳动，查表 3-2 可以计算出患者每天应摄入的总能量为 1300kcal（20×65=1300）。

查表 3-3 便可确定患者一天应吃多少食物。大概应吃 200g 米面，100g 肉（包括鸡蛋和豆制品），250mL 牛奶，500g 蔬菜，15g 植物油。

表3-3　不同热卡的各类食物的分配

热能（kcal）	谷类（g）	肉类（g）	乳类（g）	蔬菜类（g）	油脂类（g）
1000	150	100	250	500	15
1200	200	100	250	500	15
1400	225	150	250	500	20
1600	250	200	250	500	20
1800	300	200	250	500	25

续表

热能（kcal）	谷类（g）	肉类（g）	乳类（g）	蔬菜类（g）	油脂类（g）
2000	350	225	250	500	25
2200	400	250	500	500	25

注：每日用盐 6g 以内。

（三）等值交换

食物品种很多，患者可以根据自己喜好参照下列表格（表 3-4 ～ 3-10）进行食物交换，食谱随之改变花样，但不会增加或减少患者需要的热能，举例见表 3-11。

表 3-4　等值薯类交换表
（每交换份谷薯类供蛋白质 2g，碳水化合物 20g，热量 90kcal）

食品	重量（g）	食品	重量（g）
大米、小米、糯米、薏米	25	绿豆、红豆、芸豆、干豌豆	25
高粱米、玉米渣	25	干粉条、干莲子	25
面粉、米粉、玉米粉	25	油条、油饼、苏打饼干	25
混合面	25	烧饼、烙饼、馒头、咸面包、窝头	35
燕麦片、莜麦片	25	生面条、魔芋生面条	35
荞麦面、苦荞面	25	马铃薯	100
各种挂面、龙须面	25	干粉皮	150
通心粉	25	面玉米（1 中个带棒心）	200

表 3-5　等值蔬菜类交换表
（每交换份蔬菜供蛋白质 5 克，碳水化合物 17 克，热量 90kcal）

食品	重量（g）	食品	重量（g）
大白菜、圆白菜、菠菜、油菜	500	白萝卜、青椒、茭白、冬笋	400
韭菜、茴香、茼蒿	500	倭瓜、南瓜、菜花	350
芹菜、苤蓝、莴笋、油菜薹	500	鲜豇豆、扁豆、洋葱、蒜苗	250
西葫芦、西红柿、冬瓜、苦瓜	500	胡萝卜	200
黄瓜、茄子、丝瓜	500	山药、荸荠、藕、凉薯	150
芥蓝菜、瓢儿菜	500	茨菰、百合、芋头	100
空心菜、苋菜、龙须菜	500	毛豆、鲜豌豆	70
绿豆芽、鲜蘑、水浸海带	500		

表 3-6　等值肉类交换表

（每交换份肉类供蛋白质 9 克，脂肪 6 克，热量 90kcal）

食品	重量（g）	食品	重量（g）
熟火腿、香肠	20	鸡蛋粉	15
肥瘦猪肉	25	鸡蛋（1 大个带壳）	60
熟叉烧肉（无糖）、午餐肉	35	鸭蛋、松花蛋（1 大个带壳）	60
熟酱牛肉、熟酱鸭、大肉肠	35	鹌鹑蛋（6 个带壳）	60
瘦猪、牛、羊肉	50	鸡蛋清	150
带骨排骨	50	带鱼	80
鸭肉	50	草鱼、鲤鱼、甲鱼、比目鱼	80
鹅肉	50	大黄鱼、鳝鱼、黑鲢、鲫鱼	80
兔肉	100	对虾、青虾、鲜贝	80
蟹肉、水浸鱿鱼	100	水浸海鲜	350

表 3-7　等值大豆交换表

（每交换份大豆供蛋白质 9 克，脂肪 4 克，碳水化合物 4 克，热量 90kcal）

食品	重量（g）	食品	重量（g）
腐竹	20	北豆腐	100
大豆（黄豆）、大豆粉	25	南豆腐（嫩豆腐）	150
豆腐丝、豆腐干	50	豆浆（黄豆重量 1 份加水重量 8 份磨浆）	400

表 3-8　等值奶类食品交换表

（每交换份奶类供蛋白质 5 克，脂肪 5 克，碳水化合物 6 克，热量 90kcal）

食品	重量（g）	食品	重量（g）
奶粉	20	牛奶	160
脱脂奶粉	25	羊奶	160
奶酪	25	无糖酸奶	130

表 3-9　等值水果类交换表

（每交换份水果供蛋白质 1 克，碳水化合物 21 克，热量 90kcal）

食品	重量（g）	食品	重量（g）
柿、香蕉、鲜荔枝（带皮）	150	李子、杏子（带皮）	200
梨、桃、苹果（带皮）	200	葡萄皮（带皮）	200
橘子、橙子、柚子（带皮）	200	草莓	300
猕猴桃（带皮）	200	西瓜	500

表 3-10　等值油脂类食品交换表

（每交换份油脂类供脂肪 10 克，热量 90kcal）

食品	重量（g）	食品	重量（g）
花生油、香油、菜籽油（1 汤匙）	10	猪油、牛油、羊油、黄油	10
豆油、食用红花油（1 汤匙）	10	葵花籽（带壳）	25
核桃、杏仁、花生米	25	西瓜子（带壳）	40

表 3-11　食谱举例：热能 1600kcal

早餐	脱脂牛奶	250 毫升
	粗粮馒头 1 个	面粉 25 克，玉米粉 25 克
午餐	三合饭	大米 50 克，红豆 25 克，小米 25 克
	豆干肉片炒芹菜	豆干 30 克，瘦猪肉 50 克，芹菜 250 克，花生油 5 克
加餐	鱼片菜汤	鱼肉 50 克，菜心 100 克，花生油 3 克
晚餐	二合饭	大米 50 克，燕麦 50 克
	牛肉炒苦瓜	牛肉 80 克，苦瓜 250 克，花生油 6 克

注：全天用盐 6 克以内。

（四）饮食治疗注意事项

1. 坚持按营养医师指导的食物数量进食，不要随意加减进食量，尽可能正确估计食物重量。

2. 养成良好的生活习惯，保持情绪稳定，定时定量进食，少食多餐，尽量用粗杂粮代替部分精细粮食。

3. 餐后仍有饥饿感可适当增加叶类蔬菜充饥，水煮后拌佐料吃。可选择膳食纤维多的食物，如芹菜、苦瓜、芥蓝、麦片及豆类等，具有降血糖的功效。

4. 饮食宜清淡，烹调油尽量选用植物油，如花生油、玉米油、菜籽油等；禁用纯糖食物，如糖、蜂蜜、雪糕、巧克力、蜜饯、甜饮料等；不用或少用富含胆固醇的食物，如蛋黄、蟹黄、鱼子、脑、肝、腰子、心等内脏。

5. 血糖控制稳定的患者，可以在两餐之间吃水果，宜选用含糖低的水果，如杨桃、草莓、番石榴、小青瓜等。如果吃比较甜的水果每日不超过 2 两，如吃超量的甜水果应减去相应量的主食（2 两水果 =15 克大米）。

6. 对空腹血糖很高的糖尿病患者，空腹时不宜进行剧烈运动。

7. 外出饮食应避免过量进食，尽量保持与平日所进食的时间和分量一致。

8. 定期到医院监测血糖或咨询营养师，每三个月或半年检查一次糖化血红蛋白，以不超过 6.5% 为宜。若自己有条件要经常监测血糖和尿糖以调节饮食。

第四章　心脏病

中风病与心脏相关的危险因素包括心房纤颤（atrial fibrillation，AF）、瓣膜性心脏病、冠心病、充血性心力衰竭、扩张型心肌病及先天性心脏病等，其中以心房纤颤最为常见。本章重点讲述心房纤颤的康复治疗。

心房纤颤（AF）简称房颤，是最常见的心律失常之一，是心房呈无序激动和无效收缩的房性节律，是由心房-主导折返环引起许多小折返环导致的房律紊乱，常见于老年人。可见于所有的器质性心脏病患者，也可发生在非器质性心脏病患者，发病率高持续时间长，常常引起严重的并发症，如心力衰竭、动脉栓塞、脑栓塞等，导致患者残疾或病死率增加。

一、临床表现

（一）症状

房颤发作时，除基础心脏病引起的血流动力学改变外，由于房颤使心房的收缩功能丧失，心室收缩变得不规律，心室率增快，患者最常见的症状是心悸。如合并冠心病，患者可出现心绞痛、眩晕、晕厥，严重可出现心力衰竭及休克。如合并风湿性心脏病二尖瓣狭窄者，常诱发急性肺水肿，伴有肺动脉高压者可发生咯血。某些慢速型及中速型房颤，患者可以没有任何症状，尤其是老年人，常在体检或心电图检查时发现。

（二）体征

与原有心脏病的体征相关，房颤者体征因原发心脏病的不同而不同。房颤的三大体征：心尖部第一心音强弱不等，心律绝对不齐，脉搏短绌。房颤易并发体循环栓塞，栓子主要来源于左心房，据统计，非瓣膜性心脏病者合并房颤，发生脑卒中的机会较无房颤者高出 5～7 倍。二尖瓣狭窄或二尖瓣脱垂合并房颤时，脑栓塞的发生率更高。

二、发病机理

(一)异常自律性

心房内一个异位起搏点以高频率反复发出冲动,发出的冲动如有规律,即形成房扑;如发出的冲动不规则,或心房内多个异位起搏点同时活动,互相竞争,则形成房颤。

(二)环行运动或多处微型折返学说

由于生理或病理原因使心房肌不应期长短差别显著时,冲动在房内传导可呈规则或不规则的微型环形折返,分别引起房扑和房颤。

目前多数学者认为,上述两种可能都不能单独圆满解释房颤的发生机理。最可能的原因是,心房内一个或几个异位起搏点产生的冲动,在心房内传布过程中发生多处微型折返所致。也有认为在心房的任何部位有多源的大折返环分裂成子环,不规则传向心室所致。

三、康复评定

心房纤颤会使患者在损伤、活动能力和社会参与能力3个不同水平上产生障碍,因此需要在3个不同水平上进行评定。

(一)基础评估

1.测定患者的血糖、血压、血脂、血清电解质、肝功能、肾功能、血细胞计数、甲状腺功能、心电图、动态心电图、心脏彩超、身体质量指数,调查患者的生活方式及行为习惯等,确定患者需干预的危险因素。

2.通过焦虑及抑郁量表评定,确定患者的心理情况。

(二)常用的心脏病评估方法

1.简易的心功能分级

常常使用美国心脏病协会(NYHA)心功能判断标准来评估房颤患者的心功能。

心脏功能 I 级　患有心脏病,但体力活动不受限制,一般体力活动不引起过度疲乏、心悸、呼吸困难或心绞痛。

心功能Ⅱ级（轻度） 患有心脏病，体力活动稍受限制，休息时无症状，感觉舒适，但一般体力活动会引起疲乏、心悸、呼吸困难或心绞痛。

心功能Ⅲ级（中度） 患有心脏病，体力活动大受限制，休息时无症状，尚感舒适，但一般轻微体力活动会引起疲乏、心悸、呼吸困难或心绞痛。

心功能Ⅳ级（重度） 患有心脏病，体力能力完全丧失，休息时仍可存在心力衰竭症状或心绞痛，即呼吸困难和疲乏，进行任何体力活动都会使症状加重，即轻微活动能使呼吸困难和疲乏加重。

2. 运动负荷试验

运动负荷试验是房颤患者进行运动康复前的重要检测指标，用于诊断、预后判断、日常生活指导和运动处方制订以及疗效评定。临床上，应根据房颤患者的能力水平进行症状限制性运动负荷试验或低水平运动试验。症状限制性运动试验设计为直到房颤患者出现运动试验必须终止的症状和体征才停止，该实验常用于诊断冠心病、评估心功能和体力活动能力、制订运动处方等。低水平运动试验是以特定的心率、血压和症状为终止指标的试验方法。如果无设备条件完成运动负荷试验，可酌情使用6分钟步行试验、代谢当量活动问卷等替代方法。

心肺运动试验所获得的最大摄氧量 $[V_{O2max}$，单位 mL/（min·kg）] 及无氧阈（AT）是评价心功能的客观指标，根据 V_{O2max}，可将心功能定量分为4级，具体如下：

A 级 >20mL/（min·kg），无或轻度心功能不全；

B 级 =16～20mL/（min·kg），轻—中度心功能不全；

C 级 =10～15mL/（min·kg），中—重度心功能不全；

D 级 <10mL/（min·kg），重度心功能不全。

据无氧阈值也可将心功能分为4级，具体如下：

A 级 >14mL/（min·kg），无或轻度心功能不全；

B 级 =11～14mL/（min·kg），轻—中度心功能不全；

C 级 =8～11mL/（min·kg），中—重度心功能不全；

D 级 <8mL/（min·kg），重度心功能不全。

（三）身体活动能力的评定

个体的活动能力水平与心脏功能水平并不一定平行。身体活动能力是用日常生活活动能力（activities of daily living，ADL）来进行评定的。在房颤康复中，常用各种日常生活活动和职业活动确定其所需的 METs 数并制成表格。房颤患者能达到的 METs

数与表 4-1 数字比较，即可确定房颤患者安全实施的活动。

表 4-1　普通日常活动（包括家务劳动）的能力需求

活动	能量		
	kJ/min	kcal/mm	METs
家务活动			
整理床铺	7.2	4.1	3.4
穿衣	8.8	2.1	1.8
淋浴	8.8	2.1	1.8
简单地清洁房间	11.3	1.8	2.3
步行			
步行 2km/h，3km/day	9.6	2.3	1.9
3.5km/h 远足	11.7	2.8	2.3
5.0km/h 远足	15.9	3.8	3.2
园艺劳动			
用水桶浇水	10	2.4	2
挖掘	7.5	1.8	1.5
种花种菜	10.5	2.5	2.1

注：在临床上，通常首先测定运动时的心脏功能容量——METs，并根据所得的 METs 数与表中活动的能量需求对照，确定患者可以安全进行的身体活动。

（四）社会参与能力的评定

能否恢复各种社会生活，是评定房颤康复后果的最重要的指标。主要的评定工具是房颤患者的生活质量（quality of life，QOL），特别是主观定向的总体生活质量（subjective-based QOL）和疾病相关的生活质量（disease-related QOL）。广泛采用 SF-36，WHO 的 QOL-100 等量表。

四、现代康复治疗

心房纤颤的现代康复治疗主要包括病因治疗、药物治疗、射频消融治疗、外科治疗、起搏器植入以及康复训练和物理因子治疗等，本章节重点论述药物治疗和康复训练治疗。

（一）药物治疗

药物治疗包括药物复律、控制心室率及抗凝治疗、预防栓塞。

1.药物复律及控制心室率 可以将心房纤颤转复成窦性心律的抗心律失常药物主要包括Ⅰa类：奎尼丁、丙吡胺；Ⅰb类：利多卡因、苯妥英钠；Ⅰc类：普罗帕酮、莫雷西嗪；Ⅱ类：β受体阻滞剂；Ⅲ类延长动作电位时间的药物：胺碘酮、索他洛尔；Ⅵ类：钙拮抗剂。在控制心室率的同时，有时也可转复成窦性心律。循证医学研究表明，有器质性心脏病，尤其是缺血性心脏病、心肌病、慢性心力衰竭患者使用胺碘酮较安全，因为它的负性肌力作用较小，致心律失常作用较低。

2.抗凝治疗、预防栓塞 慢性房颤患者有较高的栓塞发生率。过去有栓塞病史、瓣膜病、高血压、糖尿病、老年患者、左心房扩大、冠心病等发生栓塞的危险性更大。存在以上任何高危情况，均应接受长期抗凝治疗。口服华法林，使凝血酶原时间国际标准化比值（INR）维持在2.0～3.0之间，能安全而有效预防脑卒中发生。不适宜应用华法林的患者以及无以上危险因素的患者，可改用阿司匹林（每日100～300mg）。施行长期抗凝治疗应考虑个体的不同状况，严密监测药物可能有潜在出血的危险。房颤持续不超过2天，复律前无须做抗凝治疗。否则应在复律前接受3周华法林治疗，待心律转复后继续治疗3～4周。紧急复律治疗可选用静注肝素或皮下注射低分子量肝素抗凝。

（二）康复训练

中风病合并心房纤颤患者在急性发作期宜卧床休息，缓解期可开展适量的康复训练，以改善或提高体力活动能力和心血管功能，恢复发病前的生活和工作。运动功能良好的患者以有氧训练为主，运动功能欠佳的患者以气功锻炼为主。有氧训练的基本方法如下：

1.运动方式 步行、登山、游泳、骑车等。

2.运动量 合理的每周总运动量为2929～8368J（700～2000cal，相当于步行10～32km）。运动量的基本要素为强度、时间和频率。①运动强度：运动训练必须达到的基本训练强度称为靶强度，可用最大心率（HR_{max}），心率储备、最大吸氧量（V_{O2max}）、MET、RPE等方式表达。靶强度一般为40%～85% V_{O2max}或MET，或60%～80%心率储备，或70%～85% HR_{max}。②运动时间：指每次运动的时间。靶强度下的运动一般持续15～60分钟。③训练频率：指每周训练的次数。国际上多数采用每周3～5天的训练频率。

3.训练实施 每次训练都必须包括准备、训练和结束活动。①准备活动：目的是预热（warm up），即让肌肉、关节、韧带和心血管系统逐步适应训练期的运动应激。

运动强度较小，运动方式包括牵伸运动及大肌群活动。②训练活动：指达到训练靶强度的活动，中低强度训练的主要机制是外周适应作用，高强度训练的机制是中心效应。③结束活动：主要目的是冷却（cold down），即让高度兴奋的心血管应激逐步降低，适应运动停止后血流动力学的改变。运动方式可以与训练方式相同，但强度逐步减小。

4. 注意事项 ①选择适当的运动，避免竞技性运动。②只在感觉良好时运动。感冒或发热消失 2 天以上再恢复运动。③寒冷和炎热气候要降低运动量和运动强度，避免在阳光下和炎热气候时剧烈运动。穿宽松、舒适、透气的衣服和鞋，上坡时要减慢速度。饭后不做剧烈运动。④警惕症状，运动时如发生心绞痛或其他症状，应停止运动，及时就医。

五、传统康复治疗

（一）中医辨证论治

中医学中并没有与房颤相对应的病名，其临床表现可散见于心悸、怔忡、眩晕、晕厥、短气、胸痹、虚损等病症中，以及促、结、代、涩、散、雀啄等脉候中。多数文献认为心房颤动病因为素体虚弱、禀赋不足、心之神明不能自主，致血行不畅，血脉瘀阻，而心悸之疾作焉。其病位在心，与肝、脾、肺、肾密切相关，病机不外乎气血阴阳亏虚，心失所养，或邪扰心神，心神不宁。虚者多为气、血、阴、阳亏损，实者多与痰火、水饮、瘀血相关，致心慌不安，不能自主。清代《医林改错》重视瘀血内阻导致的心悸，记载用血府逐瘀汤治疗心悸每多获效，可作参考。房颤急性发作时多因热邪内侵，灼津成痰，痰瘀互结，壅遏于里，急致瘀滞，气机逆乱，既急且乱而发病。同时，房颤多罹病日久，久病伤气，劳心过度或重病失养，耗伤气阴；或情志不遂，气火由郁而暗伤气阴，致使气阴两虚、瘀血内阻而发病。本章节中论述的所有中风患者兼有房颤的，先针对患者的主病中风病按风火上扰证、痰瘀阻络证、阴虚风动证、气虚血瘀证和阴阳两虚证五型进行辨证论治，详见"附篇 一、中风病的中医辨证论治"，再根据有无合并心悸、怔忡等临床症状或兼症，进行辨证加减治疗。

1. 兼有心悸表现为阴虚火旺证者，症见心悸易惊、心烦失眠、五心烦热、口干、盗汗，思虑劳心则症状加重，伴有耳鸣、腰酸、头晕目眩，舌红少津，苔薄黄或少苔，脉细数，可选用黄连阿胶汤加减。常用药物有黄连、阿胶、鸡子黄、黄芩、白芍、龟甲、熟地黄、知母、黄柏等。

2. 兼有心悸表现为痰火扰心者，症见心悸时发时止、受惊易作、胸闷烦躁、失眠多梦、口干苦、大便秘结、小便短赤、舌红苔黄腻、脉弦滑，可选用黄连温胆汤加减。常用药物有黄连、竹茹、枳实、半夏、陈皮、甘草、生姜、茯苓、栀子、黄芩、全瓜蒌等。

3.兼有心悸表现为心血瘀阻证者，症见心悸不安、胸闷不舒、心痛时作、痛如针刺、唇甲青紫、舌质紫暗或有瘀斑、脉涩或结或代，可选用桃仁红花煎加减。常用药物有桃仁、红花、当归、生地黄、牛膝、川芎、桔梗、赤芍、枳壳、甘草、柴胡等。

4.兼有心悸表现为心虚胆怯证者，症见心悸不宁、善惊易恐、坐卧不安、少寐多梦而易惊醒、食少纳呆、恶闻声响、苔薄白、脉细略数或细弦，可选用安神定志丸加减。常用药物有远志、石菖蒲、茯神、茯苓、朱砂、龙齿、党参、琥珀、磁石等。

5.兼有心悸表现为心脾两虚证者，症见心悸气短、头晕目眩、少寐多梦、健忘、面色无华、神疲乏力、纳呆食少、腹胀便溏、舌淡红、脉细弱，可选用归脾汤加减。常用药物有党参、炒白术、黄芪、茯苓、远志、酸枣仁、龙眼肉、当归、木香、大枣、炙甘草等。

6.兼有心悸表现为心阳不振证者，症见心悸不安、胸闷气短，动则尤甚，面色苍白、形寒肢冷、舌淡苔白、脉虚弱，或沉细无力，可选用桂枝甘草龙骨牡蛎汤加减。常用药物有桂枝、甘草、煅龙骨、煅牡蛎、人参、黄芪、附子等。

7.兼有心悸表现为水饮凌心证者，症见心悸、胸闷痞满、渴不欲饮、下肢浮肿、形寒肢冷、伴有眩晕、恶心呕吐、流涎、小便短少、舌淡苔滑或沉细而滑，可选用苓桂术甘汤加减。常用药物有茯苓、桂枝、白术、甘草、泽泻、猪苓、防己、大腹皮、车前子等。

（二）中成药

根据病情，可辨证选择参附注射液、生脉注射液、红花注射液、川芎嗪注射液、复方丹参注射液等静滴，也可选用稳心颗粒、参松养心胶囊、通心络胶囊、补心口服液（滋心阴口服液）等口服。

（三）针灸

中风患者兼有房颤心悸的，针灸治疗时先治疗主病中风病，中风病具体针刺治疗方法见"附篇 二、全经针刺法"，合并房颤心悸者，再根据患者所表现出来的症状进行辨证取穴及对症取穴行针灸治疗。如心悸、怔忡者，可加取内关、膻中、气海、中脘、足三里、内关透外关、郄门透三阳络、大陵、神门、合谷、太冲等。同时还可使用以下针灸治疗方法：

1. 耳针 选心、交感、神门、皮质下、肝、内分泌、三焦、肾。方法：每次选 3～4 穴。中度刺激，留针 30～40 分钟。留针期间捻针 3～4 次，每日 1 次。

2. 刺络拔罐 选取心俞、厥阴俞、膻中、脾俞、肾俞、血海等穴位，采用刺络拔罐方法治疗。

（四）推拿

中风患者兼有房颤心悸的，推拿治疗时先治疗主病中风病，中风病具体的推拿治疗方法见"附篇 四、整体经络推拿法"，合并房颤心悸者，再根据患者所表现出来的心悸症状进行按揉两侧神门、内关、外关等穴位，然后用一指禅偏锋推法从印堂推至太阳穴，两侧交替进行。

六、康复护理

1. 保持情绪稳定。保证充足的睡眠和休息，休息时避免左侧卧位。

2. 戒烟酒，避免刺激性食物的摄入，忌饱餐。

3. 保持大便通畅，必要时予润滑剂或缓泻剂，忌用力排便。

4. 严格遵医嘱用药，静脉给药时速度宜缓慢，必要时予心电监护下使用，注意观察药物的作用和副反应。

5. 做好病情观察，如心律、呼吸、血压、意识、皮肤黏膜情况等。

6. 发生严重心律失常时，要立即报告医生，发生猝死立即进行抢救。

七、营养治疗

（一）调整生活方式

低脂低胆固醇饮食，肥胖者限制热量摄入，控制体重，戒烟酒，克服急躁、焦虑情绪，保持乐观、平和的心情，避免饱餐，防止便秘，坚持服药，定期复查。

（二）限制总能量

以流质为主，每天总能量 500～800kcal，可用米汤、藕粉等易消化的食物，少量多餐，一次进食不宜过多，以预防心律失常的发生。凡能引起肠胀气的食物不宜吃，如豆浆、牛奶等。

（三）清淡饮食

以选择容易消化吸收的食物为宜。病情好转后改为半流质饮食。主食用面条、面片、粥等。保持大便通畅。

（四）补充矿物质

注意钠钾的平衡，适当增加镁的摄入，伴有高血压病或充血性心力衰竭时应限钠。

（五）注意事项

瘦肉、鱼类、家禽、蔬菜、水果及少量饮茶不必禁忌。食物应避免过冷、过热并注意少量多餐。

中 篇
中风病并发功能障碍康复

中风病并发的功能障碍主要包括运动功能障碍、感觉障碍、认知障碍、情绪障碍、吞咽障碍、言语障碍、尿便排泄障碍及心肺功能障碍等。

第五章　运动功能障碍

运动是机体最重要的功能之一，是机体生存、生活必不可少的功能，人体的运动是在相关神经系统支配及调控下由人体运动系统（骨、骨连接、骨骼肌）完成的。运动功能障碍是临床常见影响人类生活、生存质量的因素，也是脑卒中最严重的功能障碍，约 3/4 脑卒中患者遗留不同程度运动功能障碍。脑卒中在中医学中又名中风病，是由于阴阳失调、气血逆乱、上犯于脑引起的，以突然昏仆、不省人事、口舌㖞斜，或不经昏仆，仅以半身不遂、口舌㖞斜、言语不利、偏身麻木为主要表现的一种病症，早在《内经》中就有"偏枯""偏风"等病名，半身不遂、口舌㖞斜等作为中风病主要表现，在西医学中称为脑卒中运动功能障碍，多见于中老年人，四季均可发病，但以冬春季为发病高峰，是一种发病率高、病死率高、致残率高、严重危害人们健康的疾病。

一、临床表现

脑卒中运动功能障碍是脑卒中常见的神经功能障碍，临床上主要表现为瘫痪（偏瘫、面舌瘫）、痉挛、平衡功能障碍、协调功能障碍、不自主运动等。

（一）瘫痪（偏瘫、面舌瘫）

瘫痪是指随意运动功能减低或丧失，同一侧上、下肢瘫痪，多同时伴有同侧或对侧面肌和舌肌的运动障碍，是脑卒中常见症状之一。其包括皮质与皮质下性瘫痪、内囊性瘫痪、脑干性偏瘫（又称为交叉性偏瘫）。

1. 皮质与皮质下性瘫痪　大脑中动脉病变引起的脑卒中最常见。皮质性偏瘫以上肢瘫痪明显，远端为著。若顶叶病变时，有皮质性感觉障碍，即触觉、痛觉、温觉等正常，而位置觉、实体觉及两点的分辨感觉出现明显障碍，患肢远端的感觉障碍最为明显。右侧皮质性偏瘫时可有失语、失用、失认等情况。大脑皮质性偏瘫一般无肌萎缩，晚期可有废用性肌萎缩。皮质或皮质下偏瘫腱反射亢进，但其他锥体束征均不明显。

2. 内囊性瘫痪 大脑中动脉的豆纹动脉出血或闭塞引起脑卒中最常见内囊性瘫痪，是由锥体束在内囊部位损伤后引起的，内囊性偏瘫表现为病灶对侧出现包括下部面肌、舌肌在内的上下肢瘫痪。偏瘫时受双侧皮质支配的肌肉不被累及，即咀嚼肌、咽喉肌以及眼肌、躯干肌肉和上部面肌。内囊后肢的前 2/3 损害时，肌张力增高出现较早而且明显，内囊前肢损害时出现肌僵直。

3. 脑干性偏瘫（又称为交叉性偏瘫） 是指由于脑干病变引起的偏瘫，包括中脑性偏瘫、脑桥性偏瘫、延髓性偏瘫。其多表现为交叉性瘫痪，即对侧肢体瘫痪及同侧颅神经麻痹。

（1）中脑性偏瘫 包括 Weber 综合征、Benedikt 综合征。Weber 综合征是中脑性交叉性偏瘫的典型代表，其特点是病变侧动眼神经麻痹，病灶对侧偏瘫；Benedikt 综合征表现为病灶对侧不全偏瘫，同时偏瘫侧有舞蹈和手足徐动症。

（2）脑桥性偏瘫 包括 Millard–Gubler 综合征、Foville 综合征。Millard–Gubler 综合征是病灶同侧周围性面神经麻痹和同侧外展神经麻痹，病灶对侧偏瘫，呈交叉性瘫痪；Foville 综合征表现为面神经麻痹，外展神经麻痹同时两眼向病灶对侧注视，实际上是 Millard–Gubler 综合征加上两眼侧视运动障碍，故应称 Millard–Gubler–Foville 综合征。

（3）延髓性偏瘫 包括延髓上部综合征、延髓旁正中综合征、延髓背外侧综合征、Babinski-Nageotte 综合征、延髓交叉部病变。延髓上部综合征表现为病灶对侧肢体瘫痪，同侧舌肌瘫痪和舌肌萎缩。延髓旁正中综合征表现为病灶对侧有深感觉和精细感觉障碍。延髓背外侧综合征有时伴有轻偏瘫。此外，尚有同侧肢体共济失调、眼球震颤、同侧软腭下垂、声带麻痹、面部核性感觉障碍、Horner 综合征等。Babinski-Nageotte 综合征表现为病变对侧偏瘫与偏侧分离性感觉障碍，血管运动障碍。病变同侧颜面感觉障碍，小脑共济失调症，Horner 综合征，眼震，软腭、咽及喉肌麻痹。延髓交叉部病变，即在交叉前病变可有对侧上下肢瘫痪。

（二）痉挛

痉挛是指牵张反射兴奋性增高所致的以速度依赖性肌肉张力增高，并伴有腱反射亢进为特征的运动障碍。痉挛是由脑卒中引起上运动神经元损害，使脊髓水平的中枢反射从抑制状态解放，牵张反射兴奋性增高或反应过强，产生肌张力亢进，并伴有随意运动障碍。临床上表现为肌张力增高、腱反射活跃或亢进、阵挛、被动运动阻力增加，运动协调性降低。

（三）平衡功能障碍

平衡是人体维持姿势与体位，并完成日常各项生活活动的基础。平衡功能障碍包括静态平衡功能障碍和动态平衡功能障碍。静态平衡功能障碍是指端坐或独立站立姿势无法保持；动态平衡功能障碍是指或由卧到坐、由坐到站、由站到走以及步行等移动过程中表现出动态姿势协调不稳，如步态摇晃、易于跌倒等。

（四）协调功能障碍

协调功能又称共济运动功能，是人体产生平滑、准确、有控制的运动能力，它须有适当的速度、距离、方向、节奏和肌力。它是在前庭、脊髓、小脑、锥体外系共同参与下完成运动的协调和平衡。任何一个部位的损害均可出现共济失调性即协调功能障碍。包括小脑性共济失调、大脑性共济失调、感觉性共济失调、前庭性共济失调。

1. 小脑性共济失调　是随意运动的力量、速度、幅度和节律的不规则，即协调功能障碍，可伴有肌张力减低、眼球运动障碍及言语障碍。小脑半球损害导致同侧肢体共济失调，主要表现为辨距不良和意向性震颤。

2. 大脑性共济失调　较小脑性共济失调症状较轻，较少伴有眼球震颤。大脑额、顶、枕叶与小脑半球之间有额桥束和颞枕束相联系，故也可出现共济失调，包括额叶性共济失调、顶叶性共济失调、颞叶性共济失调。额叶性共济失调表现如同小脑性共济失调，常伴有腱反射亢进、肌张力增高以及精神症状、强握反射等额叶损害表现；顶叶性共济失调表现为对侧患肢不同程度的共济失调，闭眼时明显，深感觉多不重或呈一过性；颞叶性共济失调较轻，早期不易发现，表现为一过性平衡障碍。

3. 感觉性共济失调　是因深感觉障碍引起，深感觉障碍使患者不能辨别肢体的位置及运动方向，出现感觉性共济失调，表现为站立不稳，踩棉花感，行走时迈步不知远近，需要视觉补偿，视地面行走，在黑暗处行走难。

4. 前庭性共济失调　以平衡障碍为主，指前庭损害时失去身体空间定向能力，表现为站立不稳，改变头位可使症状加重，行走时向患侧倾倒，多伴有眩晕、呕吐、眼球震颤。

（五）不自主运动

不自主运动是指患者意识清楚的情况下，出现不受主观控制的无目的的异常运动，包括震颤、舞蹈样运动、手足徐动、扭转痉挛、偏身投掷、抽动症等。脑卒中损伤锥体外系及与之关联的脑内诸多结构的功能系统，均可引起不自主运动。

二、发病机理

（一）瘫痪（偏瘫、面舌瘫）

运动是由大脑皮质 – 皮质下结构 – 脑干 – 小脑 – 脊髓 – 外周神经 – 神经肌肉接头，到肌肉组织的收缩完成的。脑卒中瘫痪发病机制是脑组织缺血、缺氧、坏死，引起大脑皮质运动区及其发出的锥体束损伤，导致运动传导过程受阻引起运动障碍。

（二）痉挛

痉挛的发生机制目前尚不十分清楚，目前可能的假说有运动神经元兴奋性增强，抑制性突触的输入降低，牵张诱发的运动神经元突触兴奋性增强。脑卒中后由于中枢性运动抑制系统失调，使 α 运动神经元和 γ 运动神经元相互制约、相互作用失衡，造成 γ 运动神经元占优势，使中枢性运动抑制系统作用减弱，致使低级中枢的原始功能释放，导致运动环路兴奋性增强，使患侧肢体肌张力增高，呈痉挛状态。

（三）平衡功能障碍

维持人体正常平衡的生理机制是躯体、视觉及前庭三个感觉系统和相互运动系统之间的相互协作。人体的平衡功能由本体感觉系统、反射活动、视觉所调整，需要中枢神经系统的整合及运动控制的综合参与。脑卒中患者因中枢神经系统受损，导致前庭系统、视觉调节系统、本体感觉系统、大脑平衡反射调节、小脑共济协调系统及肌群的力量中任何一种因素损伤，均可引起平衡功能障碍。表现为肌力和肌张力低下，关节灵活性和软组织柔软度减退及肌群间的相互协调能力丧失，患肢负重能力差，患者在保持姿势、调整姿势及保持动态稳定方面能力均下降，运动模式出现异常。

（四）协调功能障碍

脑卒中引起小脑、大脑、前庭功能损伤及深感觉损伤均可出现协调功能障碍。

1. 小脑性共济失调　由小脑病变引起，脑卒中引起小脑本身、小脑脚的传入或传出联系纤维、红核、脑桥的损伤均可引起小脑性共济失调。

2. 大脑性共济失调 主要由额叶、顶叶、颞叶、枕叶等损伤引起，大脑额叶、顶叶、枕叶与小脑半球之间通过额桥束和颞枕束形成纤维联系，当脑卒中引起以上部位损伤时可引起大脑性共济失调。由于大脑皮质和小脑之间纤维交叉，一侧大脑病变引起对侧肢体共济失调。

3. 感觉性共济失调 由深感觉障碍引起，深感觉的传导通路是周围神经传入感觉信息，经脊神经后根、脊髓后索、丘脑至大脑皮质顶叶。脑卒中引起传导通路中断、损害可出现感觉性共济失调。

4. 前庭性共济失调 由前庭损害引起，脑卒中引起前庭损害时可出现前庭性共济失调。

（五）不自主运动

不自主运动主要与锥体外系统损伤有关。锥体外系统的主要作用是调节肌张力，协调肌肉活动，维持和调整体态姿势，进行习惯性和节律性动作以协助随意动作的完成。此外，锥体外系也执行一些粗大的随意运动，它是一个复杂的、涉及脑内许多结构的功能系统，其中包括大脑皮质（主要是额叶）、丘脑、苍白球、纹状体、黑质、红核、丘脑底核、中脑顶盖、被盖核、脑桥核、前庭核、下橄榄核、小脑、脑干的某些网状核以及它们的联络纤维等。锥体外系统包括纹状体系统和前庭小脑系统的各结构及其联络纤维。其中纹状体系统功能可维持及调节身体的姿势，并担负半自动的刻板的及反射性的运动。前庭小脑系统可维持协调随意运动，使其精细准确，维持身体的体位姿势和平衡状态。锥体外系统的纤维联系通过网状脊髓束、红核脊髓束影响脊髓前角细胞的运动功能。

三、康复评定

运动功能的评定包括对上下肢、躯干运动及一些整体活动的能力和痉挛的评定。

（一）肌力的评定

肌力的评定主要使用徒手肌力检查（manual muscle test，MMT）来评价由于疾病、外伤、废用肌所导致的肌力低下的范围与程度。肌力的评级标准具体方法见表5-1。

表 5-1　徒手肌力评级标准

分级	评定标准
5 级	能抗重力及最大阻力，完成全关节活动范围的运动
4+ 级	4 级与 5 级之间
4 级	能抗重力及轻度阻力，完成全关节活动范围的运动
4- 级	3 级与 4 级的中间水平，能抗重力及弱的阻力，完成全关节活动范围的运动
3+ 级	此级与 4- 级只是阻力大小程度的区别
3 级	不施加阻力，能抗肢体重力，完成全关节活动范围的运动
3- 级	抗重力完成全关节活动范围的运动的 50% 以上
2+ 级	抗重力完成全关节活动范围的运动的 50% 以下
2 级	解除重力的影响，完成全关节活动范围的运动
2- 级	解除重力的影响，可完成全关节活动范围的运动的 50% 以上
1+ 级	解除重力的影响，可完成全关节活动范围的运动的 50% 以下
1 级	可触及肌肉的收缩，但不能引起关节活动
0 级	不能触及肌肉的收缩

（二）肌张力的评定

肌张力的评定主要使用改良 Ashworth 分级法。此法是根据关节进行被动运动时所感受的阻力来分级评定的方法，是临床评定痉挛的主要手段。方法见表 5-2。

表 5-2　改良 Ashworth 分级法

级别	评定标准
0 级	肌张力不增高，被动活动患侧肢体在整个范围内均无阻力
1 级	肌张力轻微增高，被动活动患侧肢体到终末端时有轻微阻力
1+ 级	肌张力轻度增高，被动活动患侧肢体时在前 1/2 ROM 中有轻微的"卡住"感，后 1/2 ROM 中有轻微阻力
2 级	肌张力中度增高，被动活动患侧肢体时在大部分 ROM 内均有阻力，但仍可以活动
3 级	肌张力重度增高，被动活动患侧肢体时在整个 ROM 内均有阻力，活动困难
4 级	肌张力重度增高，患侧肢体僵硬，阻力很大，被动活动十分困难

（三）Brunnstrom 运动功能分期

Brunnstrom 认为偏瘫患者的肢体功能遵循一个大致相同的恢复过程，将其分为弛缓、痉挛、共同运动、部分分离运动、分离运动和正常六个阶段。这个恢复过程因人而异，恢复或快或慢，也可能停留在某一阶段不再进展。该方法简单实用，在临床中得到广泛使用。Brunnstrom 运动功能分期见表 5-3。

表 5-3　Brunnstrom 运动功能分期

阶段	上肢	手	下肢
I	无任何运动，肌张力低弛缓	无任何运动，肌张力低弛缓	无任何运动，肌张力低弛缓
II	开始出现痉挛，肢体出现共同运动	仅有轻微的屈曲	出现小范围的随意运动
III	痉挛明显，可随意引起共同运动，并有一定的关节运动	能全指屈曲，呈半握拳状，手指不能伸直	随意引起共同运动，在坐位和站位时，有髋、膝、踝关节共同性屈曲
IV	痉挛开始减弱，出现一些脱离共同运动的分离运动：①手能置于腰后部。②肩在 0°，前臂可旋前旋后。③在肘关节伸直的情况下，肩关节可前屈 90°	能侧捏及松开拇指，手指可有半随意的小范围的伸展	在坐位时，可屈膝 90°以上，可使足滑到椅子下方。在足根不离地的情况下能做足背屈
V	痉挛明显减弱，基本脱离共同运动，能完成比较复杂的分离运动：①肘关节伸直，肩关节可外展 90°。②在肘关节伸直、肩关节前屈 30°～ 90°时，前臂可旋前和旋后。③肘关节伸直、前臂中立位，臂可上举过头	手能抓握球状物和圆柱状物，手指可集体伸展，但不能单独伸展	能完成更复杂的分离运动：①直立位，髋伸展位，能屈膝。②直立位，膝关节伸直，足可背屈
VI	痉挛基本消失，分离运动正常或接近正常，但速度比健侧慢（≤ 5 秒）	能进各种抓握动作，但比健侧稍差	分离运动大致正常，髋、膝、踝关节各种运动能做出

（四）Fugl-Meyer 运动功能评分法

　　Fugl-Meyer 运动功能评分法（FMA）的优点：①内容详细并进行了量化，提高了评价信度和敏感度。②能较好地分辨运动功能恢复的水平，总结了该法与 Barthel 指数、Bobath 评定法、平衡、步行和感觉恢复有很好的相关性。具体评定方法见表 5-4，评定结果分析见表 5-5。

表 5–4 Fugl–Meyer 运动功能评分法

简化 Fugl–Meyer 运动功能评定量表				初	中	末
姓名：　　性别：　　年龄： 住院号：		8.手指	1）集团屈曲			
诊断：			2）集团伸展			
初期评定日期：　　评定者：			3）钩状抓握			
中期评定日期：　　评定者：			4）侧捏			
末期评定日期：　　评定者：			5）对捏			
Ⅰ 上肢　坐位	初 中 末		6）圆柱状抓握			
1.反射活动	1）肱二头肌		7）球形抓握			
	2）肱三头肌	9.协调性与速度（指鼻试验连续5次）	1）震颤			
			2）辨距不良			
2.屈肌共同运动	1）肩关节上提		3）速度			
	2）肩关节后缩	Ⅱ　下肢　仰卧位				
	3）肩关节外展（至少90°）	1.反射活动	1）跟腱反射			
	4）肩关节外旋		2）膝腱反射			
	5）肘关节屈曲	2.屈肌共同运动	1）髋关节屈曲			
	6）前臂旋后		2）膝关节屈曲			
3.伸肌共同运动	1）肩关节内收和（或）内旋		3）踝关节背曲			
	2）肘关节伸展	3.伸肌共同运动	1）髋关节伸展			
	3）前臂旋前		2）髋关节内收			
4.伴有共同运动的活动	1）手触腰椎		3）膝关节伸展			
	2）肩关节屈曲90°（肘关节位0°）		4）踝关节跖屈			
	3）肩关节0°时，肘关节90°前臂旋前、旋后	4.伴有共同运动的运动（坐位）	1）膝屈曲＞90°			
5.分离运动	1）肩关节外展90°，肘关节0°位，前臂旋前		2）踝背曲			
	2）肩关节屈曲90°～180°，肘于0°位、前臂中立位	5.分离运动（髋关节0°）（站位）	1）膝关节屈曲			
	3）肩关节屈曲30°～90°、肘关节0°位时前臂旋前旋后		2）踝背曲			
6.反射亢进	肱二头肌肌腱反射、指屈肌反射、肱三头肌肌腱反射	6.反射亢进	膝部屈肌、膝腱反射、跟腱反射			

续表

简化 Fugl-Meyer 运动功能评定量表			初	中	末
7. 腕稳定性	1）肘关节 90°，肩关节 0° 伸腕		7. 协调性和速度（跟膝胫试验，快速连续 5 次）	1）震颤			
	2）肘关节 90°，肩关节 0° 时腕关节屈伸			2）辨距障碍			
	3）肘关节 0°，肩关节 30° 伸腕			3）速度			
	4）肘关节 0°，肩关节 30° 屈伸腕		总　分			
	5）腕环形运动		分　级			

表 5-5　Fugl-Meyer 评价法运动积分的临床意义

运动积分（分）	分级	临床意义
＜ 50	I	患肢严重运动障碍
50 ～ 84	II	患肢明显运动障碍
85 ～ 95	III	患肢中度运动障碍
96 ～ 99	IV	患肢轻度运动障碍

（五）Rivermead 运动指数评定

Rivermead 运动指数评定（Rivermead mobility index，RMI）是康复治疗中对患肢运动障碍程度和治疗进展情况进行简便定量测定的方法之一。评分标准见表 5-6。

表 5-6　Rivermead 运动指数

项目	评分标准
1. 床上翻身	自己从仰卧位转成侧卧位
2. 卧位到坐位	自己从卧位坐起来
3. 坐位平衡	自己坐在床沿 10 秒
4. 坐位到站立	在 15 秒内从椅子上站起来，并保持站立 15 秒（必要时可用手扶物体或用助具）
5. 独自站立	观察独自站立 10 秒的情况
6. 体位转移	不用帮助，自己从床转移到椅子上，再回来床上
7. 室内借助助行器等行走	在室内行走 10m（可借助助行器、室内家具，但不用他人帮助）
8. 上楼梯	自己上一层楼
9. 室外平地行走	不用他人帮助，在人行道上行走
10. 室内独自行走	在屋内独自行走 10m（不用任何帮助，包括夹板、助行器、家具或者其他人的帮助）
11. 地上拾物	自己走 5m，拾起掉落在地上的物品，再走回来
12. 室外不平地面行走	自己在不平整的地面上行走（如草地、斜坡等）

项目	评分标准
13. 洗澡	自己进出浴室并自己洗澡
14. 上下四级楼梯	不用他人帮助，不抓扶手上下四级楼梯（必要时可用助行器）
15. 跑步	跑或快速走 10m 而没有跛行或出现跛行不到 4 秒

注：包括 15 项内容，每项 2 个功能等级（0～1 分），总共 15 分：能完成得 1 分，不能完成得 0 分。

在 Brunnstrom、FMA 及 RMI 三法中，若重点评定上下肢及手功能，以选用 FMA 为佳，因 Brunnstrom 分级较少，而且不能定量；而重点评定日常实际中的综合运动功能，可选用 RMI。

（六）平衡功能的评定

平衡对于日常活动非常重要，但平衡的定义却很难确定。人类在站立位时躯体平衡大致分为静态和动态平衡。目前常用的平衡量表为 Tinet 平衡量表和 Berg 平衡量表。Tinet 平衡量表主要用于老年人平衡功能评定，而 Berg 平衡量表是脑卒中康复临床实践指南中推荐用来评价平衡功能的唯一量表。Berg 平衡量表具体方法见表 5-7。

表 5-7　Berg 平衡量表

评定项目	体位	指示语	评分标准
（1）坐位起立	坐位，高度 45cm	请起立尽量不用手帮助	4—能站起，不用手，不用任何帮助 3—起立时用手帮助，不用他人帮助 2—用手帮助且试几次才能站起 1—起立或站稳时需要很小的帮助 0—起立时需要很多帮助
（2）独立站位	站立	请站立 2 分钟，不要扶持任何物体	4—能安全站立 2 分钟 3—能站 2 分钟，但需要监督 2—能独立站立 30 秒 1—需要试几次才能独立站 30 秒 0—不能独立站立 30 秒
（3）独立坐位	无支撑坐位，双足放在地面上	双上肢交叉，保持坐位 2 分钟	4—能安全的保持坐位 2 分钟 3—能坐 2 分钟，需要监督 2—能坐 30 秒 1—能坐 10 秒 0—不能保持独立坐位 10 秒

评定项目	体位	指示语	评分标准
（4）站位坐下	站立	请坐下	4—能安全坐下，仅用手稍微帮助 3—坐下过程用手控制身体下降 2—用下肢后面抵住椅子控制身体下降 1—能独立完成坐下动作，但身体下降过程失控 0—坐下动作需要帮助
（5）移动	坐在椅子上	请坐到床上，再坐回到椅子上	4—可安全移动，仅需要手稍微帮助 3—可安全移动，但一定需要手帮助 2—可完成移动，需要语言提示和／或监督 1—需要 1 个人帮助完成 0—需要 2 个人帮助完成
（6）闭眼独立站位	站立	闭眼，尽量站稳保持 10 秒	4—能安全站立 10 秒 3—在监督下能安全站立 10 秒 2—能站立 3 秒 1—不能闭眼站立 3 秒，但能站稳 0—需要帮助防止摔倒
（7）并足站立	站立	请双足并拢站稳，不要扶持任何物体	4—能独立将双足并拢，安全站立 1 分钟 3—能独立将双足并拢，在监督下站立 1 分钟 2—能独立将双足并拢，但不能保持 30 秒 1—需要帮助才能达到双足并拢体位，但此体位可维持 15 秒 0—需要帮助才能达到双足并拢体位，但此体位不能维持 15 秒
（8）上肢前伸	靠墙站立，一侧上肢屈曲 90°，手指伸直	手指尽量前伸（用尺子测试距离）	4—能安全前伸大于 10 英尺（约 25.4cm） 3—能安全前伸大于 5 英尺（约 12.7cm） 2—能安全前伸大于 2 英尺（5.1cm） 1—能前伸，但需要监督 0—前伸时需要帮助以防摔倒
（9）从地面拾物	站立	请将你脚前的物体拾起	4—容易且安全的将物体拾起 3—能将物体拾起，但需要监督 2—不能将物体拾起，手距物体 2～5cm，能独立保持平衡 1—不能将物体拾起，试图做拾物动作时需要监督 0—在尝试做拾物动作时需要帮助以防摔倒
（10）转体从肩上向后看	站立	请转体从肩上向后看，向左看，再向右看	4—双侧均可向后看，且重心转移良好 3—仅一侧可向后看，另一侧重心转移不好 2—仅转向侧方，能保持平衡 1—转体时需要监督 0—需要帮助以防摔倒

评定项目	体位	指示语	评分标准
（11）转体360°	站立	请原地转一圈，停一会，再向相反方向转一圈	4—能安全转体360°，每方向转圈时间在4秒以内 3—单方向转圈在4秒以内 2—能转体360°，速度较慢 1—需要监督或语言提示 0—转体时需帮助
（12）踏台阶	站立在台阶前	请将一脚放在台阶上后放回地面，再换另一侧，双足交替中间不能停顿，每侧4次	4—能安全站立并在20秒内完成8次踏台阶 3—能独立安全地完成8次，但时间超过20秒 2—无帮助下完成4次踏台阶，需要监督 1—稍微帮助可完成2次以上踏台阶 0—需要帮助以防摔倒或不能尝试此动作
（13）双足前后位站立	站立	为患者演示，将双足置于踵趾位或指导患者前足跟移至后足脚尖之前	4—能独立放置踵趾位，并保持30秒 3—能独立将一足置于另一足之前，保持30秒 2—能迈一小步并保持30秒 1—迈步需要帮助，但能保持前后位站立15秒 0—迈步或站立时失去平衡
（14）单脚站立	站立	请尽可能长的保持单脚站立，不要扶持任何物体	4—能独立抬起一侧下肢，并保持10秒以上 3—能独立抬起一侧下肢，保持5～10秒 2—能独立抬起一侧下肢，保持3秒以上 1—能尝试抬起一侧下肢，不能保持3秒，但能独立保持站立 0—不能尝试此动作

评定说明：能够独立站立的患者才进行8～14项评定。

一共14项，每项评分0～4分，满分56分，测评结果介于两项评分之间时，取低分。

（七）日常生活活动能力评定

脑卒中活动水平的测量主要是日常生活活动能力（activities of daily living，ADL），而ADL的评定主要包括三个方面的内容：①移动：床上的运动、转移、坐、站立、步行，与劳动有关的运动（如弯腰、跪、蹲、推拉、够物等）；②生活自理：进食、修饰、洗澡、穿衣、上厕所、交流等；③家务：做饭、家庭卫生、理财、购物、使用电话、药品使用、洗衣服、安排时间和交通等。

ADL量表按内容可分为基础性日常生活活动（basic activities of daily living，BADL）和工具性日常生活活动（instrumental activities of daily living，IADL）两类。BADL量表主要包括Barthel指数，方法见表5-8；IADL量表主要包括Frenchay活动指数，方法见表5-9。

表 5-8　改良 Barthel 指数（MBI）

评定项目	1 级	2 级	3 级	4 级	5 级
（1）大便控制	0	2	5	8	10
（2）小便控制	0	2	5	8	10
（3）进食	0	2	5	8	10
（4）穿衣	0	2	5	8	10
（5）如厕	0	2	5	8	10
（6）个人卫生	0	1	3	4	5
（7）自己洗澡	0	1	3	4	5
（8）床 – 椅转移	0	3	8	12	15
（9）行走	0	3	8	12	15
（10）坐轮椅 *	0	1	3	4	5
（11）上下楼梯	0	2	5	8	10
总分			100		

* 注：只有在（9）行走评定为 1 级时，才评定（10）

评定说明：改良 Barthel 指数（MBI）评定标准

1. 基本的评级标准：每个活动的评级可分 5 级，不同的级别代表了不同程度的独立能力，最低的是 1 级，而最高是 5 级。级数越高，代表独立能力越高。

（1）完全依赖别人去完成整项活动。

（2）某种程度上能参与，但在整个活动过程中需要别人提供协助才能完成。

注："整个活动过程"是指有超过一半的活动过程。

（3）能参与大部分的活动，但在某些过程中仍需要别人提供协助才能完成整项活动。

注："某些过程"是指一半或以下的工作。

（4）除了在准备或收拾时需要协助，患者可以独立完成整项活动；或进行活动时需要别人从旁监督或提示，以保证安全。

注："准备或收拾"是指一些可在测试前后去处理的非紧急活动过程。

（5）可以独立完成整项活动而无须别人在旁监督、提示或协助。

2. 每一项活动的个别评级标准

（1）肛门控制（大便控制）：是指能完全地控制肛门或有识地防止大便失禁。

评级标准：

①完全大便失禁。

②在摆放适当的姿势和诱发大肠活动的技巧方面需要协助，并经常出现大便失禁。

③患者能做出适当的姿势，但未能运用诱发大肠活动的技巧，或在清洁身体及更换纸尿片方面需要协助，并间中出现大便失禁。

④甚少出现大便失禁，患者在使用栓剂或灌肠器时需要监督，或需要定时有人从旁提示，以防失禁。

⑤没有大便失禁，在需要时患者也可自行使用栓剂或灌肠器。

其他方法：肛门造口或使用纸尿片。

（2）膀胱控制（小便控制）：膀胱（小便）控制是指能完全地控制膀胱或有意识地防止小便失禁。

评级标准：

①完全小便失禁。

②患者经常小便失禁。

③患者通常在日间能保持干爽但晚上小便失禁，并在使用内用或外用辅助器具时需要协助。

④患者通常能整天保持干爽但间中出现失禁；或在使用内用或外用辅助器具时需要监督；或需要定时有人从旁提示，以防失禁。

⑤没有小便失禁，在需要时患者也可自行使用内用或外用辅助工具。

（3）进食：进食的定义是用合适的餐具将食物由容器送到口中。整个过程包括咀嚼及吞咽。

评级标准：

①完全依赖别人帮助进食。

②某种程度上能运用餐具，通常是匙子或筷子。但在进食的整个过程中需要别人帮助进食。

③能运用餐具，通常用匙子或筷子。但进食的某些过程仍需要别人提供协助。

④除了在准备或收拾时需要协助，患者可以自行进食；或过程中需有人从旁监督或提示，以保证安全。

⑤可自行进食，而不需别人在场监督、提示或协助。

（4）穿衣：穿衣包括穿上、脱下及扣好衣物；有需要时也包括腰围、义肢及矫形架。

评级标准：

①完全依赖别人协助穿衣。

②某种程度上能参与，但在整个活动过程中需要别人提供协助才能完成。

③能参与大部分活动，但在某些过程中仍需要别人提供协助才能完成整项活动。

④除了在准备或收拾时需要协助，患者可以自行穿衣；或过程中需有人从旁监督或提示，以保证安全。

⑤自行穿衣而无须别人监督、提示或协助。

（5）如厕：如厕包括在坐厕上坐下及站起，脱下及穿上裤子，防止弄脏衣物。

评级标准：

①完全依赖别人协助如厕。

②某种程度上能参与，但在整个活动过程中需要别人提供协助才能完成。

③能参与大部分活动，但在某些过程中仍需要别人提供协助才能完成整项活动。

④除了在准备或收拾时需要协助，患者可以自行如厕，或过程中需有人从旁监督或提示，以保证安全。

⑤患者可用任何适当的方法自行如厕，而无须别人在场监督、提示或协助。如有需要，患者也可在晚间使用便盆、便椅或尿壶。然而，此类方法需包括将排泄物倒出并把器皿清洗干净。

（6）个人卫生：个人卫生包括洗脸、洗手、梳头、保持口腔清洁（包括假牙齿）、剃须（适用于男性）及化妆（适用于有需要的女性）。

评级标准：

①完全依赖别人处理个人卫生。

②某种程度上能参与，但在整个活动的过程中需要别人提供协助才能完成。

③能参与大部分的活动，但在某些过程中仍需要别人提供协助才能完成整项活动。

④除了在准备或收拾时需要协助，患者可以自行处理个人卫生，或过程中需有人从旁监督或提示，以保证安全。

⑤自行处理个人卫生，而不需别人在场监督、提示或协助。男性病人可自行剃须，而女性病人则可自行化妆及梳理发辫。

（7）洗澡：洗澡包括清洁、冲洗及抹干由颈至脚的部位。

评级标准：

①完全依赖别人协助洗澡。

②某种程度上能参与，但在整个活动过程中需要别人提供协助才能完成。

③能参与大部分的活动，但在某些过程中仍需要别人提供协助才能完成整项活动。

④除了在准备或收拾时需要协助，患者可以自行洗澡，或过程中需有人从旁监督或提示，以保证安全。

⑤患者可用任何适当的方法自行洗澡，而不需别人在场监督、提示或协助。

（8）床-椅转移：患者将轮椅移至床边，把刹车锁紧及拉起脚踏，然后将身体转移到床上并躺下。再坐回床边（在有需要时可移动轮椅的位置），并将身体转移坐回轮椅上。

评级标准：

①完全依赖或需要2个人从旁协助帮助转移。

②某种程度上能参与，但在整个活动的过程中需要别人提供协助才能完成。

③能参与大部分活动，但在某些过程中仍需要别人提供协助才能完成整项活动。

④除了在准备或收拾时需要协助，患者可以自行转移，或过程中需有人从旁监督或提示，以保证安全。

⑤自行转移来回床椅之间，并无须别人从旁监督、提示或协助。

其他转移方法：由便椅转移到床上，由座椅转移到床上。

（9）行走：包括平地步和轮椅操作。

平地步：步行从患者站立开始，在平地步行50m。患者在有需要时可戴上及除下脚架或义肢，并能适当地使用助行器。

评级标准：

①完全不能步行。

②某种程度上能参与，但在整个活动过程中需要别人提供协助才能完成。

③能参与大部分活动，但在某些过程中仍需要别人提供协助才能完成整项活动。

④可自行步行一段距离，但不能完成50m；或过程中需有人从旁监督或提示，以保证安全。

⑤自行步行50m，并无须其他人从旁监督、提示或协助。

（10）轮椅操作（代替步行）：轮椅操控包括在平地移动轮椅，处理弯角及操控轮椅至桌边、床边或洗手间等。患者需操控轮椅并移动最少50m。

评级标准：

①完全不能操控轮椅。

②可在平地上自行推动轮椅并移动短距离，但在整个活动过程中需要别人提供协助才能完成。

③能参与大部分轮椅活动，但在某些过程中仍需要别人提供协助才能完成整项活动。

④可推动轮椅、转弯及围绕桌边、床边或洗手间等，但在准备及收拾时仍需协助；或过程中需有人从旁监督或提示，以保证安全。

⑤可完全自行操控轮椅并移动最少50m，并无须其他人从旁监督、提示或协助。

先决条件：此项目只适用于在第9项中被评为"完全不能步行"的患者．而此类患者必须曾接受轮椅操控训练。

（11）上下楼梯：上下楼梯是指可安全地在两段分别有八级的楼梯来回上下行走。

评级标准：

①完全依赖别人协助上下楼梯。

②某种程度上能参与，但在整个活动过程中需要别人提供协助才能完成。

③能参与大部分活动，但在某些过程中仍需要别人提供协助才能完成整项活动。

④患者基本上不需要别人协助，但在准备及收拾时仍需协助，或过程中需有人从旁监督或提示，以保证安全。

⑤患者可在没有监督、提示或协助下，安全地在两段楼梯上下。可使用扶手或助行器。

评分结果：满分100分。

<20分为极严重功能缺陷，生活完全需要依赖；

20~40分为生活需要很大帮助；

40~60分为生活需要帮助；

>60分为生活基本自理。

Barthel指数得分40分以上者康复治疗的效益最大。

表 5-9　Frenchay 活动指数

项目	说明	评分标准
准备主餐	需要参与组织、准备与烹调主餐的大部分活动，不仅仅是做快餐	近 3 个月来：0= 从来不；1= 每周少于 1 次；2= 每周 1 ~ 2 次；3= 绝大多数时间
洗餐具	必须做全部的工作，或每样都做，如洗、擦和放置，而不是偶尔冲洗一件	
洗衣服	组织洗衣服和风干衣服（用洗衣机、用手洗或拿去洗衣店洗	
轻家务活	打扫、擦拭与整理小物件	
重家务活	所有家务活，包括整理床铺、擦地板和收拾炉子、搬椅子等	
当地购物	无论购物的多少，应在组织与购买中起到实质性的作用，必须到商店去，而且不仅仅是推车而已	
社交场合	去俱乐部、上电影院、上戏院、喝酒与朋友聚会等。如果他或者她在到达目的地后主动参与活动的话，也可以让人将其送至那儿	近 3 个月来：0= 从来不；1=3 个月内 1 ~ 2 次；2=3 个月内 3 ~ 12 次；3= 至少每周 1 次
室外步行	持续步行至少 15 分钟，约 1km 长。如可以步行足够长的距离，包括步行去购物	
业余嗜好	需要一定程度的主动参与和思考的嗜好，如在家栽花种草、针织、画画、游戏、运动等，不仅仅是看电视中的运动节目	
驾车 / 乘坐公共汽车	需要驾车（不仅仅是坐在车里）或登上公共汽车并且乘车外出	
外出旅游 / 驾车兜风	乘坐长途汽车或火车，或驾车去某地游玩。患者必须参与组织及决策。有机构组织的被动性的旅游除外，除非患者试图决定去与不去	近 6 个月来：0= 从来不；1=6 个月内 1-2 次；2=6 个月内 3-12 次；3= 至少每周 2 次
园艺	屋外的园丁活：轻度—偶尔除草；中度—经常除草；重度—所有必须的活动，包括重体力的挖掘	近 6 个月来：0= 从来不；1= 轻度；2= 中度；3= 重度
操持 / 汽车维护	轻度—修理小物件；中度—某些装饰活、常规的汽车养护	
读书	必须是完整较厚的书籍，不是杂志和报纸	近 6 个月来：0= 没有；1=6 个月 1 次；2=2 个星期不到 1 次；3=2 个星期 1 次以上
工作	指有报酬的工作，而不是志愿性的工作	近 6 个月来：0= 没有；1= 每周不到 10 小时；2= 每周 10 ~ 30 小时；3= 每周 30 小时以上

　　说明：每一项活动均给予 0 ~ 3 分，0 表示的是最差的程度，3 分表示最好的程度。目的是记录患者需要有一定主动性的活动。注意患者在较近一段时间内实际的活动频次，而不是他很长时间以前的活动或潜在的能力。一种活动只能在一个项目中测评。

四、现代康复治疗

（一）药物治疗

可以选用改善循环药物如前列地尔、尼莫地平、长春西汀等，改善脑代谢、营养神经药物如胞二磷胆碱、神经节苷脂、脑蛋白水解物、甲钴胺、B族维生素等。肌肉痉挛者，可选用肌松剂，如巴氯芬、乙哌立松片、替扎尼定等。震颤症状可选用苯海索、多巴丝肼、普拉克索等，合并舞蹈症状可使用地西泮、氯硝西泮、氟哌啶醇等。

（二）康复训练

康复训练主要包括运动疗法、作业疗法和日常生活活动能力训练。治疗应开始于发病之日，而不是待到康复中心之时。现在主张只要生命体征平稳，神经系统功能障碍不再进展即开始进行康复治疗。偏瘫的治疗要根据患者的具体情况进行设计，训练方案科学合理是获得良好疗效的重要保证。如果卧床时间过长，就会导致废用综合征；床边训练时间太久，不能及时转入康复训练室，往往因病房条件限制，影响患者运动功能的恢复；如果患者不具备运动的基本条件，过早地离床训练步行，就会使痉挛加重，诱发原始反射和强化异常运动模式等。

1. 运动疗法

运动疗法包括四个阶段的治疗方法，即病房床边训练阶段、训练室床上动作训练阶段、步行准备训练阶段以及步行训练阶段。

（1）病房床边训练阶段

疾病刚进入恢复期阶段，生命体征平稳后，患者需要安静卧床时，即可开始在床边的训练。此阶段相当于Bobath的弛缓期。临床特点是腱反射减弱或消失，肌张力低下，随意运动丧失。康复目标是配合临床医生抢救医疗；预防并发症如关节挛缩、肩关节半脱位、压疮、肺炎等；为康复训练创造条件。（本章图中患者均为左侧偏瘫）

1）良肢位的摆放

①仰卧位 此体位是发病初期不能耐受其他体位时应用的。头部由枕头给予足够的支撑，患者肩胛下、骨盆下要垫高2～3cm，以使肩胛和骨盆前伸并防止肩胛后缩和髋关节外旋。枕头不应过高，以避免引起胸椎的屈曲，以及迷路反射所致的颈部屈曲时上肢的屈肌和下肢的伸肌处于优势的倾向。平卧时上肢应处于伸展位，下肢处于屈曲位。在患膝外放置枕头，使髋外旋在60°以内。为避免刺激足底的阳性支撑反射，

不应在足底放置支撑物试图抵抗踝跖屈。仰卧位时紧张性颈反射和迷路反射的影响最强以及骶尾部和外踝等骨突出部位受压过多，导致压疮的危险性增加，所以在可能的情况下，不提倡长时间的仰卧位。（图 5-1）

②健侧卧位　多数患者容易接受该体位，在该体位头仍由枕头良好支撑以保证舒适。躯干的横轴要基本保持与床的水平面垂直，避免半仰卧或半俯卧，在胸前放枕头支撑患侧上肢肩屈曲 80°～ 100°为宜。患侧下肢也要用枕头支撑，以保持髋、膝关节微屈，踝关节于中间位，患侧上肢应保持肩关节前伸 90°左右的各关节伸展位。健侧上肢放在任何体位均可。（图 5-2）

③患侧卧位　患侧卧位是最重要的体位，虽然有些患者不愿意接受该体位，但实际上此体位对患侧是很好的感觉刺激。头处于舒适的体位，躯干稍后仰，腰背部放枕头支撑以确保患侧肩胛前伸，肩关节屈曲 80°～ 100°，肘伸展、前臂旋后，从背部看肩胛内缘紧贴胸壁，患者无不适感。健侧上肢放在身体上或后边的枕头上，患侧下肢可置于屈髋、屈膝和背屈、外翻踝的体位，健侧下肢放在舒适的体位。（图 5-3）

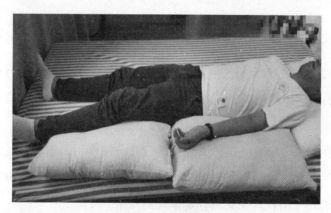

图 5-1　仰卧位

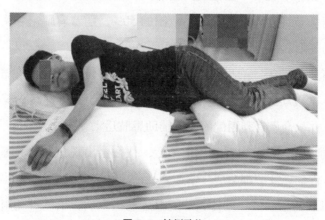

图 5-2　健侧卧位

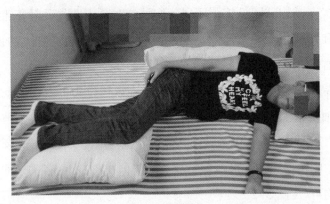

图 5-3 患侧卧位

注意事项：床应放平，不主张抬高床头及半坐卧位，此体位受迷路反射的影响使下肢伸肌张力增高。患手内不放任何物体，避免引起抓握反射使指屈肌痉挛。另外要强调变换体位，任何舒适的体位不应超过 2 小时，以防发生压疮。

2）关节活动度维持训练　当生命体征平稳后，应尽早进行被动关节活动训练，以防关节的挛缩。一般情况下由治疗师到病房进行训练，有条件的单位可由病房护士进行，训练时为了防止出现误用综合征，应注意以下几点：

①在绝对无痛状态下训练　治疗师应在熟悉解剖学的基础上进行手法，杜绝粗暴手法。对伴有关节疼痛的患者，训练前可做热敷或止痛疗法，手法应在无痛范围内进行，防止出现肩关节半脱位、肩手综合征和加重痉挛。

②动作宜缓慢预防挛缩　在必要时可进行充分的牵引，但快速运动往往无效，还会加重痉挛。一般上肢完成一个动作以默数 3～5、下肢默数 5～10 的速度为宜。每一个动作模式做 5～10 次即可达到预防挛缩的效果。

③特别注意保护肩关节　在弛缓阶段肩关节很容易伴有半脱位，同时因肩胛骨运动受限，早期肩关节活动应在正常活动范围的 50%，随着肩胛轮廓关节运动的改善逐渐扩大关节活动范围，一般情况下禁止牵引手法。

④鼓励患者主动训练　治疗师告诉患者活动的部位、方向和收缩的肌肉，然后缓慢地进行 2～3 次被动运动，使患者感受运动的感觉，在逐渐减少辅助的前提下进行辅助主动运动，并教会患者利用健侧肢体辅助患肢运动。

⑤防止运动过量　患者出现随意运动后，往往会出现焦急的心态，过多地用力会导致运动过量。疼痛、疲劳都会使痉挛加重，治疗师应向患者及家属说明。

⑥急性期以后的活动度　维持训练随意运动出现后，虽然可利用主动运动进行关

节活动度的训练，但由于痉挛和联带运动的影响，部分关节不能完成全关节活动，所以应坚持辅助主动运动训练，尤其是肘关节伸展、前臂旋后、腕关节背伸、膝关节屈曲、踝关节背伸等。

3）体位性低血压的适应性训练　对一般情况良好、症状较轻的患者，可在医生的指导下尽早进行体位变化的适应性训练。可以利用起立床或可调节角度的病床，从倾斜 30°、训练 5 分钟开始，每日增加起立床的角度 10°～ 15°，时间 5 ～ 15 分钟，一般情况下，可在 10 日内达到 80°，维持 30 分钟。在此基础上增加坐位训练的次数，尽早离开病床到训练室训练。

（2）训练室床上动作训练阶段

患者病情稳定，神经系统症状不再进展，可以维持坐位 30 分钟，即可转入本阶段的治疗。本阶段相当于 Bobath 分期的痉挛期。临床特点表现为腱反射亢进，出现联合反应，肌张力增高。康复目标是辅助患者体验躯干与上肢双侧对称性功能活动，建立健侧与患侧必要的和可能的相互作用；协助患者向患侧转移体重，使患者掌握身体的平衡功能；预防或破坏患者利用健侧调整代偿丧失的患侧功能和对患侧的忽略；抑制痉挛、原始反射和异常运动模式；异化正常的运动模式。

1）Bobath 握手方式训练　患者仰卧，利用健手将患手拿至胸前，双手交叉，患手拇指在上方，健手手指分别插入患手指间，手掌相握。在治疗师的口令指导下反复练习，让患者熟练掌握。然后练习健手带动患手向天花板方向做上举动作，即肩关节屈曲，肘关节伸展，前臂中立稍呈旋后位，双上肢尽量前伸，停留片刻缓慢地返回胸前。每日数次，每次 20 回，直至患侧上肢可独立完成上举动作。（图 5-4）

本训练可以让患者意识到自己的患侧需要帮助和掌握帮助的方法，一旦贯穿在日常生活中便可有效地保护患侧肩关节，预防患侧上肢关节及软组织损伤。该训练还可以培养患者恢复身体对称性运动模式，有效地抑制健侧上肢的代偿动作。患侧拇指在上方还可以抑制患手手指屈曲内收痉挛，上举动作可抑制上肢肩屈曲、肘关节屈曲、前臂旋后、腕关节掌曲尺偏的屈曲痉挛模式，因此是反射性抑制运动，可有效抑制痉挛，诱发上肢分离运动。

2）双手交叉摆动训练　在完成上述动作的基础上，进行上举后向左右两侧摆动的训练。摆动的速度不宜过快，但幅度应逐渐加大，并伴随躯干的旋转。（图 5-5）

本训练可以使患侧上肢在健侧的辅助下，练习肩胛带的内收外展运动，对上肢功能的改善非常有利，同时躯干的旋转可以提高躯干的柔韧性，抑制患侧躯干肌肉的痉挛。同时为学习床上翻身动作打下基础。

3）利用健侧下肢辅助的抬腿训练　患者仰卧，用健侧足从患侧腘窝处插入并沿患侧小腿伸展，将患足置于健足上方，治疗师辅助患者利用健侧下肢将患侧下肢抬起，尽量抬高，然后缓慢放回床上，患膝不得屈曲，反复练习，直至患者独立完成，每日数次，每次 10 下。（图 5-6）

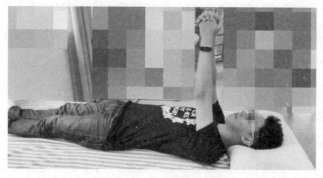

图 5-4　Bobath 握手方式训练

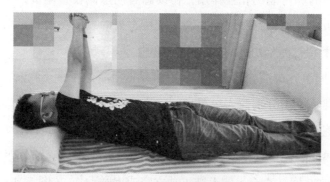

图 5-5　双手交叉摆动训练

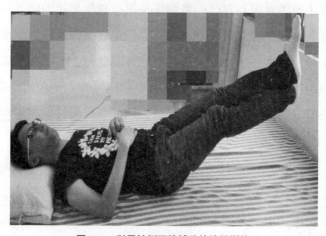

图 5-6　利用健侧下肢辅助的抬腿训练

本训练不仅具有 Bobath 握手方式训练的相同作用，还可以提高健侧下肢的肌力，防止双侧下肢关节挛缩和废用性肌萎缩。同时由于患侧进行的动作是膝关节伸展、髋关节屈曲，可以有效破坏下肢联带运动而诱发下肢分离运动模式，并为患者的翻身、坐起打下基础。

4）翻身训练

①从仰卧位到患侧卧位　患者仰卧，治疗师在患侧，命令患者健侧上下肢抬起并伸向治疗师方向，与此同时向患侧旋转躯干。开始时治疗师可给予辅助。因向患侧翻身是由健侧完成的，患者并不存在困难，因此会很快被患者掌握并接受，并且该方法简单、省力，不会诱发患侧的痉挛和联带反应，故应反复练习。（图 5-7）

②从仰卧位到健侧卧位　患者仰卧，利用训练"3）"的方法将健足置于患足下方，利用训练"2）"的方法双侧上肢左右摆动，利用躯干的旋转和上肢摆动的惯性向健侧翻身。（图 5-8）

开始时可辅助骨盆旋转，协助完成翻身动作，或是辅助患侧下肢保持在髋关节屈曲，膝关节屈曲，全足底着地体位。在此基础上利用上肢摆动的惯性完成翻身。

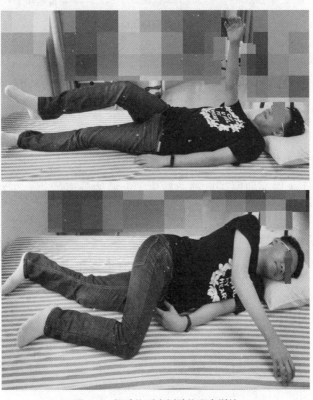

图 5-7　仰卧位到患侧卧位翻身训练

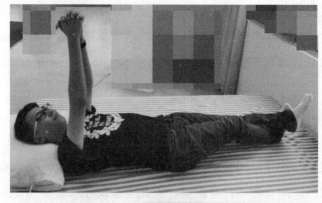

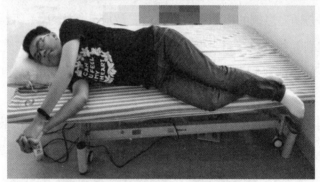

图 5-8　仰卧位到健侧卧位翻身训练

5）上肢随意运动易化训练

患者仰卧，治疗师一手控制远端控制点（手），另一手控制肘关节，在下达"摸嘴"命令后，辅助患者进行上肢的随意运动，随着患者运动感觉的逐渐改善减少辅助量，当患者可以摸到嘴后，再进行"摸头""摸对侧肩"的训练。

由于这种模式是在肩关节屈曲的同时内收内旋，在肘关节屈曲的同时前臂旋前，因此有效地抑制了上肢屈肌联带运动，易化了上肢的分离运动，并为将来进食、刷牙、洗脸、梳头、更衣等日常生活作打下良好基础。

6）下肢随意运动易化训练

本训练对控制下肢痉挛和联带运动模式均有重要作用，要在正确运动模式下反复练习。训练中要掌握运动量，不可疲劳和过度用力，以免诱发联带运动。

①髋关节控制训练　患者仰卧，髋关节屈曲，膝关节屈曲，全足底着地。治疗师坐在床边，用腿协助控制患足，双手距离患侧膝关节约 10cm，让患者用膝关节碰外侧手，再返回来碰内侧手。较好的完成后加大两手间的距离。然后练习无辅助下的全足底着地，屈髋屈膝的体位控制。

②屈曲下肢易化训练　患者仰卧，治疗师一手控制远端控制点足趾，另一手控制

膝关节，在命令"把腿弯抬起来"时辅助其屈髋屈膝、踝关节跖屈。随着患者的训练减少辅助量，直至可以独立在屈髋屈膝状态下抬起下肢（注意髋关节不能出现外展、外旋）。

③伸展下肢易化训练　患者仰卧，在屈曲的状态下完成下肢伸展的易化训练。治疗师一手控制远端控制点足趾，另一手控制膝关节，令患者缓慢地将患肢伸直，动作模式要准确，髋关节伸展的同时不得出现内收内旋，膝关节伸展到最后不得出现过伸，伸展过程中不得出现跖屈、内翻。动作速度不宜过快。

7）下肢控制训练

患者仰卧，在"6）"的训练基础上，下达各种口令，患者在各种速度和关节角度下"运动"或"停止"，以练习下肢的控制能力。这对步行有重要意义。

8）床上移动训练

患者仰卧，健足置于患足下方，健手将患手固定于胸前，利用健侧下肢将患侧下肢抬起向一侧移动，再将臀部抬起向同侧移动，再将躯干向同方向移动。反复练习后可以较自如地在床上进行左右的移动。

9）桥式运动

①双桥运动　患者仰卧，双下肢屈髋屈膝，双足全脚掌着地，双手于胸前交叉。令患者抬起臀部，治疗师根据功能状况给予辅助，或协助控制患侧下肢，或协助抬起骨盆。动作宜缓慢，臀部尽量抬高，使髋充分伸展、膝屈曲。（图5-9）

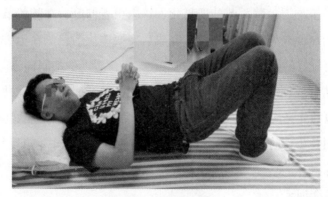

图5-9　双桥运动

本训练可以提高骨盆及下肢的控制能力。因完成此动作时，髋关节伸展、膝关节屈曲、踝关节背屈，有效地抑制了下肢伸肌联带运动，易化了分离运动。同时减少护理人员在日常生活中的体力消耗，使排便、穿脱裤子、更换床单变得容易。

②单桥运动　当患者掌握了双桥动作以后，可以改健侧下肢抬起，脚离开床面，

膝关节伸展，维持患侧足单腿支撑的搭桥动作，再将健侧下肢膝关节屈曲放在患侧腿上。（图 5-10）

这种训练可以解除健侧下肢的代偿，强化患侧下肢的控制能力。当健侧下肢膝关节伸展时，可起到抑制交叉伸展反射对患侧下肢影响的作用。

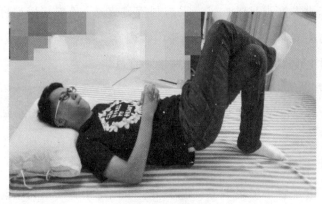

图 5-10　单桥运动

10）卧位下肢分离运动强化训练

以下训练对患者步行时骨盆的稳定及患侧掌握反向控制都有重要的作用。

①患侧髋关节屈曲，膝关节伸展易化训练　患者仰卧，练习膝关节保持伸展位的状态下髋关节屈曲，开始时给予辅助，在踝关节背屈的状态下尽量抬高下肢，膝关节不得出现屈曲。训练中要防止上肢和对侧出现联合反应。

②患侧膝关节伸展，髋关节外展易化训练　患者仰卧，在膝关节保持伸展位的状态下练习下肢沿床面向外移动。能较好完成后变换体位为患侧在上方的侧卧位，练习下肢的上抬。有较好的控制能力后，可进行在某一位置上的控制训练。

③踝关节的背屈训练　患者仰卧，将患肢髋膝关节屈曲，在辅助下进行踝关节背屈训练。当可以独立完成时逐渐减少髋膝屈曲的角度，直至达到伸展位。

踝关节背屈是步行的重要条件，应尽早改善。由于此动作是难度较大的分离运动，应坚持长时间练习。

11）坐位平衡训练

①坐位平衡反应诱发训练　患者取坐位，在患者可以维持独立坐位时，治疗师应对其头部、肩部及躯干从各方向施加外力，外力的大小和方向视具体情况进行组合变化以诱导患者的平衡反应。患者还可以坐在高台上，治疗师手握患者的小腿向两侧摆动以破坏身体的平衡，进而诱发患者头部、躯干向正中线调整和一侧上下肢外展的调整反应。当患者取坐位平衡较充分时，可取两手胸前抱肘位，两名治疗师在其两侧交替

施加外力以破坏患者坐位的稳定性，诱发头部及躯干向正中线的调整反应。（图 5-11）

坐位平衡反应训练应分别在长坐位和端坐位下进行。训练应循序渐进，防止患者精神紧张和加重痉挛。

②侧方肘支撑调整训练　患者坐在治疗台上，治疗师站在旁边，患者身体向一侧倾斜，直至肘关节支撑在台上，然后用自己的力量返回直立坐位。治疗师一手扶持倾斜侧的上肢进行诱导，另一手扶患者肩部并向倾斜方向轻轻推按，促进头的调整反应及健侧躯干的侧屈。患者从健侧肘支撑返回坐位时，治疗师用手轻轻地握住患者的健手，控制在一位置，刺激患侧躯干的主动控制能力。（图 5-12）

在训练中，根据患者的具体情况给予适当的协助，以诱导患者自己完成动作为主；从健侧倾斜返回时要防止强化联合反应；注意动作要领，倾斜侧躯干要充分侧屈，头向另一侧调整。

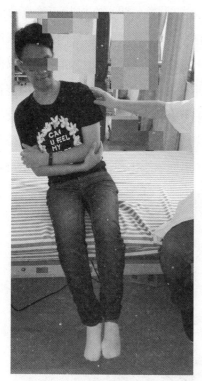 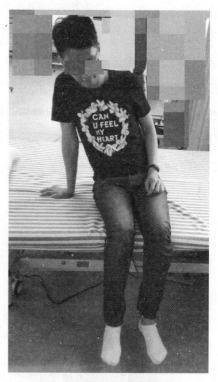

图 5-11　坐位平衡反应诱发训练　　　图 5-12　侧方肘支撑调整训练

12）膝手位平衡训练

患者取膝手位（四点跪位），在能控制静止姿势的情况下，完成重心向前后的移动。能较好地控制膝手位后，练习三点支撑、两点支撑（一侧上肢和另一侧下肢抬起），保持姿势稳定。可根据情况给予辅助，或稍加外力破坏姿势的稳定，诱发患者的

调整反应，使患侧躯干成主动伸展运动。（图 5-13）

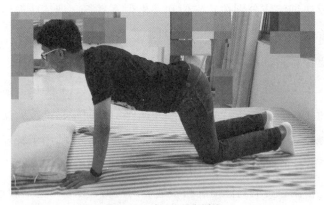

图 5-13 膝手位平衡训练

13）跪位平衡训练

让患者取跪位，治疗师在后面协助控制骨盆，调整姿势。在维持正确姿势的情况下，逐渐放开双手，使患者达到独自跪立。治疗师根据患者情况给予协助或施加外力破坏其平衡，诱发患者的调整反应。进而练习单脚跪立，治疗师控制患者的双肩，用膝关节调整患者骨盆的位置，使其髋关节充分伸展，躯干保持正直。为了进一步提高跪位平衡水平，治疗师可以在其身后握住双侧踝关节上抬，使患者完成双膝关节支撑；在患者仍能维持平衡的情况下，双侧小腿被动地完成上下交替运动，提高患者跪位平衡水平。练习跪位步行时，治疗师用手控制患者肩部，使躯干出现正常的旋转。（图 5-14）

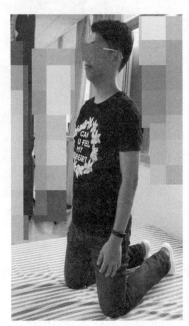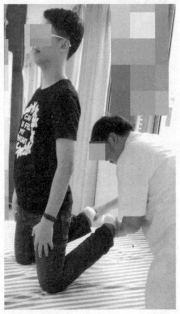

图 5-14 跪位平衡训练

训练初期练习静态姿势控制，然后增加难度，施加外力破坏姿势的稳定，诱发调整反应。跪位步行训练时，注意髋关节要充分伸展，骨盆与双肩向相反方向旋转。

14）坐位上肢分离运动诱发训练

患者取坐位，治疗师靠近患者并坐在患侧，治疗师手与患手交叉，在口令"摸自己的腰部"时辅助将患手放到腰部，停留片刻然后在辅助下将患手返回原位。在训练过程中，要认真体会患者的运动感觉恢复情况，随时调整辅助量直至达到患者自己完成摸腰的动作。（图 5-15）

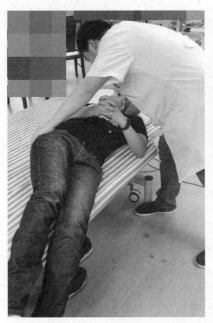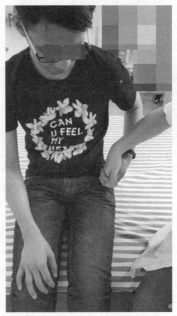

图 5-15　坐位上肢分离运动诱发训练

此动作属于部分分离运动水平的运动模式，可以有效缓解痉挛，抑制联带运动对患者上肢运动功能的束缚，应反复练习。

15）从仰卧位到坐位训练

①辅助患者坐起的方法　患者仰卧，患者 Bobath 握手方式，健足置于患足下方并利用健侧下肢将患侧下肢移至床边。治疗师站在患侧，将手从患者头下插至患侧肩胛骨，将患者头部置于治疗师的前臂。患者双腿离床时，治疗师一手抬患侧肩胛骨，一手将下肢向床边移动，利用双手完成患者的体位变换。由于患者双下肢抬起时，治疗师将患侧肩向前上方抬起，患者只有臀部着床，所以治疗师可以不费力地将患者身体进行 90°旋转。（图 5-16）

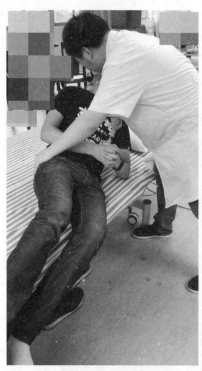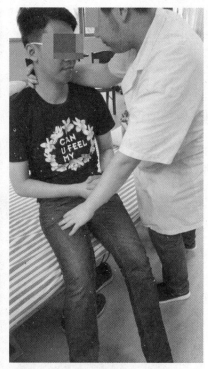

图 5-16　从仰卧位到坐位训练（辅助患者坐起）

②从健侧坐起训练　患者利用已掌握的动作先将患肢移到床边，从仰卧位转移到健侧卧位，然后双手交叉用健侧前臂支撑，完成坐起动作。治疗师在健侧推患者头部辅助完成。

③从患侧坐起训练　动作要领与上相同。难度比健侧坐起稍大。要点是双手交叉，移动双下肢至床沿，然后翻身至患侧卧位，利用患肢前臂支撑完成坐起，可以在头部给予辅助。

16）从坐位到立位的训练

患肢坐位平衡反应充分后，可练习从坐到站的训练。患者取坐位，双足全脚掌着地，患手交叉在治疗师的帮助下前伸，肘关节要伸直，头向前超过脚。躯干前倾双腿负重，将重心向前移动到足前掌部，先伸髋后伸膝，抬臀离开床面后挺胸站起。治疗师双手放大骨盆两侧帮助患者向前推。坐下时顺序相反，先屈膝然后使重心缓慢下落。（图 5-17）

（3）步行准备训练阶段

当患者具备立位平衡的基本条件和下肢的自我控制能力时才能进入这个阶段的训练。否则患者就会因下肢缺乏负重控制能力而怕跌倒，使痉挛加重，诱发联合反应和异常的运动模式，甚至造成关节及软组织损伤。本阶段临床特点为坐位、膝手位、跪位平衡反应正常，在床上具有随意控制下肢的能力，能独立完成从坐位到立位的转移。康复目标是诱发和提高立位平衡反应、提高骨盆控制能力、掌握立位的下肢分离动作、掌握站立相和迈步相的分解动作。

1）立位平衡训练

患者立于平行杆内，双下肢支撑体重，双膝关节轻度屈曲（15°），治疗师用双膝控制患者的下肢使其呈外展、外旋位。治疗师一手置于患者臀部，一手置于下腹部，协助完成骨盆前后倾运动。随着骨盆前后倾运动的加大，重心逐渐向患侧下肢转移，在患侧骨盆、髋关节、膝关节、踝关节获得很好控制能力时慢慢将健肢抬起。（图5-18）

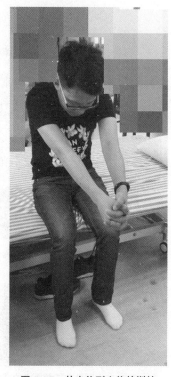

图 5-17　从坐位到立位的训练

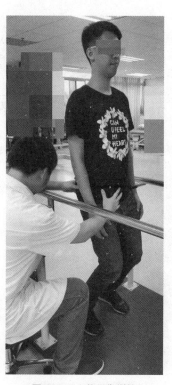

图 5-18　立位平衡训练

2）重心转移训练

患者取站立，治疗师站在患者身后，两手掌分别放在两侧臀大肌促进髋伸展，用对侧的手向患侧推使重心转移至患腿。让患者恢复至站立位，然后向健侧推，重心转移至健腿。反复练习直至患者能自己掌握平衡。

3）单腿站立训练

患者单腿站立，健腿放在高 20cm 的台阶上，治疗师一手向前推患侧骨盆，辅助髋关节伸展，另一手放在健侧躯干，协助将重心转移到患侧，然后返回原处。反复练习至熟练掌握后，治疗师一手置于患者背部，另一手置于胸骨下方，辅助患者躯干伸展，提高躯干上部的稳定性。（图5-19）

4）髋关节控制模式的诱发训练

治疗师和患者同时站在平衡板上，治疗师双手调整患者的姿势以维持身体正常的对线关系然后双足缓慢地摇动平衡板，破坏身体的平衡，诱发患者头部及躯干向中线的调整反应。将平衡板旋转90°，治疗师协助控制患者骨盆，缓慢摇动平衡板，使平衡板出现较大幅度的前后摇摆，破坏身体的平衡，诱发患者出现髋关节平衡控制模式。（图5-20）

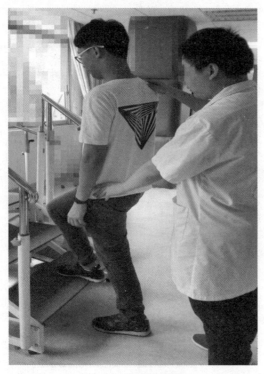

图5-19　单腿站立训练

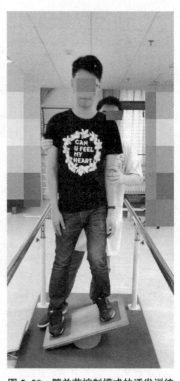

图5-20　髋关节控制模式的诱发训练

5）踝关节控制模式的诱发训练

患者取坐位，将患足置于背屈与跖屈的小平衡板上练习踝关节背屈与跖屈的控制能力。然后换内外翻平衡板，进行内翻与外翻的控制能力训练。当坐位训练效果显著时，可改为在平行杆内的立位训练，方法同上。

6）立位下肢分离运动易化训练

①髋关节伸展、膝关节屈曲易化训练　患者立于平行杆内双手扶杠，治疗师位于

患侧坐在 PT 凳上，一手置于患侧膝关节上方辅助控制髋关节保持伸展位，另一手扶持患侧踝关节上方辅助其进行膝关节屈曲运动，反复练习。此模式对行走中正确将患肢从支撑期向摆动期过渡有重要意义。（图 5-21）

②髋关节伸展、膝关节屈曲、踝关节背屈　患肢站立在平行杆外，用健手扶杠。双脚前后分开，患侧在后方。为了防止患肢向前摆动时出现骨盆上抬和下肢"画圈"步态，必须练习髋关节伸展状态下膝关节在尽量靠近健侧膝关节的同时屈曲放松，骨盆向下，踝关节背屈，前脚掌着地。在此基础上治疗师用手辅助患侧踝关节不得出现外旋。在抬腿的过程中治疗师始终协助踝关节防止出现跖屈内翻。（图 5-22）

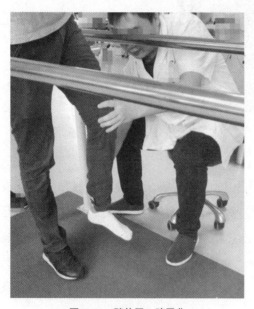
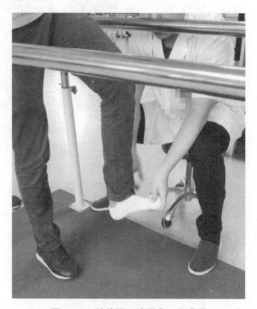

图 5-21　髋伸展、膝屈曲　　　　　　　图 5-22　髋伸展、膝屈曲、踝背屈

③髋关节屈曲、膝关节伸展、踝关节背屈　是患侧下肢摆动中期到后期的主要运动模式。治疗师将手置于患足拇趾趾腹并将前足部向上抬起，使踝关节背屈足跟着地，维持前足部不出现跖屈动作。治疗师指示患者重心向前移动，使髋关节充分伸展，膝关节不得出现过伸。（图 5-23）

（4）步行训练阶段

当患者具备良好的立位平衡反应，以及立位的下肢分离动作就可以开始这个阶段的训练。本阶段相当于 Bobath 第三期，相对恢复期。本阶段临床特点为平行杆内重心转移良好，可以维持单腿站立，具有骨盆运动控制能力，立位下肢分离运动充分。康复目标为扶拐独立步行、徒手独立步行、室内独立安全步行、上下楼梯、复杂地面的

独立步行、室外独立步行。

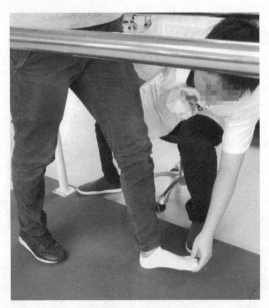

图 5-23 髋屈曲、膝伸展、踝背屈

1）平行杆内步行训练

首先将平行杆的高度调整到患者髋关节相同的位置。步行模式一般采用两点支撑步行。患者立于平行杆内，伸出健手握住平行杆，向前迈出患足，利用健手患足两点支撑迈出健足。即健手→患足→健足来练习，步幅从不超过患足的"后型"到与患足平齐的"平型"最后为超过患肢的"前型"，为过渡到挂拐步行打好基础。（图 5-24）

2）挂拐步行训练

当平行杆内稳定步行后应转换为挂拐步行，具体方法与平行杆内步行相同。挂拐步行必须是平衡功能良好，步行稳定的患者才能进行。常采用的方式为拐杖→患足→健足，拐杖患足同时→健足两种。拐杖根据稳定性从大到小可分为肘拐、四角拐、手拐三种。应循序渐进练习各种拐杖。（图 5-25）

3）控制双肩步行训练

治疗师在患者身后，双手轻轻放在患者肩上。当患肢处支撑期，健侧下肢摆动时，足跟着地前肩胛骨向后方旋转，可防止足外旋。当患肢处摆动期时，治疗师诱发双上肢呈对角线方向有节奏地自然摆动可使躯干旋转，为正常步态创造条件。（图 5-26）

4）控制骨盆步行训练

治疗师双手扶住患者骨盆两侧，用拇指或掌根抵住臀部，使髋关节伸展、骨盆后倾。在健侧下肢处于摆动期时，协助将重心转移到患足，防止膝过伸，并维持患肢的稳定，同时协助患者将重心缓慢向前移动。当患侧下肢处于摆动期时，髋膝关节放松，足跟向内侧倾斜，即髋关节外旋。治疗师将患侧骨盆向前下方加压，防止骨盆上抬，并协助其向前方旋转。（图 5-27）

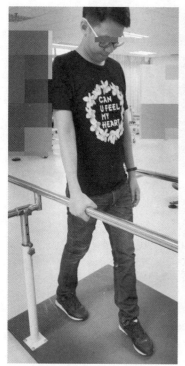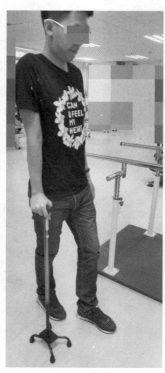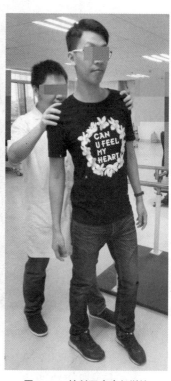

图 5-24　平行杆内步行训练　　　图 5-25　拄拐步行训练　　　图 5-26　控制双肩步行训练

5）特殊步行训练

①从患侧横向迈步训练　治疗师位于患侧，一手置于患侧腋窝，使患侧躯干伸展，另一手置于健侧骨盆，使患者重心移向患肢，然后嘱患者患侧下肢从患肢前方横向迈出。患侧下肢从健侧后方，向患侧方迈出。

②从健侧横向迈步训练　治疗师一手置于患侧骨盆，另一手放在健侧肩部，令患侧下肢在健侧下肢前方横向迈步，迈出的患足与健足平行。再将健侧下肢向健侧方向迈出。

③倒退步训练　患者一手扶住平行杆，将患侧下肢放松，由治疗师辅助，将膝关节、踝关节屈曲向后迈一小步，反复练习后松开扶手，独立完成，逐渐减少辅助量。健侧患侧交替练习，达到稍加辅助就可以完成的水平时，开始学习倒退步行，治疗师

一手置于下腹部使躯干前屈，另一手置于骨盆，将重心向后诱导，患者完成倒退步行练习。（图5-28）

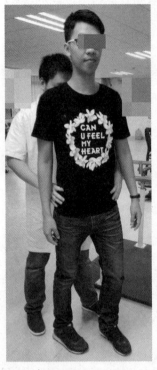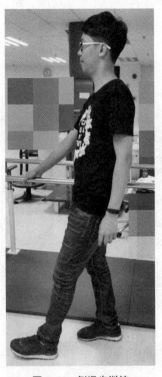

图5-27　控制骨盆步行训练　　　　　图5-28　倒退步训练

6）上下阶梯训练

上阶梯训练的要领是先练两足一阶法：①健手抓住扶手；②健足上台阶；③利用健手和健足将身体重心引向上一层台阶；④患者下肢内收内旋上抬，与健足站在同一台阶；⑤治疗师在身后保护。当熟练掌握后，可训练一足一阶法，方法同上；区别是患足不与健足站在同一台阶，治疗师的辅助重点是协助患肢上抬的正确模式及患肢支撑的稳定性。（图5-29）

下阶梯训练的要领也是先练两足一阶法：①健手抓住前下方的扶手；②利用健侧手足支撑身体，患足先下一层台阶；③再将健足下到患足同一层台阶；④治疗师在前方给予保护。当熟练掌握后，可训练一足一阶法，方法同上；区别是患足不与健足站在同一台阶，治疗师的辅助重点是协助肢体重心向患侧转移及患肢支撑的稳定性。（图5-30）

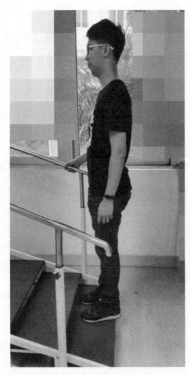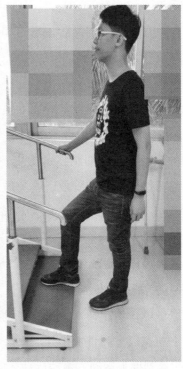

图 5-29　上阶梯训练

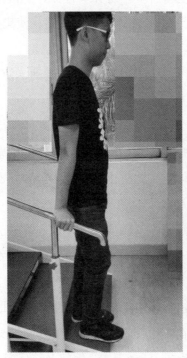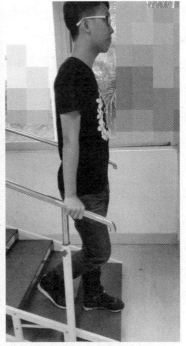

图 1-30　下阶梯训练

2. 作业疗法

软瘫期作业疗法的目的是防止挛缩和异常姿势、促进肢体功能的恢复、获得身体的对称性、建立患者对双侧肢体的意识、同时避免出现肩痛、肩关节半脱位的发生。主要方法：模拟日常生活活动动作，如穿脱衣服、鞋子、袜子等；诱发上肢及手功能的出现，预防、控制痉挛和异常的运动模式的出现和发展。可在帮助下进行偏瘫侧的上肢活动，如推滚筒、推测力计等。

痉挛期的患者，要以抑制痉挛为主。在训练过程中避免急速的过度用力的动作；在患侧上肢痉挛比较明显的阶段，避免做对手的抓握要求较高的动作，可利用负重练习或在负重状态下进行相关作业活动以降低患侧上肢的痉挛。针对协同运动的出现，必须打破这种模式，逐步建立各个关节的分离运动。

（1）上肢近端控制训练

1）肩胛骨灵活性训练

①患者取坐位，治疗师一手扶持患侧上肢近端，一手托住肩胛骨下角，辅助患者按照逆时针方向完成肩胛骨上举外展下降和内收动作，然后根据患者情况进行相反的运动，逐渐过渡到助力运动、主动运动。

②患者取站立位，让患者患侧上肢肘关节伸展、腕关节背伸、手指伸展放置在治疗台上。治疗师协助控制肘关节于伸展位，患者身体向患侧倾斜，使患侧躯干伸展、肩胛骨上举。

③嘱患者自己健手搭在患肩上，患侧肩关节向中立位方向运动，使肩胛骨前伸，矫正肩胛骨后缩畸形。

2）肩胛带负荷训练

①面向治疗台转移重心　患者面对治疗台，双手支撑于治疗台上。患肢肘关节伸展、腕关节背伸、手指伸展，用上肢支撑体重，此时让患者身体重心分别做前移和左右交替转移的动作，练习肩关节各方向的控制。

②背向治疗台转移重心　患者背向治疗台，双侧伸展、外旋、腕关节背伸、手指伸展、支撑在治疗台上，髋关节、膝关节伸展，使臀部离开治疗台，上肢充分负重，骨盆完成前倾后倾运动。

③膝手位转移重心　患者膝手卧位，治疗师协助患肢肘关节伸展，根据患者上肢负重水平，用移动身体重心的方法调整负荷。治疗者可在肩胛骨外施加外力，或垂直向下、前后、左右轻微摆动，使上肢远端固定，活动近端，缓解上肢痉挛。

④侧卧位伸肘　患者健侧卧位，双下肢屈曲，患侧肩关节屈曲、肘关节伸展、前

臂旋后、腕关节背伸，治疗师握患手，沿上肢纵轴向肩关节处施加压力，同时患者予以对抗。

3）滚筒训练

患者坐在治疗台边，台面上放置滚筒。患者双手交叉，患侧拇指在上方，双侧腕关节置于滚筒上。嘱患者利用健侧上肢做以下动作：肩关节屈曲→肘关节伸展→前臂旋后→腕关节背伸，然后将滚筒推向前方。在健肢的协助下完成肩关节伸展→肘关节屈曲→前臂旋前→腕关节背伸，将滚筒退回原位。（图5-31）

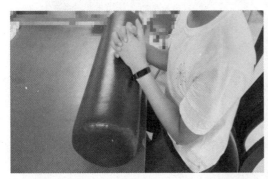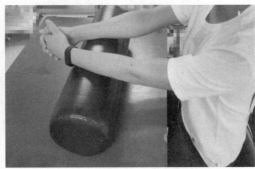

图 5-31 滚筒训练

4）磨砂板训练

患者坐在磨砂板前方，根据患者上肢功能调节好磨砂板的角度。对上肢功能较差的患者可选用双把手磨具，利用健手带动患手完成肩关节屈曲、肘关节伸展、腕关节背伸的运动，治疗师协助患手固定磨具手把，另一手促进肘关节的伸展。（图5-32）

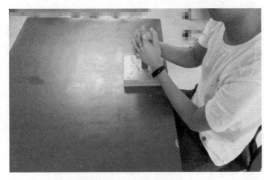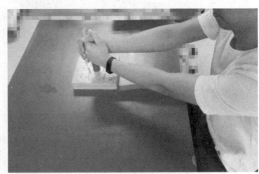

图 5-32 磨砂板训练

5）上肢操球运动

患者取坐位，将患手放在bobath球上，利用肘关节的屈曲、伸展，尽可能将球推向前方。治疗师可给予适当的辅助，矫正姿势。（图5-33）

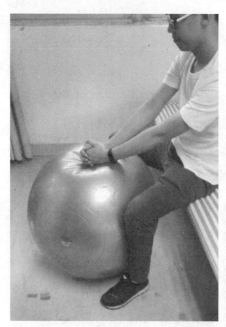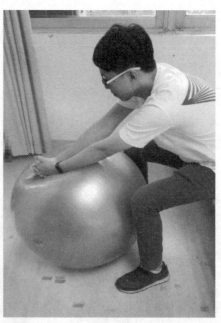

图 5-33　上肢操球运动

6）上肢分离运动强化训练

患者面对墙壁，双手抵住墙壁使肩关节屈曲 90°，肘关节伸展，强化肩关节屈曲、肘关节伸展、腕关节背伸的分离运动。然后健手离开墙壁，身体旋转 90°，患侧肩关节外展 90°，肘关节伸展，强化肩关节外展、肘关节伸展、腕关节背伸的分离运动。（图 5-34）

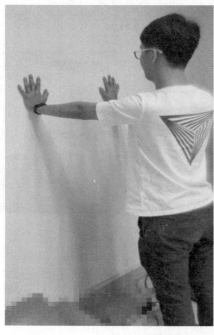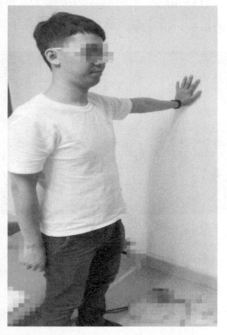

图 5-34　上肢分离运动强化训练

（2）手功能训练

1）木钉板训练　将木板放在患者的前面，木钉放在容器盒里。患者每次拿起一个木钉插入孔内，然后再将木钉逐个拔起放回盒内。

2）对指功能的训练　将拇指与其余四指相接触，对指要到位用力。

3）分指动作的训练　可利用分指器进行练习，练习到分指能充分到位。

（3）常见作业治疗活动

1）治疗性游戏

①治疗性棋类　可提高肌力、改善关节活动度、改善肢体协调性。

②治疗性投圈　改善上肢关节活动度，提高手眼协调能力。

③推磨砂板作业　抑制上肢屈肌痉挛运动模式。

④镶嵌作业　改善和提高手的精细功能。

2）工艺疗法

工艺疗法可提高上肢肌力和耐力；改善肩、肘、腕、手指和躯干活动范围；提高平衡能力；提高手指灵巧性和复杂操作能力；提高感觉功能。

①泥塑、硅胶土作业，黏土作业、陶瓷作业。

②工艺编制。

3. 日常生活活动能力训练

（1）床－轮椅转移训练

1）轮椅到床的转移　将轮椅靠近床边，患者健侧靠床，与床边成30°～45°，刹车，竖起脚踏板。双足全脚掌着地膝关节屈曲，重心前移，健手扶轮椅扶手起立。健腿向前方迈出一步，以健腿为轴，身体旋转，用健手支撑床面，重心前移，弯腰慢慢坐下。

2）床到轮椅的转移　将轮椅靠近床边，患者健侧的斜前方，刹车，竖起脚踏板。患者从床上起立后，用健手扶远端轮椅扶手。以健侧下肢为轴，身体旋转，坐在轮椅坐垫上。

（2）进食训练

单手用勺进食，可采用特殊的碟或用了防滑垫的碗以固定碗，可用毛巾缠绕餐具手柄起到加粗作用。

（3）洗漱动作训练

1）拧毛巾　将毛巾拴在水龙头上，用健手将毛巾冲湿、拧干。

2）刷牙、剃胡须　将牙刷或剃须刀柄加大、加长或在柄上加一尼龙搭扣圈或"C"

形圈，使手掌套入便于握持使用。

3）梳头　用长柄或弯柄梳。

4）洗澡　使用长柄洗擦具。

（4）穿脱上衣训练

1）套头式上衣的穿脱　穿衣时，先将患侧上肢穿衣袖至肘以上，再穿健侧衣袖，最后套头。脱衣时，先将衣服拉至胸以上，再用健手拉住衣服，在背部从头脱出，出健手，最后患手。

2）拉链上衣的穿脱　穿衣时，先将衣领拉到肩部，然后用健手转到身后拉过衣服穿上袖子，最后拉上拉链。脱衣时，先将患侧脱至肩以下，再将健侧衣领拉至肩以下，让两侧自然滑落，健手先出，再脱患手。

（5）穿脱裤子训练

1）床上穿裤子　患者取坐位将患腿屈髋屈膝，放在健腿上；患腿穿上裤腿后尽量上提，健腿穿上裤脚；然后躺下，做桥式动作把裤子拉到腰部，最后放下臀部，整理系带。脱的方向与穿相反。

2）坐位穿裤子　患腿放在健腿上，套上裤腿拉至膝以上，放下患侧；健腿穿上裤腿，拉至膝以上后，站起向上拉至腰部，然后整理。脱的方向与穿相反。

（6）穿袜、穿鞋训练

1）患足穿袜子　先确定好袜子的上下，用健手将袜口张开，手掌对足掌，将脚伸入袜口，再抽出手指整理袜底袜面，将袜口拉至踝关节处。

2）健足穿袜子　健侧下肢屈髋屈膝，足放在床上，用拇趾压住袜口一端，向上拉袜子，将袜尖整理好后，拉袜口至踝关节处。

3）穿脱鞋　应选择没有鞋带的鞋子，患者取坐位，患腿放在健腿膝盖上面，健手拿鞋子用力穿进，拉上鞋跟，放下患腿。健腿放入鞋子，然后抬起健腿，用健手拉上鞋跟。脱鞋时与穿相反。

4. 康复器械辅助训练

（1）软瘫期器械辅助治疗

1）体位性低血压的适应性训练　对一般情况良好、症状较轻的患者，可在医生的指导下尽早进行体位变化的适应性训练。可以利用起立床或可调节角度的病床，从倾斜30°、训练5分钟开始，每日增加起立床的角度10°～15°，时间5～15分钟，一般情况下，可在10日内达到80°，维持30分钟。在此基础上增加坐位训练的次数，尽早离开病床到训练室训练。

2）卧位 MOTOMED 训练　是加强肌力的锻炼，防止肌肉的萎缩。每次 20 分钟，每天 1～2 次。

（2）痉挛期器械辅助治疗

1）CPM 可以设定关节活动范围，主要提高患肢的关节活动度。持续的运动还能防止肌肉的萎缩。

2）上下肢 MOTOMED 有主动和被动两种模式，不仅可以锻炼肌力，还可以刺激患肢本体感觉。

3）重力支持系统步行训练可以使不具备独立步行能力的患者尽早进行步行训练，可以有效地避免早期运动不够导致的误用综合征。

4）平衡训练仪主要训练患者的平衡能力，分为静态平衡训练和动态平衡训练。还可以增强躯干的协调能力。

5）平行杆训练可进行下肢负重、平衡、步行等训练。

6）站立架进行站立训练。

（三）物理因子治疗

物理因子治疗包括软瘫期物理因子疗法、痉挛期物理因子疗法及矫形器的应用。

1. 软瘫期物理因子疗法

（1）针对脑部病灶的治疗

如脑循环治疗仪以及经颅磁刺激疗法。有利于脑部病灶的吸收，改善脑组织的供血和代谢。

（2）针对瘫痪肢体的治疗

1）电脑中频用肌萎缩处方及电体操处方，肌萎缩处方电极置于肢体大肌群及肩胛带肌上；电体操处方电极置于伸腕肌、踝背屈肌及肩胛带肌上。每次 20 分钟，每天 1～2 次。

2）功能性电刺激：电极放置在伸腕肌、踝背屈肌及肩胛带肌上。每次 20 分钟，每天 1～2 次。

3）空气压力波治疗：促进患侧肢体血液循环，防止深静脉血栓的形成。每次 20 分钟，每天 1～2 次。

2. 痉挛期物理因子疗法

（1）针对脑功能的恢复

继续应用促进脑细胞恢复及增加脑循环的物理因子治疗。如脑循环治疗仪。

（2）针对瘫痪肢体的治疗

1）生物反馈疗法 将电极贴于患侧前臂腕背伸肌，下肢贴于胫前肌，跟随仪器的指示做"用力、刺激、休息"的动作。通过这种方法主动锻炼患侧肌肉。

2）功能性电刺激 将电极贴于上肢的伸肌（肱三头肌、前臂的伸肌），提高伸肘、伸腕和伸指的能力；将下肢的电极贴在屈肌上（股二头肌、半腱半膜肌、胫前肌），改善屈膝和踝背屈的能力。还可以对抗上肢的屈肌和下肢的伸肌痉挛。

3）痉挛肌治疗仪 将一组电极贴在痉挛肌的肌腱，另一组贴于拮抗肌的肌腹，分别调节电流，通过交互抑制原理来降低肌张力，锻炼拮抗肌的肌力。

4）空气压力波治疗 促进患侧肢体血液循环，防止深静脉血栓的形成。通过循序挤压肢体，产生挤压和按摩作用可以有效地缓解痉挛。

3. 矫形器的应用

（1）肩托 能预防肩关节的半脱位。

（2）抗痉挛夹板 伸腕30°，掌指关节屈曲45°，指间关节完全伸展，手指分开，拇指位于外展和伸展位。

（3）踝足矫形器 用于偏瘫后足下垂内翻畸形。

（4）膝踝足矫形器 用于偏瘫后膝关节无力，足下垂。

五、中医康复治疗

（一）中医辨证论治

运动功能障碍为中风病并发的功能障碍，在运用中医辨证论治原则基础上，按中风病风火上扰证、痰瘀阻络证、阴虚风动证、气虚血瘀证和阴阳两虚证五型进行辨证论治，详见"附篇 一、中风病的中医辨证论治"，然后再根据半身不遂等临床症状或兼症，进行辨证加减。口眼㖞斜明显，加白附子、全蝎、僵蚕以祛风通络；患侧肢体浮肿者加茯苓、泽泻等淡渗利湿；上肢偏废甚者，加桂枝、桑枝以通络；下肢萎软无力，兼有腰膝酸软、筋脉拘急，为肝肾亏虚，加桑寄生、牛膝、杜仲等补益肝肾；患侧肢体强痉拘挛、屈伸不利，加白芍、伸筋草等舒筋通络。

（二）中成药

1. 灯盏生脉胶囊 每次2粒，每天3次。用于气虚血瘀、阴阳两虚证。

2. 华佗再造丸 每次8g，每天2次。用于痰瘀阻络证。

3. 银丹心脑通软胶囊 每次 2 ～ 3 粒，每天 3 次。用于气虚血瘀证。

4. 中风回春丸 每次 1.2 ～ 1.8g，每天 3 次。用于痰瘀阻络证。

5. 大活络丸 每次 1 丸，每天 2 次。用于气虚血瘀或痰瘀阻络证。

6. 复方血栓通胶囊 每次 1 粒，每天 3 次。用于痰瘀阻络证。

（三）针灸治疗

1. 体针

取穴按照循经取穴、辨证取穴和对症取穴的原则取穴。具体方法见"附篇二、全经针刺法"。

2. 头皮针

（1）取穴 顶颞前斜线、顶颞后斜线、顶旁 1 线、顶旁 2 线。

（2）操作方法 采用长时间留针间断行针法，可留针 3 ～ 4 小时。一般选用 28 ～ 30 号毫针，常用 1 ～ 1.5 寸，常规消毒后，常规进针法刺至帽状腱膜下，针后捻转，200 次 / 分钟，每根针捻转 1 分钟。留针期间进行肢体的功能训练，开始每隔 30 分钟捻转 1 次，重复 2 次，然后每隔 2 小时捻转 1 次，直至出针。

3. 电针

在体针、头皮针的基础上，选择 3 ～ 6 对穴位。波形为疏波，频率 1 ～ 2Hz，输出强度以肌肉规律性收缩为度。电针时间约 30 分钟。

4. 放血疗法

上肢、下肢痉挛者可采用痉挛肌肌腹放血疗法，即取痉挛肌腹处点刺放血，再行拔罐以拔出瘀血，缓解痉挛，每次每处放血 5 ～ 10mL，每周 1 次。

（四）推拿治疗

采用循经推拿、辨证推拿和对症推拿相结合的方法。

1. 循经推拿

详见"附篇 四、整体经络推拿法"。

2. 辨证推拿

（1）风火上扰证 自上而下推桥弓，两侧交替进行，在头部颞侧用扫散法，指按揉太冲、行间穴。

（2）痰瘀阻络证 指按揉丰隆、天突、合谷、膈俞穴。

（3）阴虚风动证 按揉三阴交、太溪、肾俞穴。

（4）气虚血瘀证　指按揉关元、气海、血海、足三里、脾俞、膈俞穴。

（5）阴阳两虚证　按揉神门、足三里、太溪穴，擦督脉，横擦腰骶部，以肾俞、命门为重点，以透热为度。

3.对症推拿

（1）口眼、舌㖞斜　用一指禅偏锋推法自印堂开始，经睛明、养白、攒竹、太阳至四白，往返操作约5分钟，按揉迎香、颧髎、下关、听宫、听会、地仓、颊车、翳风、水沟、合谷穴。

（2）肌肉痉挛　加弹拨肱二头肌、肱桡肌、肱骨内上髁、内收肌、股四头肌、小腿三头肌肌腱附着处，以酸胀为度，每处1～2分钟；快速掌擦法擦上肢的后侧（相当于肱三头肌和前臂伸肌肌群）、大腿的后侧和外侧（相当于腘绳肌和阔筋膜张肌）、小腿前面（小腿前肌群），每处1～2分钟，频率为120次/分钟左右，以局部发热为度；缓慢伸肘、伸腕和伸指关节后，屈肘、屈腕和屈指关节，缓慢屈髋、屈膝和背屈踝关节后，伸髋、伸膝和跖屈踝关节，1～2分钟。

（3）足下垂、内翻　加点按足踝部穴位，如昆仑、太溪、申脉、照海、解溪穴。

（五）其他

1.中药外用　可选用中药熏蒸、中药浸泡沐足、中药封包等方法。临床上多选用活血通络中药，如川乌、草乌、川芎、红花、桂枝、伸筋草、透骨草、地龙、牛膝、三棱、莪术等。方用活血通络汤、桃红四物汤、蠲痹通络汤等，达到舒筋通络之效。

2.自主锻炼　根据患者病情，可在医生指导下选用传统体育锻炼中的五禽戏、八段锦、太极拳等进行锻炼，或其他医疗体操等运动锻炼形式进行锻炼，有利于改善患者运动功能障碍，以不疲劳为度。

六、康复护理

1.保持床单位整洁、干燥，协助患者定时翻身拍背，避免局部皮肤长期受压，防止压疮。

2.观察四肢肌力、肌张力、关节活动度和肢体活动的变化。

3.根据疾病不同阶段，指导协助患者良肢位摆放、肌肉收缩及关节运动，减少或减轻肌肉挛缩及关节畸形。

4.尽早指导患者进行床上的主动性活动训练，包括翻身、床上移动、床边坐起、桥式运动等。如患者不能作主动活动，则应尽早进行各关节被动活动训练。

5.指导患者进行进食、洗脸、穿脱衣服、穿脱袜子等训练，鼓励患者尽量独自完成，提高自理能力。对于自理缺陷患者做好各项基础护理，满足患者生活所需。

6.建立良好的护患关系，让患者保持情绪稳定，增强其战胜疾病的信心，提高其依从性。

七、营养治疗

1.高蛋白质饮食。蛋白质按 1.5～2.0g/kg，其中动物蛋白质不低于 20g，包括含脂肪少的而含蛋白质高的牛奶、豆浆、鱼类等。

2.适量的水与电解质摄入。水分应足够，每天不少于 2000mL，适量供给食盐，以补充丢失的钠、钾、氯化物等。

3.少量多餐给予易消化的食物。坚持少量多餐原则，最初给予流质饮食，随病情好转改为软食，进而改为普通饮食。昏迷或不能自行进食者，应及早用鼻饲流质饮食，以保证营养供给。

4.增加维生素摄入。维生素 C 和维生素 E 为天然抗氧化、抗衰老的保护剂。B 族维生素参与各种营养新陈代谢，是多种重要能量代谢酶类的辅酶，均应增加供给量。应多食新鲜蔬菜和瓜果。

5.多吃富含纤维的食物。如各种蔬菜、水果、糙米、全谷类及豆类，可帮助排便、预防便秘、稳定血糖及降低血胆固醇。选用植物性油脂，多采用水煮、清蒸、凉拌、烧、烤、卤、炖等方式烹调；禁食肥肉、内脏、鱼卵、奶油等胆固醇高的食物；可多选择脂肪含量较少的鱼肉、去皮鸡肉等；全蛋每周可吃 1～2 个。奶类及其制品、五谷根茎类、肉鱼豆蛋类、蔬菜类、水果类及油脂类等六大类食物，宜多样摄取，才能充分获得各种营养素。

第六章　感觉障碍

感觉是机体各个感受器接受刺激后在人脑中的反应，包括特殊感觉（视觉、听觉、味觉、嗅觉）和一般感觉（浅感觉、深感觉、复合感觉）两大类。感觉是进行运动的前提，它对躯体的协调、平衡及运动功能有明显影响。感觉功能障碍是脑卒中后临床常见症状和体征，脑卒中感觉功能障碍多指一般感觉障碍。中医学中脑卒中属于中风病范畴，中风病后感觉障碍多表现为偏身麻痛。汉代张仲景在《金匮要略》中指出：风邪中络，可致"肌肤不仁"；明代以来，诸家著作以"麻木"为独立病名。中风病感觉功能障碍严重影响患者身心健康，是中风病治疗重点及难点之一。

一、临床表现

脑卒中后感觉功能障碍常见的有抑制性症状、刺激性症状。脑卒中后根据感觉障碍出现的部位不同分为交叉型、偏身型和单肢型感觉障碍，其中以偏身型感觉障碍最为常见。

（一）感觉障碍的表现

1. 抑制性症状　是指感觉路径破坏时功能受到抑制，在清醒状态下，出现感觉（痛觉、温度觉、触觉和深感觉）减退或消失，一个部位各种感觉缺失称为完全性感觉缺失，某部位出现某种感觉障碍而该部位其他感觉保留者称为分离性感觉障碍。患者深感觉正常，无视力障碍情况下，对刺激部位、物体形状、重量等不能分辨者，称为皮质性感觉缺失。

2. 刺激性症状　是感觉路径受到刺激或兴奋性增高时出现刺激性症状，包括感觉过敏、感觉过度、感觉倒错、感觉异常和疼痛。

（1）感觉过敏　一般情况下对正常人不会引起不适感或只能引起轻微感觉的刺激，患者却感觉非常强烈，甚至难以忍受，常见于浅感觉障碍。

（2）感觉过度　一般在感觉障碍的基础上出现，潜伏期长，刺激开始后不能立刻感知，必须经历一段时间后才出现；感受性降低，兴奋阈升高，刺激必须达到一定强度后才能感受到；不愉快的感觉，所感受的刺激具有爆发性，呈现一种剧烈、定位不明确的、难以形容的不愉快感；扩散性，刺激有扩散的趋势，单点的刺激患者感到多点刺激并向四周扩散；延时性，当刺激停止后在一定时间内患者仍有刺激存在的感觉。

（3）感觉倒错　是对刺激产生的错误感觉，如对冷的刺激产生热的感觉，触刺激或其他刺激误认为痛觉等。

（4）感觉异常　没有任何刺激的情况下，患者感到某些部位有蚁走感、麻木、瘙痒、针刺、肿胀等感觉，而客观无感觉障碍。

（5）疼痛　接受或传导感觉的结构受到伤害性的刺激或对痛觉传导正常起抑制作用的某些结构受到损害时，都会发生疼痛。疼痛种类很多，包括局部疼痛、放射性疼痛、扩散性疼痛、牵涉性疼痛、灼性神经痛、中枢痛、幻肢痛。

（二）感觉障碍的类型

1. 交叉型感觉障碍　同侧面部及对侧偏身痛温觉障碍是为交叉型感觉障碍。

2. 偏身型感觉障碍　一侧桥脑或中脑的病变引起对侧偏身和面部感觉障碍，伴有同侧颅神经下运动神经元瘫；丘脑病变引起对侧偏身感觉减退或消失，往往深感觉复合感觉和轻触觉损害较痛温觉障碍明显，有时可有比较严重的偏身自发性剧痛，临床上称丘脑性痛或中枢性痛，也可出现感觉过度和感觉倒错；内囊病变时对侧偏身（包括面部）感觉减退或消失，多为完全性，不伴有丘脑痛，其障碍程度四肢重于躯干，肢体远端重于近端，常伴有偏瘫和偏盲。

3. 单肢型感觉障碍　表现为对侧的一个上肢或一个下肢分布的感觉减退或缺失，称单肢感觉减退或缺失。

二、发病机理

各种一般感觉的神经末梢分别有其特异性的感受器，接受刺激后经周围神经、脊髓、脑干及丘脑传导至大脑皮质的感觉中枢。痛、温觉传导通路是从脊神经后根外侧进入脊髓后角，经白质前联合交叉至对侧外侧索，组成脊髓丘脑侧束，止于丘脑腹外侧核，经丘脑皮质束，至中央后回的中上部和旁中央小叶的后部；触觉传导通路是脊神经后根外侧进入脊髓后索，其中传导精细触觉的纤维髓薄束、楔束上行，走在深感觉传导通路中，传导粗略触觉的纤维经白质前联合交叉至对侧前索，小部分在同侧前索，组成脊髓丘脑前束上行，至延髓中部与脊髓丘脑侧束合成脊髓丘脑束，以后行程同痛、温觉传导路径。深感觉传导路径从后根内侧部入后索，分别形成薄束和楔束，交叉后在延髓中线两侧和锥体后方上行以形成内侧丘系，止于丘脑腹外侧核，轴突组成经丘脑皮质束，经内囊后肢，投射于至中央后回的中上部和旁中央小叶的后部。

脑卒中后使正常的感觉传导通路受到破坏引起不同的感觉障碍。当感觉路径破坏时功能受到抑制出现抑制性症状，感觉路径受到刺激或兴奋性增高时出现刺激性症状。脑卒中后感觉障碍主要分为交叉型、偏身型和单肢型感觉障碍。交叉型多见于脑干损害，因延髓外侧病变损害了脊髓丘脑侧束和三叉神经脊束核；偏身型感觉障碍多见于桥脑、中脑、丘脑及内囊的病变，损害了已交叉的脊髓丘脑束或大脑皮质后回及顶上小叶；单肢型感觉障碍多见于大脑皮质的病变，因皮质感觉区范围广，病变只损害其中一部分。

三、康复评定

通过感觉检查，可以了解感觉缺损的程度，评估感觉恢复的情况，辅助临床诊断以确定损伤和功能受限的方面和程度。感觉检查由两部分组成，即给予刺激和观察患者对于刺激的反应。如有感觉障碍，应注意障碍的类型、部位和范围、程度及患者的主观感觉。

（一）浅感觉检查

1. 触觉检查　嘱患者闭目。评定者用棉签或软毛笔轻触患者的皮肤，让患者回答有无轻痒的感觉或让患者数所触次数。每次给予的刺激强度应一致，但刺激的速度不能有规律，以免患者未受刺激而顺口回答。检查四肢时，刺激的走向应与长轴平行；检查胸腹部时刺激的走向应与肋骨平行。检查顺序为面部、颈部、上肢、躯干、下肢。

2. 痛觉检查　嘱患者闭目。评定者先用圆头针针尖在患者正常皮肤区域用针尖刺激数下，让患者感受正常刺激的感觉。然后再进行正式的检查，以均匀的力量用针尖轻刺患者需要检查部位的皮肤，嘱患者回答"痛"或"不痛"，同时与健侧比较，并让患者指出受刺激部位；对痛觉麻木的患者检查要从障碍部位向正常部位逐渐移行，而对痛觉过敏的患者要从正常部位向障碍部位逐渐移行。为避免患者主观的不正确回答，间或可用圆头针针帽钝端触之，或将针尖提起而用手指尖触之，以判断患者回答是否正确。痛觉障碍有痛觉缺失、痛觉减退和痛觉过敏等。

3. 温度觉检查　包括温觉及冷觉。嘱患者闭目。用分别盛有冷水或热水的试管两支，交替、随意地接触皮肤，试管与皮肤的接触时间为 2～3 秒，嘱患者说出"冷"

或"热"的感觉。选用的试管直径要小，管底面积与皮肤接触面不要过大，测定冷觉的试管温度在 5～10℃，测定温觉的试管温度在 40～45℃之间，如低于 5℃或高于45℃，则在刺激时引起痛觉反应。

4. 压觉检查 嘱患者闭眼。检查者用大拇指用劲地去挤压肌肉或肌腱，请患者指出感觉。对瘫痪的患者压觉检查常从有障碍的部位开始直到正常的部位。

（二）深感觉检查

1. 运动觉检查 嘱患者闭目。检查者轻轻握住患者手指或足趾的两侧，上下移动5°左右。让患者辨别移动的方向，如感觉不明确可加大运动幅度或测试较大关节，以了解其减退的程度。

2. 位置觉检查 嘱患者闭目。将其肢体放在一定位置，让患者说出所放位置，或嘱患者用其正常肢体放在与病侧肢体相同的位置上，正常人能正确说出或做出正确位置。共济运动的指鼻试验、跟膝胫试验、站立、行走步态等，如在闭眼后进行，亦为测定位置觉的方法。

3. 震动觉检查 嘱患者闭眼。检查者将每秒震动 256 次的音叉放置在患者身体的骨骼突出部位，如手指、尺骨茎突、鹰嘴、桡骨小头、内外踝、髂嵴、棘突、锁骨等，询问患者有无持续时间。也可利用音叉的开和关，来测试患者感觉到震动与否。检查时应注意身体上、下、左、右的对比。振动觉可随年老而进行性丧失，较年老者可完全丧失。震动觉和运动觉、位置觉的障碍可不一致。

（三）复合感觉（皮质感觉）检查

1. 皮肤定位觉检查 检查时嘱患者闭目，一般采用棉花签、手指等轻触患者皮肤后，让患者用手指指出刺激的部位。正常误差手部＜ 3.5mm，躯干部＜ 1cm。

2. 两点辨别觉检查 区别一点还是两点刺激的感觉称为两点辨别觉。嘱患者闭目，检查时用两脚规、叩诊锤的两尖端或针尖同时轻触皮肤，距离由大到小，测定能区别两点的最小距离。两点须同时刺激，用力相等。正常人以舌尖的距离最小，为 1mm，指尖为 3～5mm，指背为 4～6mm，手掌为 8～15mm，手背为 20～30mm，前胸40mm，背部为 40～50mm，上臂及大腿部的距离最大约 75mm。

3. 实体觉检查 用手抚摸物体后确定该物体名称的能力称为实体觉。检查时嘱患者闭目，将一熟悉的物件（如笔、钥匙、火柴盒、硬币等）放于患者手中，嘱其抚摸后说出该物的属性与名称。先试患侧，再试健侧。

4.图形觉检查 图形觉是指辨认写于皮肤上的字或图形的能力，检查时嘱患者闭目，用手指或其他东西（如笔杆）在患者皮肤上画一几何图形（圆形、三角形或正方形）或数字（1～9），患者说出所写的图形或数字。

5.其他大脑皮质感觉 通常大脑皮质感觉检查还包括重量识别觉（识别重量的能力）及对某些质地（如软和硬，光滑和粗糙）的感觉。

（四）感觉检查和评定的注意事项

1.检查感觉功能时，患者必须意识清醒，如患者意识欠佳又必须检查时，则只粗略地观察患者对刺激引起的反应，以估计患者感觉功能的状态，如呻吟、面部出现痛苦表情或回缩受刺激的肢体。

2.检查前要向患者说明目的和检查方法以充分取得患者合作。

3.检查时注意两侧对称部位进行比较。先检查正常的一侧，使患者知道什么是"正常"，然后请患者闭上眼，或用东西遮上，再检查患侧。

4.先检查浅感觉，然后检查深感觉和皮质感觉，一旦浅感觉受到影响，那么深感觉和皮质感觉也会受到影响。

5.根据感觉神经和它们所支配和分布的皮区去检查。

6.先检查整个部位，如果一旦找到感觉障碍的部位，就要仔细找出那个部位的范围。

7.如有感觉障碍，应注意感觉障碍的类型。

四、现代康复治疗

（一）药物治疗

目前西药治疗脑卒中感觉障碍主要针对疼痛与麻木症状。

1.疼痛

（1）镇痛药 目前较常用的镇痛药物有非阿片类药、阿片类药、抗癫痫药和抗抑郁药。非阿片类药物是目前治疗疼痛最常用的药物，多用于减轻多种轻中度急慢性疼痛；严重疼痛者可选用阿片类药物，但有明显戒断综合征，易成瘾，在临床上需严格规范选用；抗癫痫药物与抗抑郁药物主要用于神经性疼痛；

1）非阿片类药 包括阿司匹林、对乙酰氨基酚、布洛芬、吲哚美辛等。

2）阿片类药 包括吗啡、可待因等。

3）抗癫痫药　包括加巴喷丁、普瑞巴林、卡马西平、拉莫三嗪等。

4）抗抑郁药　包括阿米替林、去甲替林、文拉法辛等。

（2）其他　肉毒素注射治疗，近年来肉毒素注射治疗疼痛在临床逐渐使用，主要引起肌肉迟缓性麻痹达到改善疼痛作用，其疗效有效期有待进一步研究；神经阻滞药物治疗，可选用麻醉药物，可适当加入神经营养药物、阿片类药物等，通过阻断神经传导以达到止痛作用。

2. 麻木

脑卒中后出现肢体麻木，可选用改善脑代谢、营养神经药物如胞二磷胆碱、神经节苷脂、脑蛋白水解物、甲钴胺、B族维生素等。麻木明显者可适当选用抗癫痫药物如加巴喷丁、普瑞巴林、卡马西平、拉莫三嗪等。

（二）康复训练

人们对躯体感觉在进行日常活动中的重要性的认识促进了感觉损伤技术的发展。感觉再教育技术、脱敏疗法以及代偿疗法是感觉障碍康复的主要方法。

1. 感觉再教育

感觉再教育适用于能够感觉到针刺、温度变化及压力，但触觉定位、两点分辨以及触觉识别功能受损的患者。感觉再教育技术强调感觉康复要与神经再生的时间相配合。在神经纤维与感受器相连之前就开始训练，会导致失败。在脑卒中偏瘫的康复治疗过程中，常常将感觉功能与运动功能的再教育结合在一起进行。由于异常肌张力干扰，因此在进行训练之前，应首先使肌张力正常并抑制异常的运动模式。偏瘫患者的感觉再训练需要成百上千次的重复，因此感觉再训练的内容应当包括在每一个运动治疗单元中。在训练上肢负重的过程中，采用不同质地的支撑面既可以易化运动又可以促进感觉功能的恢复。触觉障碍存在时应在每一次治疗前首先运用强触觉刺激如叩打、摩擦及用刷子刷皮肤表面，注意避免痉挛。

用于增加感觉输入的作业活动有：①在皮肤上涂擦护肤液；②用粗糙的毛巾摩擦皮肤表面；③揉面或揉捏不同硬度的橡皮泥；④用手洗小件衣服；⑤制陶；⑥编制或刺绣；⑦电刺激。

2. 感觉脱敏疗法

脱敏疗法用于感觉过敏者，通常指疼痛过敏。以提高疼痛阈值为基础，通过连续不断地增加刺激使患者对疼痛的耐受不断加大，从而使患者去除各种不愉快的感觉，逐渐适应和接受这个刺激强度。进行脱敏治疗时，首先要保护过敏的皮肤部位。

（1）可使用轻型夹板、羊毛制成的套子或弹性垫。随着治疗的获效，逐渐取消保护性用具。对于过敏皮肤的刺激可以依据五个层次或阶段进行。①第一阶段，用音叉、石蜡、按摩等方法较轻柔地振动；②第二阶段，利用小的按摩器摩擦按摩以及用铅笔末端的橡皮头持续按压产生中等强度的振动；③第三阶段，用电振动器产生较强的振动并分辨各种质地的材料（如棉球、羊毛、小豆、毛刷等）；④第四阶段，继续使用电振动器，患者开始辨认物品；⑤第五阶段；工作以及 ADL 训练。在工作模拟和 ADL 训练时一定要有疼痛部位参与活动。活动的类型可根据患者的兴趣和职业进行选择。

（2）其他方法还有叩击、浸入疗法（冰水）、经皮电刺激或超声波等。鼓励患者使用过敏部位参与活动。

3. 代偿疗法

没有保护性感觉反馈存在时进行各种活动，很容易发生烫伤、冻伤、切割伤或压伤等继发性损害。因此，当患者的针刺觉、触觉、压觉及温度觉完全消失或严重受损时，应考虑教给患者如何代偿保护性感觉丧失的各种方法。代偿疗法的目标就是避免损伤。

（1）持续在不敏感的肢体上加压可引起组织缺血坏死。如长期卧床和久坐轮椅都会引起压疮，所以在床上和轮椅上应选择放置减压物品如气垫、水垫、海绵垫等，定时翻身或变换体位。对于感觉缺失的皮肤和发红的皮肤要特别注意，找到原因解除压迫直至皮肤颜色恢复正常。

（2）局部巨大压力作用于局部皮肤的强作用力，如机械暴力，可引起切割伤和挤压伤。损伤常出现在突发意外事故时暴力作用很小的皮肤面积。夹板的固定带过窄或过紧都可对皮肤产生较大的压力，因此在夹板的设计、制作以及使用过程中，要避免局部压力过大，防止引起损伤。还要避免接触锐利的物体。

（3）过冷或过热会造成皮肤的冻伤和烫伤。患者必须对生活中的冷热源十分清楚，并且知道如何保护自己，远离这些危险因素。如端锅时戴手套；所用厨具的手柄应是木制或塑料制成；天气寒冷时，外出戴手套；洗澡之前需要正常的部位检查水温。

（4）重复性机械压力可引起皮肤的破损。如行走过多时，感觉缺失患者因不能感受疼痛而改变运动模式，使得压力继续作用于同一部位。随着无数次压力的重复，皮肤可出现炎症。如果压力得不到解除将引起坏死。因此为了防止损伤出现，要尽量减少局部压力和压力重复的次数。减少皮肤压力可使用柔软的鞋垫、减轻体重、戴手套等。为了减少压力的重复次数，应缩短行走距离，注意休息，工作中不使用较重的工具。

（5）感染组织受压可引起感染的扩散，被感染组织不能充分的休息会影响愈合。因此必须让感染部位得到充分的休息，必要时可以使用夹板或其他制动方法让感染部位得到休息。

（三）物理因子

1. 经皮电刺激疗法（TENS） 常规 TENS 适用于急慢性疼痛、短期止痛；针刺样 TENS 适用于急慢性疼痛、周围循环障碍、长期止痛；短暂强刺激 TENS 适用于小手术、止痛性操作过程中加强镇痛效果。

2. 中频电疗法 包括干扰电疗法、等幅中频电疗法、强制中频电疗法、低中频电疗法。中频电疗法对感觉神经有抑制作用，可使皮肤痛阈提高；另外中频电疗还可以改善血液循环、缓解肌肉痉挛，对疼痛的缓解有一定的间接作用。

3. 超短波疗法 超短波可抑制感觉神经的传导，可以使血管壁通透性增强，改善局部血液循环，起到促进代谢产物的排泄和消除的作用。

4. 超声波疗法 超声间动电疗法指同时超声与间动电作用于人体，通过超声的机械振动对组织产生的细微按摩、温热作用与间动电的扩张血管、改善血液循环叠加而成，效果更好。

5. 红外线疗法 红外线疗法是通过红外线照射，改善局部血液循环、缓解肌肉痉挛、降低感觉神经的兴奋性。

6. 激光疗法 低强度激光可对组织产生刺激、激活、光化作用，改善局部组织血液循环，加速代谢产物。

7. 石蜡疗法 蜡疗主要通过温热作用使局部毛细血管扩张、血流加快，改善局部血液循环及淋巴循环。

五、中医康复治疗

（一）中医辨证论治

感觉功能障碍为中风病并发的功能障碍，在运用中医辨证论治原则基础上，按中风病风火上扰证、痰瘀阻络证、阴虚风动证、气虚血瘀证和阴阳两虚证五型进行辨证论治，详见"附篇　一、中风病的中医辨证论治"，然后再根据感觉障碍的临床症状，进行辨证加减。疼痛较剧者，加延胡索、姜黄、络石藤以通络止痛；麻木较甚者，加白附子、蜈蚣、全蝎、僵蚕以祛风通络。

（二）中成药

1. 静脉给药

（1）醒脑静注射液 10～20mL 加入 5% 葡萄糖 250～500mL 静脉滴注，每日 1～2 次。适用于风火上扰证。

（2）血塞通注射剂 200～400mg 加入 25%～50% 葡萄糖 40～60mL 静脉注射或加入 5%～10% 葡萄糖 250～500mL 静脉滴注，每日 1 次。适用于痰瘀阻络、气虚血瘀证。

（3）盐酸川芎嗪注射液 80～120mg 加入 5%～10% 葡萄糖 250～500mL 中静脉滴注，每日 1 次。适用于气虚血瘀证、痰瘀阻络证。

（4）生脉注射液 5～20mL 加入 50% 葡萄糖 40mL 静脉注射，或 20～100mL 加入 5%～10% 葡萄糖 500mL 静脉滴注，每日 1～2 次。适用于气虚血瘀、阴阳两虚证。

以上静脉用药，糖尿病患者可以 0.9% 生理盐水代替葡萄糖。

2. 口服制剂

（1）脉血康胶囊 2 粒，每日 3～4 次口服。用于气虚血瘀证、痰瘀阻络证。

（2）灯盏生脉胶囊 每次 2 粒，每天 3 次。用于气虚血瘀、阴阳两虚证。

（3）华佗再造丸 每次 8g，每天 2 次。用于痰瘀阻络证。

（4）银丹心脑通软胶囊 每次 2～3 粒，每天 3 次。用于气虚血瘀证。

（5）龟鹿二仙丹 每次 1～2 丸，每天 3 次。用于气虚血瘀、阴阳两虚证。

（三）针灸

1. 体针

取穴按照循经取穴、辨证取穴和对症取穴的原则取穴。具体方法见"附篇二、全经针刺法"。

2. 头皮针

（1）取穴 顶颞前斜线、顶颞后斜线、顶旁 1 线、顶旁 2 线。

（2）操作方法 采用长时间留针间断行针法，可留针 3～4 小时。一般选用 28～30 号毫针，常用 1～1.5 寸，常规消毒后，常规进针法刺至帽状腱膜下，针后捻转，200 次／分钟，每根针捻转 1 分钟，留针期间进行肢体的功能训练，开始每隔 30 分钟捻转 1 次，重复 2 次，然后每隔 2 小时捻转 1 次，直至出针。

3. 电针

在体针、头皮针的基础上，选择 3～6 对穴位。波形为疏波，频率 1～2Hz，输出强度以肌肉规律性收缩为度。电针时间约 30 分钟。

4. 拔罐疗法

可在面部、躯干、肢体感觉障碍区域或穴位行闪罐治疗，以皮肤潮红为度，隔日 1 次，每次 5～10 分钟；可采用走罐疗法，在躯干、肢体障碍区域肌肉肥厚处，行走罐治疗，每周 1 次，每次 5～10 分钟。

5. 梅花针

选取肢体感觉障碍区域及穴位，从上肢到下肢，由近心端向远心端，先三阳经后三阴经的次序，频率为每分钟 80～120 次，由轻至重均匀叩刺，以局部皮肤充血潮红轻微出血为度，隔日 1 次，每次 5～10 分钟。

（四）推拿

采用循经推拿、辨证推拿和对症推拿相结合的方法：

1. 循经推拿

详见"附篇　四、整体经络推拿法"。

2. 辨证推拿

可参考本篇"第五章　运动功能障碍"的"辨证推拿"部分。

3. 对症推拿

（1）头面部感觉障碍　拿五经，扫散患侧少阳经，点按角孙、率谷、四神聪、睛明、下关、迎香、地仓、水沟、翳风等穴；在患侧面部施以扫散法。

（2）躯干部感觉障碍　一指禅推颈肩部，拿肩井，以透热为度；推夹脊穴，虚掌拍击背部，点按风池、大椎、夹脊、天宗等穴；分推前胸部，沿任脉天突穴至鸠尾穴，分别向两侧分推至胁肋部，以透热为度；摩腹，一指禅推中脘、天枢、大横、气海、关元等穴。

（3）肢体感觉障碍　搓患侧肢体，拍打患部及其周围，自上而下搽患侧肢体，点按极泉、曲池、小海、曲泽、郄门、间使、环跳、承扶、委中、承山、风市、足三里、阳陵泉、丘墟、太冲等穴。

（五）其他

中药外用可选用中药熏蒸、中药浸泡沐足、中药封包等方法。临床上多选用活血通络中药，如川乌、草乌、川芎、红花、桂枝、伸筋草、透骨草、地龙、牛膝、三棱、莪术等，方用活血通络汤、桃红四物汤等，达到舒筋活血通络之效。

六、康复护理

1.保持床单位整洁、干燥、无渣屑，协助患者定时翻身拍背，防止感觉障碍的身体部位受压或机械性刺激。

2.注意肢体保暖，但慎用热水袋，防止烫伤；在洗发、擦身、沐浴时，注意水温的调节；对感觉过敏的患者尽量避免不必要的高温或过冷刺激。注意让患侧肢体远离锐器，防止外伤。

3.为患者提供安全的活动环境，尽量清除周围障碍物，活动过程中要注意保护；衣服宜柔软、宽松，床褥宜轻软、平整。

4.指导患者进行肢体被动运动，教会患者用健肢对患肢擦浴、按摩，处理日常生活。

七、营养治疗

可参考本篇"第五章 运动功能障碍"的"营养治疗"部分。

第七章　认知障碍

认知是机体认识和获取知识的智能加工过程，涉及学习、记忆、语言、思维、精神、情感等一系列随意、心理和社会行为。认知障碍指与上述学习记忆以及思维判断有关的大脑高级智能加工过程出现异常，从而引起严重学习、记忆障碍，同时伴有失语或失用或失认或失行等改变的病理过程。认知功能障碍在中医学中没有相应的病名，因其临床表现，可见于"善忘""健忘""多忘"等证，属于神志病的范畴。

一、临床表现

脑卒中后认知障碍的临床表现形式多种多样，这些表现可单独存在，但多相伴出现。

（一）学习、记忆障碍

学习、记忆是一种复杂的动态过程。记忆是处理、贮存和回忆讯息的能力，与学习和知觉相关。记忆过程包括感觉输入→感觉记忆→短时记忆→长时记忆→贮存讯息的回忆等过程。短时记忆涉及特定蛋白质的磷酸化和去磷酸化平衡，而长时记忆除特定蛋白质的磷酸化改变外，还涉及新蛋白质的合成。在大脑皮层不同部位受损伤时，可引起不同类型的记忆障碍，如颞叶海马区受损主要引起空间记忆障碍，蓝斑、杏仁核区受损主要引起情感记忆障碍等。

（二）失语

失语是由于脑损害所致的语言交流能力障碍。患者在意识清晰、无精神障碍及严重智能障碍的前提下，无视觉及听觉缺损，亦无口、咽、喉等发音器官肌肉瘫痪及共济运动障碍，却听不懂别人及自己的讲话，说不出要表达的意思，不理解亦写不出病前会读、会写的字句等。传统观念认为，失语只能是由大脑皮层语言区损害引起。CT问世后证实，位于优势侧皮层下结构（如丘脑及基底节）病变也可引起失语。

（三）失认

失认是指脑损害时患者并无视觉、听觉、触觉、智能及意识障碍的情况下，不能通过某一种感觉辨认以往熟悉的物体，但能通过其他感觉通道进行认识。例如，患者看到手表而不知为何物，通过触摸手表的外形或听表走动的声音，便可知其为手表。

（四）失用

要完成一个复杂的随意运动，不仅需要上、下运动神经元和锥体外系及小脑系统的整合，还须有运动的意念，这是联络区皮层的功能。失用是指脑部疾患时患者并无任何运动麻痹、共济失调、肌张力障碍和感觉障碍，也无意识及智能障碍的情况下，不能在全身动作的配合下，正确地使用一部分肢体功能去完成那些本来已经形成习惯的动作，如不能按要求做伸舌、吞咽、洗脸、刷牙、划火柴和开锁等简单动作，但患者在不经意的情况下却能自发地做这些动作。一般认为，左侧缘上回是运用功能的皮层代表区，由该处发出的纤维至同侧中央前回，再经胼胝体到达右侧中央前回。因此左侧顶叶缘上回病变可产生双侧失用症，从左侧缘上回至同侧中央前回间的病变可引起右侧肢体失用，胼胝体前部或右侧皮层下白质受损时引起左侧肢体失用。

（五）其他精神、神经活动的改变

患者常常表现出语多唠叨、情绪多变、焦虑、抑郁、激越、欣快等精神、神经活动方面的异常改变。

（六）痴呆

痴呆是认知障碍的最严重的表现形式，是慢性脑功能不全产生的获得性和持续性智能障碍综合征。智能损害包括不同程度的记忆、语言、视空间功能障碍、人格异常及其他认知（概括、计算、判断、综合和解决问题）能力的降低，患者常常伴有行为和情感的异常，这些功能障碍导致患者日常生活、社会交往和工作能力的明显减退。

二、发病机理

大脑皮质的功能极为复杂，通过密集的细胞突触联系，对各种信息进行分析、综合，随时作出相应的反应。一旦脑组织受损，特别是双侧皮质受损，势必影响这种精细的高级神经功能，出现各种智能障碍。大脑皮质与皮质下、各区均有特异的神经功能。与精神活动有紧密联系的如额叶、颞叶、丘脑等，常与智能密切有关。发生脑卒中后，海马、内侧颞叶涉及记忆储存，损伤可导致严重记忆障碍；若破坏前额叶皮质与纹状体回路以及海马、纹状体间的联系也易产生痴呆。胆碱能传导通路受损可引起胆碱能递质功能缺陷，导致学习记忆功能障碍。

三、康复评定

（一）认知障碍

认知功能评定的前提条件是患者的意识处于清醒状态，目前普遍采用格拉斯哥昏迷量表（Glasgow coma scale，GCS），判断意识障碍的程度，如患者意识清楚，再用简易精神状态检查表（mini-mental state examination，MMSE）和认知能力检查量表（cognime capacity screening examination，CCSE）或认知能力筛查量表（cognitive abilities screening instrument，CASI），判断患者是否存在认知障碍。

1. 意识状态评定

（1）意识状态的初步判断　根据意识障碍的轻重程度分三种，无论患者处于任何程度的意识障碍，均不适合进行认知功能的评定。

1）嗜睡（somnolence）　睡眠状态过度延长，当呼唤或推动患者肢体时即可唤醒，醒后能进行正确的交谈或执行指令，停止刺激后患者又入睡。

2）昏睡（stupor）　一般的外界刺激不能使其觉醒，给予较强烈的刺激时可有短时间的意识清醒，醒后可简短回答提问，刺激减弱后又进入睡眠状态。

3）昏迷（coma）　分浅昏迷和深昏迷两种，患者对强烈刺激有痛苦表情及躲避反应，无自发言语和有目的的活动，反射和生命体征均存在为浅昏迷；对外界任何刺激均无反应，深、浅反射消失，生命体征发生明显变化，呼吸不规则为深昏迷。

（2）格拉斯哥昏迷量表（GCS）　GCS总分为15分，最低分3分。8分以下为重度损伤，预后差；9～11分中度损伤；≥12分为轻度损伤。≤8分提示有昏迷，≥9分提示无昏迷，数值越低，预示病情越重。患者GCS总分达到15分才有可能配合检查者进行认知功能评定，见表7-1。

表7-1　格拉斯哥昏迷量表（GCS）

项目	患者反应	评分
睁眼反应	自动睁眼	4
	听到言语命令时患者睁眼	3
	刺痛时睁眼	2
	刺痛时不睁眼	1

续表

项目	患者反应	评分
运动反应	能执行简单口令	6
	刺痛时能指出部位	5
	刺痛时肢体能正常回缩	4
	刺痛时患者身体出现异常屈曲（去皮质状态）	3
	（上肢屈曲、内收内旋、下肢伸直、内收内旋、踝跖屈）	
	捏痛时患者身体出现异常伸直（去大脑强直）	2
	（上肢伸直、内收内旋、腕指屈曲、下肢伸直、内收内旋、踝跖屈）	
	刺痛时患者毫无反应	1
言语反应	能正确回答问话	5
	言语错乱，定向障碍	4
	说话能被理解，但无意义	3
	能发声，但不能被理解	2
	不发声	1

2. 认知功能障碍的筛查

（1）简明精神状态检查（MMSE） 该项检查总分30分，评定时间为5～10分钟。根据患者的文化程度划分认知障碍的标准。一般文盲 ≤ 17分，小学文化 ≤ 20分，中学文化 ≤ 24分，在标准分数线下考虑存在认知功能障碍，需要进一步检查：表中1～5题测试时间定向力，6～10题测试地点定向力，11～14题测试复述能力，15～16题测试辨认能力，17～21题测试计算能力，22～24题测试记忆能力，25～28题测试理解能力，29题测试表达能力，30题测试结构模仿能力，如答错可进行单项检测，见表7-2。

表 7-2　简易精神状态检查表（MMSE）

序号	检查内容	得分
1	今年的年份	1
2	现在的季节	1
3	今天是几号	1
4	今天是星期几	1
5	现在是几月份	1
6	你现在在哪个城市	1
7	你现在在哪个区	1
8	你现在在什么地方（街道）	1
9	你现在在什么地方（哪个医院）	1

续表

序号	检查内容	得分
10	你现在在几层楼	1
11	复述：皮球	1
12	复述：大象	1
13	复述：树木	1
14	复述：四十四只石狮子	1
15	辨认：铅笔	1
16	辨认：手表	1
17	计算：100-7	1
18	计算：93-7	1
19	计算：86-7	1
20	计算：79-7	1
21	计算：72-7	1
22	回忆：皮球	1
23	回忆：大象	1
24	回忆：树木	1
25	理解能力测试：请你用右手拿这张纸	1
26	理解能力测试：用双手将纸对折起来	1
27	理解能力测试：将对折的纸放在左腿上	1
28	完成指令的能力：请念"闭上你的眼睛"，然后照句子的意思去做	1
29	请写出一个完整的句子，如"生活是美好的"	1
30	看图作画：要求两个相交的多边形，一个是四边形，一个是五边形（图 7-1）	1
总分		30

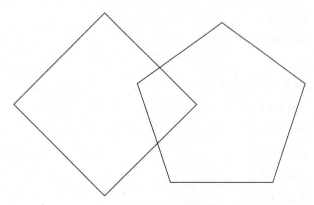

图 7-1 MMSE 看图作画

（2）认知功能筛查表（CASI） CASI 与 MMSE 量表类似，检查内容包括定向、注意、心算、瞬时记忆、短时记忆、结构模仿、语言（命名、理解、书写）、概念判断等，检查时间 15 ~ 20 分钟，总分 30 分，小于或等于 20 分为异常。如表 7-3。

表 7-3 认知功能筛查表（CASI）

序号	检查内容	得分
1	今天是星期几	1
2	现在是哪个月	1
3	今天是几号	1
4	今天是哪一年	1
5	这是什么地方	1
6	请说出 872 这三个数字	1
7	请倒过来说刚才这三个数字	1
8	请说出 6371 这四个数字	1
9	请听清 694 三个数字，然后数 1 ~ 10，再重复说出 694	1
10	请听清 8143 四个数字，然后数 1 ~ 10，再重复说出 8143	1
11	从星期日倒数至星期一	1
12	9 加 3 等于几	1
13	再加 6 等于几（在 9 加 3 的基础上）	1
14	18 减 5 等于几？请记住这几个词，等一会儿我会问你。"帽子、汽车、树、26"	1
15	快的反义词是慢，上的反义词是什么	1
16	大和硬的反义词是什么	1
17	橘子和香蕉是水果类，红和蓝属于哪一类	1
18	你前面有几张纸币，你看是多少钱	1
19	我刚才让你记住的第一个词是什么	1
20	第二个词	1
21	第三个词	1
22	第四个词	1
23	100 减 7 等于几	1
24	再减 7 等于几	1
25	再减 7 等于几	1
26	再减 7 等于几	1
27	再减 7 等于几	1
28	再减 7 等于几	1

续表

序号	检查内容	得分
29	再减 7 等于几	1
30	再减 7 等于几	1
总分		30

3. 注意力障碍的评定

大脑只有在觉醒状态下才能接受和处理信息，因此要从多方面评定注意的功能，如不能完成以下的测试为存在注意力障碍。

（1）反应时间评定 指刺激作用于机体到机体做出明显反应所需的时间。一般采用视觉或听觉中的一项进行测试，并告知被测试者要接受的刺激及刺激后做出相应的反应，记录从刺激到反应的时间。如检查者在被测试者身后呼其姓名，当听到名字后转过头，记录从呼名到转头的时间。

（2）注意广度的评定 数字距是检查注意广度的常用方法。方法是检查者说出一串数字，让被检者正向和逆向复述，能正确复述出的数字串最高位数为该被检者的复述数字距。测验从 2 位数开始，检查者以 1 位数 / 秒的速度说出一组数字，每一水平最多允许 2 次检测（2 次数字不同），通过一次即可晋级下一水平测试，两次测试均没通过，即结束测试。如 3-7，患者复述 3-7，正确后，晋级 3 位数，7-4-9，患者复述7-4-9。正常人正数数字距为 7±2，倒数数字距为 6±2，数字距为 3 时，提示患者为临界状态，数字距为 2 时，可确诊为异常。数字距缩小是注意力障碍的一个特征，数字距往往与患者的年龄和文化水平有关。如表 7-4。

表 7-4 注意广度检查表

正向复述	数字距	逆向复述	数字距
4-9	2	6-2	2
4-1	2	1-9	2
4-8-1	3	2-8-3	3
6-3-2	3	4-1-5	3
6-4-3-9	4	3-2-7-9	4
7-2-8-6	4	4-9-6-8	4
4-2-7-3-1	5	1-5-2-8-6	5
7-5-8-3-6	5	6-1-8-4-3	5
6-1-9-4-7-3	6	5-3-9-4-1-8	6

续表

正向复述	数字距	逆向复述	数字距
3-9-2-4-8-7	6	7-2-4-8-5-6	6
5-9-1-7-4-2-3	7	8-1-2-9-3-6-5	7
4-1-7-9-3-8-6	7	4-7-3-9-1-2-8	7
5-8-1-9-2-6-4-7	8	3-5-8-1-2-9-4-6	8
3-8-2-9-5-1-7-4	8	8-1-4-9-2-3-6-5	8
2-6-1-9-7-3-5-4-8	9		
7-2-8-3-5-1-6-9-4	9		
得分		得分	

（3）注意持久性的评定

1）划消实验 给被检者出示一段文字（也可以是数字或字母），让其划去相同的字（或数字、字母），计算正确的划消数、错误的划消数和划消时间。

2）连续减7（或其他数），或倒背时间 让被检者连续计算100减去7、递减5次或倒数一年的十二个月，或倒数一周的每一天。

（4）注意选择性的评定

采用视觉反应时测定或听觉反应时测定。要求患者在面前出现彩色物品时举起右手，计算从出现到反应的时间。

（5）注意转移的评定

按规则做题：

第一题，写2个数，上下排列，相加后将和的个位数写在右上角，再将上面的数移到右下方，如此继续下去……

……3 8 1 9 0 9 9……

……5 3 8 1 9 0 9……

第二题，开始的上下2位数与第一题相同，只是将和的个位数写在右下方，把下面的数移到上方，如此继续下去……

……3 5 8 3 1 4 5……

……5 8 3 1 4 5 8……

测试者要求每隔半分钟发出"变"的口令，计算转换总数和转换错误数并进行比较，记录完成测试的时间。

（6）注意分配的评定

让被检者同时做两件事，如一边写字一边唱歌，有注意分配障碍者，他会停下一件事，不能同时完成两件事。

4. 记忆障碍的评定

（1）瞬时记忆的评定

1）数字广度测试　见数字距测试方法，一次重复的数字长度（正数字距）为 7±2 为正常，低于 5 为瞬时记忆缺陷。

2）词语复述测试　检查者说出 4 个不相关的词，如排球、菊花、桌子、汽车等，速度为 1 个词 / 秒，要求被检者立即复述。正常时能复述 3 ～ 4 个词，复述 5 遍仍未正确者，为存在瞬时记忆障碍。

3）视觉图形记忆测试　出示 4 个图形卡片（简单图形），令被检者注视 2 秒后，将卡片收起或遮盖，要求被检者根据记忆临摹画出图形，如绘出图形不完整或位置错误为异常。

（2）短时记忆的评定

检测内容同瞬时记忆法，但时间要求是注视 30 秒后，要求被检者回忆瞬时记忆检测的内容。

（3）长时记忆的评定

长时记忆的评定分别从情节记忆、语义记忆和程序性记忆等不同侧面进行。

1）情节记忆测试　要求被检者回忆其亲身经历的事件或重大公众事件，包括事件的时间、地点、内容。情节记忆测试包括顺行性情节记忆和逆行性情节记忆。

①顺行性记忆测试　是对识记新信息能力的检测，分言语和非言、语检查，如表 7-5。

表 7-5　顺行性记忆测试

测试内容	
言语测验	1. 回忆复杂的言语信息　给被检者读一段故事，故事包括 15 ～ 30 个内容，要求被检者复述故事的情节
	2. 词汇表学习　准备 2 张分别列有 15 个词的表，检查者以 1 个词 / 秒的速度高声读第一张卡，要求被检者复述，重复 5 遍后，检查者再念第二张卡，要求被检者复述 1 遍第二张卡的内容后，立即复述第一张卡的内容
	3. 词汇再认测验　由 20 ～ 50 个测验词和 20 ～ 50 个干扰词组成，并制成卡片，每个卡片只有 1 个词，每个词呈现 3 秒，然后将干扰词与测验词放在一起，让受检者挑出刚才出现过的词
非言语测验	1. 视觉再现　用 Rey-Osterrieth 复杂图形记忆测验（ROCF）（图 7-2），首先让受试者临摹图形，10 ～ 30 分钟后，再根据记忆将图案重新画出来
	2. 新面容再认测验　由 20 ～ 50 个测验照片和 20 ～ 50 个干扰照片组成，每个照片呈现 3 秒，然后将干扰照片与测验照片放在一起，让被检者挑出刚才出现过的照片

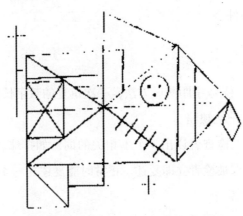

图 7-2　Rey-Osterrieth 复杂图形记忆测验

②逆行性记忆测试　是对以往信息记忆的测试，包括个人经历记忆、社会事件记忆和著名人物记忆等，可采用问卷式提问。个人经历记忆主要是对被检者成长的不同时期直至发病前的个人经历过的事件进行提问，其准确性需要被检者的亲属或知情者证实；社会事件记忆是根据受检者的年龄和文化水平，对重大社会事件发生的时间、地点及事件的主要内容提问；著名人物记忆是请被检者通过照片辨认著名人物，包括姓名、身份及相关的历史年代。

2）语义记忆测试　是指有关常识、概念及语言信息的记忆，包括常识测验、词汇测验、分类测验、物品命名及指物测验等，如提问患者"一年有几个月"，"肮脏是什么意思"，或让被检者对物品进行分类、指认物品等。

3）程序性记忆测试　程序性记忆，即在潜意识水平学习有关行为技能、认知技能及运算法则的能力。程序性记忆有时难以用语言描述，如骑自行车、打羽毛球等。存在程序性记忆障碍的患者，可以从基础学习这些技能，但患者往往凭借以往的记忆进行操作，因此，很难做到自动地、毫不费力地完成任务。此项测试只要求被检者完成指定操作，如开启罐头、订书、按照给出的图画填充颜色等。

（4）标准化的成套记忆测验

1）韦氏记忆测验　采用韦氏记忆量表（Wechsler memory scale，WMS）测试（表7-6），测试内容包括经历、定向、数字顺序、再认、图片回忆、视觉提取、联想学习、触觉记忆、逻辑记忆和背诵数目，共 10 项。此表适用于 7 岁以上的儿童及成年人。

表 7-6　韦氏记忆量表测试项目、内容和评定方法

测试项目	内容	评分方法
A 经历	5 个与个人经历有关的问题	每回答正确一题记 1 分，最高 5 分
B 定向	5 个有关时间和空间定向的问题	同上

续表

测试项目	内容	评分方法
C 数字顺序关系 i 顺数 1 到 100 ii 倒数 100 到 1 iii 累加从 1 起每次加 3 至 49 为止	限时记错、记漏或退数次数，扣分 同 i 同 i	分别按记分公式算出原始分 同 i 同 i
D 再认	每套识记卡片有 8 项内容，呈现给受试者 30 秒后，让受试者再认	根据受试者再认内容与呈现内容的相关性分别记 2、1、0 分或 –1 分，最高分 16 分
E 图片记忆	每套图片中有 20 项内容，呈现 1 分 30 秒后，要求受试者说出呈现内容	正确回忆记 1 分、错误扣 1 分高得分为 20
F 视觉提取	每套图片中有 3 张，每张上有 1～2 个图形，呈现 10 秒后让受试者画出来	按所画图形的准确度记分，最高分为 14 分
G 联想学习	每套卡片上各有 10 对词，读给受试者听，然后呈现 2 秒后，停 5 秒，再读每对词的前一词，要求说出后一词	5 秒内正确回答 1 词记 1 分，联想中有困难和容易两种，3 遍测验的容易联想分相加后除以 2，与困难联想分之和即为测验总分，最高分为 21 分
H 触觉记忆	使用一副槽板，上有 9 个图形，让受试者蒙眼用利手、非利手和双手分别将 3 个木块放入相应的槽中。再睁眼，将各木块的图形及其位置默画出来	计时并计算正确回忆和位置的数目，根据公式算出测验原始分
I 逻辑记忆	3 个故事包含 14 个、20 个和 30 个内容。将故事讲给受试者听，同时让其看着卡片上的故事，念完后要求复述	回忆每 1 内容 0.5 分。最高分为 25 分和 17 分
J 背诵数目	要求顺背 3～9 位数、倒背 2～8 位数	以能背诵的最高位数为准，最高分分别为 9 分和 11 分，共计 20 分

注：评分将 10 个分测验的粗分分别根据"粗分等值量表分表"转换为量表分，相加即为全量表分。将全量表分按年龄组查全量表分的等值 MQ 值，可得受试者的记忆商数。

2）临床记忆测验　可选用简易精神状态检查量表和认知功能筛查量表进行测试。

5. 执行能力障碍的评定

执行能力是更高一级的脑功能，是注意力、记忆力和运动技能统和的结果，往往通过对其他能力的综合检查才能反映出来。

（1）启动能力的评定

出 8～9 个（单词或短语）。如大家、大地、大方、大小、大全、大力支持、大权在握、大鸣大放、大大咧咧等。若为失语症患者，可提供设计好的图片让其挑选。

（2）变换能力的评定

①检查者出示 1 个手指时，被检查者出示 2 个手指，检查者出示 2 个手指时，被

检查者出示 1 个手指，共完成 10 遍。

②检查者敲击桌子底面 1 下（避免视觉提示），被检查者出示 1 个手指，检查者敲击 2 下，被检查者不动，共完成 10 遍。

上述两种检查如患者只是模仿检查者的动作，或反复重复某一个动作均为异常。

③交替变化检查　检查者出示一个由方波和三角波交替并连续组成的图形，被检查者照图画出图形。一直重复一个图形而不是交替变化（也称持续状态）者为异常，见图 7-3。

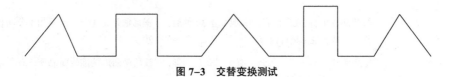

图 7-3　交替变换测试

④交替运动检查　检查者示范动作要求，即一手握拳，另一手同时五指伸开，然后左右手动作颠倒过来，要求被检查者按要求完成。

⑤动作连续性检查　要求被检查者连续做三个不同的动作，如握拳，将手的尺侧缘放在桌子上，手掌朝下平放在桌子上。

⑥ADL 检查（无运动功能障碍者）　要求被检查者实际演示日常生活中常见动作，如洗脸、刷牙、吃饭等，观察其是否存在反复进行片段动作，持续状态和不能完成者为异常。

（3）解决问题能力的评定

主要针对抽象思维概况能力的检查。

1）成语及谚语的解释　选择与被检查者受教育水平和背景相应的成语或谚语，解释其引申含义。如"滴水之恩，当涌泉相报""条条大路通罗马""近朱者赤，近墨者黑""过河拆桥"等。如只是做字面解释为 0 分；能用通俗的话反映较为深刻道理的为 1 分；能正确解释其寓意为 2 分。0 分说明被检查者的抽象概括能力存在障碍。

2）类比测验　分相似性测验和差异性测验两种，前者是要求被检者说出一对事物或物品的相同之处，后者是指出不同之处，见表 7-7。

表 7-7　类比测验表

分类	测试内容	答案
相似性测验	西红柿—白菜	都属于熟菜
	诗歌—小说	都属于文学作品
	手表—皮尺	都是计量工具

续表

分类	测试内容	答案
差异性测验	床—椅子	床可以平卧，椅子只能坐
	狼—狗	外形上狼的耳朵竖立，狗的耳朵下垂
	河—运河	河是自然水道，运河是人工水道

3）推理测验 通过推理寻找规律，并加以验证。

①言语推理：例如李娟比王红高，王红比刘丽高，张菲比李娟高。请问下面哪项回答是正确的？ a.刘丽比李娟高；b.张菲比王红高；c.刘丽比张菲高；d.王红比张菲高。

②非言语推理：可以用数字推理、字母推理和图形推理。

例1.数字推理：在横线上填上正确的数字1，4，7，10，13。

例2.图形推理：威斯康星卡片分类测验（WCST）或Raven推理测验。WCST是一种较为常用的客观的神经心理学检测，广泛应用于检测大脑的执行功能，主要评定受试者的抽象概括、工作记忆、认知转移等方面的能力，适用于各种职业、文化阶层及年龄段的正常或各种身心疾病者。

（4）ADL检查法

要求被检者演示一些日常生活活动动作，如喝水、写字、穿衣等，观察受试者是否存在反复进行片段动作的情况，处于持续状态和不能完成序列动作的均为异常反应。

（5）成套智力评定方法

成套智力评定通常采用修订韦氏成人智力量表（WAIS-RC）（表7-8），适用于16岁以上成人，测试内容包括语言量表和操作量表两部分，共有11个分测验。

表7-8 WAIS-RC成人智力量表

量表组成	测试内容	评分标准	最高分	测试内容
言语量表	1.知识 包括历史、地理、天文、文学、自然等知识	共29题，每题1分	29	知识的广度、学习及接受能力、记忆能力、日常事物认识能力
操作量表	2.领悟 包括社会风俗、价值观、成语等	共14题，每题2分（可分2、1、0）	28	一般知识、判断能力、运用知识解决问题能力、抽象思维能力
	3.算术（心算） 主要测试计时问题	共14题，每题1分，后4题提前完成可加分	18	数学计算的推理能力、注意能力

续表

量表组成	测试内容	评分标准	最高分	测试内容
操作量表	4. 相似性对词 念给受试者听，要求说出每对词的相似性	共 13 题，说出每对词的相似性（每题可记 2、1、0 分）	26	逻辑思维能力、抽象思维能力、概括能力
	5. 数字广度 念给受试者一组数字，要求顺背 3～12 位数，倒背 2～10 位数	共 19 项，顺背 10 个数字串（最高分 12 分），倒背 9 个数字串（最高分 10 分）	22	注意力、记忆力
	6. 词汇 40 个词汇念给受试者听，要求其在词汇表上指出并说明其含义	每题按 2、1、0 得分	80	言语理解能力、抽象思维概括能力、知识范围、文化背景
	7. 数字符号 给 1～9 数字配上符号，要求受试者在 90 个无顺序的数字上填上相应的符号	90 秒内完成，每一正确符号记 1 分，符号倒转记 0.5 分	90	一般学习能力、知觉辨别能力及灵活性
	8. 图画填充 21 张图画都缺失重要部分，要求指出缺失部位	每图限时 20 秒，正确回答一题记 1 分	21	视觉辨别及记忆能力、视觉理解能力
	9. 木块图 要求受试者用 9 块红白两色的立方体木块按照木块测验图卡组合成图案	10 个图案，限时内完成一个记 4 分，提前完成另加分	48	空间关系辨认能力、视觉结构分析和综合能力、视觉运动协调能力
	10. 图片排列 把说明一个故事的一组图片打乱顺序，让受试者摆出正确的顺序	8 组图片，限时内完成一组记 2 分，后面 3 组提前完成另加分	38	分析综合能力、观察能力、计划性
	11. 图形拼凑 把人体、头像等图形的碎片呈现给受试者，要求拼成完整的图形	4 套图形限时内完成按每个图形标准记分，提前完成另加分	44	局部与整体关系处理能力、思维概括能力、知觉

（二）知觉障碍

1. 躯体构图障碍的评定

（1）单侧忽略评定方法

1）Schenkenberg 二等分线段测验法 在一张 26cm×20cm 的白纸上画三组平行线段，每组 6 条，其长度分别为 10cm、12cm、14cm、16cm、18cm、20cm，在最上边及下边各画一条 15cm 长的线段作为示范（图 7-4）。嘱咐患者用笔在每条线段的中点做一标记（每条线段只能画一个标记），其中最上端和最下端各一条线段用来作示范，不统计在内。

图 7-4　Schenkenberg 二等分线段测验

被检者画完后，通过粗略目测即可发现所画"中点"是否均偏向一侧，或漏掉标注线段中点。还可通过较精细的测量和计算来判断所画"中点"普遍偏向哪侧，偏离程度如何。测量和计算方法如下：测量一条线段的全长，算出其中点位置，测量被检者所画"中点"距离线段一侧的距离，较真正中点偏左 Xcm 记为 $-X$cm，偏右 Xcm 记为 $+X$cm。对所有线段进行测量后，计算总和的偏离百分数。计算方法如下所示：

$$偏离百分数 = \frac{各线段标记"中点"与真正中点间的距离之和}{所有线段全长之和} \times 100\%$$

切分点偏移距离超出全长的 10% 或与正常组对照偏移大于 3 个标准差者为异常。

2）Albert 线段划消测验　在一张 26cm×20cm 的白纸上画有 40 条线段，每条线段长 2.5cm，分为 7 个纵列，中间一列为 4 条线段，其他 6 列有 6 条线段（图 7-5）。要求患者划消每一个线段，最后分析遗漏的线段数及偏向。也可以划消字母、数字、相同的汉字或符号等。

3）画图测验　检查者将画好的表盘或房子等大致左右对称的画（图 7-6）出示给患者，让患者临摹，也可以要求受检者在画好的圆圈内填写表盘上的数字和指针，要求指向固定的时间。如果患者只画一半，或明显偏向一侧，提示存在单侧忽略。

4）双侧同时刺激检查　首先给患者进行单侧感觉检查，如视觉、听觉、触觉刺激，然后双侧同时刺激，观察患者的反应。严重的单侧忽略患者，即使只刺激一侧，对来自其忽略侧的刺激也毫无反应，而轻型患者可表现为反应迟钝，或只有刺激双侧时，才忽略一侧。

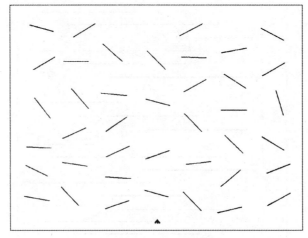

图 7-5 **Albert** 线段划消测验

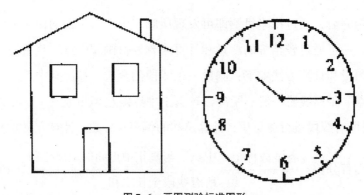

图 7-6 画图测验标准图形

5）功能检查 将实物放在患者视野中线内，让患者按指令去做，如"将牙刷放在刷牙缸中""用毛巾擦擦嘴"等。

（2）左右分辨障碍

1）指令完成能力检查 检查者发出指令，被检者完成。如"伸出你的右手，去摸你的左耳"。Benton 左右定向检查表见表 7-9。

表 7-9 **Benton** 左右定向检查表

序号	检查项目	分值	得分
1	伸出你的左手	1	
2	指出你的右眼	1	
3	触摸你的左耳	1	
4	伸出你的右手	1	

序号	检查项目	分值	得分
5	用你的左手触摸你的左耳	1	
6	用你的左手触摸你的右眼	1	
7	用你的右手触摸你的右膝	1	
8	用你的左手触摸你的左眼	1	
9	用你的左手触摸你的右耳	1	
10	用你的右手触摸你的左膝	1	
11	用你的右手触摸你的右耳	1	
12	用你的右手触摸你的左眼	1	
13	指我的左眼	1	
14	指我的左腿	1	
15	指我的左耳	1	
16	指我的右手	1	
17	用你的右手摸我的左耳	1	
18	用你的左手摸我的左眼	1	
19	把你的左手放在我的右肩上	1	
20	用你的右手摸我的右眼	1	
总分		20	

注：17~20分为正常，＜17分为异常。

2）动作模仿能力检查　检查者做一个动作，要求患者模仿。如检查者将左手放在右侧大腿前面，观察患者是否存在镜像模仿。

（3）躯体失认

1）观察　观察患者如何摆放偏瘫的肢体，是否认识到自己偏瘫肢体的功能丧失。

2）指令完成情况　要求在合理的时间内准确说出身体部位的名称，如"指出你的鼻子"，不要用"左"或"右"这样的字，以区别左右分辨障碍。需要指出的是，躯体失认的患者可以表现为左右分辨障碍，而左右分辨障碍的患者可以辨别身体部位。

3）模仿动作　能够模仿他人的动作，如果为镜像动作，也属于正常。

4）回答问题　在合理的时间内能够回答与身体部位有关的一些问题，如"你的眼睛在鼻子上面吗？"。见表7-10。

表 7-10　常见问题表

序号	问题
1	你的眼睛在鼻子上面吗
2	你的腿在胃下面吗
3	嘴和心脏，哪一个离你的鼻子近
4	头顶上长的是头发还是眼睛
5	你的手指在肘和腕之间吗
6	舌头是在嘴的外边还是里边
7	腰背部是在前面还是后面

5）画人体部位图　准备好纸和笔，让患者画一张人体结构图，包括 10 个部位，头、躯干、双臂、双手、双腿和双脚，每个部位 1 分，共 10 分。10 分为正常，6～9 分为轻度障碍，不足 5 分为重度障碍。

（4）手指失认

1）手指图辨认　向被检者出示一张手指图，嘱被检者手掌向下放在桌子上，检查者触及其某一手指，让被检者在图中指出被触及的手指，睁眼和闭眼情况下分别指 5 次。

2）命名手指　检查者说出手指的名称，要求被检者从自己、检查者及手指图上分别指认，共 10 次。

3）动作模仿　检查者做指关节弯曲和对指动作，要求被检者模仿。

4）绘图　令被检者画一张手指图，观察各手指排列及分布。

2. 视空间关系障碍的评定

（1）图形背景分辨困难的评定

1）图片测试法　向被检者出示三种物品重叠到一起的图片，要求在一分钟之内说出所见物品的名称。

2）功能检测法　在卧室的床上铺上白色床单，要求被检者挑选出床上摆放的白色浴巾或毛巾；或要求被检者从没有分类的柜橱中找出勺子，不能完成者为有图形背景分辨障碍。

（2）空间定位障碍的评定

1）图片测试法　将一张画有正方形的纸放在受试者面前，令其在正方形纸的上方或下方画圆圈；或将几张内容相同的图片放在被检者面前，每一张图片都画有铅笔和铅笔盒，但铅笔的位置不同，要求被检者描述铅笔与铅笔盒的位置。

2）功能检测法　将生活中常用的物品摆放在被检者面前，要求被检者按照指令完成相应的动作，如"将牙刷放在牙缸中""将勺子放在碗里"等，不能完成指令者为存在空间定位障碍。

（3）空间关系障碍的评定

1）点式图连接测试　将一张画有左右相同的点式图纸出示给被检者，左边通过各点的连接形成一个图案，要求被检者按照左侧图的形状，将右侧的点连接成与左侧一样的图案。

2）十字标测试　在示范卡片的不同位置画上十字标，要求被检者按照示范卡的样子，将十字标准确无误地画在另一个卡片上，如果被检者不理解指令，检查者给予示范。

3）ADL测试　让被检者根据检查者的指令进行穿衣、梳洗、转移、进食等日常生活活动，观察其使用物品、摆放物品、处理物品之间位置关系的能力。

4）结构性运用测试　准备好盘子、碗、筷子、汤勺等餐具，令被检者将餐具摆放在餐桌的合适位置上，观察其是否能够合理摆放；也可以准备画笔、纸、绘有表盘的简笔画，令被检者按简笔画进行模仿绘图，观察其绘画中时针与分针的位置关系。

（4）地形定向障碍的评定

1）了解病史　询问被检者家属患者是否日常生活中有迷路的情况。并让被检者描述其非常熟悉的环境的特征，或画出线路图，测试其是否理解和记住两地之间的关系。

2）地图理解测试　给被检者一张其居住城市的地图，令被检者指出其所在的位置，并按地图所指到达指定地点，观察是否能准确到达目的地。不能根据地图确定目的地的线路，也不能描述或画出过去熟悉环境的线路图，为存在地形定向障碍。

（5）形态恒常性识别障碍的评定

1）检查所需要的物品　图片（相似的字或物体）及生活中常用的物品（手表、手链、牙刷、铅笔、吸管、钥匙等）。

2）方法　将图片和物品毫无规律地混放在一起，每一个物品从不同的角度呈现给被检者（物品上下、正反颠倒），让其辨认，不能正确识别相似物品者为存在形态恒常性识别障碍。

（6）距离知觉障碍的评定

1）将一物体抛向空中，让被检者接取（正常时可以接到）。

2）将物品摆放在桌子上，让被检者抓取（正常时可以准确抓取到）。

3）让被检者上下阶梯（正常时无不安全感）。

不能按指令完成上述动作者为存在距离知觉障碍。

3. 失认症的评定

（1）视觉失认的评定

1）物体失认的评定

①视物辨认　将生活中常见的物品实物或照片放在被检查者面前，如电视、牙膏、牙刷、鸡蛋、碗、筷子等，要求被检者说出物品的名称，或检查者说出某种物品的名称，被检者指出相应的物品。

②触物辨认　被检者闭上眼睛，触摸常用的生活物品，并说出它的名字。

③描述实物特征　要求被检者根据实物或照片上物体的特征进行描述，如物体的形状、颜色、用途等。

④模仿画图　出示常用生活物品的简单线条画，要求被检者模仿绘制。被检者不能说出所看物体的名称，或不能指出检查者说出的物品，或通过触觉不能说出该物品的名称，或不能按图画完整画出，均可判定存在物体失认。

2）面容失认　出示被检者本人、亲人、朋友或著名人物的照片，要求被检者说出人物的名字和面部特征；也可以将相同的照片混杂在诸多照片中，要求其挑选出相同的；还可以根据声音、步态和服装等特征辨认，不能完成者判定存在面容失认。

3）色彩失认　将不同颜色的物品或卡片放在被检者面前，检查者说出某种颜色，要求被检者指出来；或出示常见的水果或植物线条画，让被检者用彩笔涂上相应的颜色，如西红柿、香蕉、苹果、橘子等，不能完成者可判定存在色彩失认。

4）同时失认　出示一张整版印有印刷符号的作业纸，如星号，要求被检者查数星号数，观察其是否只注意作业纸中的某一部分；或出示一幅画，令被检者描述其主要内容；或要求被检者照图画画，看是否能完整画出，不能完成者可判定为存在同时失认。

（2）触觉失认的评定

患者不存在深、浅感觉、复合感觉功能障碍及命名性失语后，在桌子上摆放生活中常用的物品，如碗、勺子、盘子、球、玻璃杯、书、铅笔等，被检者闭上眼睛触摸其中一件物品，识别后放回原处，然后睁开眼睛，挑出该物品。

（3）听觉失认的评定

1）听力检查　判断被检者听力是否正常。

2）非言语性听觉测试　检查者在被检者背后发出不同声音，如咳嗽、拍手、敲桌子等，询问被检者是什么声音。

3）言语性听觉测试　检查者说一段话，或放录音，让被检查者复述，或写下听到的内容，如不能复述和完成听写功能，可判定存在言语听觉障碍，或言语性声音失认。

4. 失用症的评定

无论是意念性失用，还是意念运动性失用，患者均表现为不能正确执行口令，因此，判断有无失用症主要采用动作检查法，即要求被检者使用某种工具完成特定的动作，观察其动作表现。

（1）意念性失用的评定　通过完成事物目的性及规划性进行测试。准备系列日常生活常用物品，要求被检者完成系列的日常生活活动。意念性失用的患者由于对完成某种事情的目的性和规划性缺乏正确地认识和理解，而不能正确完成系列活动过程，如将牙杯、牙刷、牙膏准备好，让患者完成刷牙的过程，患者不知道刷牙的程序，但患者可以按指令完成每一个分解动作，如刷牙的正常程序是先将牙杯接水 - 漱口 - 将牙膏挤在牙刷上 - 刷牙 - 漱口，但患者不能按照正常的程序刷牙，可能会先用牙刷刷牙，而不知道将牙膏挤在牙刷上，也不知道先漱口。

（2）意念运动性失用的评定　通过执行动作口令能力进行测试。令患者表演使用某种工具的动作，或检查者做出使用某种工具的动作，要求被检者模仿。意念运动性失用的患者不能执行运动口令，也不能准确模仿他人的动作或手势，但将某种工具交给患者时，患者可自动完成使用工具的动作。如让患者演示擦脸的动作，患者会表情茫然，但将其脸上滴上水滴，再将毛巾交给他时，患者会自动完成擦脸的动作。

（3）肢体运动性失用的评定　可采用精细运动进行测试。患者在没有运动功能障碍的条件下，对其上肢精细运动功能进行测试，如表现动作笨拙、缓慢等为存在肢体运动性失用，可以通过以下测试验证：

1）手指或足尖敲击试验　令被检者用一只手的手指快速连续敲击桌面，或用一只脚的脚尖快速连续敲击地面。

2）手指模仿试验　检查者用手演示日常生活常用的动作，如拧瓶盖、洗手等，要求被检者模仿。

3）手指轮替试验　被检者快速地进行前臂的旋前旋后动作。

4）手指屈曲试验　被检者快速进行示指屈曲动作。

5）集团屈伸速度测试　被检者快速进行手指的屈曲和伸展抓握运动。

（4）结构性失用的评定

1）复制几何图形　要求受试者复制二维的平面几何图形，如相互交叉的五边形，或多维几何图形，如立方体等。

2）复制图画　要求受试者按照给出的图画进行模仿绘画，内容包括表盘、菊花、大象、空心十字、立方体和房子，绘画评分标准，见表7-11。

表7-11　绘画评分标准

绘画内容	指令	得分	评分标准（每一项1分）
表盘	画一个有数字和指针的表盘	满分3分	表盘轮廓大致为圆形数字 定位对称 数字正确
菊花	画一枝菊花	满分2分	能画出大体形状 花瓣分布对称
大象	画一头大象	满分2分	能画出大体形状 比例基本对称
空心十字	一笔画出空心十字	满分2分	能画出基本结构 所有的直角角度适宜
立方体	画一个能看到顶部和两个侧面的正方体	满分2分	能画出大体形状 基本有立体感
房子	画一个能看见房顶和两面墙的房子	满分2分	房子大体特征正确 有立体感

3）功能活动　令被检者进行实物组装及部分日常生活活动，如组装家具、穿衣、做饭等，观察其功能活动是否受到影响。

4）拼图　出示拼图图案，图案不宜过于复杂。

（5）穿衣失用的评定　通过穿衣的过程，观察被检者是否能够分清衣服上下、里外的关系，是否与身体的相应部位对应。

四、现代康复治疗

（一）药物治疗

1.促认知药物

（1）胆碱酯酶抑制剂　多奈哌齐、利斯的明、加兰他敏和石杉碱甲等。以多奈哌齐为例，起始剂量5mg，1次/日，4周后可增至10mg，1次/日。

（2）N-甲基-D-天门冬氨酸拮抗剂　美金刚，起始剂量为5mg，1次/日；2周后加至10mg，1次/日；最大剂量可至20mg，1次/日。

（3）钙通道阻滞药　尼莫地平，30mg，3次/日；氟桂利嗪胶囊，10mg，1次/晚。

（4）嘌呤衍生物　己酮可可碱，400mg，3次/日。

（5）5-羟色胺受体拮抗剂　萘呋胺酯，600mg，1次/日。

（6）脑细胞代谢衍生物　胞磷胆碱，500mg，2次/日；奥拉西坦胶囊，800mg，3次/日。

2. 精神行为症状的药物

利培酮，起始剂量为0.5mg，1次/日，可用至1～3mg/日；奥氮平，起始剂量为2.5mg，1次/日，可用至5～10mg/日；喹硫平，起始剂量为12.5mg，2次/日，可用至100～300mg/日。需注意药物可引起镇静、心脑血管风险等不良反应。

（二）康复训练

1. 认知障碍

（1）注意障碍的康复

1）反应时训练

通常首先采用简单的反应时作业，改善和提高对于刺激的反应速度。可用反应时显示记录仪，亦可用记录反应时的计算机软件。此外，有些粗大的运动活动也可用于增强和加快对于刺激的反应能力，如投球等。

2）注意的稳定性训练

①视觉注意稳定　在训练过程中，要求患者与治疗人员保持目光接触，训练患者注视固定和追视移动的目标。此外，也可以采用形状或数字划消作业。按照要求划消指定形状或数字。划消目标可以是数字，也可以是符号或图形等。随着症状改善，选择要求注意保持时间较长的作业进行训练。

②听觉注意稳定　治疗人员念一串数字，要求患者在听到数字"3"时举手示意；然后在每听到3或6时举手示意；随后再告诉患者，3和6会紧跟在一个按大小顺序排列的数字之后出现，如6将紧跟5后面出现，3会在2之后出现，即5、6、1、8、9、5、2、3、7、0、4、5、6、9……亦可从录音磁带上听及指定数字。

③静坐放松训练　是提高注意稳定性不可忽视的重要手段，通过静坐，使患者全身放松、情绪稳定，对进入特定情况十分有利。

3）注意的选择性训练

提高注意的选择性主要是通过增加各种干扰来实现。

①视觉注意　选择将一张有错误选择的作业纸作为干扰放在划消作业纸上方，使患者寻找和发现指定数字或形状变得更加困难；也可以通过阅读分类广告或菜单，找到指定项目或内容，从而提高功能水平。

②听觉注意　选择从有背景声音（可以是乐音或噪音）的录音带上听及指定数字

或字母。对于有选择注意障碍的患者，也可以在一边进行一项活动的同时，如算术作业、木钉盘作业，一边播放录有新谈话或音乐的录音带。录音带内容的选择取决于患者的兴趣。

4）注意的转移性训练

对于有转移注意障碍的患者，无论采取何种作业训练，基本方法是为患者准备两种不同的作业，当治疗人员发出指令"变"的时候，患者要停止当前作业而改做另一项作业。具体方法可以选择划奇数或偶数作业、加减法计算，也可用"大—小"作业，即将"大"字和"小"字分别用大号和小号写在纸上，要求患者根据所写的字和字的大小将其分别念出。如：大小小大。按字义读为大、小、小、大；以字号则应读为大、小、大、小。以同样的方法，在纸上用红笔或黑笔写出"红"和"黑"两个字并随机排列，颜色的名称可以用不同颜色的笔写出，如用红笔写"黑"，用黑笔写"红"。要求患者根据治疗师的口令，或呼出字义，或呼出字的颜色。

5）注意的分配训练

如前所述，一个人的注意分配能力是否正常，与其是否熟练掌握其中一项技能以及是否形成相互的关联系统有关。因此，技能训练以及多种技能的协调性训练就成为注意分配的主要内容。例如：偏瘫患者在达到边走路边聊天的能力之前，首先必须提高步态和姿势的稳定性；一位上肢截肢的患者要能够一边听新闻一边吃饭，必须先熟练掌握上肢假肢的使用。在进行技能性作业训练时，规定两种选择标准，如根据花色、图案或颜色将扑克牌分类等。

（2）记忆障碍的康复

记忆损伤经常妨碍其他的康复训练。记忆缺陷明显影响患者康复的整个过程，因而限制患者获得独立的能力。一般的记忆力康复方法可分为三类：环境适应、外在记忆辅助工具、内在记忆辅助工具。

1）环境适应　环境适应适用于记忆系统失去了足够功能的患者。通过环境的重建，满足他们日常生活的需求。此外，若使用适当，对严重智力障碍者也是很好的解决办法。

①家用电器的安全　使用电水壶、电炊具、电灯时，设计隔一段时间可自动关闭装置，或者设置声音提醒功能，避免健忘者使用时带来危险。

②避免常用物品遗失　把眼镜架系上线挂在脖子上，把手机、电子助记产品别在腰带上，可有效地预防把它们遗失在某处而找不到。

③环境提示　物品放置井井有条，突出要记住的事物。将重要的物品，如笔记本、

钱包、钥匙、雨具，放在室内显眼固定的地方。一般放在进出家门的地方，提醒患者出门不要遗忘。每次用过之后再将它们都放置在原来固定的地方。可以给房间里的抽屉和橱柜贴上对应的标签。在门的旁边设立一个"记事栏"，安装一个壁柜，将第二天需要记住带走的东西记在"记事栏"里，并在壁柜里专门放置这些物品。对于有记忆障碍的患者，通过有条理放置可以提高工作效率。

2）外在记忆辅助工具

外辅助是一类代偿技术，即指借助于他人或他物来帮助记忆缺陷者记忆的方法。通过提示将由于记忆障碍给日常生活带来的不便减少到最低限度。

记忆的外部辅助工具可以分为：

①储存类工具，如笔记本、录音机、时间安排表、计算机等。

②提示类工具，如报时手表、定时器、闹钟、日历、寻呼机、留言机、标志性张贴。

此外有序安排环境，口头或视觉提示等，均为常用的外辅助方法。

笔记本、录音机、时间安排表等辅助工具，是用于帮助患者储存那些难以记住的事情；报时器（钟）、闹钟、寻呼机等则用于提醒患者在指定时间内做一件事，如闹钟每天在上午8点提醒患者打开笔记本查阅活动安排。治疗人员必须清楚，患者需要通过反复训练才可能成功地使用一个记忆辅助工具。所谓"成功地使用"有两层含义：一是根据需要，能够主动地选择某种特定的辅助工具（又称启动）；二是自己能够有效地使用这种辅助工具。为达到成功使用的目的，治疗人员必须坚持训练和鼓励患者练习在各种情况下启动和使用某种特定的辅助工具。

外部辅助工具的使用训练应逐步进行。在治疗开始阶段，允许在他人的帮助下启动使用某种辅助用品。经过训练，以后逐渐过渡到患者自己独立地、主动启动使用该辅助工具。可将患者独立地启动使用辅助工具的次数制成图表、曲线或计算积分，通过这种反馈方式进一步鼓励和调动患者的积极性。此外，为了使提示更为有效，提示的时间应尽量靠近执行活动计划的时间，如用寻呼机提示吃药，如果传呼患者"请在半小时以后吃药"，患者很可能由于记忆障碍而很快忘记提醒。

3）内在记忆辅助工具

内辅助指通过调动自身因素，以损害较轻或正常的功能代替损伤的功能，以改善或补偿记忆障碍的一些对策。内部辅助包括复述、视意象、语义细加工、首词记忆术、PQRST练习法、建立活动常规及有序的环境等。

①复述　要求患者无声或大声重复要记住的信息。复述就是进行多次的识记。在

对识记材料进行最初的识记后，复述的作用就在于通过随后的一系列识记来巩固已建立起来的联系，从而改善保持过程。复述的内容可选择数字、名字、词汇、图形或地址等项目。复述应与检查相结合，循环往复以提高信息储存的能力。随着记忆的进步，逐渐增加刺激与回忆的间隔时间来检验信息保持的时间量，或增加作业量，或提高作业难度。有研究显示，复述法对于训练患者记住时间安排表十分有效。

②视意象　患者把需要记住的信息在脑中形成一幅图画以巩固记忆，也可以由治疗人员为其画一幅"记忆图"。图7-7所示为一患者将脑中形成的视觉图画与大夫的名字联系起来，通过这种方式记住其职业和称呼。视意象法主要用于学习和记住人名。

③语义细加工　患者通过编一个简单的故事或句子来帮助巩固需要记住的信息。例如：要求患者记住老师、自行车、比赛、足球这些单词，可以将这些单词放在一起编成一句话，如"老师骑自行车去看足球比赛"，便于保持和回忆。

④首词记忆术　患者把需要记住的每一个词或短语的第一个字组编成熟悉或易记的成语或句子。它是将较多的信息进行重新编码，使得信息简化，信息量

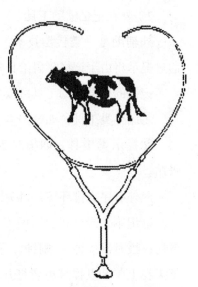

图7-7　利用视意象记忆"牛大夫"的称呼

减少，从而提高分析信息的能力。患者通过这种方式记住新的信息，既减轻了记忆负荷，也易于回忆，即提高了信息提取的能力。首词记忆术主要用于训练患者记忆购物清单一类的物品。视意象、语义细加工以及首词记忆术等方法是主动的记忆加工过程，由于理解过程被加进记忆加工的策略中，因而也就调动了患者的主动思维过程。

⑤PQRST练习法　该法的名称借用了心电图波形的英文缩写，为的是方便治疗师记住该法的练习程序。给患者一篇短文，按下列程序进行练习，通过反复阅读、理解、提问来促进记忆。

P（preview）：浏览阅读材料的大概内容。

Q（question）：就有关内容向患者进行提问。

R（read）：患者再仔细阅读。

S（state）：患者复述阅读内容。

T（test）：通过回答问题检查患者是否理解并记住了有关信息。

⑥建立活动常规　要求培养患者养成良好的生活习惯。如果患者总是记不住手表

放在哪儿了，则每摘下手表时就将其放在一个固定的地方，如床头柜。反复多次，使其学会将这个固定的地方和"我的手表在哪里"联系在一起，以后每当要戴手表时就从床头柜上取表。

注意事项：治疗师在决定采用何种对策或方法时，首先要对患者的正常与异常情况有清楚的了解。如果患者有书写和阅读困难，应考虑采用视意象的记忆策略而非首词记忆术，或者图文并茂而非单纯文字。患者及其家属必须了解所采用的方法以及这些方法如何在家中或社区中帮助患者。

（3）执行能力障碍的康复

执行功能是复杂的。用于补偿记忆障碍（如记事本、录音机等）、视觉－空间障碍（如写下提纲等）的相对简单的方法不可能对执行功能缺陷单独发挥作用，为执行功能障碍的患者制造综合性的治疗计划应包括：在一段长时间内持续进行治疗（如药物、心理/认知和家庭/环境干扰）。此外，还应根据患者病情的严重性和对功能的影响程度制定适合个人的计划。尽管治疗执行功能缺陷要求专业人员帮助，但对于照顾者（护理人员）还有一些一般的方法适用于执行功能障碍，包括：

①重复训练以改进行为（如练习达到最好）；

②给患者提供从基本到复杂的有等级的任务，让患者逐渐进步；

③充分利用仍保存的技能或功能，补偿已损伤的功能；

④改变患者的生活环境、社会或工作角色，或个人的资源（如以减少额叶系统执行功能缺陷发生的可能性，尤其是在演出压力和疲劳情况下）；

⑤使每天的活动尽可能变为常规的（如每天中午 12 点吃午饭，星期二购物等）；

⑥指导患者调整自己的节奏，以保证有充足的、额外的时间以避免感觉匆忙；

⑦康复训练不要超过患者能够承受的限度。

这些一般的方法已证明对使执行功能障碍的负面影响最小化是有效的。必须指出的是，有时最直接、快速和成功的康复方法，是强调降低环境要求，试图提高患者的资源处理要求。认知康复首要的是必须以现实为根据，目的是为了有效，同样的，除去环境要求，或把患者从环境中移走，是一种好的值得知道和记住的方法。

2. 知觉障碍

（1）躯体构图障碍的康复

躯体构图障碍的治疗目标是加强患者对自身存在的意识和认知，临床上主要采用感觉整合疗法治疗躯体构图障碍，即由治疗师通过提供并控制各种感觉刺激输入，如来自前庭肌肉、关节和皮肤的感觉输入，以及执行正确的发育运动模式来帮助患者重新建立对于身体各部位及其关系的认识。

1）左右分辨障碍的康复

①感觉整合疗法

为了增加感觉输入，对左侧或右侧肢体的皮肤进行摩擦和本体感觉刺激以帮助患者区别左右。要在患者目光的注视下，刺激左或右上肢的皮肤或进行负重训练以增加该上肢皮肤或本体感觉的输入。在进行感觉输入训练时，不要随意变换左侧或右侧肢体，而应固定在左侧或者右侧使之产生累积效应。

②有关左右侧概念的活动训练

反复使用"左"和"右"的口令，如"伸出你的左手将右边那只鞋子给我"等。患者通过反复强调"左"和"右"之区别的各种活动，最终将这些体验转移到实际应用中去。

③代偿与环境适应

如果患者不能重新获得"左"和"右"的概念，就需要采取一些提示办法。如在患者的左手戴一只戒指或手镯以示左侧；将手表戴在左手腕以帮助患者区别左右手；在右侧衣袖和右脚穿的鞋子上用彩色胶带作出标记以区别于左侧。如果患者仅仅是不能理解"左"和"右"，在治疗过程中要避免使用这两个字作为口令，而是采取指点或提示的方法，如"靠近床边的那条腿""戴手表的那只胳膊"等。

2）躯体失认的康复

①感觉整合疗法

将特殊的感觉输入与特定的运动反应联系在一起，如用患者的手或粗糙的毛巾摩擦身体的某一部位并同时说出部位名称；患者模仿治疗师的动作，如用右手触摸左耳、将左手放在右膝上。

②强化训练

为了加强患者对身体各部分及其相互间关系的认识，可给予指令如"指出或触摸你的大腿"，或治疗师指向身体某部位而让患者呼出部位名称；也可以练习人体拼图。

③神经发育疗法

从发育的观点而言，运动可以促进与提高知觉的发育。婴儿的初期运动为双侧对称，但并不分左和右。经过不断的运动以及和外界的接触，使婴儿知道身体的两侧及其区别；继续发育和应用姿势控制机制，使孩子形成方向感并逐渐形成对自身的一个稳定形象概念。

脑卒中患者由于失去正常抑制而出现异常的姿势反射和姿势控制。此外，瘫痪、视觉和各种感觉缺失会使患者失去方向感和运动感。神经发育疗法主要是抑制异常反射和促进正常运动，通过手法和运动提供触觉及运动刺激，让患者学会在所有的功能活动中采用正常的运动模式，最终使其能够随意控制自己的运动。治疗师帮助患者建立各种正常的姿势体位，正常姿势体位反过来又使重新建立正常的身体模型成为可能。因此，神经发育疗法不仅用于恢复运动功能，也是恢复正常躯体构图的有效方法。运用神经发育疗法治疗躯体失认的患者时，要鼓励采用双侧肢体同时参与运动；采用手法技术引导患者体会正常的运动模式。上述方法将有助于促进正常运动模式的建立和正常躯体构图的重建。

3）手指失认的康复

①感觉整合疗法

增加手指皮肤触觉和压觉输入。刺激患者的触觉系统和压力感受器可以采用如下方法：a.皮肤触觉刺激。使用粗糙的毛巾用力摩擦患侧前臂的腹侧面、手掌、手指。b.向手掌施加压力。患者通过主动或被动抓握住一个由硬纸板做成的圆锥体达到向手掌施加压力的目的。两种类型的刺激可以交替进行，如每30秒钟轮换一次，但每一种刺激的总时间至少应达到2分钟。刺激应当有舒适感，如果在摩擦手指时患者出现后撤逃避反应，则需要改变摩擦部位以避免引起保护性反应。

②手指辨认训练

要求患者根据治疗师的指令辨认手指图，伸出自己的手指或指出治疗师的手指，如"指出左手无名指""伸出你的右手中指""触摸我的左手拇指"等。

4）疾病失认的康复

疾病失认主要见于脑卒中患者，这种患者不认识偏瘫的存在，对瘫痪表现出漠不关心或完全否认。顽固性失认的患者常常伴有偏身感觉缺失、严重的左侧空间忽略以及中等程度的智力和记忆损害。这些障碍和损害都会影响患者的理解力和治疗效果。由于患者否认疾病的存在，因而无心学习康复代偿方法。当疾病开始恢复时，否认会逐渐消失。

（2）空间关系障碍

1）图形背景分辨困难的康复

①基本技能训练

将3种完全不同的物品放在患者面前，要求患者用看而不是用摸的方法将其分辨出来。随着患者的进步，逐渐增加物品的数量及难度，如将4～5个完全不同的物品和3个相近的物品放在一起让患者辨认。

②功能活动训练

如果图形背景分辨的困难影响了患者的日常生活活动，就要反复训练这些受到影响的功能活动，直至能够无意识地完成。例如：如果患者难于发现轮椅的手闸，就要反复进行打开和锁上手闸的训练。

③代偿训练

要训练患者学会补偿因分辨困难给日常生活带来的不便。首先要让患者认识到自己存在的问题；在找东西时，让患者养成放慢速度并系统搜索的习惯。例如：在厨房里，患者按一定顺序用眼睛看和用手摸索来寻找和发现操作台上的东西。

④环境适应

为了尽量减少对环境的要求，应使环境简明有序。例如：将抽屉内的物品分类摆放，且物品的种类不宜过多；吃饭时，饭菜盘内只盛几种食品，必要时一道一道地上菜；楼梯的边缘用颜色鲜艳的胶带标示；轮椅手闸用红胶带做上标记，使之易与轮子区别等。

2）空间定位障碍的康复

①基本技能训练

治疗人员设计各种需要分辨空间方位的作业让患者练习。举例如下：a. 在患者面前任意摆放四块正方形纸板或塑料板，让患者将这些正方形横向平行、纵向垂直排列或呈对角线排列。可将图形改为三角形后用同样的方法进行训练。b. 将内容相同的几张图卡摆成一行，将其中一张上下方位颠倒，要求患者找出这张与其他卡片的不同并恢复成与其他一样的位置。如果找错了，应和患者一起讨论错误所在及其原因。亦可采用实物进行上述训练。c. 让患者练习将一块积木分别放在另一块积木的上方、前方、后方、左侧和右侧。如果患者不能按要求正确地摆放，要和患者一起讨论错误所在及其原因。

②功能活动训练

可安排患者从事整理壁橱或橱柜内容物一类的活动。通过功能性活动实践，使已掌握的基本的空间定位概念最终泛化到实际生活中。

3）空间关系障碍的康复

康复治疗的重点是训练患者识别自己与两个或更多物体之间的关系。按照发育顺序，首先训练患者确定自己在空间中的定位，然后是两个物体的定位。

①自身空间定位训练

训练患者根据指示进行自身定位，如令患者"坐到我旁边""走到桌子后面""踩在这条线上"。为了提高患者确定自己在空间中的定位能力，可让患者在容易进去却不容易出来的迷宫里进行训练；也可在训练室里设计一个由家具摆成的迷宫让患者在其中感受定位变化。

②物体与物体之间相互定位关系的训练

主要采用各种复制作业，用实物复制时，从简单图案到复杂图案，从根据实物复制到参考照片、图画复制，从复制平面图到复制立体图。

a. 木块设计　模型可选自图谱或由治疗人员设计。

b. 火柴设计　根据所给的火柴棒拼图进行复制，如三角形、五角星等。

c. 木钉盘设计　根据设计图案进行复制。

d. 连接虚线　将虚线图连接成实线图。

e. 拼图　拼图应当从 4 块板组成的图形开始，所拼的图形应是患者平常所熟悉的人物、动物或物品形状。

4）地形定向障碍的康复

①基本技能训练

如果地形定向障碍与左侧忽略或空间关系障碍等有关，应重点治疗这些更为基础的视知觉技能障碍。

②功能活动训练

让患者反复练习从一个地点走到另一个指定地点，如口头提示下患者从作业疗法科走到运动疗法科，从病房走到作业疗法科等。路线的设计与安排要从简短逐渐过渡到曲折复杂，常用、重要的路线要反复练习。

③代偿与环境适应

在地形定向障碍难以改善时，要帮助患者学会用其他方法代偿已丧失的能力、学会利用地图从病房走到指定地点；通过死记硬背的方法来记住置身环境的特征；嘱患者不要独自外出等。环境适应包括增设路标，采用彩色指引线将患者每日必经之路作出指示标记，引导患者到达目的地而不迷失方向。最终患者可能记住了常走的路线，不再依赖提示。

5）物体恒常性识别障碍的康复

①基本技能训练　反复训练患者描述、区分和演示形状、大小相似的物品的外形特征和用途。将同一物品以不同角度呈规，同一种物品以多种规格呈现，并将其与形状类似的其他物品进行比较。

②环境适应　在了解自己存在问题的基础上，把日常生活中常用的、又易混淆的

物品贴上标签注明。在搞不清是什么东西时，鼓励患者利用视觉、触觉和自我提示相结合的方法来解决问题。

6）距离与深度知觉障碍的康复

①功能训练　通过缓慢上下台阶的训练，让患者反复体会高、低的感觉。训练用的台阶应有不同的高度。在行走时，可设置不同高度的路障让患者需抬腿才能迈过去。如果患者手指触觉正常，在练习往杯子里倒水时将指尖放进杯上段，这样在倒满水时患者能够感觉到。

②环境适应　应当帮助患者了解自己存在的障碍，强调在不平坦的道路上行走时，上下楼梯时要格外小心。

（3）失认障碍

1）视觉失认障碍的康复

①视空间失认　a. 让患者按治疗师要求用火柴、积木、拼板等构成不同图案。如用彩色积木拼图，治疗师向患者演示拼积木图案，然后要求患者按其排列顺序拼积木，如正确后再加大难度进行。b. 垂直线感异常：监控患者头的位置，偏斜时用声音给患者听觉暗示。进行镜子前训练，在中间放垂直线，让患者认知垂直线，反复训练。

②物品失认　a. 对常用的、必需的、功能特定的物品通过反复实践进行辨认，如便器。b. 提供非语言的感觉－运动指导，如通过梳头来辨认梳子。教患者注意抓住物品的明显特征。c. 让患者自己画钟面、房屋，或在市区路线图上画出回家路线等。如画一张地图，让患者用手指从某处出发到某处停止，让患者手放停止处，要求其能原路找回出发点，如此反复训练。连续两次无误可再增加难度。d. 鼓励患者在活动中多运用感觉如触觉、听觉等。e. 为了最大限度地独立，必要时可在物品上贴标签，提示患者。

③面孔失认　a. 先用亲人的照片，让患者反复看，然后把亲人的照片混放在几张无关的照片中，让患者辨认出亲人的照片；b. 让患者从不同场景、不同角度、与不同人合影的照片中寻找他熟悉的人；c. 教患者根据人的特征，如发型、声音、身高、服饰等进行辨认。

④颜色失认　用各种颜色的图片和拼板，先让患者进行辨认、学习，然后进行颜色匹配和拼出不同颜色的图案，再按指令指出不同的颜色，反复训练。

⑤功能适应性训练　鼓励患者多使用视觉外的正常感觉输入方式，如教会面容失认者利用面容以外的特征，如声音、发型、身高、步态、服装等进行辨认；调整生活环境，在物品上贴标签，或把不能识别的人物名字写在其不同拍摄角度和光线的面部

照片上。

2）触觉失认障碍的康复

①感觉刺激　用粗糙的物品沿患者的手指向指尖移动进行触觉刺激；用手掌握锥形体刺激压觉感受器。摩擦刺激和压力刺激交替进行。

②识别训练　闭目用手感觉和分辨不同质地的材料，如砂纸、丝绸、毛巾等，强调把注意力集中在物体特征上。

③功能适应性训练　利用视觉或健手的感觉帮助患者进行感知，重视对物体的形状、材料、温度等特质的体验，让患者了解触觉失认在日常生活中的潜在危险性（如在厨房等场所），避免损伤。

3）听觉失认障碍的康复

听觉失认训练包括听觉辨识训练和代偿技术训练。

①听觉辨识训练　a. 声－图辨识。治疗师首先让患者仔细听一种声音，然后要求患者从绘有各种发声体的图片中挑选出与该声音对应的图片，需反复训练。例如：患者听过哨子声后，让其从笛子、闹钟、哨子、门铃、小号等图片中指认出与哨音一致的发声体（即哨子）。亦可用录音机录下各种动物的叫声（如猫叫、犬吠、鸡鸣、狮吼等），让患者采用上述方法进行辨认训练。b. 声－词辨识。要求患者在听过某一种声音后，从若干词卡中找出相应的词。

②代偿训练　将发声体放在患者的视野内，使患者利用视觉输入帮助辨认声音的性质。

（4）失用症

1）意念性失用的康复

①基本技能训练　在进行系列动作训练之前，可先进行故事图片排序训练。在患者面前摆放5张或6张卡片，要求患者按正确的顺序将这些卡片排列起来组成一段情节或短故事。根据患者的进步可逐渐增加故事情节的复杂性。

对于意念性失用，治疗的重点在于帮助患者理解如何使用物品。因此，可采用连环技术，即将活动分解成一系列动作，让患者分步学习，待前一步动作掌握后，再学习下一步动作，逐步将每个动作以串连的形式连接起来，使患者最终完成包含一整套系列动作的活动。例如：训练患者点蜡烛，将点蜡烛的过程分解为拿起火柴盒、取出火柴棒、划着火柴、拿起蜡烛点燃等4个步骤并依次进行训练。

②提示训练　可根据患者具体情况采用视觉、触觉或口头的方法进行自我提示。在进行某一项作业活动训练时，首先要求患者闭眼并在脑海中呈现该活动中动作的顺

序。患者也可以在动作之前观看治疗师示范一套完整的动作。口头提示指让患者大声说出活动步骤，逐渐变为低声重复，直至默念。当患者不能通过描述活动的顺序来促进运动的改善时，应回避使用口头提示而采用视觉或触觉提示。

③环境适应　有些自助具的使用需要患者具有较高水平的运动计划的能力。因此，运用障碍者在使用这类自助具时会感到困难，如系扣器、单手开启器、拾物器、单手驱动的轮椅等；而另一些用品，如松紧腰带裤，松紧口鞋、弹力鞋带等则能够简化动作或减少动作步骤，促进患者发挥现有功能。总之，对于运用障碍者来说，选择使用自助具要慎重。

2）意念性运动失用的康复

①基本技能训练　对于意念运动性失用的患者，在治疗前和治疗过程中给以触觉、本体感觉和运动刺激以加强正常运动模式和运动计划的输出。如果患者动作笨拙和表现出不必要的异常运动，治疗师应该通过身体接触的方式帮助患者限制这些不适当的或不必要的运动，同时运用引导的方法促进平滑、流畅的运动模式出现。例如：患者驱动轮椅之前，治疗师先引导患者上肢进行模拟驱动轮椅的运动。通过反复实践，使患者体会和"感觉"到什么是正确的运动模式。随着进步，逐渐减少治疗人员的辅助。

由于熟悉的环境可以起到提示和促进作用，故训练应尽可能在接近平时的环境下进行，如穿衣服应在早晨床边进行、做饭应在家里进行或使用熟悉的器皿。随着技能的进步，可逐渐增加环境的不可预测性，如在拥挤的商店。

肢体失用者往往能够较好地完成较粗大的全身性活动，因此训练肢体失用的患者时不宜将活动分解，而应尽量使活动在无意识的水平上整体地出现。训练患者站起时，只给"站起来"的口令，而不必将起立动作分解为将腿向后移动、双手按在大腿上、躯干前倾等步骤。动作分解训练只会让患者感到更加困惑。

②提示训练　在进行某一项作业活动训练时，首先要求患者在头脑中以流畅、精确和协调的运动模式进行排练。患者也可以观看治疗人员演示一套完整的动作。此外，训练患者在拿起一个物品之前，首先想象它在手中的位置，手指应处在何种位置等。如果患者不能以正确方式持握一件物品，则要求患者在脑子里想象正确的运动模式以帮助弱化异常的运动模式。

3）结构性失用的康复

结构性失用的患者不能通过绘画和组合或组装的方法再现二维或三维结构。临床观察显示，左脑损伤的结构性失用患者在复制图形时，如果有部分图形轮廓线将有助于患者完成；搭积木时，实物模型有助于患者完成模型设计的再现。右脑损伤患者则不然。因此，治疗师应结合左右脑损伤的表现特点、制订行之有效的治疗方案。

①基本技能训练　基本技能训练主要是训练患者的构成能力。通过培养患者细致观察和理解各个部分之间的关系，训练其视觉分析和辨别能力，使患者最终能够正确地将各个部分组合成一个整体；训练内容由易到难，训练中要给予暗示或提示，随症状改善逐渐减少提示。具体训练可选择如下方法：

a.几何图形复制训练　在纸上画各种几何图形。应从极为简单的平面设计开始，如正方形、三角形或"T"字形。随着技能的进步，逐渐向复杂设计过渡，如连接点状图或虚线图，将平面图加工成立体图。可以让患者在石板或粗糙地面上画图以增加本体感觉和肌肉运动知觉的输入。

b.复制木块设计　木块的设计方案多种多样，须根据患者的实际情况进行选择。由简单的（3块）设计开始，逐渐增加木块数量及设计难度；设计从二维到三维；开始可以单色木块，后用彩色木块；木块的大小和形状由相同到不同；可采用有图案的木块；从实物模型开始复制，为了进一步提高患者的构成能力，可逐渐过渡到根据照片或图画再现三维结构。难度最大的是要求患者按口令进行复制或再现。

c.火柴设计训练的原则及方法同木块设计。

d.木钉盘设计训练的原则及方法同木块设计。

e.拼图训练可选择几何拼图或图画拼图。从简单的图形开始。图画拼图应是患者平常所熟悉的人、动物或物品。

②功能活动训练　对于脑损伤6个月以后的患者，在进行基本技能训练的基础上，应根据患者的实际需要有目的地进行实用功能活动训练，如做饭、摆餐桌、组装家具、裁剪衣服等。

③环境适应　环境适应的目的是最大限度地减少视知觉障碍对日常生活的影响。其基本原则是利用视觉刺激使患者较容易地观察到目标。可采用鲜艳夺目的颜色作为提示，使物品具有更加突出的特征，以便于患者发现与识别。例如：将盛有阿司匹林的药瓶贴上粉红色的胶带使患者较容易地从药箱里找到它。物品要有序、有规律摆放或排列以便于找寻。物品之间的空隙要大一些。写信或写文章时，采用横线凸起的稿纸或本子以使视觉空间关系障碍患者在书写时能够使字保持在一条直线上。阅读时，在两行之间放置或作出醒目的标记。

对于视知觉障碍的患者，应减少每次视觉输入的信息量。例如：梳洗时在盥洗室的台面上，护理人员一次最多只放两种物品，待患者用完这两种物品后，再放另外两种物品到台面上。

4）穿衣失用的康复

①改善功能的作业活动　在穿衣前让患者用手感觉衣服的质地、重量等。首先，治疗师要了解患者以往的穿衣习惯，尽量找出与患者发病前相似的穿衣方法，建立具体步骤，按步骤每天反复练习。在此过程中，治疗师要教会患者识别服装的左右、前后、上下、里外等，必要时可给予标记。在穿衣过程中给予语言和视觉提示（可以给予一个步骤说明图），如某个步骤出现停顿或困难可重新给予提示。也可以教给患者一套固定的穿衣方法，反复练习掌握要领。治疗师不在时，可利用录音机或口述提示穿衣的先后顺序，随着功能的改善逐渐减少并去除指导。穿衣失用过程中应根据患者的具体情况，有效的使用语言命令。可以按照以下顺序逐步进行：

a.建立一个容易让患者本人识别衬衫袖子的左右关系的场景，将衬衫平铺于床面，尽量展平，让患者能够更容易地判断、确认衣服的左右、前后、里外等各个部位。

b.患者先穿瘫痪侧的袖子，并拉到肩部。这是因为患者往往伴有感觉障碍，不容易觉察到患侧袖子的状态，在穿健侧袖子时，患手容易从袖中脱出，所以应将患侧袖子控制到肩部。

c.在保持衣服不掉的情况下，将健手穿入袖中。

d.系纽扣时，要对着镜子，边看边系，注意不要上下错位。

e.如果出现错误，要让患者重新再来。否则在错误的状态下，继续进行反复的更衣动作，只会使患者变得更糊涂，故应脱掉重新开始。

②功能适应性训练　教会患者做标记区分衣服的不同部位，如用不同的颜色区别衣服的上下左右；每次系扣时从最下面的扣子眼开始或将每对扣子和扣眼做不同的标记。可以根据衣服的种类（T恤衫、开身衬衫）的难易程度进行训练。

（三）物理因子治疗

1. 高压氧治疗

高压氧治疗能增加机体氧的弥散度，使在一般常压下氧气无法到达的组织细胞也能获得足够的氧气供应，有利于改善损伤组织缺氧状况，使脑缺血损伤所致的血中脂质颗粒和斑块减少，血栓松解或缩小，对脑卒中后认知功能障碍也具有促进恢复作用。

2. 经颅直流电刺激

经颅直流电刺激（transcranial direct current stimulation，tDCS）作为一种非侵入性脑刺激技术，是利用恒定、低强度直流电调节大脑皮层神经元活动的技术。可以引起大脑皮质神经细胞兴奋性改变及其他一系列变化。与经颅磁刺激相比，由于其安全、低廉、便携和良好的临床应用前景，近年来在肢体运动功能、认知、言语和吞咽等康复领域得到了广泛的关注和应用。

3.重复经颅磁刺激

重复经颅磁刺激（repetitive transcranial magnetic stimulation，rTMS）是在经颅磁刺激基础上发展起来的新的神经电生理技术，需要特殊设备在同一部位给予重复刺激，引起生物学效应，影响刺激局部和功能相关的远隔皮层功能，实现皮层功能区域性重建。高频的 rTMS（≥ 5Hz）可以增加大脑皮层的兴奋性。低频 rTMS（≤ 1Hz）可以降低皮层的兴奋性，刺激的效果可以持续一段时间，rTMS 不但可以改变刺激局部的皮层兴奋性，还可以引起远离皮层的功能改变，即对脑皮层网络系统具有重塑作用。目前已经证实了 rTMS 能够短暂改善存在记忆力减退的老年人群的联想记忆力，改善有记忆力减退的老年人群的认知功能。

五、中医康复治疗

（一）中医辨证论治

认知功能障碍，在古代中医文献中并没有确切的命名，其病名相关描述可见于"善忘""呆症"与"文痴"等病证中。

认知功能障碍为中风病并发的功能障碍，在运用中医辨证论治原则基础上，按中风病风火上扰证、痰瘀阻络证、阴虚风动证、气虚血瘀证和阴阳两虚证五型进行辨证论治，详见"附篇　一、中风病的中医辨证论治"，然后再根据认知功能障碍的临床症状，进行辨证加减。髓海不足，记忆力和计算力明显减退，可选加鹿角胶、龟板胶、阿胶、紫河车等血肉有情之品，以填精补髓，或制蜜丸或膏滋以图缓治，也可用河车大造丸大补精血。若痰郁久化火，蒙蔽清窍，扰动心神，症见心烦躁动、言语颠倒、歌笑不休，宜用涤痰汤涤痰开窍，并加黄芩、黄连、竹沥以增强清化热痰之力。

（二）中成药

1.静脉给药

（1）醒脑静注射液　10 ～ 20mL 加入 5% 葡萄糖 250 ～ 500mL 静脉滴注，每日 1 ～ 2 次。适用于风火上扰、痰热腑实证。

（2）血塞通注射剂　200 ～ 400mg 加入 25% ～ 50% 葡萄糖 40 ～ 60mL 静脉注射或加入 5% ～ 10% 葡萄糖 250 ～ 500mL 静脉滴注，每日 1 次。适用于各种证型。

（3）盐酸川芎嗪注射液　80～120mg加入5%～10%葡萄糖250～500mL中静脉滴注，每日1次。适用于各种瘀血痹阻证。

（4）血栓通注射液　4～6mL加入5%～10%葡萄糖250～500mL静脉滴注，每日1～2次。适用于各种证型。

（5）参麦注射液　20mL加入50%葡萄糖40mL中静脉注射，或40～60mL加入10%葡萄糖250mL静脉滴注，每日2次。适用于气虚血瘀证。

（6）生脉注射液　5～20mL加入50%葡萄糖40mL静脉注射，或20～100mL加入5%～10%葡萄糖500mL静脉滴注，每日1～2次。适用于各型含气、血、阴虚证型。

以上静脉用药，糖尿病患者可以0.9%生理盐水代替葡萄糖。

2. 口服制剂

（1）灯盏生脉胶囊，每次2粒，每天3次。用于气虚血瘀证。

（2）华佗再造丸，每次8g，每天2次。用于痰瘀阻络、痰热阻络证。

（3）银丹心脑通软胶囊，每次2～3粒，每天3次。用于气虚血瘀证。

（4）复方血栓通胶囊，每次1粒，每天3次。用于痰瘀阻络证。

（5）补中益气丸，每次1丸，每天3次。用于各型含气虚证型。

（6）龟鹿二仙丹，每次1～2丸，每天3次。用于髓海不足、肝肾亏虚证。

（三）针灸治疗

1. 体针

取穴按照循经取穴、辨证取穴和对症取穴的原则取穴。具体方法见"附篇二、全经针刺法"。情绪低落者加行间、阳陵泉、膈俞、肝俞、足三里；五心烦热、咽干口燥者加内关、太溪、神门；表情痴呆者加郄门、间使；失眠者加安神、申脉、照海；少言懒语者加廉泉、通里。

2. 头皮针

（1）取穴　额中线、额旁1线、额旁2线、顶颞前斜线、顶颞后斜线。

（2）操作方法　采用长时间留针间断行针法，可留针3～4小时。一般选用28～30号毫针，常用1～1.5寸。常规消毒后，常规进针法刺至帽状腱膜下，针后捻转，200次/分钟，每根针捻转1分钟，留针期间进行肢体的功能训练。开始每隔30分钟捻转1次，重复2次，然后每隔2小时捻转1次，直至出针。

3. 电针

在体针、头皮针的基础上，选择 3 ～ 6 对穴位。波形为疏波，频率 1 ～ 2Hz，输出强度以肌肉规律性收缩为度。电针时间约 30 分钟。

（四）推拿治疗

采用循经推拿、辨证推拿和对症推拿相结合的方法。

1. 循经推拿

详见"附篇　四、整体经络推拿法"。

2. 辨证推拿

（1）风火上扰证自上而下推桥弓，两侧交替进行，在头部颞侧用扫散法，指按揉太冲、行间穴。

（2）痰瘀阻络证指按揉丰隆、天突、合谷、膈俞穴。

（3）阴虚风动证按揉三阴交、太溪、肾俞穴。

（4）气虚血瘀证按揉关元、气海、血海、足三里、脾俞、膈俞穴。

（5）阴阳两虚证按揉神门、足三里、太溪穴，擦督脉，横擦腰骶部，以肾俞、命门为重点，以透热为度。

3. 对症推拿

患者仰卧位，医师双手拇指交替按揉印堂至神庭，一指禅偏锋推睛明穴至太阳穴；按揉百会、四神聪、角孙、率谷、太阳、风池、风府穴；拿五经、扫散额颞部；按揉心俞、脾俞、胃俞、肾俞、华佗夹脊穴；双手虚掌轻重交替叩击背部两侧足太阳膀胱经。

（五）其他

1. 耳穴　选皮质下、额、枕、颞、心、肝、肾、内分泌、神门，每次以 2 ～ 4 穴，毫针刺，用轻刺激。或用耳穴压丸法。隔日 1 次，15 次为 1 疗程。

2. 穴位注射法　取风池、风府、肾俞、足三里、三阴交，用复方当归或丹参注射液，或用胞二磷胆碱，或用乙酰谷酰胺注射液，每穴注入药液 0.5 ～ 1mL，隔日 1 次。

3. 中医情志疗法　是中医心理治疗常用的方法，包括以情胜情疗法、语言开导疗法、顺情从欲疗法、移情易性疗法、暗示解惑疗法、宁神静志疗法、修身养性疗法、情境疗法。

六、康复护理

1.病室环境安静整洁，布置简单整齐，物品摆放固定、有序，活动空间充足，室内设备标识明显。注意做好患者安全防护措施。

2.建立良好的护患关系，改善患者情绪。沟通过程中要有耐心，关心、体贴患者，避免命令口吻和强制性动作，以免加重其心理精神障碍。注意沟通方式要简单，语句尽量简短，并及时给予患者肯定、鼓励和表扬。

3.饮食宜选择营养丰富、易于消化、清淡宜口的食品；帮助去除鱼刺、肉骨，饭菜温度适宜。生活自理能力差、病情较重患者，应协助进食，必要时给予喂食。

4.餐具应选用不易破裂的塑料或不锈钢等材料，以免发生意外。

5.鼓励患者做一些轻柔的活动，如下棋、看报纸、听广播等，多动手、眼、脑，注意劳逸结合，循序渐进。

七、营养治疗

可参考本篇"第五章　运动功能障碍"的"营养治疗"部分。

第八章　情绪障碍

中风病后情绪障碍是常见的脑血管病的并发症之一，情绪障碍严重影响患者运动、感觉、言语、吞咽、认知等功能的康复进程。因此，必须高度重视中风病后的心理问题。中风病后情绪障碍发生率较高，主要是焦虑、抑郁或两者的混合状态，其中以中风病后抑郁（post-stroke depression，PSD）及中风病后焦虑（post-stroke anxiety，PSA）为主。我国传统医学中并无焦虑这一病名，更无中风病后焦虑抑郁障碍一词，但认为该病属于郁病范畴，即由情志不舒、气机郁滞所致，以心情抑郁、情绪不宁、胸部满闷、胁肋胀痛，或易怒易哭，或咽中如有异物梗塞等症为主要临床表现的一类病证。

一、临床表现

（一）中风病后抑郁

PSD 的诊断标准与普通抑郁症相同，是由各种原因引起的以心情低落为主要症状的一组心理障碍。主要以心境抑郁、思维障碍、意志活动减退为主，多数情况还伴有躯体症状。卒中后抑郁很常见，可见于 25% ～ 75% 的卒中后患者，它可以引起患者认知障碍，严重影响患者其他功能障碍恢复的进展，是影响卒中后患者生活质量的主要因素之一。

1. 核心症状：①大部分时间总是感觉不开心、闷闷不乐，甚至痛苦。②兴趣及愉快感减退或丧失，对平时所爱好、有兴趣的活动或事情不能像以往一样愿意去做并从中获得愉悦。③每天大部分时间都感觉生活枯燥无意义，感到度日如年；经常想到活在世上没有什么意义，甚至生不如死；严重者有自杀的倾向。

2. 非核心症状：①生理症状，如体重减轻，失眠、早醒或睡眠过多、食欲不振或体重明显减轻、性欲明显减退。②焦虑症状，如明显的紧张不安、焦虑不安和运动性激越等。③其他症状，如犹豫不决、自我贬低等认知异常。

神经系统疾病伴随的抑郁障碍，具有与经典的抑郁障碍不同的特点：①许多患者并不主动叙说情绪症状或因之而就医，而是以睡眠问题、疲乏、头痛、遗忘、头晕或疼痛等躯体症状为主诉；有些则是原有神经系统的恶化，如痴呆患者的认知衰退、帕金森病患者的运动症状加重等。②这些患者的抑郁症状并非如经典的抑郁障碍那样严重，而是轻型抑郁、心境恶劣或不符合诊断标准的"亚综合征抑郁"多见。③患者的情感症状是从轻到重的连续。④与经典的抑郁症患者能认识到情绪相反，神经系统疾病患者会"掩饰"或不认为自己有抑郁。

（二）中风病后焦虑

焦虑是一种内心紧张不安，预感到似乎将要发生某种不利情况而又难于应付的不愉快情绪。焦虑障碍是自发、持续、痛苦的，并且会影响患者日常功能，从而导致异常行为。中风病后焦虑发生率为 26.9% ～ 38.26%，且多合并有抑郁。

中风病后焦虑障碍的临床表现特点：第一，继发于脑卒中；第二，躯体化症状相对明显。中风病后焦虑障碍的主要临床表现与原发性焦虑障碍基本一致，不同在于总体程度较轻，患病条件一定是以脑卒中的躯体疾病为患病前提的，必须是继发于中风病，即中风病后焦虑障碍继发于躯体病后。

中风病后焦虑障碍的临床表现：①躯体或精神上持续的痛苦体验，觉察到自己在处理个人事务上无能为力。②常有不祥的预感，对未来可能发生的不幸事件过分担心，总觉得危险迫在眉睫、不可避免。③高度警觉状态，易惊吓、易激惹、易惊醒及难以入睡等。④提心吊胆，沉溺于自己的烦恼和内心体验，过度关注自己的身体感受，从而影响自己客观、有效地处理现实问题。⑤陷于无法摆脱的自我怀疑之中：危险是客观的吗？危险发生的可能性是否很大？究竟有无应对危险的方案？自己有没有能力将应对措施付诸实行？有部分患者在服用抗焦虑药物后，仍自觉有包括焦虑障碍本身症状以及药物引起副反应的躯体化症状。

二、发病机理

（一）中风病后抑郁的发病机理

中风病后抑郁的发病机制尚未明确，目前认可的中风病后抑郁的机制为：神经递质学说和反应性机制学说。

1. 神经递质学说

此学说认为中风病后抑郁是脑损伤直接作用的结果，中风病后患者脑损伤破坏了脑干与皮质联系的单胺，如5-羟色胺能神经元和肾上腺素能神经元及其传导通路，导致脑内单胺神经递质减少而诱发抑郁。而单胺类神经递质的主要功能区位于脑干的中缝核，其神经纤维投射到纹状体、丘脑、大脑皮层的颞叶、额叶。此外，抑郁患者存在某些特定部位脑血流灌注下降，左侧脑血流灌注减低更多见，并且，脑血流灌注与抑郁严重程度有关，可作为重症抑郁诊断的生物学指标之一，提示脑中风病发生在左脑的额叶、颞叶、顶叶、基底节、低位脑干等部位，发生中风病后抑郁的可能性较大。

2. 反应性机制学说

中风病后患者对中风病的性质和预后的了解，对自己智能减退的觉察、中风病后机体功能缺损所致自主生活能力的下降、依赖别人照料生活、工作能力丧失、经济收入的损失、家庭和社会的支持不良等社会心理因素均可导致患者产生情绪低落、压抑、沮丧、苦闷、自卑和悲观失望等抑郁状态，而且越是年轻的患者发生中风病后抑郁的概率越大。

（二）中风病后焦虑的发病机理

中风病后焦虑障碍的发病机制研究尚未明确，普遍认为该病同样是神经生物学因素与心理因素相互作用的结果。主要有两种观点：神经递质学说和反应性机制学说。

1. 神经递质学说

大多数学者认同的是神经递质学说，认为与大脑区域受损引起这些部位的去甲肾上腺素和5-羟色胺能及 γ-氨基丁酸（GABA）神经元通路的损伤有关。中枢神经系统四大神经递质5-羟色胺（5-HT）、肾上腺素（NE）、多巴胺（DA）及 γ-氨基丁酸之间的失平衡是导致焦虑产生的重要机制之一。这几类神经递质的神经元分别位于脑干中缝核群、蓝斑及黑质纹状体，其发出的纤维均可投射至大脑边缘系统，如海马、大脑皮质、杏仁核等部位。如病变损伤上述位置及其联络纤维，造成兴奋抑制失衡即可导致脑卒中后焦虑障碍。最新的研究表明，脑部的炎性反应也与中风病后的焦虑产生有着很大关系，中风病后出现焦虑的患者的白介素、肿瘤坏死因子等物质水平高于没有出现焦虑的患者，但具体的机制到目前为止还不清楚。目前开发应用抗焦虑药物的理论基础学说为神经递质学说。

2. 反应性机制学说

此学说侧重于社会心理因素，认为中风病后焦虑障碍的发生与社会、心理、神经递质等多种综合因素相关。目前普遍认为，焦虑障碍的发生基于高级神经活动类型和认知模式，其发作诱因为负性生活事件，而影响发展及预后的一个重要因素则是社会支持系统，即构成社会网络的各种社会关系对个体主观、客观的影响作用。社会支持既能缓冲应激性反应，保护个体健康，又能维持个体的良好情绪体验，有利于个体健康。中风病发生后的致残率极高，严重影响了患者生活水平。疾病的长期迁延，患者社会支持强度和特征因素改变，如社交大幅度减少、经济状况恶化、生活自理能力下降或丧失、社会地位角色改变等，均使患者所得到的社会支持逐渐减少。脑卒中急性期患者，对于患病早期面对突发的躯体功能缺失、家庭及社会角色转变、社会地位和能力下降，在这种特殊情况下承受着巨大的心理负担，产生绝望、悲观的不良情绪；脑卒中恢复期，患者由于长时间未能参加工作，社交减少，若同时出现不良的家庭和社会支持，则更易恶化不良情绪诱发或加重中风病后焦虑抑郁障碍。生理、家庭、社会等多种综合因素的影响导致卒中后由于生理心理平衡失调，出现反应性焦虑抑郁状态。

三、康复评定

（一）抑郁症评定

诊断抑郁，首先要了解患者发病前的性格特征，是否有抑郁倾向，处理问题的方式，是否有精神病史，是否有饮酒及吸毒史等。发病后患者出现心情压抑、言语变少、淡漠、大便干燥、情绪不稳、易激动、不苟言笑等时，要高度怀疑抑郁症。除询问神经系统的表现外，着重询问患者的睡眠、食欲、体重、心境、快感、乏力、激越、迟滞、自卑和自责、轻生观念等内容。

精神症状量表，主要是帮助医生和患者识别是否存在抑郁焦虑症状。不同抑郁量表的设计所依据的抑郁概念是不一致的，常用的评定量表有自评和他评量表。

1. 抑郁自评量表（self-rating depression scale，SDS）

抑郁自评量表（表 8-1）是 Zung 于 1965 年编制，用于衡量抑郁状态的轻重程度及其在治疗中的变化。量表由 20 个陈述句组成，每 1 个句子相当于 1 个有关的症状。在评定前，向患者说明测验的意义、作用和要求，让其了解测验并能认真合作地完成。把总的评分方法和要求向患者讲清楚，对于有阅读困难者，检查者可逐句念给患者听，并以中性的、不带任何暗示和偏向的方式把问题本身的意思告诉患者，让患者作出独立的、不受他人影响的自我评定。评定时须根据最近一星期的实际情况来回答，否则，测验的结果不可信。SDS 目前广泛应用于门诊患者的粗筛、情绪状态评定以及调查、科研等，不能用于诊断。

表 8-1　抑郁症自评量表

测试说明：

本评定量表共有 20 个题目，分别列出了有些人可能会有的问题。请仔细阅读每一条目，然后根据最近一星期以内你的实际感受，选择一个与你的情况最相符合的答案。A 表示没有或很少有该项症状，B 表示小部分时间有该症状，C 表示相当多的时间有该症状，D 表示绝大部分时间或全部时间有该症状。

请你不要有所顾忌，应该根据自己的真实体验和实际情况来回答，不要花费太多的时间去思考，应顺其自然，应根据第一印象作出判断。

1. 我觉得闷闷不乐，情绪低沉
A. 很少　B. 小部分时间　C. 相当多的时间　D. 绝大部分时间
2. 我觉得一天之中早晨最好
A. 很少　B. 小部分时间　C. 相当多的时间　D. 绝大部分时间
3. 我一阵阵哭出来或觉得想哭
A. 很少　B. 小部分时间　C. 相当多的时间　D. 绝大部分时间
4. 我晚上睡眠不好
A. 很少　B. 小部分时间　C. 相当多的时间　D. 绝大部分时间
5. 我吃得跟平常一样多
A. 很少　B. 小部分时间　C. 相当多的时间　D. 绝大部分时间
6. 我与异性密切接触时和以往一样感到愉快
A. 很少　B. 小部分时间　C. 相当多的时间　D. 绝大部分时间
7. 我发觉我的体重在下降
A. 很少　B. 小部分时间　C. 相当多的时间　D. 绝大部分时间
8. 我有便秘的苦恼
A. 很少　B. 小部分时间　C. 相当多的时间　D. 绝大部分时间
9. 我心跳比平时快
A. 很少　B. 小部分时间　C. 相当多的时间　D. 绝大部分时间
10. 我无缘无故感到疲乏
A. 很少　B. 小部分时间　C. 相当多的时间　D. 绝大部分时间
11. 我的头脑跟平常一样清楚
A. 很少　B. 小部分时间　C. 相当多的时间　D. 绝大部分时间
12. 我觉得经常做的事情并没有困难
A. 很少　B. 小部分时间　C. 相当多的时间　D. 绝大部分时间
13. 我觉得不安而平静不下来
A. 很少　B. 小部分时间　C. 相当多的时间　D. 绝大部分时间
14. 我对将来抱有希望
A. 很少　B. 小部分时间　C. 相当多的时间　D. 绝大部分时间
15. 我比平常容易生气激动
A. 很少　B. 小部分时间　C. 相当多的时间　D. 绝大部分时间
16. 我觉得作出决定是容易的
A. 很少　B. 小部分时间　C. 相当多的时间　D. 绝大部分时间
17. 我觉得自己是个有用的人，有人需要我
A. 很少　B. 小部分时间　C. 相当多的时间　D. 绝大部分时间
18. 我的生活过得很有意思
A. 很少　B. 小部分时间　C. 相当多的时间　D. 绝大部分时间

19. 我认为如果我死了别人会生活得好些	
A. 很少　B. 小部分时间　C. 相当多的时间　D. 绝大部分时间	
20. 平常感兴趣的事我仍然感兴趣	
A. 很少　B. 小部分时间　C. 相当多的时间　D. 绝大部分时间	

计分：正向计分题A、B、C、D按1、2、3、4分计；反向计分题A、B、C、D按4、3、2、1计分。反向计分题号：2、5、6、11、12、14、16、17、18、20。

总分乘以1.25取整数，四舍五入取整数即得标准分，标准分分数越高，表示这方面的症状越严重。一般来说，标准分低于50分者为正常；标准分大于等于50分且小于60分为轻微至轻度抑郁；标准分大于等于60分且小于70分为轻至中度抑郁；标准分大于等于70分为重度抑郁。

2. 汉密尔顿抑郁量表（Hamilton depression scale，HAMD）

汉密尔顿抑郁量表（HAMD）由Hamilton（1960年）编制，有24项、21项、17项和6项等多种版本，广泛应用于抑郁状态评定，已成为抑郁评定的"金标准"。该量表分为7大项24小项，测试内容包括：①躯体化（包括精神性焦虑、躯体性焦虑、胃肠道症状、疑病和自知力）。②体质量变化。③认知障碍（有罪感、自杀、激越和偏执）。④昼夜变化。⑤迟缓（抑郁情绪、工作和兴趣、迟缓和性状态）。⑥睡眠障碍（入睡困难、睡眠不深和早醒）。⑦绝望感（能力减退感、绝望感和自卑感）。测评中大部分项目分无、轻度、中度、重度和极重度5级，评分为0~4分；少数项目分无、轻中度和重度3级，评分为0~2分。抑郁状态测试方法和时间：选择有经验的精神心理测评人员担任测评者，测试前应由测评者向测试对象说明测试方法和每项测试指标的含义，并取得患者合作。测试方法采用交谈和观察方式，由测试者决定每项调查中测试对象得分，测试结束后各项得分之和即为患者的抑郁测试总得分。结果分析：总分<8分，正常；总分在8~20分，可能有抑郁症；总分在20~35分，肯定有抑郁症；总分>35分，严重抑郁症。（表8-2）

表8-2　汉密尔顿抑郁量表

1. 抑郁情绪评分	
只在问到时才诉述	1
在言语中自发地表达	2
不用言语也可从表情、姿势、声音或欲哭中流露出这种情绪	3
患者的自发语言和非自发语言（表情、动作），几乎完全表现为这种情绪	4
2. 有罪感	
责备自己，感到自己已连累他人	1
认为自己犯了罪，或反复思考以往的过失和错误	2
认为目前的疾病，是对自己错误的惩罚，或有罪恶妄想	3
罪恶妄想伴有指责或威胁性幻觉	4

续表

3. 自杀	
觉得活着没有意义	1
希望自己已经死去，或常想到与死有关的事	2
消极观念（自杀念头）	3
有严重自杀行为	4
4. 入睡困难	
主诉有时有入睡困难，即上床后半小时仍不能入睡	1
主诉每晚均有入睡困难	2
5. 睡眠不深	
睡眠浅、多噩梦	1
半夜（晚上 12 点以前）曾醒来（不包括上厕所）	2
6. 早醒	
有早醒，比平时早醒 1 小时，但能重新入睡	1
早醒后无法重新入睡	2
7. 工作和兴趣	
提问时才诉述	1
自发地直接或间接表达对活动、工作或学习失去兴趣	
如感到没精打采，犹豫不决，不能坚持或需强迫自己去工作或活动	2
病室劳动或娱乐不满 3 小时	3
因目前的疾病而停止工作，住院患者不参加任何活动或者没有他人帮助便不能完成病室日常事务	4
8. 迟缓：指思维和语言缓慢，注意力难以集中，主动性减退	
精神检查中发现轻度迟缓	1
精神检查中发现明显迟缓	2
精神检查进行困难	3
完全不能回答问题（木僵）	4
9. 激越	
检查时表现得有些心神不定	1
明显的心神不定或小动作多	2
不能静坐，检查中曾站立	3
搓手，咬手指，扯头发，咬嘴唇	4
10. 精神性焦虑	
问到时才诉述	1
自发地表达	2
表情和言谈流露明显忧虑	3
明显惊恐	4
11. 躯体性焦虑：指焦虑的生理症状，包括口干、腹胀、腹泻、打嗝、腹绞痛、心悸、头痛、过度换气和叹息，以及尿频和出汗等	
轻度	1
中度，有肯定的上述症状	2
重度，上述症状严重，影响生活或需加处理	3
严重影响生活和活动	4
12. 胃肠道症状	
食欲减退，但不需他人鼓励便自行进食	1

进食需他人催促或请求或需要应用泻药或助消化药	2
13. 全身症状	
四肢、背部或颈部沉重感，背痛，头痛，肌肉疼痛，全身乏力或疲倦	1
上述症状明显	2
14. 性症状：指性欲减退、月经紊乱等	
轻度	1
重度	2
不能肯定，或该项对被评者不适合（不计入总分）	
15. 疑病	
对身体过分关注	1
反复考虑健康问题	2
有疑病妄想	3
伴幻觉的疑病妄想	4
16. 体重减轻	
一周内体重减轻 1 斤以上	1
一周内体重减轻 2 斤以上	2
17. 自知力	
知道自己有病，表现为忧郁	0
知道自己有病，但归于伙食太差、环境问题、工作过忙、病毒感染或需要休息等	1
完全否认有病	2
18. 日夜变化（如果症状在早晨或傍晚加重，先指出哪一种，然后按其变化程度评分）	
轻度变化	1
重度变化	2
19. 人格解体或现实解体：指非真实感或虚无妄想	
问及时才诉述	1
自发诉述	2
有虚无妄想	3
伴幻觉的虚无妄想	4
20. 偏执症状	
有猜疑	1
有关系观念	2
有关系妄想或被害妄想	3
伴有幻觉的关系妄想或被害妄想	4
21. 强迫症状：指强迫思维和强迫行为	
问及时才诉述	1
自发诉述	2
22. 能力减退感	
仅于提问时方引出主观体验	1
患者主动表示能力减退感	2
需鼓励、指导和安慰才能完成病室日常事务或个人卫生	3
穿衣、梳洗、进食、铺床或个人卫生均需他人协助	4
23. 绝望感	
有时怀疑"情况是否会好转"，但解释后能接受	1

持续感到"没有希望"，但解释后能接受	2
对未来感到灰心、悲观和绝望，解释后不能排除	3
自动反复诉述"我的病不会好了"或诸如此类的情况	4
24. 自卑感	
仅在询问时诉述有自卑感（我不如他人）	1
自动诉述有自卑感（我不如他人）	2
患者主动诉述"我一无是处"或"低人一等"，与评2分者只是程度的差别	3
自卑感达妄想的程度，例如"我是废物"类似情况	4

虽然 HAMD 是评价焦虑抑郁量表的"金标准"，也是精神专科目前诊断最常用的抑郁评定量表，但该量表需要经过培训的专科医生或评定员进行评定，非精神心理专科医生可借助 SDS 有效提高检出率。

（二）焦虑症评定

焦虑是对事物或内部想法与感受的一种不愉快的体验，它涉及轻重不等但性质相近而相互过渡的一系列情绪，焦虑的各个方面诸如认知、情感和行为等是相互联系的，因而，测试的方法也较多，有侧重于患者主观体验的，也有侧重于患者主观体验与行为表现的。常用评定量表有焦虑自评量表（SAS）、汉密顿焦虑量表（HAMA）、医院焦虑抑郁量表焦虑分表（HAD-A）、Beck 焦虑量表（Beck anxiety inventory，BAI）等。下面主要介绍焦虑自评量表及汉密顿焦虑量表。

1. 焦虑自评量表（self-rating anxiety scale, SAS） 作为了解焦虑症状的自评工具，简单易用，有较好的信效度，被广泛应用，能较好地反映被试者的焦虑感受及其严重程度和变化，被广泛用于各种职业、文化阶层及年龄段的正常人或各类疾病患者。（表8-3）

表 8-3　焦虑自评量表

指导语：下面有二十条文字，请仔细阅读每一条，把意思弄明白，然后根据您近一个星期的实际情况适当勾选符合您的选项。

1. 我觉得比平时容易紧张或着急
A. 没有或很少时间　B. 小部分时间　C. 相当多的时间　D. 绝大部分或全部时间

2. 我无缘无故感到害怕
A. 没有或很少时间　B. 小部分时间　C. 相当多的时间　D. 绝大部分或全部时间

3. 我容易心里烦乱或感到惊恐
A. 没有或很少时间　B. 小部分时间　C. 相当多的时间　D. 绝大部分或全部时间

4. 我觉得我可能将要发疯
A. 没有或很少时间　B. 小部分时间　C. 相当多的时间　D. 绝大部分或全部时间

5. 我觉得一切都很好

A. 没有或很少时间　　B. 小部分时间　　C. 相当多的时间　　D. 绝大部分或全部时间

6. 我手脚发抖打战

A. 没有或很少时间　　B. 小部分时间　　C. 相当多的时间　　D. 绝大部分或全部时间

7. 我因为头疼、颈痛和背痛而苦恼

A. 没有或很少时间　　B. 小部分时间　　C. 相当多的时间　　D. 绝大部分或全部时间

8. 我觉得容易衰弱和疲乏

A. 没有或很少时间　　B. 小部分时间　　C. 相当多的时间　　D. 绝大部分或全部时间

9. 我觉得心平气和，并且容易安静坐着

A. 没有或很少时间　　B. 小部分时间　　C. 相当多的时间　　D. 绝大部分或全部时间

10. 我觉得心跳得很快

A. 没有或很少时间　　B. 小部分时间　　C. 相当多的时间　　D. 绝大部分或全部时间

11. 我因为一阵阵头晕而苦恼

A. 没有或很少时间　　B. 小部分时间　　C. 相当多的时间　　D. 绝大部分或全部时间

12. 我有晕倒发作，或觉得要晕倒似的

A. 没有或很少时间　　B. 小部分时间　　C. 相当多的时间　　D. 绝大部分或全部时间

13. 我吸气呼气都感到很容易

A. 没有或很少时间　　B. 小部分时间　　C. 相当多的时间　　D. 绝大部分或全部时间

14. 我的手脚麻木和刺痛

A. 没有或很少时间　　B. 小部分时间　　C. 相当多的时间　　D. 绝大部分或全部时间

15. 我因为胃痛和消化不良而苦恼

A. 没有或很少时间　　B. 小部分时间　　C. 相当多的时间　　D. 绝大部分或全部时间

16. 我常常要小便

A. 没有或很少时间　　B. 小部分时间　　C. 相当多的时间　　D. 绝大部分或全部时间

17. 我的手脚常常是干燥温暖的

A. 没有或很少时间　　B. 小部分时间　　C. 相当多的时间　　D. 绝大部分或全部时间

18. 我脸红发热

A. 没有或很少时间　　B. 小部分时间　　C. 相当多的时间　　D. 绝大部分或全部时间

19. 我容易入睡并且一夜睡得很好

A. 没有或很少时间　　B. 小部分时间　　C. 相当多的时间　　D. 绝大部分或全部时间

20. 我做噩梦

A. 没有或很少时间　　B. 小部分时间　　C. 相当多的时间　　D. 绝大部分或全部时间

计分：正向计分题 A、B、C、D 按 1、2、3、4 分计；反向计分题 A、B、C、D 按 4、3、2、1 分计。

反向计分题号：5、9、13、17、19。

总分乘以 1.25，四舍五入取整数即得标准分，标准分分数越高，表示这方面的症状越严重。标准分大于等于 50 分且小于 60 分为轻微至轻度焦虑；标准分大于等于 60 分且小于 70 分为轻至中度焦虑；标准分大于等于 70 分为重度焦虑。

2. 汉密顿焦虑量表　本量表包括 14 个反映焦虑症状的项目，主要涉及躯体性焦虑和精神性焦虑两大类因子结构。该量表能很好地衡量治疗效果，一致性好、长度适中、简单易行，用于测量焦虑症以及患者的焦虑程度。但不大适用于估计各种精神病时的焦虑状态。同时，与 HAM-D 相比较，有些重复的项目，如抑郁心境、躯体性焦虑、

胃肠道症状及失眠等，故对于焦虑症与抑郁症也不能很好地进行鉴别。（表 8-4）

（1）评定方法　评定时由两名评定人员同时对患者进行联合检查，在评定前与患者建立良好的合作关系。检查时两评定人员可相互协调，相互补充，以免遗漏项目。检查完毕后，两人独立评分，评分结果取平均值。采用交谈和观察的方式进行，做一次评定要 10 ～ 15 分钟。除第 14 项需要结合观察外，所有项目主要根据患者的口头叙述进行评分，患者应根据主观体验回答所有问题。HAMA 每项评定按症状轻重分为0 ～ 4 分 5 个级别。

表 8-4　汉密顿焦虑量表

项目	评分				
焦虑心境	0	1	2	3	4
紧张	0	1	2	3	4
害怕	0	1	2	3	4
失眠	0	1	2	3	4
认知功能	0	1	2	3	4
抑郁心境	0	1	2	3	4
肌肉系统症状	0	1	2	3	4
感觉系统症状	0	1	2	3	4
心血管系统症状	0	1	2	3	4
呼吸系统症状	0	1	2	3	4
胃肠道症状	0	1	2	3	4
生殖泌尿系统症状	0	1	2	3	4
植物神经系统症状	0	1	2	3	4
会谈时行为表现	0	1	2	3	4

0 分：无症状；1 分：症状轻微；2 分：有肯定的症状，但不影响生活与活动；3 分：症状重，需要处理，或已影响生活和活动；4 分：症状极重，严重影响其生活。

（2）评定标准　HAMA 无工作用评分标准，各项症状的评定标准。（表 8-5）

表 8-5　汉密顿焦虑量表 14 项症状评定标准

1. 焦虑心境（anxious mood）：担心、担忧，感到有最坏的事将要发生，容易激惹
2. 紧张（tension）：紧张感、易疲劳、不能放松、情绪反应大，易哭、颤抖、感到不安
3. 害怕（fears）：害怕黑暗、陌生人、一人独处、动物、乘车或旅行及人多的场合
4. 失眠（insomnia）：难以入睡、易醒、睡得不深、多梦、夜惊、醒后感疲倦
5. 认知功能（cognitive）：或称记忆、注意障碍，注意力不能集中，记忆力差
6. 抑郁心境（depressed mood）：丧失兴趣，对以往爱好缺乏快感、抑郁、早醒、昼重夜轻
7. 躯体性焦虑——肌肉系统（somatic anxiety：muscular）：肌肉酸痛、活动不灵活、肌肉抽动、肢体抽动、牙齿打战、声音发抖

8.躯体性焦虑——感觉系统（somatic anxiety：sensory）：视物模糊、发冷发热、软弱无力感、浑身刺痛

9.心血管系统症状（cardiovascular-symptoms）：心动过速、心悸、胸痛、心管跳动感、昏倒感、心搏脱漏

10.呼吸系统症状（respiratory symptoms）：胸闷、窒息感、叹息、呼吸困难

11.胃肠道症状（gastro-intestinal symptoms）：吞咽困难、嗳气、消化不良（进食后腹痛、腹胀、恶心、胃部饱感）、肠动感、肠鸣、腹泻、体重减轻、便秘

12.生殖泌尿神经系统症状（genito-urinary symptoms）：尿意频数、尿急、停经、性冷淡、早泄、阳痿

13.植物神经系统症状（autonomic symptoms）：口干、潮红、苍白、易出汗、起鸡皮疙瘩、紧张性头痛、毛发竖起

14.会谈时行为表现（behavior at interview）：①一般表现：紧张、不能松弛、忐忑不安，咬手指、紧紧握拳、摸弄手帕，面肌抽动、不宁顿足、手发抖、皱眉、表情僵硬、肌张力高，叹气样呼吸、面色苍白。②生理表现：吞咽、打嗝、安静时心率快、呼吸快（20次/分以上）、腱反射亢进、震颤、瞳孔放大、眼睑跳动、易出汗、眼球突出

（3）**注意事项**　本量表除第 14 项需结合观察外，所有项目都根据患者的口头叙述进行评分；同时特别强调受检者的主观体验，这也是 HAMA 编制者的医疗观点。因为患者仅仅在有病的主观感觉时方来就诊，并接受治疗；故此可作为病情进步与否的标准。虽 HAMA 无工作用评分标准，但一般可这样评判："1" 症状轻微；"2" 有肯定的症状，但不影响生活与活动；"3" 症状重，需加处理，或已影响生活和活动；"4" 症状极重，严重影响其生活。另外，评定员需由经训练的医师担任，做一次评定，通常需要 10～15 分钟。

（4）**结果解释**　分界值：按照全国精神科量表协作组提供的资料，总分＞29 分，可能为严重焦虑；＞21 分，肯定有明显焦虑；＞14 分，肯定有焦虑；＞7 分，可能有焦虑；如＜7 分，便没有焦虑症状。一般划界，HAMA 14 项版本分界值为 14 分。

总分：将所有项目得分相加得到总分。总分 <7 分为无焦虑；>7 分为可能有焦虑；>14 分为肯定有焦虑；>21 分为有明显焦虑；>29 分为严重焦虑。

因子分：因子分＝组成该因子各项目的总分 ÷ 该因子结构的项目数。焦虑症状可分为躯体性和精神性两大因子，项目数各为 7 个。躯体性焦虑因子项目序号是 7～13，精神性焦虑因子项目序号是 1～6、14，根据因子分可进一步做因子分析，评定患者的焦虑特点。

四、现代康复治疗

（一）抑郁症药物治疗

1.治疗目标

缓解症状，达到临床治愈，提高康复积极性，提高生存质量，使患者尽可能恢复

社会功能，同时减少不良情绪的复发。

2. 药物治疗原则

（1）在个体基础上，综合考虑风险因素（如癫痫、跌倒和谵妄）及药物不良反应选择抑郁药物。

（2）治疗过程中，应监控和评估药物的依从性、疗效、不良反应、症状的变化等。

（3）剂量逐步递增，尽可能采用最小有效量，使不良反应减至最少，以提高服药依从性；小剂量疗效不佳时，根据不良反应和耐受情况，增至足量（有效药物上限）和足够长的疗程（> 4 ~ 6 周）；如仍无效，可考虑换药（同类另一种或作用机制不同的另一类药）。应注意选择性 5- 羟色胺再摄取抑制剂需停药 5 周才能换用单胺氧化酶抑制剂类（monoamine oxydase inhibitor，MAOIs），其他选择性 5-HT 再摄取抑制剂（selective serotonin reuptake inhibitor，SSRIs）需停药 2 周。MAOIs 停用 2 周后才能换用 SSRIs。一般不主张联用两种以上抗抑郁药。

（4）治疗前向患者及其家人阐明药物性质、作用和可能发生的不良反应及对策，争取患者及其家人的主动配合。

3. 抗抑郁药分类

抗抑郁药主要包括以下八大类：单胺氧化酶抑制剂类（因不良反应大，已逐渐停用）、三环类（tricyclic antidepressants，TCAs）、四环类（tetracyclic antidepressants）、选择性 5-HT 再摄取抑制剂（SSRI）、5-HT 和 NE 双重再摄取抑制剂（serotonin-norepinephrine reuptake inhibitors，SNRI）、肾上腺素和多巴胺再摄取抑制剂（noradrenergic dopamine reuptake inhibitors，NDRIS）、肾上腺素能和特异性 5-HT 能抗抑郁药（noradrenergic and specific serotonergic anti-depressants，NaSSA）、选择性 NE 再摄取抑制剂（norepinephrine reuptake inhibitors，NRI）等，其作用机制、特点、常用药物及不良反应详见表 8-6。

表 8-6 抗抑郁药分类

药物	作用机制	特点	常用药物	不良反应
单胺氧化酶抑制剂（MAOIs）	抑制中枢神经系统单胺类神经递质的氧化代谢，以提高神经元突触间隙浓度	易引起肝脏损伤、高血压危象、急性黄色肝萎缩等不良反应，已逐渐停用	吗氯贝胺	头痛、便秘、失眠、体位性低血压、肌阵挛、体重增加
三环类抗抑郁药（TCAs）	阻滞单胺递质（主要为去甲肾上腺素和5-羟色胺）再摄取，使突触间隙单胺类含量升高而产生抗抑郁作用	①起效较快 ②作用强，适合各种类型抑郁症 ③价格低廉	阿米替林、氯丙咪嗪、丙咪嗪	抗胆碱作用，口干、便秘、排尿困难等

续表

药物	作用机制	特点	常用药物	不良反应
四环类抗抑郁药	同 TCAs	同 TCAs	马普替林、米安舍林	少有或没有抗胆碱能的副反应，也少有心血管系统的副反应（如体位性低血压）
选择性 5- 羟色胺再摄取抑制剂（SSRI）	通过选择性阻滞突触间隙 5- 羟色胺的再摄取（对其他神经递质没有明显的影响）使突触间隙 5- 羟色胺增多，对突触后受体发挥作用	①疗效高：治疗脑卒中后抑郁总有效率可达 92% ②起效缓慢：多数 4～6 周才产生明显的疗效 ③患者耐受性好 ④选择性高，不良反应小 ⑤禁与 MAOIs 合用	氟西汀、帕罗西汀、舍曲林、西酞普兰、氟伏沙明	胃肠反应、头痛、失眠、性功能障碍等
5- 羟色胺和去甲肾上腺素双重再摄取抑制剂（SNRI）	双重抑制：5- 羟色胺和去甲肾上腺素双重再摄取抑制	①快速起效 ②对抑郁和焦虑同时有效，混合性焦虑抑郁的首选药物 ③安全性高	文拉法辛、度洛西汀	恶心、口干、出汗、乏力、焦虑、震颤、阳痿、射精障碍。肝酶、血清胆固醇升高
肾上腺素和多巴胺再摄取抑制剂（NDRIS）	阻断肾上腺素和多巴胺再摄取	①抗抑郁疗效与 TCA 相当 ②起效较快 ③作用强 ④可用于戒烟	安非他酮、布普品	厌食、失眠、头痛、震颤、焦虑、幻觉、妄想、体重增加等
肾上腺素能和特异性 5- 羟色胺能抗抑郁药（NaSSA）	阻断中枢突触前去甲肾上腺素能神经元肾上腺素 α_2 自身受体及异质受体，增强去甲肾上腺素、5- 羟色胺从突触前膜的释放，增强 NA、5- 羟色胺传递及特异阻滞 5-HT$_2$、5-HT$_3$ 受体	①作用强，起效快 ②具有较高的安全性，患者耐受性好，较少引起焦虑、激越、性功能障碍和恶心等 ③镇静作用较强。禁与 MAOIs 联合应用	米氮平	镇静、口干、头晕、疲乏、体重增加、胆固醇升高
选择性去甲肾上腺素再摄取抑制剂（NRI）	抑制去甲肾上腺素的回吸收还可增加额叶多巴胺的含量	①疗效较高，患者服用耐受性好 ②改善社会功能和职业功能的效果较 SSRI 好 ③可用于对 SSRI、SNRIS、NaSSAs 无效或效果差的患者	瑞波西汀	失眠、汗多、头晕、直立性低血压、感觉异常、阳痿、排尿困难、眩晕、口干、便秘、心动过速、低血钾、低钠血症

（二）焦虑症药物治疗

1.治疗目标

提高临床治愈率、恢复患者社会功能，减少复发率，改善预后，减少社会功能缺损。

2. 药物治疗原则

（1）根据诊断、临床表现特点选择，考虑到可能合并躯体疾病等情况因人实施个体化用药。

（2）一般单一使用抗焦虑药，足量、足疗程。

（3）治疗期间密切观察病情变化和不良反应，治疗前告知药物性质、作用、可能发生的不良反应及对策，争取患者及其家人的主动配合。

3. 抗焦虑药分类

抗焦虑药主要的药物分类包括苯二氮䓬类药物、5-HT1A 受体部分激动剂及抗抑郁药（详见抗抑郁药）。苯二氮䓬类药物、5-HT1A 受体部分激动剂的作用机制、特点、常用药物及不良反应详见表 8-7。

表 8-7　抗焦虑药分类

药物	作用机制	特点	常用药物	不良反应
苯二氮䓬类（BDZ）	通过激活苯二氮䓬类受体，从而直接调解单胺类神经递质系统，进而产生抗焦虑作用	安全、起效快、耐受性良好、抗焦虑作用强	阿普唑仑、艾司唑仑、氯硝西泮	宿醉效应、头晕、嗜睡等，记忆功能下降，反跳性失眠，心理及躯体依赖
5-HT1A 受体部分激动剂	减少体内 5-HT 受体敏感性，在脑中侧缝际区与 5-HT 受体高度结合，增加蓝斑区去甲肾上腺素（NA）细胞放电。对多巴胺 D_2 受体有中度亲和力，通过 D_2 受体间接影响其他神经递质在中枢神经系统的传递	镇静作用轻，不易引起运动障碍，无呼吸抑制作用，对认知功能影响小	丁螺环酮	头晕、头痛、恶心、不安等，孕妇及哺乳期妇女不宜使用，心肝肾功能不全者慎用，禁止与单胺氧化酶抑制剂联用

（二）康复训练

1. 认知干预　客观介绍疾病的发展过程及预后知识，宣教脑梗死药物治疗、康复治疗的重要性，宣教有口头、书面及多媒体多种方式。指导患者进行自我护理，讲解如何进行功能训练（急性期的肢体锻炼指导和恢复期的肢体锻炼指导），并告知患者疾病的一级、二级预防知识，护理用药安全，运动、饮食方面的注意事项以及可能会出现的并发症和常用的预防措施，强调树立正确护理意识的重要性。在与患者交谈时，采用鼓励、解释、保证、情绪转移等方法给予心理支持，调动患者的康复积极性。组织患者之间的相互交流，分享康复经验，相互鼓励。请康复效果较好的患者现身说法，介绍经验，帮助患者建立康复信心。

2. 行为干预　对患者进行康复训练指导，主要内容有：肢体摆放和定时体位转换；

患肢各关节的被动运动，包括肩胛带的活动，活动度应从小到大，以不引起患者疼痛为宜；健、患侧翻身练习；双手交叉上举训练和桥式运动；腕关节背伸及踝关节背伸的牵张练习；坐位平衡及站位平衡训练；步行和上下楼梯训练。在治疗过程中穿插日常生活能力训练，包括穿衣、进餐、洗浴、上厕所、刷牙等，指导患者利用各种技巧性动作和转移动作等。要求患者及其家属均要参加，讲解、示范康复训练的方法技能。

3. 放松训练　放松训练是按一定的练习程序，学习有意识地控制或调节自身的心理生理活动，以达到降低机体唤醒水平，调整因紧张刺激而紊乱了的功能，产生深度肌肉放松。

4. 森田疗法　由日本森田正马所创造，适合东方传统文化影响的患者，理论基础是精神交互作用，假如人们对某种感觉过度注意则会敏感，而过敏的感觉反过来又使注意更加增强和固定化。森田疗法治疗原理为"顺其自然，为所当为"。对于脑卒中患者，个别患者过于关注疼痛，致使疼痛加剧，只要人一碰就疼。

5. 艺术疗法　绘画治疗是让患者透过绘画、泥塑、涂鸦、剪纸拼贴等艺术形式的创作过程，利用非语言工具，将混乱的情绪，不解的感受导入清晰的状态，让潜意识内压抑的感情与冲突，通过一个完整画面呈现出来，并在这个过程中获得舒解与整合的治疗方法。手工艺制作训练是一种结合创造性艺术表达和心理治疗的助人技术。创作过程中可以帮助个人了解自我、调和情绪、改善社会技能、提升行为管理和解决问题的能力，促进自我成长、人格统整及潜能的发展。

6. 音乐疗法　是一个系统的干预过程，治疗者利用音乐体验的各种形式，通过动力性治疗关系，帮助患者达到健康的目的。

音乐治疗的生物机制是通过节奏调整人的生物节律，获得情感体验，并直接作用于中枢神经系统主管情绪的中枢边缘系统，调节情绪反应和情绪体验。

音乐治疗的心理学机制是通过瞬时变化的听觉表象，改变人的认知模式，引起联想和幻觉，集中精力，协调统一内在目标，改变旧有的精神状态，从而增强自信心，激发克服困难的勇气。

音乐治疗的社会学机制是通过组织多种音乐活动，为患者提供安详、愉快的人际交往环境，通过音乐和语言表达宣泄内心的情感，提高患者自信心，促进身心健康。

（三）物理因子

1. 生物反馈疗法　生物反馈疗法是利用现代生理科学仪器准确测定神经—肌肉和自主神经系统的正常和异常活动状况，并把这些信息有选择地放大成视觉和听觉信号，然后反馈给受试人，通过一系列的特殊训练和治疗步骤，帮助受试人了解原来并不为他（她）所感知的机体状况的变化过程，通过学习与控制仪器所提供的外部反馈信号，从而学会自我调节内部心理生理变化，进行有意识的"意念"控制和心理训练，达到治疗和预防特定疾病的目的。生物反馈仪可以反馈给人的信息包括肌肉的紧张度、脑电波活动、皮肤表面的温度、皮肤导电量、血压和心率等。生物反馈治疗技术的种类主要有肌电反馈、自主神经反馈和皮肤电反馈三种。

2. 重复经颅磁刺激　重复经颅磁刺激作为一种无痛无创、相对安全、易被患者接受的非药物治疗方法，被广泛应用于临床治疗中。有研究显示，经颅磁刺激利用脉冲磁场在中枢神经系统内产生感应电流，激活神经元，引起轴突内微观变化，导致电生理及功能发生改变，引起暂时性的大脑功能兴奋或抑制。重复经颅磁刺激作为一种安全、无创、无痛的治疗手段，近年来被广泛应用于神经康复领域，根据磁电信号转换原理，重复经颅磁刺激可改变大脑局部及远隔皮质多种基因及神经递质的表达水平，实现区域性功能重建，最终影响言语、认知、情绪及肢体等多方面功能，其禁忌证及不良反应较药物少，患者依从性较好。

五、中医康复治疗

（一）中医辨证论治

情绪障碍为中风病并发的功能障碍，在运用中医辨证论治原则基础上，按中风病风火上扰证、痰瘀阻络证、阴虚风动证、气虚血瘀证和阴阳两虚证五型进行辨证论治，详见"附篇　一、中风病的中医辨证论治"，然后再根据情绪障碍等临床症状或兼症，进行辨证加减。肝气郁结者，可配合柴胡疏肝散加减。气郁化火者，可配合丹栀逍遥散加减。心肾阴虚者，可配合天王补心丹合六味地黄丸加减。心脾两虚者，可配合归脾汤加减。心神失养者，可配合甘麦大枣汤加减。

（二）中成药

1. 逍遥丸　每次6g，每日2次。用于气虚血瘀或痰瘀阻络者中兼有肝郁血虚、肝脾不和者。

2. 龙胆泻肝丸　每次1丸，每日3次。用于痰瘀阻络者中兼有肝胆湿热者。

3. 安神补心丸　每次6g，每日2次。用于阴虚风动者中兼有阴血不足者。

4. 归脾丸　每次1丸，每日2次。用于气虚血瘀者中兼有心脾两虚者。

5. 六味地黄丸　每次 6～9g，每日 2 次。用于阴虚风动者中兼有肝肾阴虚者。

（三）针灸治疗

1. 体针

采用全经针刺法治疗，具体针刺方法见"附篇　二、全经针刺法"。

2. 头皮针

取额中线、额旁 1 线、额旁 2 线、顶颞前斜线、顶颞后斜线。一般选用 28～30 号毫针，常用 1～1.5 寸。常规消毒后，常规进针法刺至帽状腱膜下，针后捻转得气，留针 30 分钟，每日 1 次。

3. 电针

在体针、头皮针的基础上，选择 3～6 对穴位。波形为疏波，频率 1～2Hz，输出强度以肌肉规律性收缩为度。电针时间约 30 分钟。

4. 耳穴治疗

取心、交感、神门、皮质下、枕、咽、食道、胃等穴。每次取 4～5 个穴位，取王不留行粘贴相应耳穴，每天按压 2～3 次，双耳交替。隔日 1 次，5 次为 1 个疗程。

5. 穴位注射

取风池、三阴交穴。每次选用一侧。用苯巴比妥钠 0.01g，加生理盐水 2mL，每晚睡前注射 1 次，3～5 次为 1 个疗程。

6. 灸法

取百会、涌泉、足三里穴。早上灸百会，睡前灸足三里、涌泉，可促进睡眠，调畅情志。但情绪暴躁者不宜灸百会。

（四）推拿

采用循经推拿、辨证推拿和对症推拿相结合的方法。

1. 循经推拿　详见"附篇　四、整体经络推拿法"。

2. 辨证推拿　风火上扰者，自上而下推桥弓，两侧交替进行，在头部颞侧用扫散法，指按揉太冲、行间穴。痰瘀阻络者，指按揉丰隆、天突、合谷、膈俞穴。阴虚风动者，按揉三阴交、太溪、肾俞穴。气虚血瘀者，指按揉关元、气海、血海、足三里、脾俞、膈俞穴。阴阳两虚者，按揉神门、足三里、太溪穴，擦督脉，横擦腰骶部，以肾俞、命门为重点，以透热为度。

3. 对症推拿　口眼㖞斜者，用一指禅偏锋推法自印堂开始，经睛明、养白、攒竹、太阳至四白，往返操作约 5 分钟，按揉迎香、颧髎、下关、听宫、听会、地仓、颊车、翳风、水沟、合谷穴。肌肉痉挛者，加弹拨肱二头肌、肱桡肌、肱骨内上髁、内收肌、股四头肌、小腿三头肌肌腱附着处，以酸胀为度，每处 1～2 分钟；快速掌擦法擦上肢的后侧（相当于肱三头肌和前臂伸肌肌群）、大腿的后侧和外侧（相当于腘绳肌和阔筋膜张肌）、小腿前面（小腿前肌群），每处 1～2 分钟，频率约为 120 次/分钟，以局部发热为度；缓慢伸肘、伸腕和伸指关节后，屈肘、屈腕和屈指关节，缓慢屈髋、屈膝和背屈踝关节后，伸髋、伸膝和跖屈踝关节，1～2 分钟。足下垂、内翻者，加点按足踝部穴位，如昆仑、太溪、申脉、照海、解溪穴。

（五）其他

1. 中医情志疗法　常用的方法有：以情胜情疗法、语言开导疗法、顺情从欲疗法、移情易性疗法、暗示解惑疗法、宁神静志疗法、修身养性疗法、情境疗法。

2. 自主锻炼　根据患者病情，可在医生指导下选用传统体育锻炼中的五禽戏、八段锦、太极拳等进行锻炼，或其他医疗体操等运动锻炼形式进行锻炼，有利于改善患者情绪障碍。

六、康复护理

1. 根据患者的病情、年龄、性别、性格特征等具体情况做好患者心理护理，保持心情舒畅，消除不良情绪，增强战胜疾病的信心。

2. 关爱患者，耐心、细心做好各项护理和生活照料工作。

3. 争取家属的理解、支持和参与，鼓励家属陪伴、亲友探视，调整对患者的态度，尽量满足患者的心理要求，同时安慰患者，消除心理因素造成的不良影响。预防其采取伤害自己或伤害他人的行为。

七、营养治疗

可参考本篇"第五章　运动功能障碍"的"营养治疗"部分。

第九章　吞咽障碍

吞咽障碍是由于下颌、双唇、舌、软腭、咽喉、食管等器官结构和（或）功能受损，不能安全有效地把食物由口送到胃内的一种临床表现。而吞咽障碍是脑卒中患者常见的并发症，其发病率达50%～70%，可导致患者住院时间延长，并发营养不良、电解质紊乱、心理障碍、脱水及吸入性肺炎等，严重者可因窒息而危及生命。对于中风病后吞咽障碍，中医学中并没有明确提出和单独的论述，对它的描述多为中风病后不语。根据其症状和体征，可归于"喉痹""喑痱""舌喑""暴喑""类噎嗝""风痱"等范畴。

一、临床表现

脑卒中后吞咽障碍是由于皮质及皮质下结构损伤所致，而不同部位的损伤所导致的临床表现也不一样。

（一）皮质脑卒中

1. 左侧大脑皮质脑卒中　左侧大脑皮质损伤可导致失用和口腔期吞咽障碍。其特征为食物放在口中，但没有舌的运动，导致口腔期启动延迟。如果不给任何吞咽的口语提示，让患者自行进食，反而表现出较好的吞咽功能。此类患者还会出现口腔期通过时间延迟和咽期吞咽延迟，但通常咽部吞咽的动作基本正常。

2. 右侧大脑皮质脑卒中　较之左侧大脑皮质脑卒中，咽期吞咽障碍更常见，包括咽部滞留及误吸。右侧大脑皮质脑卒中的患者会出现轻度口腔期通过时间延长和咽期吞咽延迟。当延期启动时，喉部上抬的时间也可能延迟，从而造成吞咽前和吞咽时误吸。

（二）皮质下脑卒中

大脑皮质下脑卒中常导致口腔期控制能力下降及时间轻微延长（3～5秒），岛叶皮层及内囊受累与脑卒中急性期的误吸明显相关，皮质下脑卒中的误吸常常是短时间的。左侧脑室旁白质受损较右侧相同部位受损更容易导致吞咽障碍。

（三）脑干卒中

1. 脑桥卒中　通常导致严重的高张力，主要表现在咽部，造成咽期吞咽障碍不出现或延迟出现，一侧咽壁痉挛性瘫痪或麻痹，喉上抬不足合并严重环咽肌功能障碍。

2. 延髓卒中　延髓是主要的低位吞咽中枢，该部位脑卒中通常引起口腔吞咽功能异常。延髓背外侧卒中可以导致严重吞咽困难，引起误吸。该部位受损可以导致同侧咽喉部及软腭无力或麻痹，影响了咽部吞咽的时间和协调性，也影响了食管上括约肌的控制。

二、发病机理

（一）西医病因病机

1. 中枢调控机制

初级感觉运动区皮质 / 运动前区、岛叶、扣带前回以及顶枕区，这些是吞咽皮质中枢的主要集中部位，其中初级感觉运动区皮质最为稳定。皮质中枢的主要职责是启动吞咽并控制口咽期，它与皮质下中枢共同作用，通过调节阈下兴奋来对延髓吞咽中枢的吞咽模式起调节作用。脑干吞咽中枢堪称"中枢模式发生器"，它与吞咽皮质密切联系，负责控制和调节吞咽反射。延髓吞咽中枢有双侧对称的两个功能区，是由孤束核、疑核和它们周围的网状结构构成的，它们相互交叉、密切相关，保证整个吞咽过程的协调性，一旦其中一区受损，便会出现吞咽困难。吞咽刺激通过喉丛、喉上神经传入，这样将所有启动和易化吞咽的传入纤维都集中传至孤束核。疑核的运动神经元以及它周围网状结构中的吞咽神经元，是吞咽中枢腹侧区的主要组成部分，背侧区由孤束核及其周围网状结构构成。背侧区接受来自脑神经、皮质下以及皮质的信息，经过综合处理后，产生一系列时序性兴奋传到腹侧区，然后再到脑干各吞咽运动神经元，支配吞咽相关肌肉的活动。在这个过程中，外周连续的感觉反馈调整着中枢的编程。

疑核是舌咽神经、迷走神经和副神经颅内部分共同的运动性神经核，位于网状结构中，接受经皮质核束传导的双侧大脑半球皮质冲动，其传入纤维来自三叉神经感觉核和孤束核，参与诱发完成吞咽、咳嗽、呕吐等反射。它发出的运动纤维加入舌咽、迷走、副神经的颅内部分，支配软腭、咽、喉及食管上部的横纹肌和骨骼肌。因此，一侧的中枢性上行纤维受损时不会导致疑核支配区明显的功能障碍。

2. 颅神经调控机制

正常吞咽过程的调控主要涉及六对脑神经，包括三叉神经、面神经、舌咽神经、迷走神经、副神经、舌下神经。

（1）三叉神经

三叉神经躯体感觉纤维接受来自口腔的触觉、压觉、温度觉。来自咀嚼肌和硬腭的本体感觉冲动，由下颌神经传导，终止于桥脑背外侧的三叉神经感觉主核，二级神经元的纤维交叉到对侧后，伴内侧丘系至丘脑腹后内侧核，三级神经元从丘脑发出纤维，经内囊后肢到达中央后回下部。运动纤维核团位于桥脑被盖外侧，运动支随下颌神经出去，支配咀嚼肌和舌下肌群。通过皮质核束接受主要来自对侧而部分来自同侧的中枢性冲动，核上性三叉神经通路起源于中央前回下部的神经细胞。

因此，一侧核上性三叉神经通路受损不会产生明显的咀嚼肌瘫痪，而运动性三叉神经纤维核性或周围性受损时便会导致咀嚼肌弛缓性瘫痪，表现为咀嚼无力。单侧周围性完全损伤时影响口腔及咀嚼肌感觉的反馈，妨碍吞咽正常进行。

（2）面神经

面神经分为单纯性运动性神经（支配面部表情肌）和中间神经。中间神经含有内脏、躯体传入性纤维和内脏传出性纤维。

面神经运动核位于桥脑被盖的腹外侧，运动纤维支配面部表情肌，包括口轮匝肌、颊肌、额肌、镫骨肌、茎突舌骨肌、二腹肌后腹等。除额肌以外，其余面肌的神经核只受对侧大脑半球中央前回的调节。因此，一侧皮质核束损伤引起除额部以外的对侧面部肌群瘫痪，而核性或周围性损伤则导致同侧面肌全部瘫痪，影响吞咽过程，表现为口腔对食团的控制能力下降、唇闭合无力。中间神经含有味觉纤维，其中枢突止于孤束核，周围突传导舌前的味觉。传出性分泌纤维由上涎核发出，管理舌下腺和下颌下腺促进唾液分泌，上涎核接受来自背侧纵束传来的嗅觉冲动，通过食物香味刺激其传导，引起反射性唾液分泌，而唾液可以调节食物的黏稠度使其适合吞咽。

（3）舌咽神经

舌咽神经的特殊内脏运动纤维起于疑核，支配茎突咽肌和咽缩肌。茎突咽肌收缩时提咽向上，缩短咽腔，同时将咽腔向外上提而使咽腔扩展利于吞咽，而咽缩肌由下而上地收缩，在吞咽中使食团向下运动。舌咽神经的一般内脏纤维起于下涎核，支配腮腺分泌，如果受损可影响腮腺唾液分泌功能。内脏感觉纤维的中枢突止于孤束核，特殊内脏感觉纤维传导舌后 1/3 的味觉；一般内脏感觉纤维传导咽、舌后 1/3 等处黏膜以及颈动脉窦和颈动脉小球的感觉。单侧舌咽神经损伤在吞咽过程中的主要表现为咽反射减退或消失，咽上部、扁桃体和舌根部感觉障碍或消失，舌后 1/3 味觉丧失，咽肌无力推进食团，唾液分泌障碍等，从而影响吞咽的启动和进食过程的安全性。但是，单独舌咽神经损伤较少见，常伴有迷走神经和副神经的损伤。

（4）迷走神经

迷走神经的一般内脏运动纤维起于迷走神经背核，分布在颈部、胸部和腹部的脏器中；特殊内脏运动纤维起于疑核，支配咽、喉部肌肉运动；而一般内脏感觉纤维的胞体位于下神经节，中枢突止于孤束核，周围突分布在颈、胸、腹部的脏器。迷走神经在颈、胸、腹部都有分支，在吞咽过程中，颈部分支与吞咽功能密切相关，比如咽支，它行走至咽侧壁，与舌咽神经和颈交感神经的咽支一起构成咽神经丛，支配除腭帆张肌以外的软腭肌群和咽缩肌的运动，传导来自咽黏膜的感觉。喉上神经的感觉支（即内支）与喉上动脉一起穿过甲状舌骨膜入喉，传导来自喉黏膜、声带、会厌黏膜等处的神经冲动，运动支（即外支）支配环甲肌。

当一侧迷走神经损伤时，患侧软腭下垂，干呕反射减退，由于咽缩肌无力，发音时腭帆被拉向健侧，鼻咽封闭不全而说话带鼻音，又可因声带瘫痪而发音困难出现声嘶。喉上神经感觉支损伤，在吞咽过程中影响声门关闭和咳嗽反射的保护性动作，无法防止食物进入气道，而迷走神经运动支发生障碍时可见腭咽关闭不全而导致鼻反流，或出现咽下残留食物清除不彻底，声带水平以上有食物残留，或声带开放时出现误吸等吞咽障碍的症状。双侧迷走神经损伤较为严重，可以造成失音、喉部肌肉瘫痪，也会影响心律、呼吸甚至危及生命。单纯的迷走神经损伤较为少见，常合并舌咽、舌下、副神经受累。

（5）副神经

副神经有颅内根和脊髓根。颅内根含有特殊内脏运动纤维，起于疑核，在颈静脉孔处与脊髓根分离而与迷走神经合并，支配咽喉肌。脊髓根为躯体运动纤维，起自 C2—C5 颈脊髓前角腹外侧，在颈静脉孔处出颅后单独成为副神经，支配斜方肌和胸锁乳突肌。副神经常常和迷走神经一起合并损伤，导致喉和咽肌瘫痪，出现发音困难和吞咽障碍。单侧副神经脊髓根损伤时，斜方肌、胸锁乳突肌受累，症见头向健侧转动无力、患侧肩下垂、耸肩无力等症状，破坏了头颈部的稳定性而影响进食。

（6）舌下神经

舌下神经从舌下神经核发出，支配全部舌内、外肌。舌的随意运动受皮质核束支配，自中央前回下行经内囊至舌下神经核。舌下神经核接受主要来自对侧大脑半球的冲动也有少量来自同侧，还接受网状结构、孤束核、中脑和三叉神经的传入纤维，参与吞咽、咀嚼、吸吮等反射。一侧舌下神经受损时，患侧舌肌瘫痪，伸舌偏向患侧；缩舌时，健侧茎突舌肌牵拉力较大，舌偏向健侧。双侧舌下神经受损则吞咽不能。由于两侧舌肌紧密交织，且受双侧神经支配，因此，单侧核上性损害不会明显影响舌肌的运动，但双侧损害时就会出现严重的言语和吞咽障碍。双侧舌下神经核紧密相邻，因此，一侧损伤时常会导致双侧弛缓性轻瘫。同时，舌下神经支配的舌内、外肌主司舌、喉及舌骨的运动，从而也会在吞咽的口腔期及咽期影响吞咽功能。

（二）中医病因病机

中医理论认为，语言是神志活动的表现，并将语言、记忆等功能归属于脑——"精明之府"，同时认为"心主神明"，将脑的生理、病理功能归属于心而分属五脏，心为君主之官，为五脏六腑之大主。由此可知，五脏、脑的功能失调以及神志失常，皆能影响语言功能的正常发挥。另外，口、舌、咽为言语、吞咽之官，古代皆归于"舌"之功能，而"舌为心窍"，心气通于舌。并且心、肾、肝、脾之经脉皆循行舌或咽喉部，可见发音、吞咽器官与脏器联系之密切。因内、外因素所致阴阳失调，脏腑气偏，气血逆乱，风、火、痰、虚、瘀使脑脉痹阻，或使血溢脉外，乃中风病之病因病机，亦为吞咽、言语障碍之病因病机。故治疗吞咽、言语障碍离不开风、火、痰、虚、瘀之病机。

三、康复评定

（一）吞咽障碍的评估筛查

1. 洼田饮水试验

洼田饮水试验是日本学者洼田提出的，分级明确清楚，操作简单，利于选择有治疗适应证的患者。但是该检查根据患者主观感觉，与临床和实验室检查结果不一致的很多，并要求患者意识清楚且能够按照指令完成试验。通常用于筛选，是否需要进一步详细评估吞咽功能。

（1）方法　患者端坐，先让患者单次喝下2～3茶匙水，如无问题，再让患者像平常一样喝下30mL温开水，然后观察和记录饮水时间、有无呛咳、饮水状况等。饮水状况的观察包括啜饮、含水、水从嘴唇流出、边饮边呛、小心翼翼地喝等表现，饮水后声音变化、患者反应、听诊情况等。

（2）评价标准（分级）

Ⅰ级（优）1次将水喝完，无呛咳；

Ⅱ级（良）分2次以上喝完，无呛咳；

Ⅲ级（中）能1次喝完，但有呛咳；

Ⅳ级（可）分2次以上喝完，但有呛咳；

Ⅴ级（差）频繁呛咳，难以全部喝完。

（3）诊断标准

正常：Ⅰ级，5秒之内喝完；

可疑：Ⅰ～Ⅱ级，5秒以上喝完；

异常：Ⅲ级～Ⅴ级，用茶匙饮用，每次喝一茶匙，连续两次均呛住属异常。

（4）洼田饮水试验疗效判断标准

治愈：吞咽障碍消失，饮水试验评定Ⅰ级；

有效：吞咽障碍明显改善，饮水试验评定Ⅱ级；

无效：吞咽障碍改善不显著，饮水试验评定Ⅲ级以上。

2. 反复唾液吞咽试验（repetitive saliva swallowing test，RSST）

反复唾液吞咽试验是由滕荣一在1996年提出，是一种评定吞咽反射能否诱导吞咽功能的方法，具体内容是：①患者原则上取坐位，卧床患者应采取放松体位。②检查者将手指横置于患者舌骨和甲状软骨上缘（喉结），嘱做吞咽动作。当确认喉头随吞咽动作上举、越过手指后复位，即判定完成一次吞咽反射。③嘱尽快反复吞咽，并记录30秒内患者吞咽的次数和动度。

当患者诉口干难以吞咽时，可在其舌上滴注少许水，以利吞咽。高龄患者30秒内完成3次即可。对于有意识或认知障碍的患者，难以执行反复唾液吞咽试验，这时可在口腔和咽部做冷按摩或手法诱导，观察吞咽的情况和吞咽启动时间。

3. 多伦多床旁吞咽筛查试验（Toronto bedside swallowing screening test，TOR-BSST）

多伦多床旁吞咽筛查试验是专门为护士制定的筛查工具，对于有鼻饲喂养、意识障碍和肺炎等并发症患者的评估准确度有限。要求在患者清醒、能在支撑下坐直，并能执行简单指令的情况下，进行舌的活动、咽部敏感度、发声困难（饮水试验之前、之后）、Kidd 50mL 吞水试验（将50mL水分为10等份，每次饮用5mL）。

筛查前准备一杯水和一把茶匙，确保患者口腔清洁及患者能坐直至90°。首先，让患者发"啊"音并维持 5 秒，观察声音中的呼吸声、咕噜声、嘶哑或是过清音，如发现任何一种，哪怕程度较轻，也记为异常。然后给患者 10 茶匙水，在每匙水咽下后发"啊"音，同时轻柔触诊喉部以检查最初几次吞咽时喉部的运动。如发现呛咳、流涎、湿性嗓音（类似于含少量水同时说话的嗓音）或嘶哑等改变，停止喂水；如正常，让患者使用杯子喝水。最后在水被咽下后等待 1 分钟，再次让患者发"啊"音。只要以上任何一项出现异常，均视为有吞咽功能障碍。

4. 染料测试（dye test）

对于气管切开患者，可以利用蓝色染料（是一种无毒的蓝色食物色素）测试，是筛选有无误吸的一种方法。

（1）方法　给患者进食一定量的蓝色染料混合食物，吞咽后，观察或用吸痰器在气管套中抽吸，确认是否有蓝色染料食物。

（2）结果　若有咳出蓝色染料食物或从气管套中吸出有蓝色染料食物，应安排做吞咽造影检查。如果稍后才从气管套中吸出蓝色分泌物，就不一定是误吸所致。因为正常的分泌物也会流经口腔和咽，蓝色染料混合物分泌物流经上述器官并覆盖于气管壁，吸出蓝色分泌物也并非异常，应视为假阳性结果。这一测试最好给患者尝试各种质地的食物，筛选出有误吸危险的质地食物进行测试，以免结果假阳性。

在气管切开患者中，直接刺激切开的气管，检查中感觉减弱，这也是发生隐性误吸的临床指标。

（二）功能评估

1. 口颜面功能评估

主要包括唇、下颌、软腭、舌等吞咽有关的肌肉运动、力量及感觉检查。

（1）口腔直视观察　观察下颌、唇的结构是否正常，观察唇结构及两颊黏膜有无破损，唇沟和颊沟是否正常，硬腭的高度，舌的形状及表面是否干燥，牙齿是否齐全，软腭及腭垂的外形，腭、舌弓的完整性。

（2）唇、颊部的运动　静止状态是否流涎，交替发"i""u"音，露齿、鼓腮、会话等，观察唇的动作。

（3）颌的运动　静止状态下颌的位置，是否能抗阻运动；舌的运动，静止状态下舌的位置，伸舌、舌抬高、舌向上下左右的运动，能否抗阻力，舌的敏感程度，是否过度敏感及感觉消失。

（4）软腭运动　发"a"音，观察软腭抬升运动，是否两侧运动一致，是否有力，言语时是否鼻腔漏气。

2. 咽功能评估

（1）咽反射　用冰冷物，如冰棉签或喉镜，触碰硬腭与软腭的交界处，或软腭和腭垂的下缘，会引起软腭向上向后动作，但不会引起呕吐的全咽反射，咽壁不会有反应。

（2）呕吐反射　呕吐反射检查是由表面的触觉感受器所启动。常用方法是用棉签触碰舌面或用喉镜触碰舌根或咽后壁，触碰后，观察是否引起整个咽后壁和软腭强劲而有对称的收缩。若咽后壁收缩不对称，可怀疑有单侧咽无力现象。有研究显示，呕吐反射的缺失，不一定导致吞咽能力下降，正常人中也有部分引不出呕吐反射。

（3）咳嗽反射　咳嗽反射是由于气管、咽黏膜受刺激而作出的一种应激性咳嗽反应。观察患者自主咳嗽及受刺激后的咳嗽反应。如果咳嗽反射减弱或消失，导致咽及气管内的有害刺激物误吸，容易产生误吸性肺炎。

以上反射检查主要涉及舌咽神经、迷走神经所支配的反射活动。

3. 喉功能评估

喉的评估包括在持续发元音和讲话时聆听音质、音调及音量，如声音震颤和沙哑等情况，吞咽时的吞咽动作（喉上抬的幅度）。评估具体内容如下：

（1）音质 / 音量的变化　嘱患者发"α"音，聆听其发音的变化。如声音沙哑且音量低，声带闭合差，在吞咽时呼吸道保护欠佳，容易误吸。

（2）发音控制 / 范围　与患者谈话，观察其音调、节奏等变化。如声音震颤，节奏失控，为喉部肌群协调欠佳，吞咽的协调性会受到影响。

（3）刻意的咳嗽 / 喉部的清理　嘱患者咳嗽，观察其咳嗽力量变化。如咳嗽力量减弱，将影响喉部清除分泌物、残留物的能力。

（4）吞唾液，喉部的处理　观察患者有无流涎，询问家属患者是否经常"被口水呛到"，如果有，估计处理唾液能力下降，容易产生误吸或隐性误吸。

（5）喉上抬检查　喉上抬的幅度，通过做空吞咽检查上抬运动。检查方法如下：治疗师将手放于患者下颏下方，手指张开，示指轻放于下颌骨下方，中指放在舌骨，小指放于甲状软骨上，无名指放于环状软骨处，嘱患者吞咽时，感觉甲状软骨上缘能否接触到中指来判断喉上抬能力。正常吞咽时，中指能触及甲状软骨上下移动约 2cm。小于 2cm 可视为异常，但由于个体解剖位置发育有所差异，以甲状软骨上缘能否接触到中指来判断为主。

（三）摄食评估

观察时使用的食物有：①流质，如水或汤等；②半流质，如稀粥；③糊状食物，如米糊；④半固体，如烂饭；⑤固体，如面包。为安全起见，开始时使用糊状食物，逐步使用流质、半流质，再过渡到半固体、固体。数量开始为1/4茶匙（约2.5mL），再到半茶匙、一茶匙，最后至一匙半，进食液体从匙、杯到吸管。整个评估时间20～30分钟。从下面几个方面进行评估。

1. 是否对食物认识障碍　给患者看食物，观察其有无反应。将食物触及其口唇，观察是否有张口的意图。意识障碍的患者常有这方面的困难。

2. 是否入口障碍　张口困难，食物不能送入口中。面神经受损，口轮匝肌失支配，闭唇困难。鼻腔反流是腭咽功能不全或无力的伴随症状。

3. 进食所需时间及吞咽时间　正常情况下，2～3秒把食物从口腔送入胃中，吞咽困难时，吞咽时间延长。

4. 送入咽部障碍　主要表现为流涎、食物在患侧面颊堆积或嵌塞于硬腭、舌搅拌运动减弱或失调，致使食物运送至咽部困难或不能。

5. 经咽部至食管障碍　主要表现为哽噎和呛咳。如果环咽肌不能及时松弛，则试图吞咽时尤为明显。其他症状包括鼻腔反流、误吸、气喘、每口食物需要吞咽数次、多次吞咽、吞咽启动延迟、喉感觉减退或消失、食物残留在梨状窝、声音嘶哑或构音障碍。声音嘶哑、"湿音"常提示误吸的可能性。

6. 与吞咽有关的其他功能

（1）进食的姿势评价　用哪种姿势进食较容易使误吸症状减轻或消除。体力较佳者，应尽量采取自然的坐位；体力较弱者，可采取半卧位，头部确保维持在30°以上。在这些体位下，可选择低头、头旋转、侧头、仰头等姿势进食。

（2）呼吸状况　正常吞咽，需要暂停呼吸一瞬间，会厌关闭0.3～0.5秒，让食物通过咽部，咀嚼时，用鼻呼吸。如果患者在进食过程中呼吸急促，咀嚼时用口呼吸或吞咽瞬间呼吸，均容易引起误吸。主要观察呼吸节律、用口呼吸还是用鼻呼吸、咀嚼和吞咽时呼吸的情况等。

7. 代偿方式　当患者正常进食有困难时，有时可采用代偿策略进行训练。什么代偿方法对患者有帮助，有什么特别的方法有利于帮助患者代偿，以下几点在评估时应该注意观察。

（1）速度　改变患者进食的速度，快些或慢些，是否能把吞咽的食物处理得更好。

（2）浓度　食物的浓度是否需要改变，有些食物是否需要混合或是避免混合。

（3）姿势　是否有特别的身体姿势或体位（如前倾、低头）能更好地帮助吞咽。

（4）其他　是否需要更多的其他方法帮助；食物是否放于口腔的某些位置可促进咀嚼和吞咽；是否应用注射器注入食物或者用吸管饮用；是否需要改变一口量食物吞咽；干咳是否对清除残留物有帮助。

8. 吞咽失用

根据吞咽失用症的特点，重点了解自主、有意识和自动、无意识状态下的吞咽障碍程度是否一致。具体检查步骤包括：①不给患者进食和吞咽的语言提示，呈现盛着食物的碗筷，观察患者的表现。②检查者口头指示患者进食吞咽，或模仿吞咽动作，观察患者表现。

有下列情况之一，考虑吞咽失用：①在无言语提示的情况下，患者能正常地拿起碗筷进食，且无吞咽问题。但在有言语提示或动作模仿的情况下，患者意识到需要吞咽的动作，却无法启动和完成整个进食过程。②有些患者，给予其食物，会自行捞取食物送入口中，但不会闭唇、咀嚼，或舌头不会搅拌运送食物，不能启动吞咽。但在无意识状态下，可观察到患者唇、舌、下颌的各种运动功能都正常或运动损伤相对较轻。此外，吞咽失用症患者一般日间流涎明显、夜间不明显；咀嚼费力，多需要代偿性地托住下颌或仰脸进食，进食时间明显延长，口腔食物残留明显。需要注意的是，吞咽失用症与脑高级功能障碍有关。

9. 吞咽困难评价标准

吞咽困难评价标准来自日本康复学界，分为 0～10 分，分数越高表示吞咽困难的程度越低，10 分表示正常吞咽。该量表（表 9-1）包含康复训练方法的选择，以营养摄取途径为线索反应经口进食的能力，分级较细。

表 9-1　吞咽困难评价标准

评价内容	评分
不适合任何吞咽训练，仍不能经口进食	1
仅适合基础吞咽训练，仍不能经口进食	2
可进行摄食训练，但仍不能经口进食	3
在安慰中可能少量进食，但需静脉营养	4
1～2 种食物经口进食，需部分静脉营养	5
3 种食物可经口进食，需部分静脉营养	6
3 种食物可经口进食，不需静脉营养	7

续表

评价内容	评分
除特别难咽的食物外，均可经口进食	8
可经口进食，但需临床观察指导	9
正常摄食吞咽能力	10

疗效判定标准：

≥9分：基本痊愈；

提高6~8分：明显好转；

提高3~5分：好转；

提高1~2分：无效。

10. 标准吞咽功能评定量表

标准吞咽功能评定量表见表9-2。

表9-2 标准吞咽功能评定量表（SSA）

第一步：初步评估

意识水平	1分=清醒 2分=嗜睡，可唤醒并做出言语应答 3分=呼唤有反应，但闭目不语 4分=仅对疼痛刺激有反应
头部和躯干部控制	1分=能正常维持坐位平衡 2分=能维持坐位平衡但不能持久 3分=不能维持坐位平衡，但能部分控制头部平衡 4分=不能控制头部平衡
唇控制（唇闭合）	1分=正常　2分=异常
呼吸方式	1分=正常　2分=异常
声音强弱（发[a]、[i]音）	1分=正常　2分=异常　3分=消失
咽反射	1分=正常　2分=异常　3分=消失
自主咳嗽	1分=正常　2分=异常　3分=消失

第二步：饮1匙水（量约5mL），重复3次

水流出来	1分=没有/1次	2分=>1次
吞咽时有效喉运动	1分=有	2分=没有
吞咽时有反复的喉部运动	1分=没有/1次	2分=>1次
吞咽时有咳嗽	1分=没有/1次	2分=>1次
吞咽时喘鸣	1分=有	2分=没有
吞咽后喉的功能	1分=正常　2分=减弱或声音嘶哑　3分=消失	

第三步：饮 1 杯水（量约 60m1）

能够全部饮完	1 分 = 是	2 分 = 否
饮水需要的时间	1 分 = ＜ 2 秒	2 分 = ＞秒
吞咽中或吞咽后咳嗽	1 分 = 无	2 分 = 有
吞咽中或吞咽后喘鸣	1 分 = 无	2 分 = 有
吞咽后喉功能	1 分 = 正常　2 分 = 减弱或声音嘶哑　3 分 = 发音不能	
误吸是否存在	1 分 = 无　2 分 = 可能　3 分 = 有	

　　SSA 分为 3 个部分：①临床检查，包括意识、头与躯干的控制、呼吸、唇的闭合、软腭运动、喉功能、咽反射和自主咳嗽，总分为 8 ～ 23 分；②让患者吞咽 5mL 水 3 次，观察有无喉运动、重复吞咽、吞咽时喘鸣及吞咽后喉功能等情况，总分为 5 ～ 11 分；③如上述无异常，让患者吞咽 60mL 水，观察吞咽需要的时间、有无咳嗽等，总分为 5 ～ 12 分。该量表的最低分为 18 分，最高分为 46 分，分数越高，说明吞咽功能越差。

　　SSA 结果判断：根据患者饮水的情况推断是否存在误咽。阳性——患者有饮水时呛咳或饮水后声音变化，推断存在误咽；阴性——患者无饮水时呛咳或饮水后声音变化，推断不存在误咽。

11. 临床吞咽功能评估表

临床吞咽功能评估表见表 9-3。

表 9-3　临床吞咽功能评估表

```
姓名：        年龄：        性别：        床号：
科室：        住院号：        联系电话：
发病日期：        临床诊断：        影像学诊断：
主观资料（S）：
   诊断 / 主要病史和体格检查概况 _____
   既往的言语语言病理治疗 _____
   疼痛报告 _____

   既往疾病史：
   □慢性阻塞性肺病，肺气肿，哮喘或其他呼吸道问题
   □胃食管反流性疾病
   □哽噎感
   □短暂性缺血发作，脑血管意外
   □其他神经学疾病 _____
   □认知障碍
   □手术史 _____
   □化疗 / 放疗
   □吸入性肺炎史 / 误吸
   □气管套管存在或其他影响吞咽的情况
   □其他 _____

   患者的主诉：_____
   目前影响吞咽功能的药物使用情况 _____ □无 / 有
   症状的发生：□突然　□逐渐：开始 _____ 接着 _____
   症状：□进食固体差　□进食液体差　□疲劳时差　□口腔期出现症状　□导致体重减轻
         □其他 _____
```

195

客观资料（O）：

意识水平：清醒　嗜睡　昏迷

认知－语言情况：□需更进一步评估　□不需评估

口腔／颜面检查

呕吐	□完整	□缺失	
咳嗽	□强烈	□弱	□缺失
咳嗽反应时间	□马上	□推迟	
清嗓	□强烈	□弱	□缺失
清嗓反应时间	□马上	□推迟	
声音质量	□沙哑	□带呼吸声	□湿润
唇运动	□流涎 a b c d e □唇拢 a b c d e	□唇缩 a b c d e	□鼓腮 a b c d e
下颌运动	□下垂 a b c d e	□咀嚼运动 a b c d e	
舌 动	□伸舌 a b c d e □摆左 a b c d e	□舔上唇 a b c d e □摆右 a b c d e	□舔下唇 a b c d e
软腭运动	□提升 a b c d e	□咽反射 a b c d e	
语言	□构音障碍	□失语症	

食物选择

进食场所：　　　　　　＿＿＿＿＿＿＿＿

进食体位：　　　躯干位置 ＿＿＿＿＿＿＿＿　　　头部位置 ＿＿＿＿＿＿

帮助方式：　　　　　　＿＿＿＿＿＿＿＿

食物选择：　　　□冰块　无须检查／正常范围／损伤　　　记录（请描述）＿＿＿　＿＿＿

　　　　　　　　□水　无须检查／正常范围／损伤　　　记录（请描述）＿＿＿＿＿＿

　　　　　　　　□浓汤　无须检查／正常范围／损伤　　　记录（请描述）＿＿＿＿＿＿

　　　　　　　　□固体　无须检查／正常范围／损伤　　　记录（请描述）＿＿＿＿＿＿

　　　　　　　　□稠的液体无须检查／正常范围／损伤　　　记录（请描述）＿＿＿＿＿＿

　　　　　　　　□混合物　无须检查／正常范围／损伤　　　记录（请描述）＿＿＿＿＿＿

一口量（mL）：　　　＿＿＿＿　＿＿＿＿＿＿＿　＿＿＿＿

　　　　　　　　＿＿＿＿＿＿＿＿

食物放入位置：　　　＿＿＿＿＿＿＿　＿＿＿＿＿＿

　　　　　　　　＿＿＿＿＿＿＿＿＿

吞咽模式：　　　＿＿＿＿＿＿＿＿＿＿＿＿＿＿＿

吞咽时间：　　　＿＿＿＿＿　＿＿＿＿＿＿＿

　　　　　　　　＿＿＿＿＿＿＿＿＿＿

吞咽动作：　　　　＿＿＿＿＿＿＿＿＿＿＿＿＿＿

喉活动度：　　　　＿＿＿＿＿＿＿＿＿＿＿＿＿＿

咳嗽力量：　　　　＿＿＿＿＿＿＿＿＿＿　＿＿＿

　　　　　　　　　＿＿＿

口腔残留 / 量：　　＿＿＿＿＿＿＿＿＿＿＿＿＿＿

食物反流：　　　　＿＿＿＿＿＿＿＿＿＿＿＿＿＿

咽部残留感：　　　＿＿＿＿＿＿＿＿＿＿＿＿＿＿

呛咳：　　　　　　＿＿＿＿＿＿＿＿＿＿＿＿＿＿

吞咽后声音的变化：＿＿＿＿＿＿＿＿＿＿＿＿＿＿

咳出的痰中是否带　＿＿＿＿＿＿＿＿＿＿＿＿＿＿
有所进食的食物：　＿＿＿＿＿＿

饮水试验：　　　□ I　　　　□ II　　　　□ III　　　　□ IV　　　　□ V

吞咽障碍的分级：　□ I　　　　□ II　　　　□ III　　　　□ IV　　　　□ V

评估（A）：
□患者没有临床误吸的症状或体征
□患者存在明确的临床误吸体征
□患者存在（□严重　□中等　□轻微）的口腔期吞咽困难
□患者存在（□严重　□中等　□轻微）的咽腔期吞咽困难
□其他：
预后（选一项）：□很好　□好　□一般　□差
影响因素：

计划（P）
1.□ 不能经口进食，改变营养方式
□ 不能经口进食，在 ＿＿＿＿＿＿＿ 天内再评估
□ 经口进食以下食物 ＿＿＿ 固体和 ＿＿＿ 液体
□ 其他进食建议
2. 需要吞咽治疗 ＿＿＿ 次 / 周，持续 ＿＿＿ 周，达到下列目标：
□ 增加口腔吞咽的运动功能
□ 增加患者吞咽过程中的呼吸道保护功能
□ 增加咽的功能
□ 提供给患者或照顾者安全的吞咽技巧
□ 其他
3. 患者教育
□向患者提供了与治疗有关的建议与教育
□其他 ＿＿＿＿＿＿＿＿＿＿＿＿＿＿＿＿＿＿＿＿

治疗师签名：
日期：　年　月　日

（四）吞咽障碍仪器检查

1. 吞咽造影检查

吞咽造影检查（video fluoroscopic swallowing examination，VFSE），是目前公认的吞咽困难检查的"金标准"。该方法为指导患者食用定量的液体、糊状液体、固态混合钡剂／泛影葡胺，通过正位和侧位图像，可以实际观察口、口咽、喉咽、食管的活动，直接观察到吞咽器官的异常情况，并通过定量测量一些吞咽参数，例如食团通过时间、吞咽时间、吞咽反射的延迟时间等，来研究吞咽的口、咽阶段的病理生理状态。

（1）检查设备　一般用带有录像功能的 X 光机，可记录吞咽从口腔准备期到食物进入胃的动态变化过程及其情况。

（2）所需材料　录像吞咽造影必备的材料包括：造影剂，一般为 20% 或 76% 泛影葡胺溶液或钡剂；米粉或凝固粉。造影检查时，将泛影葡胺溶液与米粉或凝固粉混合，调制成不同性状的造影食物备用：①液体（纯造影剂，不加米粉或凝固粉）；②稀糊状；③浓稠糊状。此外，还需准备以下物品：水、杯、匙羹、吸管、量杯、压舌板、吸痰器等。

（3）检查程序准备工作　①清洁口腔、排痰、适当的口腔按摩、颈部旋转运动、发声、空吞咽等吞咽准备运动。特殊情况外，最好把鼻饲管拔去进行检查。因为鼻饲管会影响食物的运行速度，粘黏食物，影响观察。②调制造影食物备用。③将患者置于 X 光机床上，摆放适当体位。标准的操作是患者在直立位上进行，不能久站的患者，需要固定带固定。

进食显影食物：每口的食物量一般由 1mL 起，逐渐加量，原则上先液体，后米糊和固体，从一匙开始，如无问题逐渐加量。但考虑患者具体情况，也可以从米糊开始，但是记录时必须记录清楚。

观察并录像：一般选择正位和侧位观察，其中左前或右前 30° 直立侧位，颈部较短者，此位可更清晰的显示造影剂通过环咽肌时的开放情况。观察不同性状食物是否产生异常症状，发生障碍后，用哪种补偿方法有效。补偿方法包括调节体位、改变食物性状、清除残留物等。

（4）主要观察的信息

正位像：主要观察会厌谷和单侧或双侧梨状窝是否有残留，以及辨别咽壁和声带功能是否不对称。

侧位像：主要确定吞咽各期的器官结构与生理异常的变化。包括咀嚼食物、舌头搅拌和运送食物的情况、食物通过口腔的时间、舌骨和甲状软骨上抬的幅度、腭咽和喉部关闭情况、时序性、协调性、肌肉收缩力。会厌放置、环咽肌开放情况、食物通过咽腔的时间和食管蠕动运送食团的情况等。还要观察是否有下列异常表现，包括滞留、残留、反流、溢出、渗漏、误吸等。

（5）吞咽障碍造影检查表现

1）滞留吞咽前，内容物积聚在会厌谷或梨状窝时的状况。

2）残留吞咽完成后，内容物仍留在会厌谷或梨状窝的状况。

3）溢出在会厌谷或梨状窝的内容物积聚超过其容积，溢出来的状况，通常情况下会溢入喉前庭，也称之为渗漏。

4）误吸食物或液体通过喉前庭进入气道、肺的状况，即进入声门以下。

5）时序及协调性：吞咽过程中，口、咽、食管三者之间的相互关系及吞咽时间不协调，严重者出现反流。

6）环咽肌功能障碍通常指环咽肌不能及时松弛或发生肌肉痉挛，临床典型症状是进食后出现食物反流，不能下咽，或咽下后剧烈呛咳，为食物流入气管所致。包括三种状态：①松弛/开放缺乏。吞咽造影可见会厌谷和梨状窝有食物滞留和残留，咽腔底部有大量食物聚集，食团不能通过食管上段入口进入食管中（未见食物流线）食物溢入喉前庭，经气管流入肺中。②松弛/开放不完全。吞咽造影除可见会厌谷和梨状窝有食物滞留和残留外，患者经反复多次吞咽后，少许食物才能通过食管上段入口进入食管中，食物进入食管入口后的流线辨析，并有中断，咽腔底部食物积聚过多。③松弛/开放时间不当。表现为吞咽动作触发后，环咽肌能开放，但开放时间不协调。

（6）数据记录

吞咽造影的主要评价项目记录见表9-4。

表9-4　吞咽造影的主要评价项目

部位侧面像正面像
口腔吞入左右对称
口腔内保持残留部位
残留部位
咀嚼
食块形成
往舌后部、咽部吞送
口腔通过时间
咽部吞咽反射声门、声门前庭闭锁
软腭运动食团通过的左右差异

续表

部位侧面像正面像
舌根运动环咽肌开放
舌骨运动残留：梨状窝
喉部上抬会厌谷
咽部蠕动
环咽肌开放
残留：梨状窝
会厌谷
误吸
咽部通过时间
食道蠕动
食管残留
通过时间

2. 电视内窥镜吞咽功能检查

电视内窥镜吞咽功能检查是使用喉镜，经过咽腔或鼻腔观察下咽部和喉部，直接在直视下观察会厌、勺状软骨、声带等咽及喉的解剖结构和功能状况，如梨状窝的泡沫状唾液潴留、唾液流入喉部状况、声门闭锁功能的程度、食管入口处的状态、有无器质性异常等。可以让患者吞咽液体、浓汤或固体等不同黏度的食物，能更好地观察吞咽启动的速度、吞咽后咽腔（尤其是会厌谷和梨状窝）残留，以及食物是否出现会厌下气道，由此评估吞咽能力及估计吸入的程度。该检查能提供高效和可靠的吞咽障碍处理策略。但该检查着重于局部的观察，对吞咽的全过程、解剖结构和食团的关系以及环咽肌和食管的功能等方面得到的信息不多，需要吞咽造影及其他检查补充。

3. 其他辅助检查

（1）测压检查　测压技术是目前唯一能定量分析咽部和食管力量的检查手段。由于吞咽过程中咽部和食管期压力变化迅速，使用带有环周压力感应器的固态测压导管进行检查。每次吞咽过程，压力传感器将感受到的信息传导到电子计算机进行整合及分析，得到咽收缩峰值压及时间、食管上段括约肌（UES）静息压、松弛率及松弛时间。根据数据，分析有无异常的括约肌开放、括约肌的阻力和咽推进力。

（2）反射性核素扫描　通过在食团中加入半衰期短的放射性核素，用伽马照相机获得放射性核素浓集图像，从而对食团的平均转运时间及清除率即吞咽的有效性和吸入量做定量分析，并且可以观察到不同病因所致吞咽障碍的吞咽模式。

（3）超声检查　超声检查是通过放置在颏下的超声波探头（换能器）对口腔期、咽部期吞咽时口咽软组织的结构和动力、舌的运动功能及舌骨与喉的提升、食团的转运情况及咽腔的食物残留情况进行分析。超声检查是一种无射线辐射的无创性检查，能在床边进行检查，并能为患者提供生物反馈治疗。

（4）肌电图检查　用于咽喉部的肌电图检查一般使用表面肌电图，即用电极贴于吞咽活动肌群（上收缩机、腭咽肌、腭舌肌、舌后方肌群、舌骨肌、颏舌肌等）表面，检测吞咽时肌群活动的生物电信号。口咽部神经肌肉功能障碍是吞咽障碍的主要病因，表面肌电图可以提供一种直接评估口咽部肌肉在放松和收缩时引起的生物电活动的无创性检查方法，并且能鉴别肌缘性或神经源性损害，判定咀嚼肌和吞咽肌的功能，同时可以利用肌电反馈技术进行吞咽训练。

（5）脉冲血氧定量法　吞咽障碍患者大约有1/3会将水和食物误吸入呼吸道，其中40%的患者吸入是无症状的。近年来，除了使用内窥镜及X线检查患者有无发生误吸外，越来越多研究人员提倡应用脉冲血氧定量法。脉冲血氧定量法无创伤、可重复操作，是一种较可靠的评估吞咽障碍患者吞咽时是否发生误吸的方法。

（五）评估流程

吞咽障碍评估流程见图9-1。

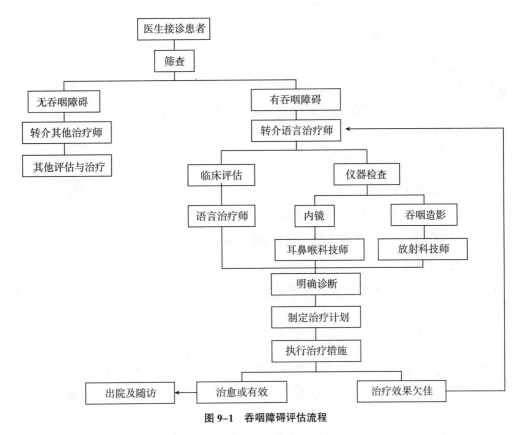

图9-1　吞咽障碍评估流程

四、现代康复治疗

（一）药物治疗

目前仍没有专门治疗脑卒中后吞咽障碍的药物，临床上主要是针对中风病及基础病拟定的，包括管理血压和血糖、防治感染、维持水电解质平衡、降颅压、抗血小板聚集、调脂稳斑等。对口咽分泌物多者，有使用抗胆碱能药物来抑制口咽分泌，减少误吸、呛咳等症状，然而，过度的唾液减少会改变唾液黏稠度，使黏度增高而难以清理反而影响吞咽，因此临床上应谨慎使用。

（二）康复训练

1. 对吞咽障碍患者及其家属的健康教育及指导

当患者有吞咽障碍时，会让患者发生很多改变，在这一时期，应对吞咽障碍患者及其家属进行健康教育及指导，接受有关预防吞咽障碍并发症的教育，并指导家属如何协助医护人员帮助患者。家属及其陪护能做的事情包括以下几方面，具体如下：

（1）仔细熟悉患者的吞咽治疗项目和吞咽指导；

（2）和工作人员沟通；

（3）在患者进行吞咽治疗过程中给予患者支持和鼓励；

（4）为患者提供治疗师要求的性状的食物和液体；

（5）注意一般情况下患者进食时需要坐起，除非治疗师有特别要求；

（6）提醒患者小口进食；

（7）允许患者有足够的进食时间；

（8）在进食更多食物时，要确保患者前一口食物已经吞咽完全，无残留；

（9）如果患者出现窒息应立刻停止喂食；

（10）一般进餐后要求患者取坐位休息 20 ～ 30 分钟。

2. 吞咽器官运动训练

（1）下颌、面部及腮部训练　为了加强上下颌的运动控制、力量及协调，从而提高进食及吞咽功能。

①把口张开至最大，维持 5 秒，然后放松。

②将下颌向左右两边水平移动，维持 5 秒，然后放松，重复做 10 次。

③把下颌移至左 / 右边，维持 5 秒，然后放松，或夸张地大幅度做咀嚼动作，重

复 10 次。

④张开口说"呀",动作要夸张,然后迅速合上。重复做 10 次。

⑤紧闭嘴唇,鼓腮,维持 5 秒,放松,再做将空气快速地在左右面颊内转移,重复做 5 到 10 次。

⑥下颌肌痉挛的训练方法 a.牵张方法:小心将软硬适中的物体插入患者切齿间令其咬住,逐渐牵张下颌关节使其张口,持续数分钟至数十分钟不等。b.轻揉按摩咬肌,可降低肌紧张。c.训练下颌的运动,开口与闭口时均做最大的阻力运动,如用力咬住白齿及开口时给以最大阻力等。

⑦颊肌运动,要求患者轻张口后闭上,然后做鼓腮动作,随后轻呼气;也可让患者做吸吮手指的动作,借以收缩颊部及口轮匝肌增强肌力,每日 2 次,每次重复 5 遍。

(2)唇部运动 为了加强唇的运动控制、力量及协调,从而提高进食吞咽的功能。

①咬紧牙齿,说"衣"声,维持 5 秒,做 5 次。

②拢起嘴唇,说"乌"声,维持 5 秒,做 5 次。

③说"衣"声,随即说"乌"声,然后放松。快速重复 5～10 次。

④紧闭双唇,维持 5 秒,放松。重复 5～10 次。

⑤双唇含着压舌板,用力闭紧及拉出压舌板,与嘴唇抗力,维持 5 秒放松。重复 5～10 次。

⑥压舌板放嘴唇左面,用力闭紧,拉出对抗嘴唇咬合力。然后放右面再做。重复 5～10 次。

⑦重复说"爸"音 10 次。

⑧重复说"妈"音 10 次。

⑨吹气训练:吹气 / 吹风车 / 吹蜡烛 / 吹哨子等。

⑩唇肌张力低下时的训练方法 a.用手指围绕口唇轻轻叩击;b.用冰块迅速敲击唇部 3 次;c.用压舌板刺激上唇中央;d.令患者在抗阻力下紧闭口唇。

(3)舌训练 为了加强舌的运动控制、力量及协调,从而提高进食及吞咽的功能。包括训练做舌肌的侧方运动、联系舌尖和舌体向口腔背部升起、面颊吸入、舌体卷起、抗阻等动作。

①把舌头尽量伸出口外,维持 5 秒,然后缩回,放松,重复 5～10 次。

②使舌头尽量贴近硬腭向后回缩口腔内,维持 5 秒,然后放松,重复 5～10 次。

③张开口,舌尖抬起到门牙背面并伸出,维持 5 秒,然后放松,重复 5～10 次。

④张开口,舌尖抬起到门牙背面,贴硬腭向后卷,即卷舌。连续做 5～10 次。

⑤舌尖伸向左唇角，再转向右唇角，各维持5秒，然后放松。连续做5～10次。

⑥用舌尖舔唇一圈，重复5～10次。

⑦伸出舌头，用压舌板压向舌尖，与舌尖抗力，维持5秒，重复5～10次（抗力时尽量不用牙齿夹着舌尖来借力）。

⑧把舌头伸出，舌尖向上，用压舌板压着舌尖，对抗力，维持5秒，重复5～10次。

⑨把舌尖伸出左唇角，与压舌板抗力，维持5秒，随即把舌头转向右唇角，与压舌板抗力，维持5秒，然后放松，重复连续做5～10次。

⑩重复说舌尖音"da"音10次。

⑪重复舌根音说"ga"音10次。

⑫重复说舌中音"la"音10次。

⑬重复说"da，ga，la"音10次。可以训练舌的协调性。

（4）腭咽闭合训练

①口含住一根吸管（封闭另一端）做吸吮动作。感觉腭弓有上提运动为最佳。

②两手在胸前交叉用力推压，同时发"kα"或"α"音。或按住墙壁或桌子同时发声，感觉腭弓有上提运动。

③冰刺激　用冰棉棒刺激腭咽弓，同时发"α"音，能起到以下作用：a.提高对食物知觉敏感度。b.减少口腔过多的唾液分泌。c.通过刺激，给予脑皮质和脑干一个警戒性的感知刺激，提高对进食吞咽的注意力。具体操作是用冰棉签或冰喉镜刺激软腭、腭弓、咽后壁及舌后部，应大范围（上下、前后）、长时间地接触刺激部位，并慢慢移动棉棒前端，左右交替，每次20～30分钟，然后做一次空吞咽，这样可使咽期吞咽快速启动。如出现呕吐反射，则应停止。

（5）咽和喉部功能的训练

①经鼻咽深吸气；

②深吸气后闭气5秒，双上肢屈曲，取手交叉置于胸前，呼气时双手用力挤压胸部；

③重复训练数次，令患者发"啊"声；

④重复第3项5次后令患者突然关闭声门喊"啊"5次；

⑤闭气5秒，反复5次后咳嗽；

⑥若以上训练不能完成，可改用以下方法训练并观察声门关闭功能：闭气5秒后，置一面小镜子于鼻下，令患者缓慢呼气，观察声门关闭情况。

上述训练方法均为喉部上提的训练，喉部上提功能的改善，可强化气道的关闭功能，利于食管上端括约肌的开启，从而使食团易于通过增宽的咽部转运至食管。此外，牵张和促通舌体上部肌肉也是训练喉部上提的有效方法，具体为：

①伸展头颈部，施阻力于颏部持续 5 秒，以促进低头的出现，有利于吞咽；

②舌体背伸抵于软腭；

③用假声发声上提喉部；

④吸吮吹气。

（6）Masake 训练法　又称为舌制动吞咽法。

①目的　吞咽时，通过对舌的制动，使咽后壁向前突运动与舌根部相贴近，增加咽的压力，使食团推进加快。

②作用机制　咽后壁生理功能正常时，具有向前膨出的运动，当舌根与咽后壁距离减少时，咽后壁向前膨出的运动程度将增加。吞咽造影检查表明，正常成人使用这一吞咽法后，咽后壁向前膨出的程度也会增加，把模仿舌前部固定的吞咽法运用于成人吞咽训练中则可强化咽后壁向前膨出运动。

③训练方法　吞咽时，将舌尖稍后的小部分舌体固定于牙齿之间或治疗师用手拉出一小部分舌体，然后让患者做吞咽运动，使患者咽肌向前收缩。此方法主要运用于咽后壁向前运动较弱的吞咽障碍患者。

④不良影响　虽然吞咽时将舌前部制动能增加吞咽时咽后壁向前活动度，但是也发现此吞咽法会带来三个不良后果：a. 呼吸道闭合时间缩短；b. 吞咽后食物残留增加；c. 使咽吞咽起动更加延迟。这三个不良后果会增加渗漏或误吸的危险，因此在使用这一吞咽法时应注意，Masake 吞咽法不能运用于直接进食食物过程中。

（7）Shaker 训练法　即头抬升训练，也称等长 / 等张吞咽训练。

①目的　此训练方法有两个主要目的：增强有助于上食管括约肌（UES）开放的肌肉力量，通过强化口舌及舌根的运动范围，增加 UES 的开放；减少下咽腔食团内的压力，使食团通过 UES 入口时阻力较小，改善吞咽后食物残留和误吸。

②作用机制　舌骨上肌以及其他肌肉如颏舌肌、甲状舌骨肌、二腹肌使舌骨、喉联合向上向下运动，对咽食管段施以向上向前的牵拉力，使食管上括约肌开放，从而减少因食管上括约肌开放不良导致吞咽后的食物残留和误吸的发生。

③训练方法　让患者仰卧于床上，尽量抬高头，但肩部不能离开床面，眼睛看自己的足趾，重复数次。看自己的脚趾抬头 30 次以上，肩部离开床面累计不应超过 3 次。

④禁忌证　包括颈椎病、颈部运动受限、有认知功能障碍以及配合能力差的脑卒中患者应慎用。

（8）呼吸训练

正常吞咽时，呼吸会暂时停止，而吞咽障碍患者有时会在吞咽时吸气，引起误吸。另外，有时由于胸廓过度紧张或呼吸肌肌力低下、咳力减弱，无法完全咳出误咽物。呼吸训练的目的：通过提高呼吸控制能力来控制吞咽时的呼吸；为排除气道侵入物而咳嗽；强化腹肌，学会随意地咳嗽；强化声门闭锁；通过学习腹式呼吸来缓解颈部肌肉（呼吸辅助肌）过度紧张。

①腹式呼吸　患者卧位屈膝，治疗师两手分别置于患者的上腹部，让患者用鼻吸气、以口呼气，呼气结束时上腹部的手稍加压于上方膈部的方向，患者以此状态吸气。单独联系时，可在腹部放上 1～2 公斤的沙袋，体会吸气时腹部膨胀、呼气时腹部凹陷的感觉。卧位腹式呼吸掌握熟练后，可转为坐位练习，逐渐增加难度，最后以腹式的呼气步骤转换为咳嗽动作。强化咳嗽力量有助于除去残留在咽部的食物。

②缩口呼吸　以鼻吸气后，缩拢唇呼气（或缩拢唇发"u"音、"f"音），呼气控制越长越好。此原理是缩紧唇部时肺内压力增加，有助于增大一次换气量，减少呼吸次数和每分钟呼气量。这种方法能调节呼吸节奏、延长呼气时间，使呼气平稳。

③强化声门闭锁　患者坐在椅子上，双手支撑椅面做推压运动和屏气。此时胸廓固定、声门紧闭。然后，突然松手，声门打开、呼气发声。此运动不仅可以训练声门的闭锁功能、强化软腭的肌力而且有助于除去残留在咽部的食物。

④咳嗽训练　咳嗽是机体清除进入喉内异物的一种条件反射。典型的咳嗽反射是深吸气，声门裂关闭，胸腔和腹腔压力急剧增加，所有呼气肌强烈收缩，在声门裂压力持续增加下，声门裂开放，完成咳嗽动作。康复训练的目的主要是增加腹肌的肌力。具体操作为治疗者在患者的后方两腋下将双手向前交叉于患者胸腹部，令患者深吸气后屏气，然后猛然向外呼气，此时置于患者胸腹前的双手用力向内上方挤压，帮助患者增加胸腹部压力，完成咳嗽动作。

3. 感觉促进综合训练

患者开始吞咽之前给予各种感觉刺激，使其能够触发吞咽，称感觉促进法。对于吞咽失用、食物感觉失认、口腔期吞咽延迟启动、口腔感觉降低或咽期吞咽启动延迟启动的患者，通常采用在进食吞咽前增加口腔感觉训练。其方法包括：

（1）把食物送入口中，增加汤匙下压舌部的力量。

（2）给予感觉较强的食物，例如冰冷的食团，有触感的食团（例如果冻），或有强烈酸苦辣味道的食团，适量刺激即可。

（3）给予需要咀嚼的食团，例如馒头，借助咀嚼运动提供初步的口腔刺激。

（4）在吞咽前，在腭舌弓给予温度触觉刺激。进食前，指导患者用温水和冰水交替漱口进行冷热温度刺激，或给予不同味道的食物如柠檬、辣椒、糖等进行味觉刺激。冷刺激可以提高软腭和咽部的敏感度，改善吞咽过程中神经肌肉的活动，增强吞咽反射，减少唾液腺的分泌。

（5）鼓励患者自己动手进食，可使患者得到更多感觉刺激。对于吞咽失用、食物感觉失认的患者鼓励多用。

4. 摄食直接训练

摄食直接训练即直接训练患者的进食吞咽功能。训练内容包括进食时体位、食物的形态、食物入口位置、食物性质（大小、结构、温度和味道等）和进食环境等，并注意进食前后清洁口腔、排痰。

（1）体位

吞咽障碍的患者在早期训练时应选择既有代偿作用且又安全的体位。一般采取床头抬高30°～45°的半坐卧位，头部前屈，偏瘫侧肩部以枕垫起，护理人员站立于患者健侧。此种体位进食，食物不易从口中漏出，有利于食团向舌根运送，还可以减少向鼻腔反流及误咽的危险。能坐起且口唇闭合能力较好的患者，应采取坐位进食的方式，头稍前屈，躯干向健侧倾斜30°，使食物经健侧咽部进入食道，以防止误咽。吞咽障碍患者进食体位的选择应以进食安全为原则，根据患者的具体情况选择合适的体位，减少误咽的发生。

对于许多不同类型吞咽障碍患者，使用改变进食的姿势可改善或消除吞咽误吸症状，一般是通过改变食物经过的路径和采用特定的吞咽方法使吞咽变得安全。

①头颈部旋转　头颈部向患侧旋转可以关闭该侧梨状窝，食团移向健侧，并有利于关闭该侧气道。头颈前倾并向患侧旋转，是关闭气道最有效的方法。适用于单侧咽部麻痹（单侧咽部有残留）患者。

②侧方吞咽　头部向健侧侧倾，使食物由于重力的作用移向健侧，同时，该侧梨状窝变窄，挤出残留物，对侧梨状窝变浅，咽部产生高效的蠕动式运动，可去除残留物。头部向患侧侧倾，可使患侧梨状窝变窄，挤出残留物。适用于一侧舌肌和咽肌麻痹（同侧口腔和咽部有残留）患者。

③空吞咽与交替吞咽　当咽部已有食物残留，如继续进食，则残留积累增多，容易引起误吸。因此，每次进食吞咽后，反复做几次空吞咽，使食团全部咽下，然后再

进食，可除去残留食物防止误咽。适用于咽缩肌无力（残留物分布全咽）患者。亦可每次进食吞咽后饮极少量的水（1～2mL），这样既有利于刺激诱发吞咽反射，又能达到除去咽部残留食物的目的，称为交替吞咽。

④低头吞咽　吞咽时颈部尽量前屈，使会厌谷的空间扩大，并让会厌向后移位，避免食物溢漏入喉前庭，更有利于保护气道，收窄气管入口，咽后壁后移，使食物尽量离开气管入口处。适用于咽期吞咽启动迟缓（食团已过下颌，咽部吞咽尚未启动）患者。

⑤从仰头到点头吞咽　颈部后屈时，会厌谷变小，残留物可被挤出，接着，颈部尽量前屈似点头状，同时做空吞咽动作，可改善舌运动能力不足以及会厌谷残留的食物。适用于舌根部后推运动不足（会厌谷残留）患者。

⑥头部后仰　头部后仰时，由于重力的作用，食物易通过口腔至舌根部。适用于食团口内运送慢（舌的后推力差）者。训练时，指导患者将食物咀嚼并混成食团后，头部即刻后仰并吞咽。头颈部的前倾及后仰能解决食团在口腔内的保留及运转，若食团转运至咽部仍不能触发吞咽时，应教会患者随意关闭气道。

（2）食物的形态

选择密度均匀、黏性适当、不易松散、通过咽和食道时易变形且很少在黏膜上残留的食物，如香蕉、软蛋羹、均质糊状食物等。此外，要兼顾食物的色、香、味及温度等。对于不同病变、不同时期的吞咽障碍患者，所选食物亦有所不同，如准备期和口腔期障碍的食物应为质地软、易咀嚼的食物，如菜泥、水果泥和浓汤；咽期障碍应选用稠厚的液体，如果蔬泥和湿润光滑的软食，避免有碎屑的糕饼类食物和缺少内聚力的食物；食管期障碍的食物为软食、湿润的食物，避免高黏性和干燥的食物。

（3）食物在口中位置

进食训练时应把食物放置在口腔内最能感觉到食物的部位，且有利于食物在口腔中的保持和运送。最佳的位置是将食物放在健侧舌后部或健侧颊部，有利于食物的吞咽。这种做法不仅适合部分或全部舌、颊、口、面部有感觉障碍的患者，也适合所有面舌肌肉力量弱的患者。

（4）一口量及进食速度

包括调整进食的一口量和控制速度的一口量，即最适于吞咽的每次摄食入口量，正常人每口量：流质1～20mL，果冻5～7mL，糊状食物3～5mL，肉团平均2mL。对于患者，一般先以少量试之（流质1～4mL），然后酌情增加。为防止吞咽时食物误吸入气管，可结合声门上吞咽训练方法，这样可使声带闭合封闭喉部后再吞咽。吞咽后咳嗽，可除去残留在咽喉部的食物残渣。摄食时应注意调整合适的进食速度，避免2次食物重叠入口的现象。另外，还要注意餐具的选择，以采用边缘钝厚、匙柄较长、容量为5～10mL的匙羹为宜，便于准确放置食物及控制每匙食物量。

食团的大小和进食速度对某些患者能否顺利吞咽有一定影响。某些延迟吞咽启动咽期吞咽或咽缩肌无力的患者常需2～3次吞咽才能将食物咽下，如食团过大、进食速度过快，食物容易滞留于咽部并发生误吸，因此，咽缩肌无力的患者慎用或禁用大食团。另外，根据患者吞咽功能情况，指导患者改变和适应饮食习惯，速度过快，提醒放慢，以防误吸。

（5）进食习惯和环境

培养患者尽可能采用直立坐位的进食习惯，此种体位可较好发挥吞咽相关肌肉的功能，使易疲劳、瞌睡的患者最大程度保持觉醒，使食物反流最少。同时吞咽障碍患者应尽量保持在安静环境下进食，尽量减少在进餐时讲话，以免忘记吞咽动作，从而影响吞咽的整个过程。

5. 呼吸道保护手法

呼吸道保护手法是一组旨在增加患者口、舌、咽等结构本身运动范围，增强运动力度，增强患者对感觉和运动协调性的自主控制，避免误吸、保护呼吸道的徒手操作训练方法。呼吸道保护手法主要包括：保护气管的声门上吞咽法及超声门上吞咽法；增加吞咽通道压力的用力吞咽法；延长吞咽时间的门德尔松吞咽法等。这些方法需要一定的技巧和多次锻炼，需消耗较多体力，所以应在治疗师指导和密切观察下进行。此手法不适用于有认知或严重的语言障碍者。在患者应用代偿吞咽疗法无效时才可应用吞咽呼吸道保护手法。但此法只能短期使用，患者生理性吞咽恢复后即可停止练习。现分别介绍如下：

（1）声门上吞咽法

①概念　声门上吞咽法是在吞咽前及吞咽时通过呼吸道关闭，防止食物及液体误吸，吞咽后立即咳嗽，清除残留在声带处食物的一项呼吸道保护技术。声门上吞咽法第一次应用可在吞咽造影检查时进行，或在床边检查时进行。

②适应证　患者需在清醒且放松状态下施行，还必须能遵从简单指令，患者必须能领悟动作的每一个环节，由治疗师指导患者逐步完成整个过程。必要时，可在X线下行吞咽造影观察其可行性。

③禁忌　声门上吞咽法尽管是常用的吞咽训练方法，但此法可产生咽鼓管充气效应，可能导致心脏猝死、心律失常；有冠心病的脑卒中患者禁用声门上吞咽法。

④方法　包括 5 个步骤，如下：

a. 深吸一口气后屏住；

b. 将食团放在口腔内吞咽位置；

c. 保持屏气状态，同时做吞咽动作（1～2 次）；

d. 吞咽后吸气前立即咳嗽；

e. 再次吞咽。

完成上述步骤前先让患者做吞口水练习，患者在没有食物的情形下，能正确遵从上述步骤成功练习数次后，给予食物练习。

（2）超声门上吞咽法

①概念　超声门上吞咽法目的是让患者在吞咽前或吞咽时，将勺状软骨向前倾至会厌软骨底部，并让假声带紧密闭合，使呼吸道入口主动关闭。

②方法　吸气并且紧紧地屏气，用力将气向下压。当吞咽时持续保持屏气，并且向下压，当吞咽结束时立即咳嗽。

③适应证　此项训练方法主要适用于呼吸道入口闭合不足的患者，可借助超声门上吞咽法改善舌根后缩的能力、勺状软骨前倾，以及声带闭合的程度。超声门上吞咽法可在开始增加喉部上抬的速度，适合喉上抬不足的患者及舌根后缩无力、声带闭合不紧的患者。

④比较　在吞咽过程中，呼吸道保护主要是依赖声门的完全闭合。声门上吞咽法和超声门上吞咽法都是关闭声门，保护气管免于发生误吸现象的呼吸道保护技术，这两种方法之间的差异是吞咽前用力屏气的程度不同。声门上吞咽法只需要用力屏气，而超声门上吞咽法需要用尽全力屏气，确保声门闭合。喉内镜检查可直视它们之间声门闭合的差异。在检查中还发现，超过 1/3 的成年人在做简单屏气动作时，其声门不是完全闭合，用力屏气才能使声门闭合更完全。喉内镜检查附加录音分析表明，这两种声门闭合模式反映了正常吞咽时声门闭合的两个阶段，即：①最初会厌的关闭由声带的内收运动完成；②当喉上抬时，勺状软骨先前倾并靠近会厌软骨。

（3）用力吞咽法

①概念　用力吞咽法也称作强力吞咽法，主要是为了在咽期吞咽时，增加舌根向后的运动而制订。多次干吞，少量剩余在喉咙的食物被清除干净，并借此改善会厌软骨清除食团的能力。

②作用　用力吞咽时，舌与腭之间更加贴近，口腔内压力增大，往下挤压食团的压力增大，减少会厌谷的食物残留；用力吞咽增加了舌根向后运动能力，使舌根与后

咽壁的距离减少，咽腔吞咽通道变窄，咽腔压力增大，咽段食管的开放时间持续增加，食团的流速加快，减少吞咽后的食物残留。

③方法　当吞咽时，所有的咽喉肌肉一起用力挤压。这样可以使由舌在口中沿着硬腭向后的每一点及舌根部都产生压力。

每次食物吞咽后，也可采用空吞咽即反复几次空吞咽唾液方法，将口中食物吞咽下去。当咽部已有食物残留，如继续进食，则残留积聚增多，容易引起误咽。因此，采用此方法使食团全部咽下，然后再进食。亦可每次进食吞咽后饮少量的水，约1～2mL，继之再吞咽，这样既有利于刺激诱发吞咽反射，又能达到除去咽残留食物的目的，称为交互吞咽。

④效果评价　监测吞咽时及吞咽后症状，如果吞咽后咽喉清除力增加则显示较少食物残留在呼吸道内，或吞咽后呼吸道内痰减少、口腔内食物残留减少等。

（4）门德尔松吞咽法

①概念　门德尔松吞咽法是为了增加喉部上抬的幅度与时间而设计，并借此增加环咽肌开放的时间与宽度的一种呼吸道保护治疗方法。此手法可以改善整体吞咽的协调性。

②方法

a.对于喉部可以上抬的患者，当吞咽唾液时，让患者感觉有喉向上提时，同时保持喉上抬位置数秒；或吞咽时让患者以舌尖顶住硬腭、屏住呼吸，以此位置保持数秒，同时让患者示指置于甲状软骨上方，中指置于环状软骨上，感受喉结上抬。

b.对于上抬无力的患者，治疗师用手上推其喉部来促进吞咽。即只要喉部开始抬高，治疗师即可用置于环状软骨下方的示指与拇指上推喉部并固定。注意要先让患者感到喉部上抬，上抬逐渐诱发出来后，再让患者借助外力帮助，有意识地保持上抬位置，此法可增加吞咽时喉提升的幅度并延长提升后保持不降的时间，因而也能增加环咽肌段开放的宽度和时间，起到治疗的作用。

③效果评价　门德尔松吞咽法是一种广泛应用的吞咽技术，具有代偿和改善吞咽功能的作用。有研究报道，门德尔松吞咽法能减少吞咽后的食物残留和误吸的发生。但门德尔松吞咽法临床应用中也有明显不足，具体表现为两个方面：a.患者难以学会这种吞咽方法；b.在使用这一吞咽法时，延长了吞咽时呼吸暂停时间。对于有呼吸系统疾病和吞咽呼吸运动严重不协调的脑卒中患者，这一方法禁用。

（5）呼吸道保护手法比较

①声门上吞咽法在吞咽前或吞咽时，用来关闭真声带处的呼吸道。

②超声门上吞咽法在吞咽前或吞咽时，用来关闭呼吸道入口。

③用力吞咽法在吞咽时用来增加舌根部后缩力量，可以把咽残留食物清除干净。

④门德尔松吞咽法用来增强喉部上抬的幅度与时长，借此增加环咽肌开放的程度与时间。

⑤总结　在临床应用中，不同的吞咽手法有不同的适应证及作用，应用时应向患者解释，力求最大程度的配合。总结见表9-5。

表9-5　不同的吞咽手法的比较

呼吸道保护手法	适应证	作用
声门上吞咽法	声带关闭减少及延迟；咽期吞咽延迟	保持随时屏气常可在吞咽前或吞咽中关闭声带；在其延迟之前或延迟时关闭声带
超声门上吞咽法	呼吸道入口关闭减少	努力屏气使勺状软骨向前倾斜，在吞咽之前或吞咽时关闭呼吸道入口
用力吞咽法	舌根向后的运动减少	用力增加舌根后部运动
门德尔松吞咽法	喉运动减少；吞咽不协调	喉的运动可开启食管上括约肌，延长和保持喉上升的时间，延长食管上括约肌开放的时间，促进咽吞咽的正常化

6. 球囊扩张术

（1）概念　球囊导管扩张术是20世纪80年代中期发展起来的介入技术，其操作简单、损伤小。对于脑卒中引起的环咽肌痉挛（失弛缓症），治疗首选也是局部扩张术。传统方法是选用不同直径的管子，球囊内的压力最大可达10个大气压，自上而下插入，通过食管上括约肌，使环咽肌逐渐扩张。近年来，我国窦祖林等利用改良的球囊扩张管进行环咽肌痉挛（失迟缓症）扩张治疗，取得比较满意的效果。

（2）作用　对于如先天性狭窄、环咽肌失弛缓症等治疗效果显著，可帮助患者被动开启环咽肌，完成吞咽动作。

（3）方法　①扩张前做相关检查，进行电视内窥镜吞咽功能检查，确认舌、软腭、咽及喉无进行性器质性病变患者，才可进行操作。②用棉签蘸1%盐酸利多卡因插入鼻孔，行局部黏膜麻醉。③将10mL生理盐水注入导尿管球囊，待球囊充盈后，检查球囊是否完好无损，有无漏水现象，确认无误后把水抽出。④用石蜡油棉球润滑导尿管后，沿选定的鼻孔插入导尿管，将导尿管插入食管，并检查口腔，排除导尿管插入口腔的情况。嘱患者发"i"音，并将导尿管露出鼻腔的一端放入水杯中，检查患者发音是否清晰，看水中有无水泡冒出，以排除导尿管插入气管。⑤助手往导尿管内注入5mL生理盐水，然后操作者将导尿管慢慢往外拉，直到有卡住的感觉或者拉不动时，提示球囊所处位置为环咽肌下缘，用记号笔在导尿管上做出标记。⑥助手回抽出 3mL 生理盐水，使球囊内仅保留 2mL 生理盐水，操作者将导尿管缓慢往外拉出，直至有落空的感觉，提示球囊所处位置为环咽肌上缘，用记号笔在导尿管上做出标记。⑦助手往导尿管注入 5mL 生理盐水，然后操作者将导尿管缓慢往外拉至环咽肌下缘处，再注入 5mL 生理盐水，操作者将导尿管球囊反复轻轻向上牵拉，并保持在环咽肌处数秒，同时轻轻地缓慢向外牵拉导尿管，直至球囊通过环咽肌狭窄处阻力锐减时，球囊脱出环咽肌上缘。嘱助手迅速将球囊中的生理盐水抽出，然后操作者拉出导尿管。

（三）物理因子治疗

随着电子技术的发展、电极的更新，颈部电刺激技术已作为吞咽障碍治疗的重要手段被广泛应用，主要有神经肌肉电刺激和肌电生物反馈疗法。

1. 神经肌肉电刺激

神经肌肉电刺激（neuromuscular electric stimulation，NMES）是指一种利用低频脉冲电流刺激神经或肌肉引起肌肉收缩从而提高肌肉功能或治疗神经肌肉疾患的方法。目前主要的代表产品是美国吞咽障碍电刺激治疗仪 Vital Stim 和德国 Vocastim-Master 治疗仪。用于治疗神经系统疾病的 NMES 可以分为治疗性电刺激和功能性电刺激（functional electrical stimulation，FES）两类，治疗性电刺激可通过电刺激所诱导的生理变化来减轻特定肌肉的损伤程度，诱发或辅助运动功能恢复；FES 是指将一定强度的电流按照准确的顺序施加于特定部位，诱发多块肌肉产生协调性收缩作用，以补偿或替代丧失的生理功能。

2. 肌电生物反馈

在进行一系列食团吞咽和气道保护训练的同时，使用 SEMG 生物反馈可以明显提高吞咽训练的疗效。电脑生物反馈训练仪能无创检测到吞咽时喉上抬的幅度，实时显示在电脑屏幕上，并能与正常人的喉上抬动作比较。训练时要求患者尽力吞咽使喉上抬幅度增加，尽量达到正常的幅度。值得一提的是，生物反馈训练可作为运动和协调性降低所致的生理性吞咽障碍患者的首选治疗方法。

3. 咽腔电刺激

咽腔电刺激（pharyngeal electrical stimulation，PES）是通过电刺激双侧咽腭弓、咽黏膜以治疗神经性吞咽障碍的一种新方法。Phagenyx 治疗仪的主要作用机制是通过舌咽神经上行通路刺激吞咽中枢模式发生器，兴奋相关皮层，诱导神经可塑性。治疗后，患者的吞咽延迟时间缩短，误吸减少，FOIS 评分改善。有研究表明，电刺激引起的咽兴奋性至少可持续 90 分钟。

4. 经颅直流电刺激治疗

经颅直流电刺激（transcranial direct current stimulation，tDCS）作为一种非侵入性脑刺激技术，是利用恒定、低强度直流电调节大脑皮层神经元活动的技术。可以引起大脑皮质神经细胞兴奋性改变及其他一系列变化。与经颅磁刺激相比，由于其安全、低廉、便携和良好的临床应用前景，近年来在肢体运动功能、认知、言语和吞咽等康复领域得到广泛的关注和应用。

5. 经颅磁刺激治疗

经颅磁刺激（transcranial magnetic stimulation，TMS）技术作为一种安全、无创的新技术，实现了在人类活体上对大脑进行无创刺激，从而观察人的生理活动变化。重复经颅磁刺激（repetitive transcranial magnetic stimulation，rTMS）可调节目标脑区的兴奋性，有助于揭示刺激部位与行为表现之间的对应关系，为研究认知和吞咽功能神经网络提供了新的手段。

五、中医康复治疗

（一）中医辨证论治

吞咽障碍为中风病并发的功能障碍，在运用中医辨证论治原则基础上，按中风病风火上扰证、痰瘀阻络证、阴虚风动证、气虚血瘀证和阴阳两虚证五型进行辨证论治，详见"附篇　一、中风病的中医辨证论治"，然后再根据吞咽障碍等临床症状或兼症，进行辨证加减。一般可加桔梗、石菖蒲化痰利咽。

（二）中成药

1. 静脉给药

（1）清开灵注射液　40～60mL 加入 5%～10% 葡萄糖 500mL 静脉滴注，每日 1～2 次。适用于风火上扰、痰热腑实证。

（2）生脉注射液　5～20mL 加入 50% 葡萄糖 40mL 静脉注射，或 20～100mL 加入 5%～10% 葡萄糖 500mL 静脉滴注，每日 1～2 次。适用于各型含气、血、阴虚证型。

以上静脉用药，糖尿病患者可以 0.9% 生理盐水代替葡萄糖。

2. 口服制剂

（1）华佗再造丸　每次 8g，每天 2 次。用于痰瘀阻络、痰热阻络证。

（2）安宫牛黄丸　每次半丸或1丸，根据病情连续服用。可用于痰热腑实证。

（3）复方血栓通胶囊　每次1粒，每天3次，用于痰瘀阻络证。

（三）针灸治疗

1. 体针

采用全经针刺法治疗，具体针刺方法见"附篇　二、全经针刺法"。

2. 头皮针（于氏头穴丛刺）

（1）选择于氏头穴七区中的项区（风府、风池及其二穴之间，共5穴）为主穴区；局部皮肤消毒后，选取0.25×40mm（1.5寸）毫针，风府穴针尖向下颌角方向缓慢刺入约25mm，其他四穴针尖向对侧下颌角方向缓慢刺入约25mm，得气后接脉冲电针治疗仪，选取疏密波，留针40分钟/次，每天治疗1～2次。

（2）操作方法：采用长时间留针间断行针法，可留针3～4小时。一般选用28～30号毫针，常用1～1.5寸。常规消毒后，常规进针法刺至帽状腱膜下，针后捻转，200次/分钟，每根针捻转1分钟，留针期间进行肢体的功能训练，开始每隔30分钟捻转1次，重复2次，然后每隔2小时捻转1次，直至出针。

3. 吞咽障碍分期针刺

（1）准备期及口腔期吞咽障碍期

选穴：颧髎（患侧）、下关（患侧）、外金津、外玉液。

定位：颧髎穴在面部，当目外眦直下，颧骨下缘凹陷处；下关穴在面部耳前方，当颧弓与下颌切迹所形成的凹陷中，张口时隆起，正坐或仰卧，闭口取穴；外金津及外玉液穴在颈部中线甲状软骨与舌骨之间廉泉穴直上1.5寸，各旁开0.3寸处。

治疗方法：患者取坐位或卧位，颧髎，直刺（0.5～1寸；下关，直刺1.0～1.5寸；外金津、外玉液针刺时针尖向舌根方向，刺入1.5寸。均于得气后，采用疏密波，频率为15～20Hz，30分钟后出针。每日1次，10次为1个疗程。

（2）咽期吞咽障碍期

选穴：外金津，外玉液；双吞咽穴。

定位：外金津、外玉液穴见上。吞咽穴位于舌骨与喉结之间，正中线旁开各0.5寸凹陷中。

治疗方法：外金津、玉液针刺时针尖向舌根方向，刺入1.5寸；双吞咽穴为押手轻向外推开颈总动脉，针刺向内侧3分。均于得气后，采用疏密波，频率为15～20Hz，30分钟后出针。每日1次，10次为1个疗程。

（3）食管上括约肌失弛缓期

选穴：双风池、双吞咽穴。

定位：吞咽穴定位见上；风池穴位于项部，当枕骨之下，与风府穴相平，胸锁乳突肌与斜方肌上端之间的凹陷处。

治疗方法：风池针刺时针尖向喉结方向直刺 1.5～2 寸，使针感到达喉结；双吞咽穴为押手轻向外推开颈总动脉，针刺向内侧 3 分。均于得气后，采用疏密波，频率为 15～20Hz，30 分钟后出针。每日 1 次，10 次为 1 个疗程。

（4）"项三针"结合"舌三针"

选穴："项三针"：风池、翳风、完骨；"舌三针"为廉泉穴及左右旁开各 1 寸。

操作方法：选取 0.30×50mm 的毫针，风池穴、完骨穴针尖向对侧下颌角方向直刺，缓慢进针约 30mm，翳风穴向对侧翳风穴透刺，进针约 30mm，行小幅度的提插捻转，以针感传至咽喉部为佳；每 10 分钟行针 1 次，每次每穴行针约 30 秒。廉泉穴针刺时让患者稍稍头后仰，充分暴露颈部，针尖向舌根部直刺，进针约 40mm 即可，可不提插捻转，其余二穴操作同廉泉，留针 30 分钟。

可以根据吞咽障碍分期情况，配合面三针（地仓透颊车，下关，牵正）和喉三针（天容，天鼎，人迎）。

操作方法：选取 0.30×40mm 的毫针，地仓针尖向颊车方向平刺约 30mm，下关、牵正直刺 25～30mm，天容、天鼎、人迎穴位直刺 1.5～2mm，行小幅度的捻转，有针感即止，留针 30 分钟，每天治疗 1 次。

操作：每次先针循经取穴的阳经腧穴、辨证取穴和对症取穴，再针阴经腧穴，根据虚补实泻，采用提插、捻转补泻手法，留针 20～30 分钟；出针后，先上肢、后下肢针阴经腧穴，得气后出针，不留针。同时单次用梅花针叩刺督脉（哑门到腰阳关），双次叩刺任脉（璇玑至中极），中等强度刺激，以局部有较明显潮红，但不出血为度。每日 1 次，12 次为 1 个疗程，休息 2～4 天再进行下 1 个疗程。

4. 舌针

（1）取穴　金津、玉液、廉泉、开音穴（双侧下颌角 1cm 处）。瘀血者加血海，肝阳上亢者加太冲，痰浊壅盛者加丰隆。伴流涎、口眼㖞斜者加迎香、地仓、颊车。

（2）操作方法　用 0.25×40mm 号（1.5 寸）针灸针由金津、玉液两穴刺向舌根部，重症者改为由金津、玉液两穴连线中点海泉穴刺入，深度约为 1 寸，轻度捻转，以患者舌部出现酸麻胀感为宜，不留针。针刺廉泉穴、开音穴时，针尖刺向舌根部，留针 30 分钟。点刺时嘱患者自然伸舌于口外，为防止回缩，术者可左手用消毒纱布轻轻固定舌体。隔天 1 次，15 次为 1 个疗程。

5. 醒脑开窍法

（1）取穴　内关、人中、三阴交、涌泉、上星、印堂、百会、四神聪、舌根。

（2）操作方法　内关取双侧内关，提插捻转泻法，约 1 分钟；人中穴，雀啄泻法，以眼睛湿润或流泪为度；三阴交，45°角进针，以下肢抽动 3 次为度，涌泉穴以毫针刺之，提插泻法，以下肢抽动 3 次为度；舌根，以 3 寸针刺之，进针后直刺 2.5～3.0 寸，提针后分别向左右各刺 2.5～3.0 寸后拔针；上星沿皮刺向百会，采用捻转泻法；百会、四神聪施捻转补法。

6. 腹针

（1）取穴　中脘、下脘、气海、关元。配穴：舌部心穴、脾穴、肾穴、支脉。

（2）操作方法　取仰卧位，暴露腹部，以神阙为中心定位取穴，常规皮肤消毒，根据体型胖瘦选择针具直刺轻轻捻转缓慢进针，中脘、下脘、气海、关元深刺至地部，留针 30 分钟。患者自然将舌伸出口外，如舌不能伸出者，由医者左手垫无菌纱布敷料固定舌体于口外，常规消毒，选用 25×50cm（2 寸）毫针，快速进针，进针约 1 寸后拇指向顺时针方向大幅度捻转数次，不留针。每日 1 次，10 次为 1 个疗程。

7. 电针

在体针、头皮针的基础上，选择 3～6 对穴位。波形为疏波，频率 1～2Hz，输出强度以肌肉规律性收缩为度。电针时间约 30 分钟。

（四）推拿治疗

采用循经推拿、辨证推拿和对症推拿相结合的方法。

1. 循经推拿

详见"附篇　四、整体经络推拿法"。

2. 辨证推拿

（1）风火上扰证　自上而下推桥弓，两侧交替进行，在头部颞侧用扫散法，指按揉太冲、行间穴。

（2）痰瘀阻络证　指按揉丰隆、天突、合谷、膈俞穴。

（3）阴虚风动证　按揉三阴交、太溪、肾俞穴。

（4）气虚血瘀证　指按揉关元、气海、血海、足三里、脾俞、膈俞穴。

（5）阴阳两虚证　按揉神门、足三里、太溪穴，擦督脉，横擦腰骶部，以肾俞、命门为重点，以透热为度。

3. 对症推拿

按揉双侧风池、翳风，廉泉；轻轻按揉舌骨下气管周围小肌肉，在舌骨处向上向后持续按压数秒，再沿甲状软骨到下颌上下擦皮肤；自上而下按揉拿胸锁乳突肌、肩胛提肌、斜方肌，并弹拨项韧带，最后用食指和拇指掐按住患者喉结两侧，稍用力，并嘱咐患者做吞咽动作；点按阳白、迎香、下关、颊车、地仓、阿是、合谷等穴。

（五）其他

1. 耳穴　可取心、肾、脑、皮质下、舌、咽、食道、胃等穴，每次取 2～3 个穴位，取王不留行粘贴相应耳穴，次日取下。隔日一次，15 次为 1 个疗程。

2. 艾灸　对于神经源性吞咽障碍的患者可选用艾柱直接灸。常用穴位有耳前三穴：听宫、听会、耳门。每个穴位灸 2～3 分钟，每天 1 次。所选用穴位具有温经通络，祛风散寒，提升阳气的作用。对于张口不能的患者尤其适于耳前三穴艾灸。

3. 超声中频离子导入

（1）设备　药物离子超声中频治疗机。

（2）中频：4.5～7.0kHz；低频：110kHz；超声中频：800kHz。超声强度以患者能耐受为度。

（3）治疗时间　每次 25 分钟，15 次为 1 个疗程。

（4）选穴及电极板设置　穴位：风府穴，廉泉穴；电极板：风府—正极，廉泉—负极。

（5）药垫　自制中药水（解语丹原方）煎浓缩剂，置于正负极板下。

（6）机制　超声中频的作用机制是对运动神经和肌肉起兴奋作用，改善肌肉的血液循环和组织营养，调节神经肌肉的张力，止痛、消炎，对吞咽肌群起到兴奋作用，使神经功能恢复。离子导入药理作用是活血化瘀，通络开窍。所选风府穴为督脉穴并与阴维脉交会，风府入脑，并总督一身之阳经。廉泉穴为任脉穴并与阴维脉交会。任脉直达咽喉，主一身之阴经。二穴并用，标本兼治。

六、康复护理

1. 对轻度吞咽障碍以摄食训练和体位训练为主。对中度、重度吞咽障碍患者采用间接训练为主。

2. 喂食时要有足够的细心和耐心，勿催促患者。视患者身体状况予坐位、半卧位或健侧卧位，根据患者吞咽障碍程度选择食物形态，协助患者将食物放在口腔健侧，将匙背轻压舌部，以刺激患者吞咽，嘱反复吞咽，待一口完全咽下再进下一口，进食结束后，予抬高床头30°～40°保持30分钟，防止食物反流。

3. 保持口腔清洁，每天进行口腔护理2～3次，有口腔溃疡者用碘甘油涂患处，唇部干燥者可涂抹石蜡油。

4. 发生呛咳时应立即停止进食，让患者上身向前倾，头低腰弯，在患者肩胛骨之间由下向上快速连续拍击，使食物残渣咳出，必要时用吸引器吸出或者气管镜取出。

5. 有吸入性肺炎风险患者，给予鼻饲。

七、营养治疗

在吞咽障碍的治疗中，不能忽视合理营养的重要性。营养状况对康复有重要影响，不管吞咽障碍如何治疗，患者要得到合理的营养，包括热量的含量，热量的成分以及满意的进食和（或）饮用过程。此外，不管通过经口还是非经口途径进食，如果未能获得合理的营养，将会导致营养不良。

在充分评估患者的营养状况后，需要对患者的营养需求提出要求，并进行相应的营养管理，使得患者达到或维持正常的营养状态。营养支持与治疗可分为肠内营养（enteral nutrition，EN）和肠外营养（parenteral nutrition，PN）两种。

（一）肠内营养

肠内营养是指通过胃肠道给予营养物质，只要无严重胃肠功能障碍，就宜尽早开始。肠内营养的具体方法包括经口营养和管饲法。究竟选择何种类型的喂食方法需结合患者情况考虑多种因素，包括：①预计肠外营养持续的时间；②保护气道的能力，误吸风险，肺耐受误吸的能力；③存在胃排空力下降时避免食物进入胃（如胃轻瘫）；④肠内营养物的类型；⑤有无持续供给的饲喂泵；⑥美观方面的考虑；⑦患者对管放置位置的依从性；⑧插管部位的情况；⑨饲喂时间安排等。

1. 肠内营养制剂的分类与选择

（1）氨基酸型、短肽型肠内营养制剂 这类制剂的基质为单体物质，包括氨基酸或短肽、葡萄糖、脂肪、矿物质和维生素混合物，适用于有胃肠道功能或部分胃肠道功能的患者。

（2）整蛋白型肠内营养制剂 这类肠内营养制剂以整蛋白或蛋白质游离物为氮源，渗透压接近等渗（300～450mmol/L），口感较好，适于口服，也可以管饲，适用于胃肠道功能比较好的患者。

（3）组件型肠内营养制剂　这类制剂包括氨基酸组件、短肽组件、整蛋白组件、糖类组件、长链甘油三酯组件、中长链甘油三酯组件、维生素组件等。目前国内尚无组件式肠内营养制剂的上市产品，但有属于食品的蛋白质制剂。

2. 胃内管饲方法

（1）一次投给　用注射器在 5～10 分钟内缓慢注入胃内，根据患者的升高体重及消化能力，每次 200～500mL，每日 5～6 次。缺点是工作量大，易污染，患者易腹胀、呕吐，易反流。

（2）间歇重力输注　将营养液置于输液容器内，经输液管与喂饲管相连，缓慢滴入胃内。250～500mL/ 次，4～6 次 / 天。适用于吞咽困难、有反流风险的患者，但有活动能力的脑卒中患者。缺点是可能发生胃排空延缓。

（3）连续输注　通过重力或输液泵连续 12～24 小时输注营养液，目前多主张采用此法。尤其适用于有意识障碍的脑卒中患者，以及反流误吸患者，本法并发症较少。也可用于因为康复训练营养摄入不足，夜间可以连续输注。输入的量、浓度和速率必须由低到高逐渐调节到患者能耐受的程度，一般须 32～34 天。可采用逐渐提高浓度（热量自 600 增至 2000kcal/1800mL）或增加速率（50mL/h 增至 125mL/h）的方法。

（二）肠外营养

全肠外营养（total parenteral nutrition，TPN）是采用一种非经口进食的形式，通过静脉输液直接把营养物质注入血液。患者通过全肠外营养达到所需要的营养需求。TPN 适用于重症卒中后极早期、严重营养不良、有频繁呕吐或有严重胃肠功能障碍的患者。临床上常用的肠外营养制剂由氨基酸、脂肪乳、糖类、多种维生素和微量元素等成分组成，按一定的比例、步骤在无菌条件下混合于高分子材料制成的静脉输液袋中输注，即全营养混合液（total nutrient admixture，TNA）或者全合一（all in one），TNA 符合人体生理吸收模式，营养物质能被充分利用。

1. 氨基酸　人体对蛋白质的需要量为 0.7～1.0g/（kg·d）。对于疾病应激状态需要 1～2g/（kg·d）。氨基酸是机体内合成蛋白质、抗体、激素、酶类和其他组织的原料，不是主要作为供给机体能量的物质，因此，供给氨基酸的同时，还必须供给足够的非蛋白热卡，即葡萄糖和脂肪乳，以防止输入的氨基酸代谢供给热能造成浪费。

2. 糖和脂肪制剂　以体重计算，成年人维持状态时热能需要量为 25kcal/（kg·d），轻度活动时可增加至 30kcal/（kg·d），中度活动时增加至 35kal/（kg·d）。体温每升高 1℃时能量需求增加 13%。供能物质为糖和脂肪乳。

3. 维生素、电解质、微量元素　维生素参与人体代谢及某些生化和生理功能。人体所需的维生素有脂溶性和水溶性两类，共 13 种。电解质维持血液酸碱平衡和电解质平衡，保持机体内环境的稳定，主要包括钠、钾、钙、镁、磷。微量元素在人体内量虽很少，但却是体内代谢的重要物质。

4. 谷氨酰胺　谷氨酰胺（Gln）参与了体内许多代谢过程，是许多代谢率快的细胞的重要能源，还是抗氧化剂谷胱甘肽（GSH）的前体，也参与尿素生成过程，鉴于其特殊作用，现已视它为体内的必需氨基酸。

5. 生长因子　多种生长因子在营养支持治疗中的应用已日趋增多，如生长激素（growth hormone，GH）、胰岛素样生长因子 21（IGF 21）及表皮生长因子（EGF）等。GH 具有促合成作用，可使胰岛素抵抗的程度减轻，增强机体对能量的利用能力，促进伤口愈合，改善多核白细胞、单核细胞功能，可降低血中肿瘤坏死因子（TNF）水平。在减少外源性能量摄入的情况下，GH 可动员体内脂肪分解，血中游离脂肪酸水平明显升高，以满足机体代谢需要。

第十章　言语障碍

言语障碍是指对口语、文字或手势的应用或理解的各种异常。中风病后言语障碍，指急性脑血管病引起的运用或理解语言的功能发生困难或丧失，表现为失语症和构音障碍。失语症是指因与语言功能有关的脑组织的病变，造成患者对人类进行交际符号系统的理解和表达能力的损坏，尤其是对语音、词汇、语法等语言符号的表达障碍。脑卒中所致的构音障碍，是指支配言语运动的神经系统损害造成发音的肌肉无力、瘫痪、肌张力异常和运动不协调等而出现的发声、发音、共鸣、韵律等异常表现。在我国古代医籍中，言语障碍被描述为"风懿""风喑""中风不语""言语不利""瘖痱"等。

第一节　失语症

失语症是脑血管疾病、颅脑损伤后的常见并发症，是因脑损害引起的语言能力受损或丧失，即因大脑的局灶病变导致的获得性语言障碍。患者在无意识障碍的情况下，对交流符号的认识和应用发生障碍，即语言的表达和理解能力受损或丧失，且并非因感觉缺损（听觉或视觉的下降或丧失）所致。失语症患者能够听到他人的话语声和阅读文章，但不能理解言语或文字的意义，无口咽部肌肉瘫痪、共济失调或不自主运动，但不能清晰地表达或说出的话语不能达意，使听者难以理解。失语症严重影响患者的家庭和社会交往能力，亦是影响患者生存质量的重要因素。

一、临床表现

（一）失语症的语言症状

1. 听觉理解障碍

（1）语义理解障碍　为失语症最多见情况，患者能正确辨认语音，但存在连续的语义中断以致部分或全部不能理解词意。常见以下几种情况：在重症情况下，不能理解日常生活的常用物品名称或简单的问候语；在中等重度时，患者可以理解常用的名词无困难，但对不常用的词有困难，或者对名词无困难，但对动词不能理解；轻者往往在句子较长，内容和结构复杂时不能完全理解。

（2）语音辨识障碍　患者能像常人一样听到声音，但听对方讲话时，无法辨识听到的声音，患者可能会说听不懂你的话或不断地让对方重复或反问。经纯音听力检查听力正常或仅有言语频率外的高频听力减弱。典型的情况称为纯词聋，是临床上偶见的语言理解障碍。

2. 口语表达障碍

（1）发音障碍　失语症患者的发音障碍，与言语产生有关周围神经肌肉结构损害所致的构音障碍不同，发音错误往往多变，与言语失用相关。重症时仅可以发声，在中度时可见到随意说话和有意表达的分离现象，即刻意表达明显不如随便说出，模仿语言发音不如自发语言且发音错误常不一致，可有韵律失调和四声错误。

（2）说话费力　一般常与发音障碍有关，表现为说话时言语不流畅，患者常伴有叹气，有面部表情和身体姿势费力的表现。

（3）错语　常见的有三种错语，即语音错语、词意错语和新语。①语音错语是音素之间的置换，如将"香蕉"说成"香猫"；②词意错语是词与词之间的置换，如将"桌子"说成"椅子"；③新词则是用无意义的词或新创造的词代替说不出的词，如将"铅笔"说成"moxiao"。

（4）杂乱语　也称奇特语，表达时，大量错语混有新词，缺乏实质词，以致说出的话使对方难以理解。

（5）找词困难和命名障碍　指者在谈话过程中，欲说出恰当词时有困难或不能，多见于名词、动词和形容词。在谈话中找词困难常出现停顿，甚至沉默或表现出重复结尾词、介词或其他功能词。所有患者都有不同程度的找词困难。如果患者找不到恰当的词来表明意思，而以描述说明等方式进行表达时，称为迂回现象。当面对物品或图片时，不能说出物品或图片名称时称命名障碍。

（6）刻板语言　常见于重症患者，可以是刻板单音，如"da""da"，"ba""ba"，也可以是单词如"mama""mama"，这类患者仅限于刻板语言。即任何回答都以刻板语言回答。有时会出现无意义的声音。

（7）言语的持续现象　在表达中持续重复同样的词或短语，特别是在找不到恰当的表达方式时出现，如有的患者被检查时，已更换了图片，但仍不停地说前面的内容。

（8）模仿语言　指一种强制的复述检查者的话。如检查者问"你多少岁了"，患者重复"你多少岁了"。多数有模仿语言的患者还有语言的补完现象，例如检查者说"1，2"，患者可接下去数数，检查者说"举头望明月"，患者会接下去说"低头思故乡"。有时补完现象只是自动反应，实际患者不一定了解内容。

（9）语法障碍　可表现为失语法和语法错乱，失语法表达时多是名词和动词的罗列，缺乏语法结构，不能很完整的表达意思，类似电报文体，称为电报式言语；语法错乱指句子中的实意词、虚词等存在，但用词错误，结构及关系紊乱。

（10）言语的流畅度　以每分钟说出的词表示，每分钟说出的词在 100 个以上称为流畅型口语，在 50 个以下称非流畅型口语。

（11）复述障碍　有复述障碍者，在要求患者重复检查者说的词句时，不能准确复述检查者说出的内容，如完全性失语症患者几乎完全不能复述。Broca 失语症患者表现为较长语句不能准确复述。有些类型失语症可以较好地复述，如经皮质运动性失语、经皮质感觉性失语等。

3. 阅读障碍

（1）形、音、义失读　患者既不能正确朗读文字，也不理解文字的意义，表现为词与图的匹配错误，或完全不能用词与图或实物匹配。

（2）形、音失读　表现为不能正确朗读文字，但理解其意义，可以按字词与图或实物配对。

（3）形、义失读　能正确朗读，却不能理解文字的意义。

4. 书写障碍

（1）书写不能　完全性书写障碍，可简单画一两画，构不成字形。

（2）构字障碍　是写出的字看起来像该字，但有笔画增添或减少，或者写出字的笔画全错。

（3）镜像书写　见于右侧偏瘫用左手写字，即笔画正确，但方向相反，可见写出的字与镜中所见相同。

（4）书写过多　类似口语表达中的言语过多，书写中混杂一些无关字、词或造句。

（5）惰性书写　写出一字词后，让患者写其他词时，仍不停地写前面的字词，与口语的言语保持现象相似。

（6）象形书写　不能写字，以图表示。

（7）错误语法　书写句子出现语法错误，常与口语中的语法障碍相同。

（二）失语症的分类

1. 运动性失语（Broca 失语） 以口语表达障碍最为突出，自发语言呈非流利性，语量少，找词困难，讲话费力，语言呈电报文样，严重的时候表现为无言状态。尽管患者说话时语量较少，但是常为实质词，虽然存在失语法情况，交谈时仍可基本达意。命名有困难，患者往往知道是什么，却无法说出名称，但可以接受语音提示，如检查者提示"铅……"（指铅笔时），患者可以说出"铅笔"。言语复述困难，特别是对音节数较长的句子复述有困难。发音和语调障碍，错语常见，特别是音韵性错语。口语理解相对较好，简单的句子可以理解，对复杂的言语或命令的理解较为困难。阅读以及书写均不同程度受到损害。另外，Broca 失语常常伴有颜面失用，即颜面部自主运动不能听从命令随意进行。病灶累及优势半球额下回后部（Broca 区）。

2. 感觉性失语（Wernicke 失语） 口语理解障碍为其突出特点，过去称其为感觉性失语。自发语言呈流利性，无构音和韵律异常，口语表达有适当的语法结构但缺乏实质词，表现为语量多，讲话不费力，患者自己在很流利地说，却不知在说什么，因为有较多的错语或者不易被别人理解的新词语且缺乏实质词而表现为语言空洞，难以理解，答非所问。患者对语音的理解和语义的理解都受到损害，对别人和自己讲的话均不理解，或者仅理解个别词和短语。复述及听写障碍与理解障碍大体一致。命名、朗读及文字理解存在不同程度障碍。病变部位在优势半球颞上回后部（Wernicke 区）。

3. 传导性失语 复述功能不成比例的受损为此类型失语的特点。患者的自发语言表现为流利性，找词困难是突出的表现，谈话常因此出现犹豫、中顿；错语是另外的特点，常常以语音错语为主，词意错语和新语较少。口语理解有轻度障碍，命名及朗读中出现明显的语音错语，伴有不同程度的书写障碍。病灶位于优势半球缘上回或者深部白质内的弓状纤维。

4. 经皮质性失语 复述功能相对保留，是该类失语症表现的特点，病灶多位于分水岭区域。因为病变位置不同，临床表现也不同。

（1）**经皮质运动性失语** 非流畅性失语，自发语言较少，但对刺激往往会作出相应的简单反应，不能说出有组织的语言，复述功能保留很好，命名、阅读和书写能力不正常，但存在个体差异。口语理解和文字理解方面能力保留较好。该型失语症与 Broca 失语的最大区别在于可以复述较长的句子。另外，自发语虽少，但构音失用现象较少。病灶位于优势半球 Broca 区的前、上部。

（2）**经皮质感觉性失语** 自发语言流畅，错语较多，命名严重障碍，复述能力较好，但有学语现象。虽然不理解对方在说什么，却反复重复对方所说的语言。语言理解和文字理解都出现障碍，与 Wernicke 失语的最大区别在于复述保留。可以朗读但不理解其真正意义。听写能力差。病灶位于优势半球颞、顶叶分水岭区。

（3）经皮质混合性失语 自发语言严重障碍，完全不能组织构成表达自我意思。理解障碍也较明显，文字理解和口语理解都有困难，书写也存在困难。但是复述能力被很好地保留下来。病灶位于半球分水岭区，病灶较大。

5. 命名性失语 是以命名障碍为主要表现的流畅性失语。在口语表达中主要表现为找词困难、缺实质词，对人的名字等也有严重的命名困难。对于说不出的词，患者多以迂回语言和描述物品功能的方式进行表达，因此言语表现为赘语和空话较多。除了命名以外的其他语言功能均被保留下来。病灶位于优势半球颞中回后部或颞枕交界处。

6. 皮质下失语 随着神经影像技术的发展，人们发现优势半球皮质下结构（如丘脑和基底节）受损也能引起失语。主侧半球丘脑受损出现丘脑性失语，表现为音量小、语调低，可有语音性错语，找词困难，言语扩展能力差，呼名有障碍。复述功能保留相对较好。听力理解和阅读理解有障碍，书写大多数有障碍。基底节受损特别是尾状核和壳核受损，可引起基底节性失语，多表现为非流利性，语音障碍，呼名轻度障碍，复述功能相对保留。听力理解和阅读理解可能不正常，容易出现复合句子的理解障碍、书写障碍等。

7. 纯词哑 发病急，早期常表现为哑，或者仅有少量构音不清和低语调的口语，恢复后说话慢、费力、声调较低。语调和发音不正常，但说话时语句的文法结构仍然完整，用词正确。听力理解正常。因为发音障碍，复述、命名、朗读不能。对文字的理解正常。书写可正常，即便存在书写障碍，症状也很轻，比口语要好很多。纯词哑并不是 Broca 失语的最轻型，两者的差别在于，Broca 失语有失语法，听理解障碍和命名障碍，其命名障碍不是由构音障碍造成；而纯词哑则是单纯的发音障碍。中央前回下部或其下部的传出纤维受损被认为可以产生纯词哑。

8. 纯词聋 患者听力正常，口语理解严重障碍，症状持久，简单的测试也会产生错误。患者虽然对词的辨认不能完成，但是可能在犹豫后完成简单指令，这是此症的典型表现。纯词聋存在对语音和非语音的辨识障碍，即患者可以不理解词语的信息，但是对非语音的自然音仍能辨识，如鸟鸣声、电话声等。复述严重障碍。口语表达正常或仅有轻度障碍。命名、朗读和抄写正常。病变部位不清。

二、发病机理

目前，关于语言在大脑中处理过程的认识有两种：一种是语言神经学模式，源于19世纪神经科学家对失语症的研究，其认为语言与神经解剖关系密切；另一种是语言的认知神经心理学模式，即从信息加工角度对语言在大脑中的处理进行研究。

（一）语言神经学模式

与语言和言语相关的大脑神经解剖结构包括 Broca 区、Wernicke 区、弓状束（Broca 与 Wernicke 区的联系纤维）、中央前后回口面区、角回、听觉和视觉皮层等，失语症发生的原因可能是大脑疾病直接或间接损伤了这些语言功能区，不同区域的损伤会导致不同类型的失语，如损伤额下回后部表现为运动性失语，损伤颞上回后部导致感觉性失语，或损伤皮层下联系纤维导致皮层下失语等。语言神经学模式即是根据这种理论而提出的。随着磁共振、功能性磁共振、局部脑血流测定等影像学诊断技术的不断发展，发现越来越多的大脑区域都与失语症临床表现有关系，对于失语症的神经解剖机制仍在不停探索中。语言神经学模式通过对失语症多种临床症状进行归纳总结，使人们意识到大脑某些区域与失语类型大致对应关系，对于临床诊断失语症有一定作用，并对失语症的治疗提供一定帮助。但对于更多复杂的失语症临床表现却过于简单或不能解释。

（二）语言的认知神经心理学模式

语言神经心理学是运用认知心理学的理论模型和方法对语言处理过程进行分析的一种科学方法，继而总结出一个语言处理模型，称之为语言认知心理学模式。该模式认为人的语言系统是通过模块处理的方式进行的，每个模块代表各自的功能，模块之间有一定的上下层次和前后顺序，模块之间根据不同的刺激信息进行联系，形成相对固定的处理通路。神经系统疾病损伤一个或多个模块，就会表现出模块所在的某个通路的问题，这种语言处理模式可以阐明语言处理损害的层次。如何分析受损害的模块，有助于找到失语症各种临床表现的根源。

1.听觉理解通路 听觉理解处理通路为：语音分析→语音输入缓冲→语音输入心理词典→语义认知系统。首先要对听到的语音进行辨别，尤其是相同发音部位的音素、音节。如果此模块损伤，则患者表现为听不懂或重复错误发音从而试图辨识。然后到达语音输入缓冲模块，此阶段在语音输入心理学词典中查询，对字音和非字音进行鉴别，如损伤则表现为词性聋。再到达语义认知系统，进行语义分析，如果此模块受到损伤，则表现为患者可以复述词语，但不理解词义。

2. 视觉命名通路 视觉命名通路为：概念语义系统→语义认知系统→语音输出词典→语音输出缓冲→言语运动计划→言语实现。首先是对图形进行辨认，涉及视知觉的功能，然后到达语义认知系统，寻找图形的意义，再到达语音输出词典提取恰当的音素信息，将音素信息再传到语音输出缓冲模块和言语运动计划模块，对音素和语音实现动作进行排序，最后说出图形的名称，达到言语的实现。当概念语义系统出现问题时，触摸等方式都不能对图形进行辨认，后面的通路都有可能中断；语义认知系统出现问题，表现为语义性错语、杂乱语等；语音输出词典受损时，表现为"舌尖现象"或"迂回语言"，由于寻找不到目标词的语音表征，话到嘴边就是说不出来，或者围绕语义进行描述，但患者可以立即选出目标词。语音输出缓冲模块和言语运动计划模块受损时，患者表现为言语失用或构音障碍。

3. 复述通路 复述通路为：听觉分析→语音输入缓冲→语音输入词典→语义认知系统→语音输出心理词典→语音输出缓冲→言语复述。通路中任何一个模块受损都可产生复述障碍。其中，听觉分析模块可通过声音—语音转换模块直接到达语音输出缓冲而实现言语复述，此通路患者能复述非字词和不规则字词，但不能理解复述字词的语义。

4. 阅读通路 阅读通路为：字形识别→字形输入词典→语义认知系统。字形识别模块中通过视知觉对字形特征进行分辨。如果该模块受损，患者不能执行字—字匹配，考虑由于视知觉受损导致；然后到达字形输入词典，个体所拥有的字词的音、形、义特征全部储存在此处，当对一个字进行识别时，首先要与"正字性字词形式"相匹配，一旦字词形式被想起，字词的语音和语义就能从语义认知系统中被提取出来。但如果语义认知系统受损时，患者实现了从字形到达字义—阅读字的过程，但不能理解字义，不能完成字—图匹配。

5. 朗读通路 朗读处理通路为：字形识别→字形输入心理词典→语义认知系统→语言输入心理词典→语音输出缓冲模块→言语运动计划→朗读。前三个模块处理过程同阅读通路，然后到达语言输入心理词典，在此大脑进行字形与语音的编译处理，提取字形所对应的语音形式。随后进入语音输出缓冲模块和言语运动计划，在此处提取音位细节信息，对语音和语言动作输出顺序进行编码，实现朗读。此阶段出现问题时，就会表现为言语失用和构音障碍，患者就会探索语言动作，并出现语音位置的置换、省略、赘加、替代等。

6. 书写通路 书写通路有两条，一条为声音到字形转换的语音通路，一条为物体或图形到字形的视觉通路。前者是将整个字词语音信息映射为整个字词正字法，随后通过字形输出缓冲模块写出文字；后者是将物体或图形的视觉特征储存，再映射到语义认知系统提取到所代表的语义信息，然后从字形输出心理词典提取相应的字体表征，实现看物或看图书写。

三、康复评定

（一）国际常用的失语症评定方法

1. 波士顿诊断性失语症检查（Boston diagnostic aphasia examination，BDAE） 此检查是目前英语国家普遍应用的标准失语症检查。此检查由 27 个分测验组成，分为五个大项目：①会话和自发性言语；②听觉理解；③口语表达；④书面语言理解；⑤书写。该测验在 1972 年标准化，1983 年修订后再版（*Goodglass & Kaplan*，1983），此检查能详细、全面测出语言各种模式的能力，但检查需要的时间较长。西方失语症成套测验是在此基础上改良的较短的波士顿失语症检查法，检查时间大约 1 小时。

2. 日本标准失语症检查（standard language test of aphasia，SLTA） 此检查是日本失语症研究会设计完成，检查包括听、说、读、写、计算五大项目，共包括 26 个分测验，按 6 阶段评分，在图册检查设计上以多图选一的形式，避免了患者对检查内容的熟悉，使检查更加客观。此方法易于操作，而且，对训练有明显指导作用。中国康复研究中心听力语言科以此检查为基础，同时借鉴国外有影响的失语评价量表的优点，按照汉语的语言特点和中国人的文化习惯编制了汉语标准失语症检查，也称中国康复研究中心失语症检查法。

3. 西方失语症成套测验（western aphasia battery，WAB） 西方失语症成套测验是较短的波士顿失语症检查版本，检查时间大约 1 小时，该测验提供 1 个总分，称失语商（AQ），可以分辨出是否为正常语言。WAB 还可以测出操作商（PQ）和皮质商（CQ），前者可了解大脑的阅读、书写、运用、结构、计算、推理等功能；后者可了解大脑认知功能。该测验还对完全性失语、感觉性失语、经皮质运动性失语、传导性失语等提供解释标准误差和图形描记。见表 10–1。

表 10-1　西方失语症成套测验

自发言语评分标准

A. 信息内容

　　评分标准：0分：完全无信息；1分：只有不完全的反应，如仅说出姓和名等；2分：前6题中，仅有1题回答正确；3分：前6题中，仅有2题回答正确；4分：前6题中，有3题回答正确；5分：前6题中，有3题回答正确，并对画有一些反应；6分：前6题中，有4题回答正确，并对画有一些反应；7分：前6题中，有4题回答正确，对画至少有6项说明；8分：前6题中，有5题回答正确，对画有不够完整的描述；9分：前6题中，全部回答正确，对画几乎能完全地描述，即至少能命名出人、物或动作共10项，可能有迂回说法；10分：前6题回答完正确，有正常长度和复杂的描述图画的句子，对画有合情合理的描述。

B. 流畅度、文法能力和错语

　　评分标准：0分：完全无词或短而无意义的言语；1分：以不同的音调反复刻板的言语，无意义；2分：以不同的音调反复刻板的言语，有一些意义；3分：流畅反复的咕哝，有极少量奇特语；4分：踌躇，电报式的言语，大多数为一些单个的词，常有错语，但偶有动词和介词短语，仅有"噢，我不知道"等自发语言；5分：电报式的、有一些文法结构的较为流畅的言语，仍可能有明显错语，有少数陈述性句子；6分：有较完整的陈述句，可出现正常的句型，仍有错语；7分：流畅，可能滔滔不绝，在6分的基础上可有句法和节律与汉语相似的音素奇特语，伴有不同的音素错语和新造语；8分：流畅，句子常完整，但可与主题无关，有明显的找词困难和迂回说法，有语义错语，可有语义奇特语；9分：大多数是完整的与主题有关的句子，偶有踌躇或错语，找词有些困难，可有一些发音错误；10分：句子有正常的长度和复杂性，无确定的缓慢、踌躇或发音困难，无错语。

一、自发性言语

　　用纸记录或用录音机记录下患者的言语，必要时可用更简单的问题提问，流畅度和信息内容按下面的标准评分。

（1）你今天好吗？

（2）你以前来过这里吗？

（3）你叫什么名字？

（4）你住在哪里？

（5）你做什么工作？

（6）你为什么到这里来？

（7）请你告诉我，你在这画中看见了什么？试试用句子说。

最高分 20 分

患者分 ＿＿＿＿

二、听语理解

　　说明：告诉患者他要用是或否回答一些问题，若难于用言语或手势回答，可用闭眼表示"是"，在测验时如有必要可重申此说明，将患者实际回答的方式在相应项下打"√"。

　　评分方法：答对3分；经自我修正后正确亦3分；如回答模棱两可，可再问一次，如仍模棱两可，给0分。

A. 是 / 否题

问题	正确答案	表达方式			评分
		言语	手势	闭眼	
（1）你叫张明华吗？	否				3
（2）你叫李飞翔吗？	否				3
（3）你叫（患者真实姓名）吗？	是				3
（4）你住在乌鲁木齐吗？	否				3
（5）你住在（患者所在住址）吗？	是				3

（6）你住在郑州吗？	否	3
（7）你是男（女）人吗？	是	3
（8）你是医生吗？	否	3
（9）我是男（女）人吗？	是	3
（10）这房间有灯吗？	是	3
（11）门是关着的吗？	是	3
（12）这是旅馆吗？	否	3
（13）这是医院吗？	是	3
（14）你穿着红睡衣吗？	否	3
（15）纸在火中能燃烧吗？	是	3
（16）3月比6月先来到吗？	是	3
（17）香蕉不剥皮能吃吗？	否	3
（18）7月份下雪吗？	否	3
（19）马比狗大吗？	是	3
（20）你用斧子割草吗？	否	3

最高分　60分

患者分　____

B. 听词辨认

说明：将实物随机地放在患者面前，若患者有偏盲要确保物品放在他完好的视野之内，向患者出示给出的物体、形状、字母、数字和颜色的卡片，让他指向相应的客体，可重复出示1次，如患者指向1项以上的物体，给0分，自我修正后正确仍给1分，每项正确给1分，共60分。

（1）实物	（2）绘出的物体	（3）形状	（4）汉语拼音字母	（5）数字
杯子	火柴	正方形	J	5
火柴	杯子	三角形	F	61
铅笔	梳子	圆形	B	500
花	螺丝刀	箭头	K	1867
梳子	铅笔	十字形	M	32
螺丝刀	花	圆柱体	D	5000

（6）颜色	（7）家具	（8）身体部位	（9）手指	（10）身体左右部
紫	窗	耳	拇指	右耳
棕	椅子	鼻	无名指	左肩
红	写字台	眼	食指	右膝
绿	电灯	胸	小指	左踝
黄	门	颈	中指	左腕
黑	天花板（房顶）	颏		右肘
				右颊

最高分　60分

患者分　____

C. 连续指令

部分执行指令的根据正确执行的每一个动作上方的数字给分。假如患者要求重复或看起来没懂，可用完整的句子重复指令。患者面前的桌子上依次摆好钢笔、梳子和书并口头说明："看到钢笔、梳子和书了吗？请你按我说的指出来并用这些物品做动作，准备好了吗？"假如患者好像不明白让他干什么，可用梳子指钢笔一下示范后再重新开始。

续表

	分数
（1）举起你的手	2
（2）闭上你的眼睛	2
（3）指一下椅子	2
（4）指一下窗户，然后指门	4
（5）指一下钢笔和书	4
（6）用钢笔指一下书	8
（7）用书指一下钢笔	8
（8）用钢笔指一下梳子	8
（9）用书指下梳子	8
（10）把钢笔放在书上，然后把钢笔给我	14
（11）把梳子放在钢笔的另一边，然后把书翻过来	20

最高分　80 分
患者分　____

三、复述

让患者复述下面词和句，然后记录答案。假如患者要求重复或患者似乎未听到的话可重复一次。假如复述不完全，每一个可辨认的词给 2 分。较轻的构音错误或口语发音可算正确给 2 分。词序错误或每一个语音错误减 1 分。

	分数
（1）床	2
（2）鼻子	2
（3）烟斗	2
（4）窗户	2
（5）香蕉	2
（6）雪球	4
（7）四十五	4
（8）百分之九十五	6
（9）六十二点五	10
（10）电话响着呢	8
（11）他不回来了	10
（12）做糕点令人兴高采烈	10
（13）八路军第一门野战炮	8
（14）没有假如，但是只有成功	10
（15）把 5 箱饮料全部放进我的盒子里	20

最高　100 分
患者分　____

四、命名

A. 物品命名

将下列物品依次摆好。假如患者凭眼睛视觉不能回答或回答错误，让患者用手触摸物品，假如仍不能回答或回答不正确，提示一个音素或给一个语义提示（词的前半部分）。每题最长 20 秒。假如命名正确有较轻发音错误给 3 分，每一个可辨别的错语给 2 分，需要语音或触觉提示的给 1 分。

物品	反应（<20 秒）	提示	音素提示	分数
（1）枪				
（2）球				

续表

（3）刀

（4）茶杯

（5）别针

（6）锤子

（7）牙刷

（8）橡皮

（9）挂锁

（10）铅笔

（11）螺丝刀

（12）钥匙

（13）纸夹子

（14）烟斗

（15）梳子

（16）松紧带（或橡皮筋）

（17）汤勺

（18）胶带

（19）叉

（20）火柴

最高分　<u>60分</u>

患者分　＿＿＿

B. 词的频度

让患者在 1 分钟内说出尽量多的动物名字，假如患者不知所措就提示他，"想想驯养的动物，比如马；或野生动物，比如虎"。到 30 秒时可催促患者。除例子外每说出 1 个动物给 1 分，即使因语音错误而变调也给 1 分。

最高分　<u>20分</u>

患者分　＿＿＿

C. 完成句子

让患者完成你说的话，举个例子，如"冰是（冷的）"。每个正确答案给 2 分，每 1 个发音不准给 1 分。合理的改变可以，如"糖是（养胖的），草是（黄的）"。

（1）草是 　　　　　　　　　　　　　　　　　　（绿的）

（2）糖是 　　　　　　　　　　　　　　　　　（甜的或白的）

（3）苹果是红色的，梨是 　　　　　　　　　　　　（青色）

（4）他们像狗一样 　　　　　　　　　　　　　　　（打架）

（5）腊八在农历（圣诞节是在） 　　　　　　　　　（十二月）

最高分　<u>10分</u>

患者分　＿＿＿

D. 反应性命名

每 1 个可接受的答案给 2 分，每 1 个发音不准给 1 分。

（1）你用什么写字？ 　　　　　　　　　　　　（钢笔，铅笔）

（2）雪是什么颜色的？ 　　　　　　　　　　　　　（白色）

（3）一星期有几天 　　　　　　　　　　　　　　　（七天）

（4）护士在哪儿（什么地方）工作？ 　　　　　　　（医院）

（5）你在什么地方可以买到邮票？ 　　　　　　（邮局，各种商店）

最高分　<u>10分</u>

患者分　＿＿＿

续表

五、阅读

A. 句子的阅读理解

依次摆出要检查的句子，要求患者"读出这些句子并将缺的词从给出的词中选一个最好的填进去"。如患者好像不明白可重复举例，让患者做例句。如患者做得不对，指出正确的答案并说："举例来说吧，这里缺词，树有 ___ 车轮，叶子，草或火。"

（1）雨是 ___（蓝色的、湿的、金属、海）。 2

（2）士兵拿着 ___（枪、射击、玩笑、食品）。 2

（3）老王修理汽车和卡车，他是一个 ___（裁缝、机器、机械师、公共汽车）。 4

（4）教师每年秋季返回学校，他们教 ___（树叶、孩子们、春天、书）。 4

（5）铁锹和锯是常用的工具，他们有的部分是用 ___ 做的。 6

（农民、森林、金属、剪）

（6）农民常种小麦、棉花和其他粮食，他们也生产 ___（煤、拖拉机、地蔬菜）。 6

（7）可利用的能量是比较多的，由于石油缺乏，许多国家开始改变能源，如 ___（开水、银行、太阳能、经济）。 8

（8）泰坦尼克号是一个海洋轮船，被认为不会沉没，但它与冰山碰撞并于1912年沉没，死了一千多人。假如没有 ___（失去动力、严重损坏、载旅客、往西航行），它就不会沉没。 8

最高分 <u>40分</u>

患者分 ___

B. 阅读指令

依次将每张卡摆出并说："请你读出声，然后照着要求做。"如果患者只做检查的这部分或那部分时，可重复要求。如只读指令的一部分或含有错语或只执行部分命令者给一部分分数。

	朗读	执行
（1）举起你的手	1	1
（2）挥手再见	1	1
（3）闭上眼睛	1	1
（4）用脚划一个十字	1	1
（5）指椅子，然后指门	2	2
（6）拿起铅笔，点三下，然后放回原处	3	3

最高分 <u>18分</u>

患者分 ___

假如 A 和 B 的总和是50或大于50，停止阅读检查，并用100-2×（60-患者分）。假如 A 和 B 的和小于50则继续检查。

按比例分配分 ___

C. 书面单词与物品搭配

将物体无一定顺序地摆在患者面前，让患者指出与卡22～27上的词相应的物品，每1个正确答案给1分。

茶杯　梳子　铅笔　花　火柴　螺丝刀

最高分 <u>6分</u>

患者分 ___

D. 书面单词与画搭配

将上面有画的卡（卡2）放在患者面前，让患者指出与写的词相应的画，将卡22～27上的字一个一个地摆出，每一个答案给1分。

花　火柴　茶杯　螺丝刀　梳子　铅笔

最高分 <u>6分</u>

患者分 ___

E. 画与书面单词搭配

将卡 35 ~ 38 摆在患者面前，让他从 5 个中选出与说的词同样的词，如"花是哪个词"，每 1 个正确答案给 1 分。

塔	花	树	力量	花园
缆	寓言	桌子	椅子	衣服
钱	保姆	钱包	皮革	护士
柳树	窗户	草	门	冬季

最高分　__4 分__

患者分 ____

F. 口语单词与书面单词搭配

J　F　B　K　M　D

使用听词理解中字母辨别的得分，如分数为 3 分或小于 3 分，用单个字母的配对检查，让患者从卡片 4 中选出相应的字母。

最高分　__6 分__

患者分 ____

六、书写

A. 按要求书写

让患者写出他的姓名和地址，每一个可认出的字或数字给 1 分，有书写错误或语序错误扣半分。

最高分　__6 分__

患者分 ____

B. 书写表达

摆出郊游风景画（同前），指导患者"就画中进行的事写一个故事"，允许 3 分钟。假如患者只列单词时，鼓励书写句子。完整的描写给 34 分，有 6 个或 6 个以上单词的，每一个完整的句子给 8 分，不完整的句子或短句中的每一个正确单词给一分，每一个书写或语序错误扣半分；孤立的单词给 1 分，最多给 10 分，标点符号不记分。

最高分　__34 分__

患者分 ____

C. 听写

让患者写出听到的句子："把 5 打饮料放进我的盒子。"假如患者记不住而句子中断时，该部分可重复一次。完整句子给 10 分，每一个正确单词给 1 分，每一个书写或语序错误扣半分。

最高分　__10 分__

患者分 ____

假如 A、B、C 的分数达 40 分或 40 分以上，终止书写检查，写上"2× 患者分"：

按比例分配分 ____

D. 听写或看实物后写出

由检查者口述，让患者写出下列单词，假如患者不明白，向患者出示真实物品，用手势让患者写出它的名字。假如患者不能完成（不知道单词或根本不写）的话，用初始笔画或偏旁部首提示。听写正确或看实物后书写正确均给满分，经提示后书写正确给一半分。

枪 1　　手表 2　　鼻子 1　　锤子 2　　电话 2　　螺丝刀 2

最高分　__10 分__

患者分 ____

E. 字母表和数字

让患者写出拼音字母表，然后写出 0 ~ 20，即使顺序不对，每一个字母或数字给半分。

（1）中文简写数字　　　　　　　　　　　　　　　　　　　　12.5

续表

（2）数字（0～20）	10

F. 听写字母和数字

让患者写出以下每一个听写字母和数字，每一个正确字母给 0.5 分，每 1 个完整数字给 1 分。

（1）听写：D、M、J、B、F	2.5
（2）听写：5、61、32、700、1867	5

G. 抄写一个句子的单词

摆出印着检查句子的卡 39，并让患者抄写。假如患者可以用印刷体或手写体写出，则每一个正确的单词给 1 分，完整的句子给 10 分。

最高分　10 分
患者分　____

（二）国内常用的失语症评定方法

1. 汉语标准失语症检查　此检查是中国康复研究中心听力语言科以日本的标准失语症检查为基础，同时借鉴国外有影响的失语评价量表的优点，按照汉语的语言特点和中国人的文化习惯所编制，亦称中国康复研究中心失语症检查法。此检查包括两部分内容。第一部分是通过患者回答 12 个问题了解其言语的一般情况；第二部分由 30 个分测验组成，分为 9 个大项目，包括听理解、复述、说、出声读、阅读理解、抄写、描写、听写和计算。为不使检查时间太长，身体部位辨别、空间结构等高级皮层功能检查没有包括在内，必要时另外进行。此检查只适合成人失语症患者。在大多数项目中采用了 6 等级评分标准，对患者的反应时间和提示方法都有比较严格的要求，除此之外，还设定了中止标准。本检查是通过语言的不同模式来观察反应的差异，为避免检查太繁琐，在不同的项目中使用了相同词语。又为了尽量避免和减少患者由此造成对内容的熟悉，在图的安排上有意设计了一些变化。使用此检查前要掌握正确的检查方法。应该由参加过培训或熟悉检查内容的检查者来进行检查。据研究，汉语标准失语症检查法具有良好的信度和敏感度，反映失语症轻重程度方面具有较好的有效性。可以作为在失语症患者的临床和语言康复中量化的指标，起到准确评价和指导治疗的作用。详细汉语标准失语症检查法，见表 10-2。

表 10-2　汉语标准失语症检查表

姓名：_____　　性别：_____　　出生地：_____	
发病日期：_____　年龄：_____岁	
疾病诊断：_____　文化程度：_____	
CT/MRI 结果：_____　　　职业：_____	
语言诊断：_____　　　　利手：_____	
瘫痪侧：___左___右___双　　检查所用时间：_____	
检查日期：_____　　　　检查者：_____	

根据检查结果，总结记录言语症状，要注意以下各项：

1. 运动性构音障碍　2. 言语失用　3. 探索行动　4. 错语　5. 无意义语

6. 韵律　7. 语法障碍　8. 说话量　9. 镜像文字　10. 自己更正

11. 持续记忆　12. 愿望　13. 易疲劳性　14. 注意力

言语症状的一般情况

检查前，通过问患者以下问题，了解患者的一般言语状况：

1. 姓名	7. 学历
2. 住址	8. 爱好
3. 出生日期（　年　月）	9. 主诉
4. 年龄	10. 发病前后语言状况
5. 家庭成员	11. 发病时状况
6. 职业史	12. 方言

一、听

1. 名词的理解

说明："请指出来是哪个图？"

误答或 15 秒后无反应重复提问一次。

6分：3秒内回答正确。5分：15秒内回答正确。3分：提示后回答正确。1分：提示后回答不正确。

中止 A：3 分以下，连续错 2 题。中止 B：全检。

（1）西瓜　（2）鱼　（3）自行车　（4）月亮　（5）椅子　（6）电灯　（7）火　（8）钟表　（9）牙刷　（10）楼房　　　　　　　　　　　　　　　　　　　　　　　问题____得分____

2. 动词的理解（说明和打分同上）

（1）飞　（2）睡　（3）喝水　（4）跳舞　（5）穿衣　（6）敲　（7）坐　（8）游泳　（9）哭　（10）写　　　　　　　　　　　　　　　　　　　　　　　　　　问题____得分____

3. 句子的理解（说明和打分同上）

说明："请指出来是哪个图？"

中止 A：3 分以下，连续错 5 题。中止 B：分项目 1 中在 5 题以下 6 分或分项目 2 中在 5 题以下 5 分。

（1）水开了。

（2）孩子们堆了一个大雪人。

（3）男孩洗脸。

（4）男孩付钱买药。

（5）老人扶着拐杖独自过人行横道。

（6）两个孩子在讨论书上的图画。

（7）男孩子在湖上划船。

（8）小男孩的左臂被车门夹住了。

（9）一个男演员边弹边唱。

（10）护士准备给男孩打针。　　　　　　　　　　　　　　　　问题____得分____

4. 执行口头命令

钢笔　剪子　牙刷　镜子　盘子

手帕　牙膏　钱（硬币）　梳子　钥匙

　　说明："请按我说的移动物品，请注意听。"超过 2 个错误或 15 秒内无反应需提示（重复提问一次）。

6分：3秒内回答正确。5分：15秒内回答正确。4分：15秒内回答但有错误。3分：提示后回答正确。2分：提示后不完全反应。1分：提示后回答不正确。

中止 A：4 分以下，连续答错 5 题。中止 B：分项目 2 中在 6 题以下 6 分或分项目 3 中在 5 题以下 5 分。

（1）把梳子和剪子拿起来。

（2）把钢笔放在盘子旁边。

（3）用牙刷碰三下盘子。

（4）把牙膏放在镜子上。

（5）把钥匙和钱放在手帕上。

（6）把盘子扣过来再把钥匙拿起来。

（7）摸一下镜子然后拿起梳子。

（8）把钱放在牙膏前面。

（9）把剪子和牙刷换个位置，再把镜子翻过来。

（10）把钢笔放在盘子里，再拿出来放在牙膏和钱之间。 问题＿＿＿得分＿＿＿

二、复述

5. 名词

说明："请模仿我说的话，我只说一遍，请注意听。"

6分：3秒内复述正确。5分：15秒内复述正确。4分：15秒复述出，不完全反应。3分：提示后复述正确。2分：提示后回答同4分结果。1分：提示后反应在2分以下。

中止A：4分以下，连续错3题。中止B：全检。

（1）自行车 （2）楼房 （3）西瓜 （4）月亮 （5）电灯 （6）牙刷 （7）钟表 （8）鱼 （9）椅子 （10）火 问题＿＿＿得分＿＿＿

6. 动词（说明和打分同上）

（1）坐 （2）哭 （3）睡 （4）游泳 （5）穿衣 （6）喝水 （7）写 （8）飞 （9）敲 （10）跳舞 问题＿＿＿得分＿＿＿

7. 句子

说明："请模仿我说的话，我只说一遍，请注意听。"

6分：10秒内复述正确。5分：30秒内复述正确。4分：30秒内复述出，不完全反应。3分：经提示后复述正确。2分：经提示后不完全反应。1分：提示后低于2分。

中止A：4分以下，连续错3题。中止B：分项目5中在6题以下6分或分项目6中在6题以下5分。

（1）护士 / 准备 / 给男孩 / 打针。

（2）男孩 / 洗 / 脸。

（3）一个 / 男演员 / 边弹 / 边唱。

（4）孩子们 / 堆了 / 一个 / 大雪人。

（5）水 / 开 / 了。

（6）小男孩 / 的左臂 / 被 / 车门 / 夹住了。

（7）男孩子 / 在湖上 / 划船。

（8）两个 / 孩子 / 在讨论 / 书上的 / 图画。

（9）男孩 / 付钱 / 买药。

（10）老人 / 拄着 / 拐杖 / 独自过 / 人行横道。 问题＿＿＿得分＿＿＿

三、说

8. 命名

说明："这个是什么？"

6分：3秒内回答正确。5分：15秒内回答正确。4分：15秒内回答，不完全反应。3分：提示后回答正确。2分：提示后不完全反应。1分：提示后回答不正确。

中止A：4分以下，连续错3题。中止B：全检。

（1）月亮 （2）电灯 （3）鱼 （4）火 （5）椅子 （6）牙刷 （7）楼房 （8）自行车 （9）钟表 （10）西瓜 问题＿＿＿得分＿＿＿

9. 动作说明（说明和打分同上）

说明："这个人（他、它）在干什么"？

（1）喝水 （2）跳舞 （3）敲 （4）穿衣 （5）哭 （6）写 （7）睡 （8）飞 （9）坐 （10）游泳

问题＿＿＿得分＿＿＿

10. 画面说明

说明："这幅画描写的是什么？"

6分：10秒内回答正确。5分：30秒内回答正确。4分：30秒内回答，不完全反应。3分：提示后回答正确。2分：提示后不完全反应。1分：提示后回答不正确。

中止A：4分以下，连续错4题。中止B：分项目8中在5题以下6分或分项目9中在5题以下5分。

（1）男孩付钱买药。

（2）孩子们堆了一个大雪人。

（3）水开了。

（4）男孩洗脸。

（5）老人拄着拐杖独自过人行横道。

（6）一个男演员边弹边唱。

（7）护士准备给男孩打针。

（8）小男孩的左臂被车门夹住了。

（9）男孩子在湖上划船。

（10）两个孩子在讨论书上的图画。

问题＿＿＿得分＿＿＿

11. 漫画说明

说明："请把这个漫画描述出来。"限时5分钟。

6分：基本含义包括（撞、起包、锯、高兴等）流利、无语法错误。5分：基本含义包括，有少许语法错误，如形容词、副词等。4分：3个图基本含义正确，有一些语法错误。3分：2个图基本含义正确，有一些语法错误。2分：1个图基本含义正确，只用单词表示。1分：以上基本含义正确，相关词均无。

中止A：1分钟未说出有意义的词语。中止B：分项目8中在6题以下6分或分项目9中在6题以下5分。

漫画图略 问题＿＿＿得分＿＿＿

12. 水果列举

说明：请在1分钟内尽可能多的说出水果的名字，例如苹果、香蕉。

打分：每说出1个水果名字1分。限时：1分钟。

中止A：1分钟未说出有意义的词语。中止B：分项目8中在3题以下6分或分项目9中在3题以下5分。

问题＿＿＿得分＿＿＿

四、出声读

13. 名词

说明："请读出声。"

6分：3秒内读正确。5分：15秒内读正确。4分：15秒内读，不完全反应。3分：提示后读正确。2分：提示后不完全反应。1分：提示后读错。

中止A：4分以下，连续错2题。中止B：全检。

（1）楼房 （2）牙刷 （3）钟表 （4）火 （5）电灯 （6）椅子 （7）月亮 （8）自行车 （9）鱼 （10）西瓜

问题＿＿＿得分＿＿＿

14. 动词（说明和打分同上）

（1）写 （2）哭 （3）游泳 （4）坐 （5）敲 （6）穿衣 （7）跳舞 （8）喝水 （9）睡 （10）飞

问题＿＿＿得分＿＿＿

续表

15. 句子

说明："请读出声。"

6分：10秒内读正确。5分：30秒内读正确。4分：30秒内读，不完全反应。3分：提示后读正确。2分：提示后不完全反应。1分：提示后错读。

中止A：4分以下，连续错2题。中止B：分项目13中在5题以下6分或分项目14中在5题以下5分。

（1）水/开/了。

（2）男孩/洗/脸。

（3）男孩/付钱/买药。

（4）孩子们/堆了/一个/大雪人。

（5）老人/拄着/拐杖/独自过/人行横道。

问题____得分____

五、阅读

16 名词

说明："这个卡片上写的是哪个图？"

6分：3秒内正确指出。5分：15秒内正确指出。3分：提示后正确指出。1分：提示后指错。

中止A：3分以下，连续错2题。中止B：全检。

（1）鱼 （2）西瓜 （3）电灯 （4）月亮 （5）火 （6）钟表 （7）自行车 （8）椅子 （9）楼房 （10）牙刷

问题____得分____

17. 动词（说明和打分同上）

（1）敲 （2）游泳 （3）跳舞 （4）喝水 （5）穿衣 （6）坐 （7）飞 （8）哭 （9）睡 （10）写

问题____得分____

18. 句子

说明："这个卡片上写的是哪个图？"

6分：10秒内正确指出。5分：20秒内正确指出。3分：提示后正确指出。1分：提示后指错。

中止A：3分以下，连续错5题。中止B：分项目16中在5题以下6分，或分项目17中在5题以下5分。

（1）水开了。

（2）两个孩子在讨论书上的图画。

（3）孩子们堆了一个大雪人。

（4）男孩付钱买药。

（5）男孩洗脸。

（6）男孩在湖上划船。

（7）小男孩的左臂被车门夹住了。

（8）老人拄着拐杖独自过人行横道。

（9）护士准备给男孩打针。

（10）一个男演员边弹边唱。

问题____得分____

19. 执行文字命令

钢笔 剪子 牙刷 镜子 盘子

手帕 牙膏 钱（硬币） 梳子 钥匙

说明："请按文字命令移动物品。"

6分：10秒内移动物品正确。5分：20秒内移动正确。4分：20秒内移动，不完全反应。3分：提示后移动正确。2分：提示不完全反应。1分：提示后移动错误。

中止A：4分以下，连续错5题。中止B：分项目17中在6题以下6分，或分项目18中在5题以下5分。

（1）把梳子和剪子拿起来。

（2）把钢笔放在盘子旁边。

（3）把镜子扣过来再把钥匙拿起来。

（4）用牙刷碰三下盘子。

（5）把钥匙和钱放在手帕上。

（6）把牙膏放在镜子上。

（7）摸一下镜子然后拿起梳子。

（8）把剪子和牙刷换个位置，再把镜子翻过来。

（9）把钱放在牙膏前面。

（10）把钢笔放在盘子里，再拿出来放在牙膏和钱之间。

问题____得分____

六、抄写

20. 名词

说明："请看好这些词并记住，然后写下来。"

6分：3秒内抄写正确。（非利手可延长时间）5分：15秒内抄写正确。4分：15秒内抄写不完全正确。3分：提示后抄写正确。2分：提示后不完全反应。1分：提示后抄写错误。

中止A：4分以下，连续错2题。中止B：全检。

（1）西瓜 （2）自行车 （3）楼房 （4）牙刷 （5）月亮

问题____得分____

21. 动词（说明和打分同上）

（1）游泳 （2）飞 （3）睡 （4）写 （5）喝水   问题____得分____

22. 句子

说明：同分项目20和21，只是反应时间延长10秒（6分）和30秒（5分）。

（1）男孩 / 洗 / 脸。

（2）水 / 开 / 了。

（3）孩子们 / 堆了 / 一个 / 大雪人。

（4）男孩 / 在湖上 / 划船。

（5）老人 / 拄着 / 拐杖 / 独自过 / 人行道。

问题____得分____

七、描写

23. 命名书写

说明："这个图是什么，用文字写下来。"

6分：10秒内书写正确。（非利手可延长时间）5分：30秒内书写正确。4分：30秒内不完全反应。3分：提示后书写正确。2分：提示后不完全反应。1分：提示后书写错误。

中止A：4分以下，连续错2题。中止B：全检。

（1）电灯 （2）月亮 （3）楼房 （4）自行车 （5）钟表 （6）牙膏 （7）椅子 （8）鱼 （9）火 （10）西瓜

问题____得分____

24. 动作描写

说明："这个人（他、它）在干什么。"其他同上。

（1）跳舞 （2）喝水 （3）睡 （4）飞 （5）坐 （6）写 （7）哭 （8）敲 （9）穿衣 （10）游泳

问题____得分____

25. 画面描写

说明："用一句话描写出这幅图。"

6分：15秒内书写正确。（非利手可延长时间）5分：30秒内书写正确。4分：30秒内书写不完全反应。3分：提示后书写正确。2分：提示后书写不完全反应。1分：提示后书写错误。

中止A：4分以下，连续错2题。分项目23中在5题以下6分，或分项目24中在5题以下5分。

（1）孩子们堆了一个大雪人。

（2）男孩付钱买药。

（3）护士准备给男孩打针。

（4）小男孩的左臂被车门夹住了。

（5）男孩在湖上划船。

（6）一个男演员边弹边唱。

（7）水开了。

（8）男孩洗脸。

（9）两个孩子在讨论书上的图画。

（10）老人拄着拐杖独自过人行横道。

问题____得分____

26. 漫画描写

说明："请按照漫画的意思写出"

6分：基本含义包括（撞、起跑、锯、高兴等），流利、无语法错误。5分：基本含义包括，有少许语法错误，如形容词、副词等。4分：3个图基本含义正确，有一些语法错误。3分：2个图基本含义正确，有许多语法错误。2分：1个图基本含义正确，只用单词表示。

1分：以上基本含义及相关词均无。

中止A：此题无限制时间，但1分钟未写出有意义的文字中止。中止B：分项目23中在6题以下6分，或分项目24中在6题以下5分。

（1）图略 （2）图略 （3）图略 （4）图略

问题____得分____

七、听写

27. 名词

说明："请将我说的话写出来。"

6分：10秒内书写正确。（非利手可延长时间）5分：30秒内书写正确。4分：30秒内书写不完全反应。3分：提示后书写正确。2分：提示后不完全反应。1分：提示后书写错误。

中止A：4分以下，连续错2题。中止B：全检。

（1）楼房 （2）钟表 （3）电灯 （4）月亮 （5）鱼

问题____得分____

28. 动词（说明和打分同上）

（1）写 （2）游泳 （3）敲 （4）跳舞 （5）睡

问题____得分____

29. 句子（说明和打分同上）

开始写的时间由10秒延长至15秒（6分）。

（1）水／开／了。

（2）男孩／洗脸。

（3）男孩／在湖上／划船。

（4）一个／男演员／边弹／边唱。

（5）老人／拄着／拐杖／独自过／人行横道。

问题____得分____

续表

九、计算
30. 计算（为了打字方便，原竖式改为横式）
说明：对 1 题给 1 分。
中止 A：+、−、×、÷ 各项错 2 题中止该项。
1＋2=＿   4＋7=＿   27＋5=＿   35＋27=＿   135＋267=＿
4－1=＿   16−7=＿   32−9=＿   87−38=＿   306−186=＿
2×4=＿   3×5=＿   16×3=＿   52×32=＿   57×26=＿
4÷2=＿   63÷7=＿   102÷6=＿   714÷17=＿   1332÷31=＿
得分＿＿

2. 汉语失语成套测验（aphasia battery of Chinese，ABC） 此测验是由北京大学医学部神经心理研究室参考西方失语成套测验结合我国国情编制。ABC 由会话、理解、复述、命名、阅读、书写、结构与空间、运用、计算、失语症总评十大项目组成，于 1988 年开始用于临床。下面是详细的汉语失语成套测验法：

（1）会话（信息量 0～6 分、流畅度 9～27 分）

1）信息量 0 分：哑；1 分：刻板言语，或难以听懂的错语、咕噜声，不表达任何信息；2 分：部分表达信息，少量实质词，偶有短句，或有大量错语；3 分：能简单表达信息，电报式，或较多错语，找词明显困难；4 分：能表达意思，句子大多完整，有轻度找词困难，少量错语，或难以扩展；5 分：能表达思想，能扩展，无错语，偶有找词困难，或主观困难；6 分：正常。

2）流畅度（表 10-3）

表 10-3 流畅度评分

言语特征	1 分	2 分	3 分
语量	<50 字 / 分	51～99 字 / 分	>100 字 / 分
语调	不正常	轻度不正常	正常
发音	构音困难	轻度不正常	正常
短语长短	短（1～2 字）	部分短语	正常（3～4 字以上）
用力程度	明显费力	中度费力	不费力
强迫言语	无	有强迫倾向	有
用词	实质词	少量实质词	缺实质词
文法	无	少量文法	有
错语	无	偶有	有

注：9～13，非流利；14～20，中间型；21～27，流利。

①问答（录音）

将患者谈话录音，对7、8项应鼓励尽量多说，录音至少5～10分钟，患者连续说时不要打断他。一分钟内无或偶有文法结构词为无文法结构，一分钟内一半以下语句有文法结构词为少。听取患者录音，参照信息量及流畅度评分标准予以评分。问答内容见表10-4。

表10-4 问答内容

	回答	特征	备注
1. 您好些吗?			
2. 您以前来过这吗?			
3. 您叫什么名字?			
4. 您多大岁数了?			
5. 您家住在什么地方?			
6. 您做什么工作（或退休前做什么工作）?			
7. 您简单说说您的病是怎么得起来的? 或您怎么不好?			
8. 让患者看图片，叙述。			

流畅度 ___ /27分　信息量 ___ /6分

②系列语言　让患者从1开始数到21，数了多少个给多少分。

总分　/21分

（2）理解

1）是/否问题（共60分）

现在我向您提一些问题，请用"是"或"不是"（"对"或"不对"）回答。如口语表达有困难，可告诉患者用"举手"或"摆手"分别表示"是"或"不是"，如需要提问可重复1次，但需全句重复。在患者回答时，不要以任何表示让患者觉出其回答对或不对。如患者明确表示错了而改正，以后一回答为准。提问后5秒未回答0分（回答错为0分且记"×"），5秒后回答正确给原分的一半，1～14每题回答正确给2分，15～22每题回答正确给4分。检查中如必要可重复说明要求，提问内容见表10-5。

表 10-5　提问内容

（一）是 / 否问题（共 60 分）							
问题、答案、表达方式与评分							
问题	正确答案	表达方式				评分	言语特征
		言语	手	头	闭眼		
1. 你的名字是张小红吗?	否					2	
2. 你的名字是李华明吗?	否					2	
3. 你的名字是（真名）吗?	是					2	
4. 你家住在前门 / 鼓楼吗?	否					2	
5. 你家住在（正确地名）吗?	是					2	
6. 你住在通州 / 延庆吗?	否					2	
7. 你是大夫吗?	否					2	
8. 我是大夫吗?	是					2	
9. 我是男的 / 女的吗?	否					2	
10. 这个房间的灯亮着吗?	是					2	
11. 这个房间的门是关着的吗?	否					2	
12. 这儿是旅馆?	否					2	
13. 这儿是医院吗?	是					2	
14. 你穿的衣服是红 / 蓝色的吗?	否					2	
15. 纸在火中燃烧吗?	是					4	
16. 每年中秋节在端午节前先过吗?	是					4	
17. 您吃香蕉时先剥皮吗?	是					4	
18. 在本地七月下雪吗?	否					4	
19. 马比狗大吗?	是					4	
20. 农民用斧头割草吗?	否					4	
21. 一斤面比二斤面重吗?	否					4	
22. 冰在水里会沉吗?	否					4	
总分						/60	

2）听辨认（共 90 分，45 项，每项 2 分）

听到名称后，让患者从一组物、画或身体部位中选出正确的。指导为：将实物和图片不规则地放在患者面前，注意放在视野内。对患者说："这儿有些东西（或图），请您指一下哪个是___。"5 秒内无反应记"0"，指错则在"0"分下记"×"，均为 0 分。

如患者指 2 项以上亦为 0 分，记"×"。除非患者明确表示改正，以后一次为准。身体左右指令必须左、右和部位均对才记分，否则记"0"分，并在错的字上划"×"。评分内容见表 10-6、10-7、10-8。

表 10-6　评分内容（1）

实物	<5'' 2分	>5'' 1分	0分	图形	<5'' 2分	>5'' 1分	0分	图画	<5'' 2分	>5'' 1分	0分
梳子				圆				钥匙			
铅笔				方				火柴			
钥匙				三角				梳子			
火柴				螺旋				铅笔			
花				五星				花			

表 10-7　评分内容（2）

动作	<5秒 2分	>5秒 1分	0分	颜色	<5秒 2分	>5秒 1分	0分	家具	<5秒 2分	>5秒 1分	0分
吸烟				红				窗户			
喝水				黄				椅子			
跑步				蓝				电灯			
睡觉				绿				桌子			
摔倒				黑				床			

表 10-8　评分内容（3）

身体	<5秒 2分	>5秒 1分	0分	身体	<5秒 2分	>5秒 1分	0分	身体	<5秒 2分	>5秒 1分	0分
耳朵				中指				右耳			
鼻子				胳膊肘				左眼			
肩膀				眉毛				左拇指			
眼睛				小指				右手腕			
手腕				拇指				右中指			

听辨认总分：＿＿/90 分

3）口头指令（共 80 分）

从简单到有多步骤的和有语法的指令，让患者听到后执行。

指导和指令：请您照着我说的做。必要时可重复全句一次。第 4 题结束后，患者面前按序放钥匙、铅笔、纸、梳子，告诉患者"看清这些东西吗？请您照着我说的做"。给指令前可以示范，例如"如我说用钥匙指铅笔就这样做"。做给患者看，注意每项做完，按原序放好。评分内容见表10-9。

表10-9 评分内容

Ⅱ指令和评分	总分	评分	备注
1.把手举起来	2		
2.闭上眼睛	2		
3.指一下房顶	2		
4.指一下门，然后再指窗户　2　　2　　2	6		
5.摸一下铅笔，然后再摸一下钥匙　2　　2　　2	6		
6.把纸翻过来，再把梳子 放在纸上边　4　　2　　4	10		
7.用钥匙指梳子，然后放回原处　5　　5	10		
8.用梳子指铅笔，然后交叉放在一起　5　　7	12		
9.用铅笔 指纸一角，然后 放在另一角处　2　4　2　4	12		
10.把钥匙 放在铅笔和梳子中间，再用纸盖上　2　10　6	18		
总分	/80分		

（3）复述（共100分）

复述包括常用词和不常用词、具体词和抽象词、短句、长句、超常复合和无意义词组。注意患者复述时有无错语，复述结果时缩短还是延长，有困难时要分辨是听理解障碍引起还是表达障碍引起。指导："请您跟我学，我说什么您也说什么。"如患者未听清，可以全句（词）重复。如有构音障碍，与自发语言相似且可听出复述内容按正确记，每字1分。错语扣分，评分内容见表10-10、10-11。

①词复述（共24分）

表10-10 评分内容（1）

题号	问题	满分	评分	言语特征	备注
1.	门	1			
2.	床	1			
3.	尺	1			
4.	哥	1			

续表

题号	问题	满分	评分	言语特征	备注
5.	窗户	2			
6.	汽车	2			
7.	八十	2			
8.	新鲜	2			
9.	天安门	3			
10.	四十七	3			
11.	拖拉机	3			
12.	活蛤蟆	3			
总分					

②句复述（共76分）

表10-11　评分内容（2）

题号	问题	满分	评分	言语特征
1.	听说过	3		
2.	别告诉他	4		
3.	掉到水里啦	5		
4.	吃完饭就去遛弯	7		
5.	办公室电话铃响着吧	9		
6.	他出去以后还没有回来	10		
7.	吃葡萄不吐葡萄皮	8		
8.	所机全微他合（每秒2字）	12		
9.	当他回到家的时候，发现屋子里坐满了朋友	18		
总分				

复述总分 ＿＿＿＿/100分

（4）命名

命名包括物（身体部位或画）命名、列名、色命名和反应命名。

物命名是依托视觉的命名，如看物或图时的命名；列名为不依托视觉的命名，在1分钟内能说出的蔬菜名称数；色命名包括视色命名和以颜色命名回答提问；反应命名是以物体名称回答问题。

①词命名（共40分，20项）

按次序出示实物或图片，问患者："这是什么？"（"这个人在干什么？"）正确回答

2分，触摸后才正确回答"1分"。触摸后5秒内仍不能说出正确答案，说包括正确名称的3个词让患者选，选对记"0.5分"。如仍说不出，提示第一个音后才正确回答记"0.5分"。回答错记"×"，记0分。无反应记"0"。评分内容见表10-12。

表10-12　评分内容

实物	反应2	触摸1	提示0.5	实物	反应2	触摸1	提示0.5	身体	反应2	触摸1	提示0.5	图片	反应2	触摸1	提示0.5
铅笔				皮尺				头发				跑步			
纽扣				别针				耳朵				睡觉			
牙刷				橡皮				手腕				吸烟			
火柴				表带				拇指				摔跤			
钥匙				发卡				中指				喝水			
词命名总分		/40分													

②列名

"您试着说蔬菜的名称，能说多少说多少，比如白菜是蔬菜，还有什么菜呢？"记录前半分钟和后半分钟说出的蔬菜名，重复举例的词不算。

记录前半分钟和后半分钟说出的蔬菜名 ___，____。

③颜色命名（共12分，评分内容见表10-13）

请告诉我，这是什么颜色？红 __ 黄 __ 黑 __ 蓝 __ 白 __ 绿 __　　评分 ____

表10-13　评分内容

问题	答案	评分（每题2分）	言语特征
1.晴天的天空是 ____ 的？	蓝		
2.春天的草是 ____ 的？	绿		
3.煤是 ____ 的？	黑		
4.稻谷熟了是 ____ 的？	黄		
5.牛奶是 ____ 的？	白		
6.少先队员的领巾是 ____ 的？	红		
总分			

④反应命名（共10分，评分内容见表10-14）

表 10-14　评分内容

问题	答案	评分（每题 2 分）	言语特征
1. 您切菜用什么？	刀		
2. 看什么可以知道几点了？	钟、表		
3. 用什么点烟？	火柴、打火机		
4. 天黑了什么可以使房间明亮？	电灯、蜡烛		
5. 到哪儿能买到药？	医院、药店		
总分　/10 分			

（5）阅读

阅读包括视读：看着字朗读 10 个合体字；听字辨认：从一组形似、音似、意似字中选出听到的字；朗读词并配画：先朗读所示的词，无论朗读是否正确均要求配上相应的画，以考查患者的文字理解能力；朗读指令并执行：先朗读字卡上的词句，无论朗读是否正确均应按文字指令执行；选词填空：对留有空挡的词句朗读或默读后从备选词中选出正确的填空，此时朗读不记分。

①视—读（共 10 分，每项 1 分，评分内容见表 10-15）

"请您念一下这些字。"

表 10-15　评分内容

内容	评分	言语特征	内容	评分	言语特征
明			妹		
肚			鸭		
动			村		
和			砂		
睛			转		
总分	/10 分				

②听字—辨认（共 10 分，每字 1 分，评分内容见表 10-16）

"请您指出每行字中，我念的是哪一个？"并指出该行。每次只限 1 个，指对的划"√"，指出 2 个以上无分，除非患者明确表示更正。

表 10-16　评分内容

目标词		备选词					得分	备注
（第）47		17	74	14	47	407		
（水）田		由	甲	申	电	田		

目标词		备选词					得分	备注
（喝）水		永	水	本	木	术		
成（功）		戊	成	戌	咸	威		
唱（歌）		倡	昌	唱	畅	常		
（棉）被		背	被	披	杯	倍		
（铅）笔		币	必	笔	比	毕		
（电）灯		登	灯	邓	瞪	等		
（您）好		佳	良	棒	冠	好		
坏（人）		次	差	坏	下	未		
总分		/10分						

③字—画匹配（共40分，共20项，朗读、配画各1分，评分内容见表10-17）

"请您念一下每个词，再指出画上是哪一个。"如果读不出，亦要求指。每正确反应给1分。朗读、配画分别记分。

表10-17 评分内容

图画	朗读	配画	图形	朗读	配画	动作	朗读	配画	颜色	朗读	配画
钥匙			圆形			喝水			黑		
铅笔			方块			跑步			红		
火柴			三角			睡觉			黄		
梳子			螺旋			吸烟			绿		
菊花			五星			摔倒			蓝		
总分			朗读		/20分		配画		/20分		

④读指令，并执行（共30分，评分内容见表10-18）

"请您读这些句子，然后照着做。"如果读不出或朗读错误，仍要求按照句子的意思做。

表10-18 评分内容

内容	朗读	执行	言语特征
1. 闭眼	1	1	
2. 摸右耳	1	1	
1　　　　2 3. 指门，再指窗户	3	3	
2　　　　　2 4. 先摸铅笔，后摸钥匙	4	4	

内容		朗读	执行	言语特征
3　　　　　3 5. 用梳子指铅笔，然后交叉放在一起		6	6	
总分		/15 分	/15 分	

⑤读句选答案填空（共 30 分，评分内容见表 10-19）

"请您从每句下 4 个词中选 1 个正确的填空。"在患者指出的词上划"√"，正确者记分，错误记"0"分。

举例 1："树上有 ___""正确的应选哪一个呢？"如患者选错可指出正确的。（针、叶、革、味）

举例 2：小张在学校里教书，他是 ___。（学生、电工、老师、朋友）

表 10-19　评分内容

句子	答案	评分	备注
1. 苹果是 ___	原的、圆的、圆圈、方的	2	
2. 解放军带 ___	呛、枪、强、仓	2	
3. 老王修理汽车和卡车，他是 ___	清洁工、司机、机器、修理工	6	
4. 孙悟空本领高强，会七十二变，若不是 ___，唐僧怎管得住他	想取经、紧箍咒、如来佛、猪八戒	10	
5. 中国地大物博，人口众多，但是人均可耕地少，因此，应该珍惜 ___	经济、水源、承包、土地	10	
总分	/30 分		

（6）书写

书写包括写姓名、地址，抄写，写系列数字，听写（包括偏旁、数、字、词和句），看图写和写病史。

①写姓名、地址（共 10 分，姓名 3 分，地址 7 分）

　　姓名 3 分，地址 7 分　　　　　___/10 分

②抄写（共 10 分，每字 1 分）

　　北京是世界文明的都市　　　___/10 分

③系列书写 1～24（最高 20 分）___/20 分

④听写（共 34 分）

A. 偏旁（共 5 分，各 1 分）

立人　言　提手　走之　土　___/5 分

B.数字（共7分）

7（1分）　15（1分）　42（1分）　193（2分）　1860（2分）　___/7分

C.字（共5分，每字1分）

火柴　　铅笔　　嘴的口　　方块　　黄颜色　　___/5分

D.词（共10分，每字1分）

梳子　　钥匙　　睡觉　　跑步　　五星　　___/10分

E.短句（共7分，每字1分）

春风吹绿了树叶　　　　　　　　　　　　　　___/7分

听写总分：_____/34分

⑤看图写字（共20分，每图2分）

"这个图上是什么，请写下来。"写到红、黄时提示是什么色，如因对图误解，但按误解的意思能写出正确字，仍给分。　　　　　___/20分

⑥写病情（最高5分）

"请您写一下您现在怎么不好，要按句子写，就好像给别人写信时说您现在的情况一样。"记分要求意思、笔画和句法正确。

评分：0分：无反应；1分：近似的单个字、构字障碍，不能表达信息；2分：有正确关键词；3分：有短语，可表达信息；4分：偶有构字障碍或语法不当，但有能表达信息的完整句；5分：正常。

___/5分

（7）结构与空间（共19分）

①照图画（共10分）

让患者照画二维、三维的图形，观察是否能完成。

图一（1分）　图二（2分）　图三（3分）　图四（4分）　___/10分

②摆方块（共9分）

方块一（1.5分）　方块二（3分）　方块三（4.5分）　___/9分

结构与空间总分：___/19分

（8）运用（最高30分）

让患者按指示做一些动作，观察完成情况。

指导："我现在让您做些动作，如招手叫人应这么做"（示范），然后让患者做下述动作。

①面部（共8分）

执行（2分） 模仿（1分） 用实物（0.5分） 未完成（0分） 备注

咳嗽

吹灭火柴

鼓腮

用吸管吸水

总分

②上肢（共8分）

执行（2分） 模仿（1分） 用实物（0.5分） 未完成（0分） 备注

挥手再见

致礼

刷牙

梳头

总分

③复杂（共14分）

假装划火柴（3分），点烟（3分）

假装把信纸叠起来（3分），放进信封（3分），封好（2分）

总分

运用总分：_____/30分

（9）计算（每题2分，共24分，评价内容见表10-20）

让患者进行简单的运算。

指导："根据左方的算式，请您指出右方哪个是正确得数"。如果患者看不清或看错，可以念算式给他听。如未指对，说对也记分。只能指1次，除非患者明确表示改正，按后一次记分。

表10-20 评价内容

加法			减法			备注
5+4=9, 20, 1, 8	6+7=12, 13, 52, 14	9+3=6, 17, 12, 21	6-2=8, 4, 12, 3	8-3=5, 11, 24, 16	11-7=18, 4, 8, 17	
乘法			除法			
4×2=6, 2, 8, 1	6×7=13, 21, 2, 42	8×3=5, 11, 24, 40	9÷3=12, 3, 6, 27	64÷8=40, 56, 8, 32	35÷7=5, 28, 12, 21	
总分　/24分						

（10）总评

全部测验完毕后，分别以言语正常对照组的均值作为100%，计算出患者信息量、流利性、复述等23项的得分相当于言语正常组的百分率，填于下面的总表中（表10-21）。相近失语类型可查表10-22。仅评定失语时，结构与视空间及其后的各项可不查。（阅读和书写各项为小学文化水平及以上者。）

表 10-21 ABC 法评定结果总结表

口语表达							听理解			阅读						书写					
信息量	流利性	系列语言	复述	命名			是/否题	听辨认	口头指令	视读	听字辨认	字画匹配		读指令执行		填空	姓名地址	抄写	听写	系列书写	看图书写	自发书写
				词命名	反应命名	颜色命名						朗读	理解	朗读	理解							
																						%
																						100
																						90
																						80
																						70
																						60
																						50
																						40
																						30
																						20
																						10

表 10-22 常见失语类型 9 项检查的近似平均值

失语类型	信息量	流畅性	复述	命名			听理解		
				词	色	反应性	是否题	辨认	执行命令
Broca 型（BA）	15	15	7	5	5	12	68	65	28
Wernicke 型（WA）	36	76	10	15	14	5	20	30	10
传导型（CA）	50	70	32	48	59	48	81	83	46
经皮质运动型（TCM）	62	57	86	83	82	85	87	90	66
经皮质感觉型（TCS）	55	73	80	60	67	55	62	70	30
经皮质混合型（MT）	28	48	65	23	18	22	47	28	7
命名型（AA）	68	76	92	48	59	79	88	83	63

续表

失语类型	信息量	流畅性	复述	命名			听理解		
				词	色	反应性	是否题	辨认	执行命令
完全型（GA）	13	8	2	1	1	0	12	6	2
丘脑型（TA）	58	60	87	67	72	78	77	77	49
基底型（BaA）	57	58	77	68	77	72	82	85	50

将患者的上述 9 项内容检查结果相当于正常人的百分率和该表比较，即可看出患者相近失语类型。

（三）失语症严重程度

目前，国际上多采用波士顿诊断性失语症检查中的失语严重程度分级，见表10-23。

表 10-23　失语症严重程度分级标准

0 级：无有意义的言语或听觉理解能力

1 级：言语交流中有不连续的言语表达，但大部分需要听者去推测、询问或猜测；可交流的信息范围有限，听者在言语交流中感到困难

2 级：在听者的帮助下，可进行熟悉话题的交谈，但对陌生的话题常常不能表达出自己的思想，患者和检查者都感到进行言语交流有困难

3 级：在仅需少量帮助下或无帮助下，患者可以讨论几乎所有的日常问题。但由于言语和（或）理解能力的减弱，使某些谈话出现困难或不大可能

4 级：言语流利，但可观察到有理解障碍，但思想和言语表达尚无明显限制

5 级：有极少可分辨得出的言语障碍，患者主观上可能有点困难，但听者不一定能明显觉察

（四）失语症鉴别诊断

第一步是确定言语的流畅度。通过与患者的交谈来确定。注意交谈的内容不应限制于询问患者名字及年龄，还应选择个别短句及较长的句子回答的问题，如让患者介绍兴趣爱好或职业。据患者的谈话可分为流利性与非流利性两大类，非流利性失语包括 Broca 失语、经皮质运动性失语、完全性失语、经皮质混合性失语；流利性失语包括 Wernicke 失语、经皮质感觉性失语、命名性失语、传导性失语。

第二步是看患者对口语的听理解能力。在失语症检查的听理解中，有 4 个分测验，即名词、动词、句子和执行口头命令。主要看患者理解短句、较长句子、需要用对 / 错回答的篇章水平的材料和完成指令的情况。非流利性的失语中听理解较好的是 Broca 失语、经皮质运动性失语，听理解较差的是完全性失语、经皮质混合性失语。流利性失语中，听理解较好的是 Wernicke 失语、经皮质感觉性失语，听理解较差的是命名性

失语、传导性失语。

最后看患者的复述功能。能够较好复述句子可以视为复述好的类型。

通过以上三方面的鉴别,治疗师可以比较容易区别常见的失语症类型。具体见图
10-1。

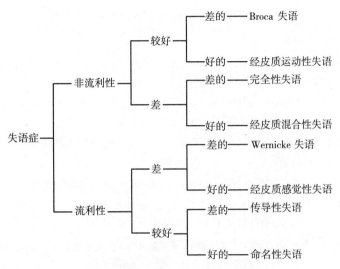

图 10-1　常见失语症类型的鉴别诊断流程

四、现代康复治疗

(一)药物治疗

药物治疗主要有以下几个方面:增加脑内去甲肾上腺素含量(安非他明);增加脑内的多巴胺含量(溴隐亭);增加脑内的乙酰胆碱含量;促进胆碱和兴奋性氨基酸的释放(脑复康)。其中,运用溴隐亭增加脑内多巴胺的含量以改善言语的输出在临床研究较多。

(二)康复训练

原则上所有失语症患者都是语言训练的适应证,但有明显意识障碍,情感、行为和精神异常以及全身状况差不能配合训练者除外。原发疾病不再进展,生命体征稳定,应尽早开始训练。开始训练的时间越早,训练效果越好。当患者出现全身状态不佳、意识障碍、重度痴呆、拒绝和无训练要求时,可考虑停止语言训练;或经过一段时间训练后已达到相对静止状态时,亦可考虑停止语言训练。下面主要讲述失语症主要的康复训练方法。

1. Schuell 刺激疗法

Schuell 刺激疗法是多种失语症治疗方法的基础，是 20 世纪应用最广泛的方法之一。刺激疗法的定义是对损害的语言符号系统用强的、控制下的听觉刺激为基础，最大程度地促进失语症患者的语言再建和恢复。Schuell 刺激疗法的原则见表 10-24。

表 10-24 失语症 Schuell 刺激疗法的主要原则

刺激原则	说明
1. 利用强的听觉刺激	听觉刺激是刺激法的基础，因为听觉模式在语言过程中居于首位，而且听觉模式的障碍在失语症中也很突出
2. 适当的语言刺激	采用的刺激必须能输入大脑，因此，要根据失语症的类型和程度，选用适当控制下的刺激，难度以使患者感到一定难度但尚能完成为宜
3. 多途径的语言刺激	多途径输入，如给予听刺激的同时，给予视、触、嗅等刺激（如实物），可以相互促进效果
4. 反复利用感觉刺激	一次刺激得不到正确反应时，反复刺激可能可以提高其反应性
5. 刺激应引起反应	一项刺激应引起一个反应，这是评价刺激是否恰当的唯一方法，它能提供重要的反馈，让治疗师能调整下一步的刺激
6. 正当反应要强化	当患者对刺激反应正常时，要鼓励和肯定（正强化）。得不到正确反应以及矫正刺激的原因多是刺激方式不当或不充分，要修正刺激

（1）治疗程序的设定及注意事项

①刺激条件标准　刺激的复杂性体现在听觉刺激训练时选用词的长度，让患者选择词时图摆放的数量；采用几分之几的选择方法；所选用的词是常用词还是非常用词等。但无论采用什么标准，都应遵循由易到难，循序渐进的原则。方式：包括听觉、视觉和触觉刺激等，但以听觉刺激为主的刺激模式，重症患者采取听觉、视觉和触觉相结合，然后逐步过渡到听觉刺激的模式。强度：是指刺激的强弱选择，如刺激的次数和有无辅助刺激。材料选择：一方面要注意语言的功能，如单词、词组、句子，另一方面也要考虑患者的日常生活交流的需要以及个人的背景和兴趣爱好来选择训练材料。

②刺激提示　给患者一个刺激后，患者应有反应，当无反应或部分回答正确时常常需要进行提示。在提示时要注意以下几点：提示的前提要依据治疗课题的方式而定，如听理解训练时，当书写中有构字障碍时或阅读理解中有错答时，规定在多少秒后患者无反应才给予提示等，这方面也常常需要依据患者的障碍程度和运动功能来控制。如右利患者患右偏瘫而用左手书写时，刺激后等待出现反应的时间可以延长。提示的数量和项目：在提示的项目上常有所不同，重症患者提示的项目较多，如呼名时要用

的提示包括描述、手势、词头音和文字等，而轻度患者常常只需要单一的方式，如词头音或描述，即可引出正确的回答。

③评价　这是指在具体治疗课题进行时，治疗人员对患者反应进行评价。要遵循设定的刺激标准和条件做客观的记录，因失语症的类型和严重程度不同，患者可能会做出各种反应，正确反应除了按设定时间做出的正确回答外，还包括延迟反映和自我更正，均以（+）表示；不符合设定标准的反应为误答，以（-）表示。无反应时要按规定的方法提示，连续无反应或误答要考虑预先设定的课题难度是否适合患者的水平，应下降一个等级进行治疗。经过治疗，患者的正答率逐渐增加，提示减少，当连续3次正答率大于80%以上时，即可进行下一课题的治疗。

④反馈　反馈可巩固患者的正确反应，减少错误反应。正确地应用反馈对加速失语症的康复很重要。当患者正答时采取肯定的反应，重复正答，将答案与其他物品或动作比较。以扩展正确反应，以上这些方法称正强化。当患者错误回答时要对此反应进行否定，因部分失语症患者的情绪不稳定，连续生硬的语言可能会使患者失去信心而不能配合治疗。以上介绍的否定错误回答并指出正确回答的方法称为负强化。其他改善错误反应的方法还包括让患者保持注意、对答案进行说明性描述和改变控制刺激条件等。

（2）治疗课题的选择

①按语言模式和失语症程度选择课题

失语症绝大多数涉及听、说、读、写四种语言模式的障碍以及计算障碍，但这些障碍程度可能不是同等的，可以按语言模式和严重程度选择课题，详见表10-25。原则上是轻度和中度失语症患者可以直接改善其功能和日常生活交流能力为目标，而重症者则重点放在活化其残存功能，用其他方式进行代偿或进行实验性治疗。

表 10-25　不同语言模式和严重程度的训练课题

语言模式	程度	训练课题
1. 听理解	重度	单词与画、文字匹配，是或非反应
	中度	听短文做是或非反应，正误判断，口头命令
	轻度	在中度基础上，选用的句子和文章（故事等）提问
2. 读理解	重度	画和文字匹配（日常物品，简单动作）
	中度	情景画、动作、句子、文章配合，执行简单书写命令，读短文回答问题
	轻度	执行较长文字命令，读长篇文章（故事等）提问

续表

语言模式	程度	训练课题
3. 口语	重度	复述（音节、单词、系列语、问候语），称呼（日常用词、动词命名等）
	中度	复述（短文），读短文，称呼、动作描述（动词的表现，情景画或漫画等）
	轻度	事物描述，日常生活话题的交谈
4. 书写	重度	姓名、听写（日常生活物品单词）
	中度	复述（短文），读短文，称呼、动作描述（动词的表现，情景画或漫画等）
	轻度	听写（长文章）、描述性书写、日记
5. 其他		计算练习、钱的计算、写字、绘画、写信、查字典、写作，利用趣味活动等，均应按程度进行

②按失语症类型选择治疗课题，见表 10-26。

表 10-26　不同类型失语症训练重点

失语症类型	训练重点
1. Broca 失语	构音训练、口语及文字表达
2. 经皮质运动性失语	以 Broca 失语课题为基础
3. Wernicke 失语	听理解、复述、情景会话
4. 经皮质感觉性失语	听理解（以 Wernicke 失语为基础）
5. 命名性失语	执行口头指令、口语命名、文字称呼
6. 传导性失语	听写、复述
7. 完全性失语	视觉理解、听觉理解、手势、交流板应用

③举例

a. Broca 失语的康复训练　口型发音训练：先学喉音如发喝、哈，后学唇音如学吹气转为 p、b 音，逐渐学舌齿音 d、t 音。可令患者发"啊"声。应答训练：与患者对话时用短、清楚句子，说话的速度比正常缓慢，使患者可以直接答是或不是。手势训练：运用手势作言语交流方式。语言交流训练：对表达极困难的患者，可选用日常生活图片呈现给患者。如指图片"喝水"等或指字词"午睡"等。

b. Wernicke 失语的康复训练　听力训练：声音刺激，如听音乐、听广播、读书读报，使者注意力集中，刺激思维，增强语言的理解力。词语听觉辨认：出示一定数量的实物图片或词卡，让患者回答，由易到难，从物品名称到物品功能、属性特征，帮助和提高理解力。记忆训练：让患者按顺序回忆有关的事和物，如"昨天早上吃什么早餐"，又如"这张相片在哪里照的"。如果回答正确，增加难度，反复练习，增强记忆力。视觉训练：如给患者送去一杯水、牙膏、牙刷，然后讲："擦擦牙。"患者可以按口令去擦牙。虽然患者不能理解讲话的意思，但他知道应该怎样做，如此反复强化，刺激视觉的理解。

2. 促进实用交流能力的训练

（1）训练原则　①重视常用的原则：采用日常交流活动的内容作为训练课题，选用接近现实生活的训练材料，如实物、图片、照片、新闻报道等，根据患者不同的交流水平，采取适当、对应的方式，调动患者的兴趣及训练动机。同时在日常生活中复习和体会训练的成绩，使其逐渐参与到日常交流活动中来。②重视传递性的原则：不仅仅用口语，还应会利用书面语、手势语、图画等代偿手段传递信息，以达到综合交流能力的提高。③调整交流策略的原则：治疗计划中应包括促进交流策略的训练，使患者学会选择适合不同场合及自身水平的交流方法，丰富交流策略的类型和内容。让患者体验在人际往来的交流过程中运用不同策略的成功和失败。④重视交流的原则设定更接近于实际生活的语境变化，引出患者的自发交流反应，并在交流过程中得到自然、较好的反馈。

（2）交流效果促进法（promoting aphasics communication effectiveness，PACE）　是促进实用交流能力训练的主要方法，是目前国际上公认的促进实用交流有效的训练方法之一，适合于各种类型和程度的语言障碍者。

①治疗原则　交换新的未知信息：表达者将对方不知的信息传递给对方，而传统的治疗方法是在进行语言治疗时，已知单词或语句的情况下，对患者单方面提出要求。自由选择交往手段：治疗时可以利用患者口头表达的残存能力，如书面语、手势、画片、指点等代偿手段来进行交往，语言治疗在传达信息时可向患者示范，应用患者能理解的适宜的表达手段。平等交换会话责任：表达者与接收者在交流时处于同等地位，会话任务应当是交替进行。根据信息传递的成功度进行反馈：当患者作为表达者时，语言治疗师作为接受者，根据患者对表达内容的理解程度给予适当的反馈，以促进其表达方式的修正和发展。

②训练方法　将一叠图片正面向下扣置于桌上，治疗师与患者交替摸取，不让对方看见自己手中图片的内容。然后运用各种表达方式（如呼名、迂回语、手势语、指物、绘画等）将信息传递给对方，接收者通过重复确认、猜测、反复质问等方式进行适当反馈，治疗师可根据患者的能力提供适当的示范。

③具体的代偿手段　重度失语症患者的口语及书面语障碍，严重影响了语言交流活动，使得他们不得不将非言语交流方式作为最主要的代偿手段，因此非语言交流技

能就显得更为迫切。他们也可以采取上述加强非语言交流的训练步骤，以达到促进实用交流能力的目的。但应注意，较多失语症患者的非言语功能也同样受到不同程度的损害，代偿手段的获得并非易事。具体代偿手段有：a.手势语的训练，手势语不单指手的动作，还应包括头及四肢的动作，与姿势相比较，它更强调的是动态。手势语在交流活动中，具有标志、说明和强调等功能。对于经过训练已经恢复实用性口语能力的失语症患者，可考虑进行手势语的训练。训练可以从常用手势（点头、摇头表示是或不是，指物表示等）入手，强化手势的应用；然后治疗师示范手势语，令患者模仿，再进行图与物的对应练习；进而让患者用手势语对提问进行应答，以求手势语的确立。b.图画训练，对重度语言障碍但保留一定的绘画能力的患者可能有效，训练前可以先画人体的器官、主要部位、漫画理解等检查。与手势语训练比较，图画训练的优点在于画的图不会瞬间消失，可以让他人有充足时间反复思考，并保留可以供参考，用图画表示时，还可以随时添加和变更。训练中应鼓励用其他的传递手段，如图画加手势语、加单字词的口语、加文字等。c.交流板/交流册的训练，适用于口语及书面表达进行实用交流很困难的患者，但应具有文字及图画的认识能力。一个简单的交流板可以包括日常生活用品与动作的图片，也可以由一些照片或从刊物上剪裁的照片组成。应根据患者的需要与不同的交流环境设计交流板。在设计交流板之前，应考虑患者能否辨别常见物品图画、患者能否辨认常用词、患者能否阅读简单语句潜在的语言含义。对有阅读能力的患者，可以在交流板上补充一些文字。d.电脑及仪器辅助训练，应用高科技辅助交流代偿仪器，如触碰说话器、环境控制系统等。

④评定　交流效果促进法（PACE）评分法，见表10-27。

表 10-27　PACE 评分法

内容	评价分
首次尝试即将信息传递成功	5
首次尝试信息未能令接受者理解，再次传递即获成功	4
通过语言治疗师的多次询问，或借助手势、书写等代偿手段将信息传递成功	3
通过语言治疗师的多次询问等方法，可将不完整的信息传递出来	2
虽多次努力，但信息传递仍完全错误	1
不能传递信息	0
评价不能	U

注意事项：教材应适合患者的水平，对较为严重的语言障碍患者应该限制图片的数量，对于需要示范代偿方法者，可同时进行手语、绘图等代偿手段的训练。在交流策略的训练时，要考虑患者的哪些交流策略可以强化利用，哪些需要调整和训练。在实行各种语言训练的过程中，可与交流策略相结合，进行统一训练。还要注意家属

指导及环境调整，做好心理疏导工作。停止训练的标准：在传统的训练法中，当患者传递不成功时，可等待治疗师提示和引导。而在实用交流效果促进法中，治疗师也同样不知道刺激物的内容，只能依靠患者自身的能力，在这种情况下，患者可能感到压力过大。如，患者已经习惯于传统的语言训练方法，而对实用交流效果促进法不理解，甚至反感或抗拒时，不应强制实施。经过一段时间的训练（包括其他训练法），患者的语言功能已经超过应用此方法训练的水平，就应停止训练。

3. 阅读障碍与朗读障碍的治疗

阅读是指从文字系统中提取信息的过程。阅读理解是通过视觉器官接受文字符号的信息，再经过大脑编码加工，从而理解文章的意义。

（1）影响阅读的因素

①词汇的使用频率　罕见词、不常用词更难阅读理解，但也有例外，连词、代词等虚词虽然使用频繁，但也比较难理解，尤其是语法缺失的患者。相比之下常用词更容易为患者所理解。

②词汇的熟悉程度　尽管有些词在语言中不常使用，但对某些患者来说，这些词汇更容易理解。因为职业或业余爱好，患者会对某些少用词汇更为熟悉。

③词汇的形象化　一个词如果能够激发出患者的思维想象，这个词就具有形象化的特征。词汇的形象化水平越高，患者阅读理解成功的可能性越大。

④词序与语义词序　是表达词的语法意义的手段。汉语的基本词序为主语—谓语—宾语。一般情况下，其顺序为"施动者"—"行动"—"对象"。这种比较固定的词语提供了理解语言的线索。当词序颠倒时，人们常常借用某些句法手段来理解语言。例如，把句子"我吃了香蕉"，替换为"香蕉被我吃了"。尽管所说的是一件事，由于词序的变化，失语症患者就会很难理解后面句子。在语言的阅读理解中，语义知识起着更大的作用。在理解"猫追老鼠""狗啃骨头"，人们不仅仅用了词序的知识，而且也应用了语义的知识。

⑤语境　语境是指语言交际的环境。在言语交际时，语境提供了各种时代背景知识，因而帮助人们迅速、准确的理解语言。对于阅读理解障碍的患者，在阅读文章前先看与阅读有关的画册，有助于理解。

⑥句子的结构　句子结构对语言理解有一定影响。研究发现，对否定句的理解比对肯定句的理解需要更多的时间。例如，对肯定句"他想今天会有朋友来和他吃饭"理解起来较为容易，对否定句"他不想今天没有朋友来和他吃饭"理解起来有一定困难。

（2）阅读障碍的治疗

1）失语症患者可通过阅读理解训练进行康复治疗。治疗师在选择治疗活动前必须分析检测结果，以此决定患者的语言功能水平，更好地制定患者的治疗方案。功能水平测定主要包括：视觉匹配水平、单词水平、词组水平、语句水平、段落水平，还包括在该水平的刺激长度、词汇使用率、抽象水平、语境提示等是否促进阅读理解。

2）促进词的辨认和理解

对于严重阅读理解障碍的患者，应从词的辨认开始训练。词辨认要求患者从一系列词中选出与字卡上相同的词。患者做这种作业并不需要理解词义，只需要辨认相似图案的能力。但如果进行词—图画相匹配就需要阅读理解能力。①匹配作业：要求患者将手写体字与印刷体字、文字与听词（听刺激）、词与图画相匹配。判断患者是否有视觉辨认障碍，字与字匹配是非常重要的。一般要求字与字匹配达到100%正确率，才能进行其他匹配作业。匹配作业中使用的词应尽可能与实际应用相关。经常用一些日常生活环境中的用语，如出口、入口、洗手间、人行道、商店等。在多项选择中，供选择的词由2个开始，逐渐增加到8个或10个。②贴标签：可用于词汇练习。家庭成员在物品和家具上贴上写有物品名称的标签，患者每天多次看到这些词汇，可以增强患者对词与物的联系。③分类作业：阅读理解有赖于患者对名词语义的相似性进行辨别的能力，分类作业有助于训练患者这种辨别力。可要求患者对家具、食品、生活用品等的词汇表进行归纳分类，也可对抽象词汇，如表示情感、颜色、疾病的词汇进行分类。④词义联系：同义词、反义词以及语义相关的联系也可用于阅读理解作业中。

3）促进词与语句的辨认和理解

促进词与语句的辨认和理解主要包括以下方面：①词—短语匹配：当患者能够理解常用词后，就可以进行词—短语匹配。这类作业是由词过渡阶段的训练。要求患者读完短语后，找出一个合适的词，使它符合短语的意义。②执行文字指令：执行文字指令从简单作业开始，如躯体动作、操作桌上的实物。治疗师应系统地应用词汇、长度、句法复杂性等影响因素，增加作业的难度水平。真正理解运动指令中介词是完成指令的关键。如果患者错误理解了介词所表示的各种空间关系，执行指令作业将会使这些错误暴露出来。③找错：要求患者找出语句中的语义和句法错误，结果发现失语症患者更容易发现语义错误。这类作业是比较有价值的治疗作业，因为它可使患者在寻找错误时认真阅读和分析语句。找错例子：我要吃茶水。④问句的理解：对失语症患者来说问句的理解也是比较难的阅读作业。关于个人情况的是非问题比较容易理解，如"你结婚了吗""你是住在本市吗"，需要回答时间、地点、人物的问题比较难理解。如果患者不能回答或写出答案，可让他指出图画的相关部分，表示他是否理解了问句。⑤双重否定句的理解：对双重否定句的理解要求比理解被动句更为复杂的转换。在语义上由肯定句到否定句是一次逆转，治疗师可以首先确定一下患者是否存在双重否定句的理解困难。如果患者在下面的作业中作出错误选择，说明他不能辨别否定句和双重否定句，只能根据句子中个别词语做出反应，把双重否定句当作否定句处理。如果患者在肯定句和否定句之间摇摆不定，不知如何做出反应，表明他已模糊意识到双重否定句不同于否定句，此时可看作是从不理解到理解的过渡阶段。⑥给语句加标点符号：促进患者阅读理解语句的一种方法是为患者提供一个句子，由患者阅读后加上标点符号。这类作业有助于提高患者分析句子能力。⑦语句构成：语句构成的练习是将一个完整的句子以词为单位分割开，顺序打乱，患者根据这些词，重新组成一个句子。这种训练对语法结构有困难的患者有帮助，可提高他们的语句构成和词序排列能力，同时也改善阅读理解能力。

4）语段的理解

当患者对一般的语句理解较为准确，不感到困难时，则可进行语段阅读训练。有些患者阅读语段较阅读语句更容易，因为语段中有更多的语境提示，有助于理解。①语句的连接：理解语段的训练方法之一是要求患者将语句连接成一个语段或一个小故事。如果患者失败，可将语段拆开，对每个语句进行分析。在阅读语段或短文前，可先提出几个有关的问题，如人物、时间、地点、情节、结果等，患者会对语段中有关的信息加以注意，有助于理解和记忆。②增加信息的复杂性：信息的复杂性包括两个方面，材料中细节的数量和材料的语义、句法水平。一般讲，难理解的句子有被动句、复合句、事物顺序相反的句子（句子中词的顺序不同于事件发生的自然顺序）和语义结构的句子（如双重否定句）。当需要增加信息的复杂性时，每次试用其中一个因素。如果一种因素好于另一种因素，在阅读材料中可增加该因素，这样也就增加了材料的复杂性。如两种因素平行，治疗师可试用较长的文字材料，既增加了细节的数量，又扩大了语义、句法的复杂性。

5）篇章的理解

当患者对单一语段的理解达到80%的水平，就可以将阅读材料增至两三个语段，再逐步增至篇章的理解。训练方法是让患者逐段分析阅读材料。如果患者有口语表达或书写能力，在阅读每个语段后，可让他用自己的话总结语段，然后再阅读下一个语段。有的患者从头到尾阅读长的材料比分段阅读容易。如果患者不能分析语段，可让他试读篇章。当患者能够阅读篇章，要求他用自己的话总结阅读材料。

6）轻度阅读障碍的训练

有些患者经过训练或自发恢复，阅读能力达到轻度障碍的水平。他们如果慢慢地阅读，可以接近患者病前的水平，能理解较短的材料。这类患者常有短时记忆障碍、高水平的书写困难和注意力不集中的情况。训练时应教会患者找到主要思想，开始时用某些方法使段落的主要思想突出，如在表示主要思想的句子下面划线。患者应尽可能将自己阅读的文字转换成自己的话说出来。

7）补偿方法

许多患者由于各种不同的原因，不能恢复到患病前的水平。有些人在生活中、工作中不需要阅读，阅读障碍对他们的日常生活影响不大，但对确实以阅读作为消遣的人，有些方法对他们有帮助。一种办法是听广播，另一种方法是请朋友、亲属给他们朗读报纸、小说，或他们阅读时有不理解的地方向身旁的人请教。

（3）朗读障碍的治疗

和阅读理解一样，朗读障碍常与口语表达障碍并存，有些患者口语表达障碍更明显，其康复设计往往不仅为了改善朗读能力，还可作为改善口语表达的辅助措施。

1）朗读康复的原则　针对文字的精确理解而非针对发音；选择常用、有效的词句，改善认知功能；挑选患者有兴趣的题材而不选用现成编好的教材；所用的字要足够大，置于视野之内（注意疏忽或偏盲），提示患者注意力要集中；逐渐增加词汇及句子长度、难度；如果采取语音辅助，辅音比元音更重要；从改善认知功能角度考虑设计。

2）朗读康复的训练方案　康复方案应依据失读不同类型及症状特点来制定，抓住形、音、义的关系，灵活处理，充分利用图画及汉字构字特点，既包括读出声也包括阅读理解，着重于对文字的理解，在阅读理解的基础上改善朗读能力。除了人工训练的方法，还可利用计算机辅助阅读障碍的康复，在康复训练中通过运用计算机的专门软件系统达到人机即时反馈、精彩的图像显示，栩栩如生的动画表达，人机互动，从而在康复应用中显得简单有序，使治疗师摆脱单一枯燥且繁重的训练工作，使患者体验到康复训练的乐趣。

（4）书写障碍的治疗

书写行为是一种书面语言的输出过程，需要记忆、语言、视觉、知觉和运动等多种能力协同作用，正常书写运动是由脑、眼、肩、臂、手等器官的联合运作完成的。其中大脑病变所致的书写能力丧失或减退，称为失写症。书写训练的目的是力求使失写患者逐渐恢复。由于病变损害的程度不同及其他因素，有些患者始终不能达到自发书写的水平。

书写训练分三个阶段。第一阶段是临摹与抄写阶段，第二阶段是提示书写阶段，第三阶段是自发书写阶段。这三个阶段的适合对象及训练目标见表 10-28。

表 10-28　各阶段书写训练主要对象及目标

书写训练阶段	主要对象	训练目标
1. 临摹与抄写阶段	重度书写障碍	促进视文字→复制式书写表达的过程
	非利手书写者	重点在字的辨认和理解，书写中各器官的联合运动
	视空间性失用	
	失用症	
2. 提示书写阶段	轻、中度书写障碍者	促进视文字→按提示要求组织文字→书写表达过程
3. 自发书写阶段	轻度书写障碍者	促进自发书写意愿→自发书写表达

（5）小组治疗

一对一的治疗形式是语言治疗的主要形式，一般为每日 1 次，每次半小时至 1 小时。另一种形式为小组治疗，这种形式可使患者在语言和言语技能方面发生更大的改变，有利于回归社会。治疗师根据患者的语言功能情况和性格等因素，选择合适的患者共同完成语言训练课题的一种训练方法，此治疗方法提供了患者之间接触的机会，能够提高患者表达的兴趣，同时能够改善患者的不良心理情绪，增强语言康复信心。可分为语言治疗小组、家庭咨询和支持小组、心理治疗小组。

（6）强制性诱导失语治疗

强制性诱导失语治疗是抑制非口语交流方式而促进口语交流，治疗过程中，患者倾向于应用已掌握或易说出的词语。该治疗法有如下原则：集中训练原则，短期高强度集中训练优于长期低频率训练；强制性诱导原则，强制性诱导患者说出通常愿意避免的词；生活相关原则，治疗以日常生活相关的内容为重点。

失语症患者的语言功能存在一定程度的自然恢复，其病理基础是未损伤的部分大脑在局部大脑损伤后获得功能。目前对于自然恢复时间的长短还没有完全一致的意见。如脑血管所致失语症的恢复在发病后 1～3 周，主要原因为脑血液供应的再疏通和病灶周围水肿的消退。经过大量的临床对照研究，证实了语言治疗的积极作用。目前大多数学者肯定语言治疗是有效的，并认为其效果不是自发恢复的结果，而且证明由专业人员的语言治疗才能有效。语言训练应每周至少 3～4 次，根据患者的情况每天安排 1～2 次训练，每次训练时间为 30～60 分钟。

失语症的预后与以下因素有关：病灶小者预后较好；单一病灶者优于复发、多病灶者；病情轻者预后较好；无并发症者预后较好；训练开始时间越早越好；发病年龄越年轻预后较好；表达障碍型者比理解障碍型者预后较好；智商高者比低者预后较好；

外向性格者预后较好；积极训练者预后较好；迫切要求恢复者预后较好。

（三）物理因子

1. 经颅磁刺激　是建立在法拉第电磁感应和神经电生理学基础上发展起来的新技术，是利用脉冲磁场作用于神经系统。失语症的恢复是以神经可塑性为基础的，生理状态下双侧大脑皮质存在一种经胼胝体抑制，其意义是保持双侧脑功能的平衡。经颅磁刺激可改善胼胝体抑制失衡状态，在失语症的治疗中具有其独特的优势。

2. 计算机语言障碍诊治系统　又称语言障碍治疗仪，可对听觉障碍、失语症、智能障碍、构音障碍等4大类疾病共19种语言障碍进行初步筛选及提供个体化治疗方案，康复训练内容有听、视、语音、口语表达、发音器官、语音平台等。其中语音平台可训练语音的音量、音长、声调、断音、清音、浊音、韵母轨迹等，训练时患者可以通过动画形式进行视觉反馈，从而使患者体验到康复训练的乐趣，在游戏中摆脱疾病的束缚，达到最大程度的语言恢复。

五、中医康复治疗

（一）中医辨证论治

失语症为中风病并发的功能障碍，在运用中医辨证论治原则基础上，按中风病风火上扰证、痰瘀阻络证、阴虚风动证、气虚血瘀证和阴阳两虚证五型进行辨证论治，详见"附篇　一、中风病的中医辨证论治"，然后再根据语言不利等临床症状或兼症，进行辨证加减。一般可加远志、石菖蒲、郁金以祛痰利窍，或合神仙解语丹加减。

（二）中成药

1. 补中益气丸　每次6g，每日3次口服。适用于气虚血瘀证。

2. 大活络丸　每次1丸，每日2次口服。适用于气虚血瘀证。

3. 华佗再造丸　每次8g，每日2次口服。用于气虚血瘀或痰瘀阻络证。

4. 六味地黄丸　每次6～9g，每日2次。用于阴虚风动证。

（三）针灸

1. 体针　采用全经针刺法治疗，具体针刺方法见"附篇　二、全经针刺法"。

2. 头皮针

（1）流畅性失语　取病变侧言语三区，伴面部感觉障碍者加大脑健侧感觉区下

2/5，言语失用者加运动区。方法：言语三区前端刺入，沿皮向后刺 1 寸；感觉区沿投影区下 2/5 点处进针，沿皮向下刺入 1 寸；运动区由顶结节进针，沿皮刺入 1 寸，头针捻转得气后，加电针，波形为疏密波，强度以患者可耐受为度，留针 30 分钟。结束后言语区继续留针 1 小时。留针期间，每隔 30 分钟捻转 1 次，直至出针。留针期间同时进行言语功能训练。

（2）非流畅性失语　取病变侧言语一区，伴面部感觉障碍者加大脑健侧感觉区下 2/5，言语失用者加运动区。方法：从言语一区上端刺入，沿皮向下刺 1 寸；感觉区沿投影区下 2/5 点处进针，沿皮向下刺入 1 寸；运动区由顶结节进针，沿皮刺入 1 寸，头针捻转得气后，加电针，波形为疏密波，强度以患者可耐受为度，留针 30 分钟。结束后言语区继续留针 1 小时。留针期间，每隔 30 分钟捻转 1 次，直至出针。留针期间同时进行言语功能训练。

3. 舌针

取金津、玉液、廉泉、开音穴（双侧下颌角 1cm 处）。伴流涎、口眼㖞斜者加迎香、地仓、颊车。用 1.5 寸针灸针由金津、玉液两穴刺向舌根部，重症者改为由金津、玉液两穴连线中点海泉穴刺入，深度约为 1 寸，轻度捻转，以患者舌部出现酸麻胀感为宜，不留针。针刺廉泉穴、开音穴时，针尖刺向舌根部，留针 30 分钟。点刺时嘱患者自然伸舌于口外，为防止回缩，术者可左手用消毒纱布轻轻固定舌体。隔天 1 次，15 次为 1 个疗程。

4. 醒脑开窍法

取内关、人中、三阴交、涌泉、上星、印堂、百会、四神聪、舌根。内关取双侧内关，提插捻转泻法，约 1 分针；人中穴，雀啄泻法，以眼睛湿润或流泪为度；三阴交，45°进针，以下肢抽动 3 次为度；涌泉穴以毫针刺之，提插泻法，以下肢抽动 3 次为度；舌根，以 3 寸针刺之，进针后直刺 2 寸，提针后分别向左右各刺 2 寸后拔针；上星沿皮刺向百会，采用捻转泻法；百会，四神聪施捻转补法。

5. 腹针

取中脘、下脘、气海、关元。配穴：舌部心穴、脾穴、肾穴、支脉。取仰卧位，暴露腹部，以神阙为中心定位取穴，常规皮肤消毒，根据体型胖瘦选择针具直刺轻轻捻转缓慢进针，中脘、下脘、气海、关元深刺至地部，留针 30 分钟。患者自然将舌伸出口外，如舌不能伸出者，由医者左手垫无菌纱布敷料固定舌体于口外。常规消毒，选用 2 寸毫针，快速进针，进针约 1 寸后拇指向顺时针方向大幅度捻转数次，不留针。每日 1 次，10 次为 1 个疗程。

6. 电针

在体针、头皮针的基础上，选择 3～6 对穴位。波形为疏波，频率 1～2Hz，输出强度以肌肉规律性收缩为度。电针时间约 30 分钟。

7. 耳穴

取心、肾、脑、皮质下、咽部等穴。每次取 2～3 个穴位，取王不留行粘贴相应耳穴，隔日 1 次，15 次为 1 个疗程。

8. 穴位注射

取风池、哑门、风府、通里等穴位，每次取 1～2 个穴位，每穴注 1ml 脑活素，每天 1 次，连用 14 天。

9. 艾灸

取耳前三穴：听宫、听会、耳门；风池、风府、百会。每个穴位灸 2～3 分钟，每天 1 次。

（四）推拿

采用循经推拿、辨证推拿和对症推拿相结合的方法。

1. 循经推拿　详见"附篇　四、整体经络推拿法"。

2. 辨证推拿　风火上扰者，自上而下推桥弓，两侧交替进行，在头部颞侧用扫散法，指按揉太冲、行间穴。痰瘀阻络者，指按揉丰隆、天突、合谷、膈俞穴。阴虚风动者，按揉三阴交、太溪、肾俞穴。气虚血瘀者，指按揉关元、气海、血海、足三里、脾俞、膈俞穴。阴阳两虚者，按揉神门、足三里、太溪穴，擦督脉，横擦腰骶部，以肾俞、命门为重点，以透热为度。

3. 对症推拿　患者仰卧位，医师用双拇指分别从印堂交替上推至发迹，再左右分推至太阳穴，指揉太阳穴，用大鱼际自太阳穴向后平推至耳上，绕耳后经风池到颈肩部，然后捏拿肩部，拿五经、扫散额颞部，揉百会、四神聪穴，双手揉两颞部；用㨰法、推法、揉法等对手少阴经自上臂内测到前臂进行治疗，继而用相同手法对足太阴自足到大腿由下自上疏通足太阴经络，并点按少海、灵道、通里、阴郄、神门、合谷、中渚等穴。患者取坐位，医师一指禅推大椎穴，拿风池穴，重按哑门、风府穴，然后多指揉颈项部数次用以缓解局部肌肉紧张感。单手轮回揉压搓双耳前后，至患者感觉微热为止，压听会、听宫、耳门等穴。双手交替沿胸锁乳突肌纵向及喉结周围，嘱患者反复进行咀嚼肌运动。

（五）其他

中药离子导入是对运动神经和肌肉起兴奋作用，改善肌肉的血液循环和组织营养，调节神经肌肉的张力，止痛、消炎，对吞咽肌群起到兴奋作用，使神经功能恢复。离子导入药理作用是活血化瘀、通络开窍。穴位：风府穴，廉泉穴；治疗时间：每次 25 分钟，15 次为 1 个疗程。选穴及极板的设置：极板：风府—正极，廉泉—负极。药垫：中药水煎浓缩剂，置于正负极板下。所选风府穴为督脉穴，并与阴维脉交会，风府入脑，并总督一身之阳经。廉泉穴为任脉穴，并与阴维脉交会。任脉直达咽喉，主一身之阴经。二穴并用，标本兼治。

六、康复护理

1. 建立护患交流平台，与患者达到良好沟通，观察患者面部表情和细微动作，了解患者心理需求；可与患者共同协调设定一种表达需求的方法；无法语言表达的患者可利用手势、图片、面部表情、文字书写等方法来表达患者及亲属双方的要求。

2. 指导其反复进行张口、伸舌、露齿、鼓腮、抿嘴、噘嘴、叩齿等动作，以及字、词、句的训练，对失语患者指导其听、说、读、写等方面的训练。从简单到复杂，注意循序渐进。

3. 为患者做各项治疗护理时，注意动作轻柔，耐心细致，以增加患者对护士的信任，提高患者主动交流的愿望。

4. 对家属进行健康宣教，共同参与语言康复训练。

七、营养治疗

可参考本篇"第五章　运动功能障碍"的"营养治疗"部分。

第二节　构音障碍

构音障碍是由于神经病变以及言语产生有关肌肉的麻痹、收缩力减弱或运动不协调所致的言语障碍。脑卒中是其常见病因。其病理基础为运动障碍，此种障碍可单独发生也可与其他语言障碍同时存在，如失语症合并构音障碍。根据构音障碍产生的不同原因可分为运动性的构音障碍、器质性的构音障碍和功能性的构音障碍。脑卒中并发的运动性构音障碍是由于神经病变、与言语有关的肌肉麻痹、收缩力减弱或运动不协调所致的言语障碍。

一、临床表现

构音障碍的临床表现在不同类型的构音障碍中表现不同。弛缓型构音障碍、痉挛型构音障碍、运动失调型构音障碍、运动过少型构音障碍、运动过多型构音障碍和混合型构音障碍的临床表现见表10-29。

表 10-29 各类型构音障碍临床表现

类型	常见原因	神经肌肉病变	言语特征
弛缓型	低位脑干卒中	弛缓型瘫痪无力，肌张力低下，肌肉萎缩，舌肌震颤	伴有呼吸音，鼻音过重，辅音不准确，单音调，音量降低，空气由鼻孔逸出而语句短促
痉挛型	脑卒中，假性球麻痹	痉挛性瘫痪无力，活动范围受限，运动缓慢	辅音不准确，单音调，刺耳音，紧张窒息样声音，鼻音过重，偶尔音词中断，言语缓慢无力，音调低，语句短
运动失调型	脑卒中（小脑）	不协调运动，运动缓慢，肌张力低下	不规则的言语中断和音调、响度与辅音不规则，发元音不准确刺耳音，所有音节发同样的重音，音节与字之间的间隔延长
运动过少型	帕金森病	运动缓慢，活动受限，活动贫乏，强直，丧失自主运动	单音调，重音减弱，辅音不准确、不恰当的沉默，刺耳音，呼吸音，语音短促，速度缓慢
运动过多型（运动快速或运动缓慢）	脑卒中运动控制部位受损	迅速的不自主运动，肌张力异常，扭转或扭曲运动，运动缓慢，不自主运动，肌张力亢进	语音不准确，异常拖长，说话时快时慢，刺耳音；辅音不准确，元音延长，变调，语音不规则中断，音量变化过度或声音中止
混合型	多发性脑损伤	无力，运动缓慢、活动范围受限，多样化（肌无力、张力高）反射亢进，假性球麻痹	速率缓慢低音调，紧张窒息音，鼻音过重，鼻漏（空气从鼻孔逸出），音量控制障碍，刺耳音，鼻音过重，不恰当的音调和呼吸音重音改变

二、发病机理

言语是人类特有的、极其复杂的高级神经相关信息。按照言语在个体内产生的顺序可分言语感受阶段、脑内言语阶段和言语表达阶段。言语表达主要是指将言语运动命令信号转变为音波并以口语的形式表达。参与言语表达的神经解剖结构有初级运动皮质（头面部中央前回区域）、皮质脑干束、小脑、基底节、与言语运动有关的脑神经运动核及其发出的脑神经、构音器官（包括呼吸器、发声器和调声器）等。言语表达是通过发音器官的神经—肌肉高度协调一致实现的，首先需要运动皮质发出冲动经皮质脑干束传入脑干（主要指延髓）内有关核团，经脑神经使构音器官产生运动，从而发出声音。此外，构音器官尚须接受小脑及基底节的冲动调节才能使声音委婉、悦耳。

构音器官发出声音的过程如下：首先需要呼吸器的活动，由作为发声器官的喉与声门裂产生基音，发音时声带向中线移动，声门闭合，肺部呼出的气流冲动声带而产生声波，再经咽、口、鼻等调声器的共鸣作用而产生悦耳的声音。脑卒中所致的构音困难或失语均为构音障碍，运动障碍是其病理基础。根据神经系统损害部位和言语受损严重程度不同，一般把运动性构音障碍分为6种类型。

（一）弛缓型构音障碍

弛缓型构音障碍由下运动神经元损伤造成，如颅神经核、颅神经、周围神经纤维病变，或构音肌肉的病变。其特点是说话时鼻音过重，可听见吸气声。发音时因鼻腔漏气而使语句短促，音调低，音量小和字音不清。主要由于咽肌、软腭瘫痪，呼气压力不足，使辅音发音无力以及舌下神经、面神经支配的舌、唇肌肉活动受损而不能正确地发出声母韵母。伴发症状可有舌肌颤动与萎缩，舌肌与口唇动作缓慢及软腭上升不全造成的吞咽困难，进食易呛和食物从鼻孔流出。唇闭合差造成流涎。

（二）痉挛型构音障碍

痉挛型构音障碍由上运动神经元损伤后，构音肌群的肌张力增高及肌力减退所致说话缓慢费力，字音不清，鼻音较重，缺乏音量控制，语音语调异常，舌交替运动减退，说话时舌、唇运动差，软腭抬高减退。常伴有吞咽困难。

（三）运动失调型构音障碍

运动失调型构音障碍是因小脑或脑干内传导束病变所致构音肌群运动范围、运动方向的控制能力差。发音不清、含糊、不规则、重音过度或均等，语音语调差，字音常突然发出爆发性言语，声调高低不一，间隔停顿不当吟诗状或分节性言语。言语速度减慢，说话时舌运动差，舌抬高和交替运动差，系构音肌群的协调动作障碍所致。

（四）运动过少型构音障碍

运动过少型构音障碍系锥体外系病变所致，构音肌群的不自主运动和肌张力改变，主要是构音肌群强直造成发音低平、单调，甚至有颤音和口吃，语音语调差，言语速度加快，音量小，发声时间缩短，舌抬高差，运动不恰当伴有流涎。

（五）运动过多型构音障碍

运动过多型构音障碍也是由于锥体外系病变所致。如舞蹈病、肝豆状核变性、脑性瘫痪等造成发音高低、长短、快慢不一，可突然开始或中断，类似运动失调型构音障碍，实为构音肌不自主运动造成。嗓音发哑紧张，言语缓慢。

（六）混合型构音障碍

混合型构音障碍由上下运动神经元病变造成，如多发性脑卒中、肌萎缩性侧索硬化。舌的运动、唇的运动以及语言语调语速均有异常，由于病变部位不同，可出现不同类型的混合型构音障碍。多发性硬化可有痉挛型与运动失调型构音障碍。脑外伤可有多种混合的构音障碍。

三、康复评定

近二十多年来，中国语言康复专业工作者综合上述评价法的优缺点，先后编制了一些适合汉语构音特点的构音障碍评价法。本文主要介绍中国康复研究中心构音障碍检查法和河北省人民医院康复中心修改的改良版 Frenchay 构音障碍评定法。

（一）中国康复研究中心构音障碍检查法

该检查法是中国康复研究中心参照日本构音障碍检查法，按照汉语发音特点编制的构音障碍评价表。于 1992 年开始用于临床，是国内目前较广泛应用的评价方法。其特点是通过检查，能够对各类型构音障碍进行诊断，判断构音障碍的类型，找出错误的构音及错误构音的特点，对构音障碍的训练有明确的指导作用。此评价方法分为两个部分：构音器官检查和构音检查。

1. 构音器官检查

（1）目的　通过构音器官的形态及粗大运动检查，确定构音器官是否存在器质异常和运动异常。

（2）范围　包括肺（呼吸情况）、喉、面部、口部肌肉、硬腭、腭咽机制、舌、下颌、反射。

（3）用具　压舌板、手电筒、长棉棒、指套、秒表、叩诊锤、鼻息镜等。

（4）方法　在观察安静状态下构音器官的同时，通过指示或模仿让患者做粗大运动，对以下项目作出评价。

部位：构音器官哪个部位存在运动障碍。

形态：确认构音器官的形态是否异常。

程度：判断异常程度。

性质：判断异常是属于中枢性、周围性或失调性。

运动速度：确认单纯运动或反复运动，是否速度低下或节律变化。

运动范围：确认运动范围是否有限制，协调运动控制是否低下。

运动的力量：确认肌力是否低下。

运动的精确性、圆滑性：可通过协调运动和连续运动判断。

2. 构音检查

构音检查是以普通话为标准音结合构音类似运动对患者的各个言语水平及其异常的运动障碍进行系统评价。

（1）房间及设施要求　房间要求应安静，无可能分散患者注意力的物品。光线充足、通风良好、两把无扶手椅和一张训练台。椅子的高度以检查者与患者处于同一水平为准。

（2）检查用具　单词检查用图卡50张、记录表、压舌板、卫生纸、消毒纱布、吸管、录音机、鼻息镜等。

（3）会话　可以通过询问患者的姓名、年龄、职业等，观察是否可以说话，音量、音调变化是否清晰，是否有气息音、粗糙声、鼻音化、震颤等。一般5分钟即可，需录音。

（4）单词检查　此项由50个单词组成，根据单词的意思制成50张图片，通过让患者看图说词，检查者用国际音标记录患者的发音。除应用国际音标记录以外，无法记录的要尽量描述，检查时首先向患者出示图片，患者根据图片的意思命名，不能自述采取复述引出。

（5）音节复述　此检查是按照普通话发音方法设计，共140个音节，均为常用和比较常用的音节，目的是在患者复述时，在观察发音点的同时注意患者的异常构音运动，发现患者的构音特点及规律。方法为检查者说一个音节，患者复述，标记方法同单词检查。同时记录患者异常的构音运动。

（6）文章水平检查　通过在限定连续的言语活动中，观察患者的音调、音量、韵律、呼吸运动。选用的是一首儿歌，患者有阅读能力的自己阅读，否则通过复述引出。（检查内容见表10-30）

表 10-30　检查内容

dong tian dao, dong tian dao, bei feng chui, xue hua piao, 冬天到，冬天到，北风吹，雪花飘， xiao peng you men bu pa leng, pai qi dui lai zuo zao cao, 小朋友们不怕冷，排起队来做早操， shen shen bi, wan wan yao, duan lian duan lian shen ti hao。 伸伸臂，弯弯腰，锻炼锻炼身体好。

（7）构音类似运动检查　根据普通话的特点，选用代表性的 15 个音的构音类似运动。方法是检查示范动作，患者模仿，观察患者是否可以完成，并记录。如：[f][p][b][m][s][t][d][n][l][k][g][h] 等。

（8）结果分析　将前面的单词、音节、文章、构音类似运动检查发现的异常分别记录并加以分析，确定类型。共 8 个方面：错音、错音条件、错误方式、发声方法、错法（错误是否一贯性）、被刺激性、构音类似运动、错误类型。①错音：指发什么音时出现错误。②错音条件：在什么条件下发成错音，如词头以外或某些音结合时。③错误方式：所发成的错音方式异常。④一贯性：包括发声方法和错误，即评价患者发音错误是否为一贯性以及错误方式与错音是否一致。⑤被刺激性：以音节或音素形式进行提示，能纠正构音错误的为有刺激性，主要观察患者在音节和音素水平发音是否正确。⑥构音类似运动：分析哪些音的构音类似运动可以完成。⑦错误类型：分析患者的构音异常类型。

（9）总结　把患者的构音障碍特点归纳分析，结合构音运动进行总结。常见的构音异常总结见表 10-31。

表 10-31　常见的构音异常总结

错误类型	举例	说明
1. 省略	布鞋（buxie）	物鞋（wuxie）
2. 置换	背心（beixin）	费心（feixin）
3. 歪曲	大蒜（dasuan）	类似"大"中 d 的声音，并不能确定为置换的发音
4. 口唇化		相当数量的辅音发成 b、p、f 的音
5. 齿背化		相当数量的辅音发成 z、c、s 的音
6. 硬腭化		相当数量的辅音发成 zh、ch、sh 和 j、q、x 的音
7. 齿龈化		相当数量的辅音发成 d、t、n 的音

错误类型	举例	说明
8. 送气音化	大蒜（dasuan）	踏蒜（tasuan）将多数不送气音发成送气音
9. 不送气音	踏（ta）	大（da）
10. 边音化		相当数量的音发成"l"
11. 鼻音化	怕（pa）	那（na）
12. 无声音化		发音时部分或全部音只有构音器官的运动但无声音
13. 摩擦不充分	发（fa）	摩擦不充分而不能形成清晰的摩擦音
14. 软腭化		齿背音，前硬腭音等发成 g，k 的音

（二）改良版 Frenchay 构音障碍评定法

改良版 Frenchay 构音障碍评定法是由河北省人民医院康复中心根据构音障碍评定法改编的汉语版 Frenchay 构音障碍评价法。该法通过量表，检查包括构音器官反射、运动及语音清晰度共 8 个大项目，28 个分测验，每个分测验都设定了 5 个（a、b、c、d、e）级别的评分标准以及影响因素，包括听力、视力、语言、情绪、体位等。能为临床动态观察病情变化、诊断分型和疗效判定，提供客观依据，并对治疗预后有较肯定的指导作用。改良版 Frenchay 构音障碍评定法见表 10-32，具体项目及分测验见表 10-33。

表 10-32 改良版 Frenchay 构音障碍评定法

功能		损伤严重程度				
		a 正常←		→严重损伤 e		
		a	b	c	d	e
1. 反射	咳嗽					
	吞咽					
	流涎					
2. 呼吸	静止状态					
	言语时					
3. 唇	静止状态					
	唇角外展					
	闭唇鼓腮					
	交替发音					
	言语时					
4. 颌	静止状态					
	言语时					

续表

功能		损伤严重程度				
		a 正常← →严重损伤 e				
		a	b	c	d	e
5. 软腭	进流质食物					
	软腭抬高					
	言语时					
6. 喉	发音时间					
	音调					
	音量					
	言语时					
7. 舌	静止状态					
	伸舌					
	上下运动					
	两侧运动					
	交替发音					
	言语时					
8. 言语	读字					
	读句子					
	会话					
	速度					

将评定结果填在表中，由于 a 为正常，e 为最严重，故可迅速看出异常的项目所在。

评定指标：a 项数 / 总项数。

评定级别：正常：28~27/28；轻度障碍：26~18/28；中度障碍：17~14/28；重度障碍：13~7/28；极重度障碍：6~0/28

表 10-33　具体项目及分测验

1. 反射	
A. 咳嗽 提出问题："当你吃饭或喝水时，你咳嗽或呛咳吗？""你清嗓子有困难吗？"	a 级 – 没有困难 b 级 – 偶有困难，咳、呛或有时食物进入气管，患者主诉进食必须小心 c 级 – 患者必须小心，每日呛咳 1～2 次，清痰可能有困难 d 级 – 吃饭或喝水时频繁呛咳，或有吸入食物的危险。偶尔不是在吃饭时呛咳，例如咽唾液也可呛咳 e 级 – 没有咳嗽反射，用鼻饲管进食或在吃饭、喝水、咽唾液时连续咳嗽

B. 吞咽 如有可能，亲眼观察患者喝下 140mL 温开水和吃 2 块饼干，要求其尽可能快地完成。并询问患者是否吞咽时有困难，记录有关进食的速度及饮食情况	正常：时间是 4～15 秒，平均 8 秒 异常缓慢：超过 15 秒 a 级 – 没有异常 b 级 – 患者述说有一些困难，注意到吃饭、喝水缓慢，喝水时停顿比通常次数多 c 级 – 进食明显缓慢，主动避免一些食物或流质饮食 d 级 – 患者仅能吞咽一些特殊的饮食，例如单一的或搅碎的食物 e 级 – 患者不能吞咽，须用鼻饲管
C. 流涎 询问患者是否有流涎，并在会话期间观察	a 级 – 没有流涎 b 级 – 嘴角偶有潮湿，患者可能叙述夜间枕头是湿的（一些正常人在夜间也可有轻微的流涎），当喝水时轻微流涎 c 级 – 当倾身或精力不集中时流涎，稍能控制 d 级 – 在静止状态下流涎非常明显，但不连续 e 级 – 连续不断的过多流涎，不能控制
2. 呼吸	
A 静止状态 根据患者坐时和没有说话时的情况，靠观察作出评价；当评价有困难时，需要向患者提出下列要求：让患者闭嘴深吸气，当听到指令后尽可能缓慢地呼出，并记下所用的秒数，正常能平稳地呼出而且平均用时为 5 秒	a 级 – 没有困难 b 级 – 吸气或呼气不平稳或缓慢 c 级 – 有明显的吸气或呼气中断，或深吸气时有困难 d 级 – 吸气或呼气的速度不能控制，可能显出呼吸短促，比 c 更加严重 e 级 – 患者不能完成上述动作，不能控制
B. 言语时 同患者谈话并观察呼吸：问患者在说话时或其他场合下是否有气短。下面的要求常用来辅助评价：让患者尽可能快地一口气数到 20（10 秒内），检查者不应注意受检者的发音，只注意完成所需呼吸的次数。正常情况下要求一口气完成，但是对于腭咽闭合不全者，很可能被误认为是呼吸控制较差的结果，这时可让患者捏住鼻子来区别	a 级 – 没有异常 b 级 – 由于呼吸控制较差，极偶然的中止平稳呼吸，患者可能声明他感到必须停下来，做一次深呼吸，即需要外加的一次呼吸来完成 c 级 – 患者必须说得快，因为呼吸控制较差，声音可能消失，可能需 4 次以上呼吸才能完成这一要求 d 级 – 用吸气或呼气说话，或呼吸非常表浅，只能运用几个词，不协调，且有明显可变性。患者可能需要 7 次呼吸来完成这一要求 e 级 – 由于整个呼吸缺乏控制，言语受到严重障碍，可能一次呼吸只能说一个词
3. 唇的运动	
A. 静止状态 当患者不说话时，观察唇的位置	a 级 – 没有异常 b 级 – 唇轻微下垂或不对称，只有熟练检查者才能观察到 c 级 – 唇下垂，但是患者偶尔试图复位，位置可变 d 级 – 唇不对称或变形是显而易见的 e 级 – 严重不对称，或两侧严重病变，位置几乎不变化

续表

B. 唇角外展 要求患者做一个夸张的笑。示范并鼓励患者唇角尽量抬高，观察患者双唇抬高和收缩的运动	a级 – 没有异常 b级 – 唇轻微下垂或不对称，只有熟练检查者才能观察到 c级 – 严重变形的笑，只有一侧唇角抬高 d级 – 患者试图做这一动作，但是外展和抬高两项均在最小范围 e级 – 患者不能在任何一侧抬高唇角，没有唇的外展
C. 闭唇鼓腮 让患者按要求完成下面的一项或两项动作，以帮助建立闭唇鼓腮时能达到的程度：让患者用气鼓起面颊并坚持15秒，示范并记录患者所用的秒数，注意是否有气从唇边漏出。若有鼻漏气，治疗师应该用拇食指捏住患者的鼻子；让患者清脆地发"p"音10次，并鼓励患者夸张这一爆破音，记下所用的秒数，并观察发"p"音后闭唇的连贯性	a级 – 极好的唇闭合，能保持唇闭合15秒或用连贯的唇闭合来重复发出"p""p"音 b级 – 偶尔漏气，气冲出唇在爆破音的每次发音中唇闭合不一致 c级 – 患者能保持唇闭合7～10秒，在发音时观察有唇闭合，但不能坚持，听不到发音 d级 – 很差的唇闭合，唇的一部分闭合丧失，患者试图闭合，但不能坚持，听不到发音 e级 – 患者不能保持任何唇闭合，看不见也听不到患者发音
D. 交替发音 让患者在10秒内重复发"u""i"10次。让患者夸张动作并使速度与动作相一致（每秒做一次），记下所用秒数，可不必要求患者发出声音	a级 – 患者能在10秒内有节奏地连续做这两个动作，显示出很好的唇收拢和外展 b级 – 患者能在15秒内连续做这两个动作，在唇收拢和外展时，可能出现有节奏地颤抖或改变 c级 – 患者试图做这两个动作，但是很费力，一个动作可能在正常范围内，但是另一个动作严重变形 d级 – 可辨别出唇形有所不同，或一个唇形的形成需做3次努力 e级 – 患者不可能做任何动作
E. 言语时 观察会话时唇的动作（运动），重点注意唇在所有发音时的形状	a级 – 唇动作（运动）在正常范围内 b级 – 唇动作（运动）有些减弱或过度，偶有漏音 c级 – 唇动作（运动）较差，听起呈现微弱的声音或爆破音，嘴唇形状有许多遗漏 d级 – 患者有一些唇动作（运动），但听不到发音 e级 – 没有观察到两唇的动作（运动），或在试图说话时唇的运动
4. 颌的位置	
A. 静止状态 当患者没有说话时观察颌的位置	a级 – 颌自然地处于正常位置 b级 – 颌偶尔下垂，或偶尔过度闭合 c级 – 颌下垂松弛地张开，偶尔试图闭合或频繁试图复位 d级 – 大部分时间颌松弛地张开，且可看到缓慢不随意的运动 e级 – 颌下垂很大地张开着，或非常紧的闭住，偏斜非常严重，不能复位
B. 言语时 当患者说话时观察其颌的位置	a级 – 无异常 b级 – 疲劳时有最小限度的偏离 c级 – 颌没有固定的位置或颌明显地痉挛，但是在有意识的控制之下 d级 – 明显存在一些有意识的控制，但是有严重的异常 e级 – 在试图说话时，颌没有明显地运动

5. 软腭运动	
A. 反流 观察并询问患者吃饭或喝水时是否进入鼻腔	a 级 – 无进入鼻腔 b 级 – 偶尔进入鼻腔，咳嗽时偶然出现 c 级 – 患者诉说一周内发生几次 d 级 – 在每次进餐时，至少有一次 e 级 – 患者进食流质或食物时，接连发生困难
B. 抬高 让患者发"啊 – 啊 – 啊"5 次，在每个"啊"之间有一个充分的停顿，为的是使软腭有时间下降，观察患者在活动时间内软腭的运动	a 级 – 软腭运动充分保持对称性 b 级 – 轻微的不对称，但是运动能完成 c 级 – 在所有的发音中软腭运动减退，或严重不对称 d 级 – 软腭仅有一些最小限度的运动 e 级 – 软腭无抬高或无运动
C. 言语时 在会话中出现鼻音和鼻漏气音可以用下面的要求来帮助评价：让患者说"妹（mei）""配（pei）""内（nei）""贝（bei）"，治疗师注意此时唇的变化	a 级 – 共鸣正常，没有鼻漏音 b 级 – 轻微的鼻音过重和不平稳的鼻共鸣或偶然有轻微的鼻漏气音 c 级 – 中度的鼻音过重或缺乏鼻共鸣，有一些鼻漏气音 d 级 – 中到过重的鼻音或缺乏鼻共鸣，或明显的鼻漏气音 e 级 – 严重的鼻音或鼻漏气音
6. 喉的运动	
A. 发音时间 让患者尽可能地说"啊"，记下所用的秒数和每次发音清晰度	a 级 – 患者能持续发"啊"15 秒 b 级 – 患者能持续发"啊"10 秒 c 级 – 患者能持续发"啊"5 ～ 10 秒 d 级 – 患者能清楚持续发"啊"3 ～ 5 秒，或能发"啊"5 ～ 10 秒，但是明显地沙哑 e 级 – 患者不能持续发"啊"3 ～ 5 秒
B. 音调 让患者唱音阶（至少 6 个音符），并在患者唱时做评价	a 级 – 无异常 b 级 – 好，但是患者显出一些困难，嗓音嘶哑或吃力 c 级 – 患者能表现 4 个清楚的音高变化，不均匀的上升 d 级 – 音高变化极小，显出高低音间有差异 e 级 – 音高无变化
C. 音量 让患者从 1 数到 5，逐渐增大音量，开始用低音，结束用高音	a 级 – 患者能用有控制的方式来改变音量 b 级 – 中度困难，偶尔数数声音相似 c 级 – 音量有变化，但是有明显的不均匀改变 d 级 – 音量只有轻微的变化，很难控制 e 级 – 音量无变化或者全部变小或过大
D. 言语时 注意患者在会话中是否发音清晰，音量和音高是否适宜	a 级 – 无异常 b 级 – 轻微的沙哑，或偶尔不恰当的运用音量或音高，只有治疗师能注意到这一轻微的改变 c 级 – 由于话语长，音质发生变化，频繁地调整发音或音高困难 d 级 – 发音连续出现变化，在持续地发音及音调音高上都有困难，如果其中任何一项始终有困难，评分应该定在这一级上 e 级 – 声音严重异常，可以明显出现两个或全部下面特征：连续的沙哑、连续不恰当地运用音调和音量

续表

7. 舌的运动	
A. 静止状态 让患者张开嘴，在静止状态下观察舌 1 分钟，舌可能在张嘴之后不能马上完全静止，因此，这段时间应不计在内。如果患者张嘴有困难，就用压舌板协助	a 级 – 无异常 b 级 – 舌显出偶尔的不随意运动，或最低限度的偏离 c 级 – 舌明显偏向一边，或不随意运动明显 d 级 – 舌的一侧明显皱缩，或成束状 e 级 – 舌显出严重的不正常，即舌体小，皱缩过度肥大
B. 伸出 让患者完全伸出舌，并收回 5 次，速度要求是 4 秒内收缩 4 次，记下所用的秒数	a 级 – 舌在正常范围平稳活动 b 级 – 活动慢（4～6秒），其余正常 c 级 – 伸舌不规则，或伴随面部怪相，伴有明显的震颤或在 6～8 秒完成 d 级 – 患者只能把舌伸出唇，或运动不超过 2 次，完成时间超过 8 秒 e 级 – 患者不能做这一动作，舌不能伸出唇
C. 抬高 让患者把舌伸出指向鼻，然后向下指向下颌，连续 5 次。在做这一动作时鼓励保持张嘴，速度要求为 6 秒内运转 5 次，记录测试时间	a 级 – 无异常 b 级 – 活动好，但慢（8秒内） c 级 – 两个方向均能运动，但吃力或不完全 d 级 – 只能向一个方向运动，或运动迟钝 e 级 – 患者不能完成这一活动，舌不能抬高或下降
D. 两侧运动 让患者伸舌，从一边到另一边运动 5 次，在 4 秒内示范这一要求，记录所用的秒数	a 级 – 无异常 b 级 – 运动好，但慢，5～6 秒完成 c 级 – 能向两侧运动，但吃力或不完全，可在 6～8 秒完成 d 级 – 只能向一侧运动或不能保持，8～10 秒完成 e 级 – 患者不能做任何运动，或要超过 10 秒才可能完成
E. 交替动作 让患者以尽可能快的速度说"喀（ka）""拉（La）"，共 10 次，记录完成所需的秒数	a 级 – 无困难 b 级 – 有一些困难，轻微的不协调，稍慢，完成要求需要 5～7 秒 c 级 – 一个发音较好，另一个发音较差，需 10 秒才能完成 d 级 – 舌在位置上有变化，能识别出不同的声音 e 级 – 舌没有位置的改变
F. 言语时 记下舌在会话中的运动	a 级 – 无异常 b 级 – 舌运动轻微不准确，偶尔发错音 c 级 – 在会话过程中需自行纠正发音，由于缓慢的交替运动，使语言吃力，个别辅音省略 d 级 – 严重的变形运动，发音固定在一个位置，舌位置严重改变，元音歪曲，且辅音频繁遗漏 e 级 – 舌没有明显的运动

8. 言语	
A. 读字：下面的字应一个字写在一张卡片上 民热爹多水诺名休贴嘴若 盆神都围女棚人偷肥吕 法字骄学船瓦次悄绝床 牛钟呼晕润刘冲军伦哭 该脖南桑搬开模兰脏攀 方法：打乱卡片，字面朝下放置，随意选12 张卡片 注意：治疗师不要看卡片，患者自己或帮其揭开卡片，让患者读字，治疗师记下所能听明白的字。12 张卡片中的前 2 个为练习卡，其余 10 个为测验卡。当患者读出所有的卡片时，用这些卡片对照所记下的字，把正确的字加起来，记下数量	a 级 –10 个字均正确，言语容易理解 b 级 –10 个字均正确，但是治疗师必须特别仔细听，并猜测所听到的字 c 级 –7 ～ 9 个字说得正确 d 级 –5 个字说得正确 e 级 –2 个或更少的字说得正确
B. 读句子：清楚地将下面句子写在卡片上 这是风车　这是一半　这是工人 这是篷车　这是一磅　这是功臣 这是人名　这是阔绰　这是果子 这是人民　这是过错　这是果汁 这是公司　这是木船　这是诗词 这是工资　这是木床　这是誓词 方法与分级：运用这些卡片，按照前一部分所做的方法进行，用同样的分级法评分	a 级 –10 个句子均正确，言语容易理解 b 级 –10 个句子均正确，但是治疗师必须特别仔细听，并猜测所听到的字 c 级 –7 ～ 9 个句子说得正确 d 级 –5 个句子说得正确 e 级 –2 个或更少的句子说得正确
C. 会话 鼓励患者会话，大约持续 5 分钟，询问有关工作、所有业余爱好和亲属等	a 级 – 无异常 b 级 – 言语正常，但可理解，偶尔需患者重复 c 级 – 言语严重障碍，其中能明白一半，经常重复 d 级 – 偶尔能听懂 e 级 – 完全听不懂患者的语言
D. 速度 从会话分测验的录音带中，判断患者的言语速度，计算每分钟字的数量，填在图表中适当的范围内。正常言语速度为 2 个字 /秒左右，100 ～ 200 字 / 分钟，每一级为每分钟 12 个字	a 级 – 每分钟 108 个字以上 b 级 – 每分钟 84 ～ 95 个字 c 级 – 每分钟 60 ～ 71 个字 d 级 – 每分钟 36 ～ 47 个字 e 级 – 每分钟 23 个字以下

（1）构音障碍评测时间：一般轻症者只需 15 ～ 30 分钟，上午评测比下午评测效果好。对中重度症患者，最好选项目分次进行，原则为由易到难。

（2）注意事项：①最好治疗师与患者之间进行，陪伴人员在旁时嘱其不能在患者执行指令时给予暗示或提示。②在测试时，有些患者因流涎较多而影响构音言语动作时，可让患者做吞咽动作，或用纸或手巾擦拭口水，并让患者做一次深呼气和呼气动作再继续测试。

（三）其他检查

1. 言语清晰度检查　言语清晰度也称为语音清晰度，即听者可以准确地获得说话者语音信号表达信息的程度。国外多采用规定的单词和句子进行测试，在我国可选用第二次全国残疾人抽样调查所用的语音清晰度测试卡片和标准进行测试。

2. 头部 CT 及 MRI 检查　通过此项检查确定患者的脑损伤部位和严重程度。可以辅助判断患者的预后。

3. 鼻流量分析　①鼻息镜检查是一种简单易行的检查，方法是将鼻息镜放在患者的鼻孔下并让其发"啊"音，观察患者是否有鼻漏气，当出现鼻漏气时，鼻息镜上会出现气体，特别是在痉挛型构音障碍时最明显。②鼻流量检测仪检查，此仪器为评估共鸣功能的工具。鼻腔共鸣评估主要是检测鼻流量。鼻流量是鼻腔声压级（n）占输出声压级即口腔声压级（o）和鼻腔声压级（n）之和的百分比，可用下列公式表示：$[n/(n+o)] \times 100\%$，其主要作用是反映鼻腔共鸣功能是否异常。在运动型构音障碍中鼻流量分析可以判断患者的鼻音化构音情况。

4. 发声功能测定　采用喉发声空气力学分析仪检测患者的最长发声时间、音调、音量、平均气流率。最长发声时间，简称声时，是在深吸气后舒适发元音 a、o、i、或 u 的最长持续时间。发音时间长短与年龄、性别、职业和肺活量有关，构音障碍者的发声时间普遍缩短。音调即声音的高低，是声音 3 个主要的主观属性之一，表示人的听觉分辨一个声音的音调高低的程度，又称音的高度。可能发出的最高音（音域的上限）与最低音（音域的下限）之间的音域称为生理性音域。构音障碍者表现为缺少音调的改变。重度患者可出现单一音调。音量即声音的响度，是人耳对声音的强弱的主观评价尺度。其客观评价尺度是声音的振幅大小，单位为分贝。构音障碍常表现为缺少音量变化，还可表现为音量过大或过小，重度患者可完全失去语句中的音量变化，形成单一音量。平均气流率（MAR）即发声时每秒通过声门的空气量，是喉功能空气动力学检查的主要方法之一。嗓音学中主要用于判断声门闭合程度。闭合程度越差，流量就越高。

四、现代康复治疗

（一）药物治疗

目前对于脑卒中后言语障碍尚无具有明显疗效的药物，主要以脑卒中的药物治疗为主，如在清除氧自由基、改善脑组织损伤（依达拉奉注射液、丁苯肽软胶囊、超氧化物歧化酶）、营养神经（神经节苷脂、甲钴胺片、复合维生素）、改善脑代谢（胞磷胆碱）等治疗的基础上，进行现代康复训练。

（二）康复训练

构音障碍治疗的目的是促进患者发声说话，使构音器官重新获得运动功能。治疗要在安静场所进行，急性期可以在床边进行，如果能够在轮椅上坚持30分钟，可在治疗室内进行治疗。治疗多用一对一，也可以配合进行集体治疗。

1. 治疗原则

（1）针对言语表现进行治疗　目前，依言语治疗学的观点，重点往往针对的是异常的言语表现而不是按构音障碍的类型进行治疗。言语的发生受神经和肌肉控制，身体姿势、肌张力、肌力和运动协调的异常都会影响到言语的质量。言语治疗应从改变这些状态开始，这些状态的纠正会促进言语的改善。

（2）按评定结果选择治疗顺序　一般情况下，按呼吸、喉、腭和腭咽区、舌体、舌尖、唇、下颌运动逐个进行训练。同时要分析这些结构与言语产生的关系，根据构音器官和构音评定的结果，决定治疗从哪一环节开始和先后的顺序。一般来说，均应遵循由易到难的原则。

（3）选择适当的治疗方法和强度　恰当的治疗方法对提高疗效非常重要，不恰当的治疗会减低患者的训练欲望，使患者习得错误的构音动作模式。治疗的次数和时间原则上越多越好，但要根据患者的具体情况进行调整，避免过度疲劳，一般情况下一次以30分钟为宜。

2. 构音障碍的具体训练方法

（1）松弛训练

①脚与下肢的松弛：踝关节旋转，每次转一只脚，然后松弛。双腿膝关节伸直3秒，然后松弛，患者应感到膝关节的紧张和松弛。提醒患者现在他应感到下肢的张力都已消失非常松弛。

②腹、胸和背部的松弛：要求患者收腹，使腹肌收缩、紧张，保持3秒后放松，重复数次。在肌肉松弛时，鼓励患者平稳地深呼吸。

③手与上肢的松弛：紧握拳，然后放松，重复数次。双上肢向前举到与肩水平，保持3秒，然后放下置身体两侧或置于双膝上，重复数次。在进行双肩、头部、颈部的松弛锻炼前，要核查患者确实注意到身体其他部位的紧张和松弛，如果恢复到紧张状态，要患者把注意力依次集中在身体的某一部分，平稳地深呼吸。

④双肩、头部、颈部的松弛：双肩向上耸，保持3秒，然后放松，重复数次。将手置于患者的耳部，有助患者头部的旋转运动。将眉毛向上挑起，皱额，然后放松。重复动作，感觉紧张与松弛的差别。紧闭下颌，紧闭双唇，将舌用力顶住硬腭保持3秒，放松，颌可下垂，唇张开，舌头缓慢离开硬腭。重复数次。

做这些活动均是鼓励患者，通过身体各部位的紧张与放松的对比，体验松弛感。这些活动不必严格遵循顺序，可根据患者的情况，把更多的时间用在某一部位的活动上。如果患者在治疗室学会了某些放松的基本技巧，并能在家中继续实践，则非常有益。在家中练习时，可播放一些缓慢使人放松的音乐。当患者有所进步时，鼓励患者用适当的时间，做选择性的松弛活动。

（2）呼吸训练

气流的量和呼吸气流的控制是正确发声的基础。注意呼吸控制可降低咽喉部的肌紧张，同时把紧张转移到腹肌和膈肌，而腹肌和膈肌更能承受这种压力和紧张性并且不影响发声。呼吸功能和气流的控制也是语调、重音和节奏的重要先决条件。建立规则的可控制的呼吸能为发声、发音动作和节奏练习打下坚实的基础。

①腹式呼吸训练，取卧位或坐位，采取仰卧位者，双下肢屈曲，腹部放松。告诉患者要放松并平稳地呼吸，治疗师的手平放在患者的上腹部，在呼气末时，随着患者的呼气动作平稳地施加压力，通过横膈的上升运动使呼气相延长，并逐步让患者结合"fu""ha"等发音进行练习。

②治疗师数"1、2、3"时，患者吸气，然后数"1、2、3"憋气，再数"1、2、3"患者呼气。以后逐渐增加呼气时间至8秒。

③呼气时尽可能长时间地发"s""f"等摩擦者，但不出声音，经数周的练习，呼气时发音达10秒，并维持这一水平。

④继续上述练习，在呼气时摩擦音由弱至强，或由强至弱，加强和减弱摩擦音的发声强度。在一口气内尽量做多次强度改变。指导患者感觉腹部的运动和压力，这表明患者能够对呼出气流进行控制。

⑤尽可能长时间地呼气发1个元音，然后一口气发2个、3个元音。

⑥深吸气后数"1、2、3"，逐步增至20。

⑦对一些欠配合或病情稍重的患者，可让他对着镜子先深吸气，然后哈气。

（3）构音器官训练

分析患者的评价结果，可发现发音器官的运动范围、力量、运动的准确性是否正常。首先集中训练运动力量、范围和运动的准确性，随后再进行速度、重复和交替运动练习，这些运动对产生准确的、清晰的发音是非常重要的。

①下颌：尽可能大地张嘴，使下颌下降，然后再闭口。缓慢重复5次，休息。以后加快速度，但需保持上下颌最大的运动范围。下颌前伸，缓慢地由一侧向另一侧移动。重复5次，休息。

②唇：双唇尽量向前噘起（发u音位置），然后尽量向后收拢（发i音位置）。重复5次，休息。逐渐增加交替运动的速度，保持最大的运动范围。一侧嘴角收拢，维持该动作3秒，然后休息。重复5次，休息。双侧交替运动。双唇闭紧，夹住压台板，增加唇闭合力量。治疗师可向外拉压舌板，患者闭唇防止压舌板被拉出。鼓腮数秒，然后突然排气，有助于发爆破音。患者也可在鼓腮时用手指挤压双颊。

③舌：舌尽量向外伸出，然后缩回，向上向后卷起，重复5次，休息，逐渐增加运动次数。治疗师可将压舌板置于患者前，由患者伸舌触压舌板。用压舌板抵抗舌的伸出，以加强舌伸出力量。保持最大运动范围，增加重复次数，以增加运动速度。

舌尖尽量上抬。重复动作5次，休息。逐渐增加练习次数。练习时可用手扶住下颌，防止下颌抬高。当舌的运动力量增强，可用压舌板协助和抵抗舌尖的上抬运动，以增加运动力量。

舌尖伸出，由一侧口角向另一侧口角移动。用压舌板协助和抵抗舌的一侧运动。做上述运动时，逐渐增加运动速度。舌尖沿上下齿龈做环形"清扫"动作。

④软腭（克服鼻音化）：构音障碍常见的共鸣异常多有鼻音过重，这是由于软腭运动无力或软腭的运动不协调，以及运动速度和范围减退。用冰棉签快速擦软腭，在刺激后立即发元音，同时想象软腭抬高。

"推撑"疗法：具体的做法是患者两手掌放在桌面上向下推或由下向上推；两手掌相对推或一起向下推，同时发"啊"的声音。随着一组肌肉的突然收缩，其他肌肉也趋向收缩，增加了腭肌的功能。这种疗法与打哈欠和叹息疗法结合应用，效果更好。另外，训练发舌根音如"kα、gα"等也可用来加强软腭肌力。

引导气流法：这种方法是引导气流通过口腔，减少鼻漏气，如吹吸管、乒乓球、喇叭、哨子、乐器、蜡烛、羽毛、纸张等，都可以用来集中和引导气流。用一张中心有洞或画有靶心的纸，用手拿着接近患者的嘴唇，让患者通过发"u"声去吹洞或靶心，当患者持续发音时，把纸慢慢向远处移，一方面可以引导气流，另一方面可以训练患者延长吹气。当软腭下垂导致重度鼻音化构音而且训练无效时，可以采用腭托来改善鼻音化构音。

（4）构音训练

①发音训练：待患者可以完成以上动作后．要让其尽量长时间地保持这些动作，如双唇闭合、伸舌等，随后做无声的构音运动，最后轻声地引出靶音。原则是先训练发元音，然后发辅音，辅音先由双唇音开始，如汉语拼音 /b/、/p/、/m/ 等。待能发辅音后，要训练其将已掌握的辅音与元音相结合，也就是发无意义的音节"bɑ、pɑ、mɑ"等。这些音比较熟练后，就采取元音加辅音再加元音的形式，最后过渡到单词和句子的训练。在训练发音之前，一定要依据构音检查中构音类似运动的检查结果，掌握了构音类似运动后，才能进行发音的训练。如构音检查时发现有明显的置换音，可以通过手法协助使该音发准确，然后再纠正其他的音。

②语调训练：通过构音检查可以发现患者的音调特征，多数患者表现为音调低或者失去音调变化，训练时要指出患者的音调问题。训练者可以由低到高发音，乐器的音阶变化也可以用来克服单一的音调。另外，也可以用"音调训练仪器"，患者可以通过仪器监视器上曲线的升降调节音调，也可以在电脑辅助下用专门练音调的游戏软件协助训练，使训练增加趣味性。

让患者模仿不同的语调，表达不同的情感，给患者解释不同的感情需要通过不同的语调表达，给患者做示范，患者模仿不同的语调传送感情，如兴奋、厌烦、高兴、生气、疑惑、失望、悲哀、鼓励。也可用下列语句练习语调：

明天就要放假了，我特别兴奋。

这个问题解决不了，我烦死了。

我要出去旅游了，真高兴。

孩子又不听话了，真让人生气。

我不清楚你说的是什么意思。

计划好旅行却遇到台风天，真让人失望。

他母亲去世了，我很伤心。

来！让我们再试一次。

练习简单陈述句、命令句的语调，这些语句要求在句尾用降调。如：

我看你是对的。

孩子们在院子里玩呢。

过来，坐下！

别再说那种话了！

把那本书给我！

练习疑问句，这些语句要求在句尾用升调。如：

你喜欢吃苹果吗？

我可以开窗户吗？

这是你的铅笔吗？

你在医院工作吗？

③减慢言语速度训练：轻至中度的患者可能表现为绝大多数音可以发，但由于痉挛或运动不协调而使多数音发成歪曲音或失韵律。这时可以利用节拍器控制速度，由慢开始逐渐变快，患者随节拍器的节拍发音可以增加可理解度。节拍的速度根据患者的具体情况决定。如果没有节拍器，也可以由治疗师轻拍桌子或者打拍子，让患者随着节律进行训练。还可以练习读唐诗等。

④克服费力音训练：这种音是由于声带过分内收所致，听起来喉部充满力量，声音像从其中挤出来似的。因此，主要的治疗目的是获得容易的发音方式，打哈欠的方法很有效。此法是让患者在一种很轻的打哈欠状态时发声，理论上打哈欠可以完全打开声带而改变声带的过分内收。开始让患者打哈欠并伴随有呼气，当成功时，在打哈欠的呼气相再教他发出词和短句。头颈部放松可以产生较容易的发声方式。头颈、喉的松弛性生物反馈也有良好作用，可以减轻费力音。同时也可以减轻鼻音化构音。另外，咀嚼训练可以使声带放松和产生适当的肌张力，训练患者咀嚼时发声，利用这些运动使患者发出单词、短句和对话。还可以通过打"嘟"音，放松声带。

⑤音辨别训练：患者对音的分辨能力对准备发音非常重要，所以要训练患者对音的分辨，首先要能分辨出错音，可以通过口述或放录音，也可以采取小组训练形式，由患者说段话，让其他患者评议，最后由治疗师纠正，效果很好。

⑥克服气息音的训练：气息音的产生是由声门闭合不充分引起的，因此主要克服途径是在发声时关闭声门。上面所述的"推撑"方法可以促进声门闭合。另一种方法是用一个元音或双元音结合辅音和另一个元音发音，如"a-ma、ei-ma"等，再用这种元音和双元音诱导发音的方法来产生词、词组和句子。

⑦音量训练：呼吸是发音的动力，自主的呼吸控制对音量的控制和调节也极为重要。因此，要训练患者强有力的呼吸并延长呼气的时间。可以在电脑辅助下用专门训练音量的游戏软件协助训练。还可使用具有监视器的语言训练仪，在发音时观看监视器上的图形变化，训练和调节发音的音量。

3. 神经音乐治疗

（1）治疗性歌唱

治疗师针对患者发音和歌唱方法上的缺陷，提出矫正办法。如当歌唱速度较快时容易出现构音、韵律、词汇等方面的错误，指导患者放慢速度演唱；当音调、音量和音质的缺陷与发音方法有关时，通过录音对比，找出最佳音调和音量水平，进行控制性练习；唱歌流畅度、清晰度及准确性等障碍与呼吸的运用有关时，改进发音与呼吸的配合，恰当利用呼气气流发音，并控制说话词语长短，避免过度用气或用气不足的现象。还可以通过结合使用吹奏乐器和元音发音练习巩固口部的运动、位置和发声。先进行呼吸训练，然后用发单音来训练舌、齿、唇、腭、喉的功能；在做唇、舌、下颌的动作时尽量保持较长时间，先做无声的发音动作，最后轻声引出目的音。原则上先练习发韵母音，然后发声母音，每次用简单的旋律练习；用填空或对答式唱歌来诱发患者的语言反应。歌曲选自患者熟悉的曲目，通过训练歌唱中的节奏，使患者语言发音的可理解性和清晰性得到提高。

（2）音节折指法

患者每发一音，健侧一个手指掌屈，屈指的速度与音速相一致，从单词到词组、句子、会话逐个阶段系统学习。训练首先从复述开始，然后逐步导入自发构音的最终目标。训练步骤为元音、辅音各音的发音及延长发音练习；无意义及有意义音节的发音练习；三、四音节词的发音练习；句子、短语的复述，朗读练习；文章的朗读练习。折指法一个音可用一个手指对应训练，是一种较为实用、有效、简单的构音训练方法，被训练者只要模仿治疗师的动作即可，无须其他的训练用具。患者通过自身习惯折指后，本体感觉及视觉建立较好的反馈通路，可以自主控制说话，力求使对方理解，达到较好的训练效果。

（3）吟唱法

吟唱法为训练软起音的方法，软起音是声带闭合瞬间与呼出的气柱通过声门的时间基本一致或完全一致，在同一时间进行。发声时呼气量适中，口腔中舌根肌、软腭、舌尖以及下腭等肌肉自然放松运动，能控制气息稳定、流畅通过声门，声门自然闭合，使发出的声音柔和、自然而圆润，具有最大灵活性和柔韧性，将其运用于日常说话中，可改善痉挛型构音障碍所引起的硬发音方式。

采用音乐治疗可以提高呼吸功能，灵活舌的动作，清晰言语，调整语速，改善神经系统等。同时选择有积极意义的歌曲对于患者的心理治疗也有帮助。

4. 替代言语交流方法的训练

重度构音障碍的患者，由于言语运动功能的严重损害，即使经过语言治疗，言语交流也是难以进行的。为使这部分患者能进行社会交流，可根据患者的具体情况和未来交流的实际需要，选择设置替代言语交流的一些方法并予以训练，目前国内常用且简便易行的有图画板、词板、句子板。

图画板画有多幅日常生活活动的画面，对于文化水平较低和失去阅读能力的患者会有所帮助。词板、句子板标有常用词和句子，有些句子还可以在适当的位置留有空隙，由患者在需要时补充书写一些信息。适用于有一定文化水平和运动能力的患者。

近年来，应用微型计算机组成的辅助交流系统为更好地解决重度构音障碍患者的言语交流障碍发挥了作用。

5. 预后

构音障碍的预后取决于患者神经病学的状态和疾病的进展情况，双侧皮质下和脑干损伤等预后最差。脑卒中患者如有频繁的吞咽困难和发音问题严重，其预后亦很差。另外，单纯构音障碍比构音障碍同时合并有失语症、听力障碍或智力障碍的患者预后好。

（三）物理因子

1. 经颅磁刺激

经颅磁刺激是建立在法拉第电磁感应和神经电生理学基础上发展起来的新技术，是利用脉冲磁场作用于神经系统。失语症的恢复是以神经可塑性为基础的，生理状态下双侧大脑皮质存在一种经胼胝体抑制，其意义是保持双侧脑功能的平衡。经颅磁刺激可改善胼胝体抑制失衡状态，在失语症的治疗中具有其独特的优势。

2. 计算机语言障碍诊治系统

计算机语言障碍诊治系统又称语言障碍治疗仪，可对听觉障碍、失语症、智能障碍、构音障碍等4大类疾病共19种语言障碍进行初步筛选及提供个体化治疗方案，康复训练内容有听、视、语音、口语表达、发音器官、语音平台等，其中语音平台可训练语音的音量、音长、声调、断音、清音、浊音、韵母轨迹等，训练时患者可以通过动画形式进行视觉反馈，从而使患者体验到康复训练的乐趣，在游戏中摆脱疾病的束缚，达到最大程度的语言恢复。

五、中医康复治疗

参考本章"第一节　失语症"的"中医康复治疗"部分。

六、康复护理

参考本章"第一节　失语症"的"康复护理"部分。

七、营养治疗

可参考本篇"第五章　运动功能障碍"的"营养治疗"部分。

第十一章　尿便排泄障碍

第一节　膀胱功能障碍

膀胱功能障碍是脑卒中后最常见的并发症之一，属于神经源性膀胱功能障碍，包括尿失禁和尿潴留，分别属于中医的"遗尿""小便不禁"和"癃闭"范畴。

一、临床表现

中风病后尿失禁是指中风病后患者不自主经尿道漏液的症状，是由于膀胱逼尿肌异常或者神经功能障碍而丧失自主排尿能力所引起的。其在脑卒中患者中发生率很高，急性期发生率为24%～70%，1年后的发生率约为20%；且伴有糖尿病、高血压及认知功能障碍的患者发生率更高。

中风病后尿潴留是指中风病后患者排尿困难，小便不畅，点滴而短少，或小便闭塞，点滴不出的一种症状。

二、发病机理

排尿是一种自主神经反射，其排尿通路主要包括位于骶髓2～4节的低级排尿中枢、位于脑桥的脑干中枢和位于大脑皮层的高级排尿中枢。脑卒中后膀胱功能障碍的发病机制主要与神经的排尿通路受损、相关性的认知和语言功能障碍及某些药物的使用有关。

目前，中风病后膀胱功能障碍根据临床表现可分为尿失禁和尿潴留。尿失禁相当于传统分类的无抑制性膀胱、部分反射膀胱，尿流动力学分类中逼尿肌反射亢进、括约肌协同失调、逼尿肌反射消失、外括约肌失神经。尿潴留相当于传统分类的感觉及运动麻痹性膀胱功能障碍、自主性膀胱功能障碍及部分反射性膀胱功能障碍，尿流动力学分类中逼尿肌反射消失、外括约肌痉挛、逼尿肌反射亢进，合并内、外括约肌协同失调或痉挛。

三、康复评定

(一) 病史

对于脑卒中膀胱功能障碍的评估,首先应全面详细询问与膀胱功能障碍相关的现病史、既往史、用药史,对无主诉能力者应向其家属询问病史。引起膀胱功能障碍的原因要考虑脑卒中及脑卒中相关因索,如深昏迷时可有尿失禁;认知和语言障碍时,虽然膀胱功能正常,但患者不能很好地表达要排尿的意思;此外,由于肢体活动障碍导致行动不便,如穿衣动作、使用手纸动作等一系列与排尿有关的动作困难,也影响排尿;同时也要考虑其他因素,如年龄、卧床、糖尿病、高血压、前列腺肥大、膀胱颈硬化、药物、肾功能障碍等。然后进行检查、观察评估。

(二) 检查

常用的检查有耻骨上区检查、运动和感觉功能的全面检查、排尿记录、膀胱颈抬举试验、棉签试验、尿频 / 尿量表、盆底肌肉强度检查、尿垫试验、排空后残余尿量测定、直肠指诊、膀胱镜检查、X 线检查、超声检查、尿常规、尿培养等。

1. 排尿日记 日记内容要针对自行排尿、尿失禁、饮水情况,记录每天尿量、每次尿量、每天排尿次数、每次排尿需要的时间、是否有尿意和排尿感、排空情况,压迫腹部刺激一下骨盆和会阴部是否有排尿的可能等。痴呆的患者作为有尿意时的迹象,如坐立不安、打转转(徘徊)等不安表现也应记录。排尿日记以分成日间记录和夜间记录为好。

2. 尿动力学检查 尿动力学检查包括膀胱功能的测定和尿道功能的测定。如尿流率测定、膀胱内压测定、尿道内压测定、尿道外括约肌肌电图、压力 – 流量检查、24 小时膀胱内压测定法等。尿动力学检查具有直观、准确、量化、可比性高的优点,是诊断、评定及疗效评价的"金标准",有确切的作用。

3. 残余尿测定 当残余尿达到 100mL 时,临床上应予以重视。由于残余尿的有无关系今后的治疗原则,所以尽量测定两三次,评价时以最少量为准。由于脑卒中后膀胱功能的不同,在一个加强性康复程序开始前,每一个患者都应测定小便后的残余尿量,再根据尿后残余尿量做不同处理。具体如下:

(1)残余尿 <50mL,不失禁,不需治疗;

（2）残余尿 <50mL，失禁，定时小便程序；

（3）残余尿 >50mL（尿流动力学，膀胱镜），逼尿肌高反射性，定时小便程序，监测残余尿量；

（4）残余尿 >50mL（尿流动力学，膀胱镜），逼尿肌低反射性，间歇性导尿；

（5）残余尿 >50mL（尿流动力学，膀胱镜），尿路出口阻塞，泌尿科处理。

如无尿路出口阻塞者可行保守治疗。对那些正常或高反射性膀胱尿失禁患者，恰当的处理方式为拟订严格的排尿程序计划。对那些尿后残余尿多的患者，不管是否有尿失禁均可用间歇性导尿，除非有例外一般不需要留置尿管或药物处理。

4. 尿分析、尿培养　进行尿分析、尿培养可以了解有无尿路感染，选择合适的抗生素。有残余尿时，尿液可混浊。尿分析、尿培养、残余尿测定要适时进行。

5. 尿路影像学检查　尿路 X 线、尿路 CT、尿道造影，可用于肾脏功能、尿路形态、并发症（尿路结石、前列腺肥大、尿道狭窄）等的检查，特别是长期导尿的患者，一定要注意检查引起尿频、尿失禁、尿脓原因的膀胱结石的有无。

6. 反射　球海绵体肌反射可以大致了解与排尿有关的末梢神经功能。

四、现代康复治疗

（一）药物治疗

根据不同的类型可选用不同药物进行治疗。

1. 高张力性膀胱：可选用抗胆碱能药和三环类抗抑郁药帮助松弛膀胱逼尿肌。如奥昔布宁，口服，5mg，每日 2 ～ 3 次，或者 5mg 药物配 5mL 生理盐水，膀胱注入；阿米替林，口服，10 ～ 25mg，每日 3 次，最大剂量为 150mg/d。

2. 低张力性膀胱：可选用氨基甲酰甲基胆碱，增强膀胱逼尿肌收缩，每次 10 ～ 50mg，每日 2 ～ 4 次。

（二）康复训练

膀胱功能训练包括盆底肌训练、尿意习惯训练、代偿性排尿训练、反射性排尿训练等。膀胱功能训练需要患者能够主动配合。进行训练前，向患者说明治疗目的、方法和注意事项，以充分取得患者的合作。开始训练时必须加强膀胱残余尿量的监测，避免发生尿潴留。避免由于膀胱过度充盈或者手法加压过分，导致尿液反流到肾脏。膀胱反射出现需要一定的时间积累，因此训练时注意循序渐进。合并痉挛时需要注意排尿和解除肌肉痉挛的关系。

1. 盆底肌训练 嘱患者在不收缩下肢、腹部及臀部肌肉的情况下自主收缩耻骨尾骨肌（肛门括约肌），每次收缩持续 10 秒，重复 10 次，每日 3 ～ 5 次。这种训练方法可以减少漏尿的发生。

2. 尿意习惯训练 训练在特定时间内进行，如晨起、睡前或餐前 30 分钟，鼓励患者如厕排尿。白天每 3 小时排尿 1 次，夜间排尿 2 次，可结合患者具体情况进行调整。这种训练同样可以减少尿失禁的发生，并能逐渐帮助患者建立良好的排尿习惯。

3. 代偿性排尿训练 为通过手法和增加腹压等措施促进排尿的方法，主要包括：

（1）Valsalva 屏气法 患者取坐位，放松腹部，身体前倾，屏住呼吸 10 ～ 12 秒，用力将腹压传到膀胱、直肠和骨盆底部，屈曲髋关节和膝关节，使大腿贴近腹部，防止腹部膨出，增加腹部压力。

（2）Crede 手法 双手拇指置于髂嵴处，其余手指放在膀胱顶部（脐下方），逐渐施力向内下方压，也可用拳头由脐部深按压向耻骨方向滚动。

代偿性排尿训练会增加膀胱内压力，不适用于膀胱逼尿肌反射亢进、逼尿括约肌失协调、膀胱出口梗阻、膀胱 – 输尿管反流、尿道异常的患者；患有颅内高压、心律失常或心功能不全等患者也不适合进行代偿性排尿训练。加压时须缓慢轻柔，避免使用暴力和在耻骨上直接加压。过高的膀胱压力可导致膀胱损伤和尿液反流到肾脏。

4. 反射性排尿训练 在导尿前半小时，发现或诱发"触发点"，促进反射性排尿。常见"触发点"包括叩击 / 触摸耻骨上区、牵拉阴毛、摩擦大腿上 1/3 内侧，挤压阴茎头等。辅助性措施包括听流水声、热饮、洗温水浴等。叩击"触发点"时宜轻而快，避免过重。重叩可导致膀胱尿道功能失调。叩击频率 50 ～ 100 次 / 分钟，叩击次数 100 ～ 500 次。

（三）物理因子治疗

1. 电刺激疗法 可采用经皮电刺激或直肠内电刺激；或经外科手术将电极植入体内，通过电极直接刺激逼尿肌，诱导逼尿肌收缩。

2. 超短波疗法 有缓解膀胱炎症、减轻膀胱痉挛的作用。

3. 生物反馈疗法 采用肌电生物反馈可以改善膀胱和盆底部肌肉功能，放松痉挛肌肉，提高无力肌收缩。

4. 磁刺激 利用时变磁场在组织内产生感应电流，通过骶神经调控或盆底神经调控，改善盆底肌功能，促进膀胱功能的恢复。

五、中医康复治疗

（一）中医辨证论治

本章节论治的膀胱功能障碍为中风病继发功能障碍，故在治疗时原则上针对患者的主病中风病按风火上扰证、痰瘀阻络证、阴虚风动证、气虚血瘀证和阴阳两虚证五型进行辨证论治。详见"附篇　一、中风病的中医辨证论治"。尿潴留者兼膀胱湿热，可配合八正散加减，以清热利湿、通利小便。兼肺热，可配合清肺饮加减，以清肺泄热、通利水道。瘀血较重者，可配合代抵当丸加减，起行瘀散结、通利水道之功。尿失禁者，偏肾阳虚，可配合济生肾气丸加减，以补肾固阳、固精止遗。偏阳虚不固，可配合巩堤丸，以温肾助阳、固摄下元。

（二）中成药

尿失禁、尿潴留均根据中医辨证论治选用中成药。

1. 静脉给药

（1）清开灵注射液　40～60mL加入5%～10%葡萄糖500mL中静脉滴注，每日1～2次。适用于风火上扰、痰瘀阻络证。

（2）丹参注射液或复方丹参注射液　20～40mL加入5%～10%葡萄糖250mL中静脉滴注，每日1～2次。适用于痰瘀阻络、气虚血瘀证。

（3）盐酸川芎嗪注射液　80～120mg加入5%～10%葡萄糖250～500mL中静脉滴注，每日1次。适用于气虚血瘀证、痰瘀阻络证。

（4）参麦注射液　20mL加入50%葡萄糖40mL中静脉注射，或40～60mL加入10%葡萄糖250mL中静脉滴注，每日2次。适用于气虚血瘀、阴阳两虚证。

（5）生脉注射液　5～20mL加入50%葡萄糖40mL中静脉注射，或20～100mL加入5%～10%葡萄糖500mL中静脉滴注，每日1～2次。适用于气虚血瘀、阴阳两虚证。

以上静脉用药，糖尿病患者可以0.9%生理盐水代替葡萄糖。

2. 口服制剂

（1）补中益气丸　每次1丸，每天3次。用于气虚血瘀证。

（2）八珍丸　每次1丸，每天3次。用于气虚血瘀、阴阳两虚证。

（3）龟鹿二仙丹　每次1～2丸，每天3次。用于气虚血瘀、阴阳两虚证。

（三）针灸治疗

1. 体针

取穴按照循经取穴、辨证取穴和对症取穴的原则取穴。具体方法见"附篇 二、全经针刺法"。尿失禁者加肾俞、膀胱俞、关元、中极、百会、三阴交。尿潴留者加中极、三阴交、肾俞、膀胱俞。若昏迷患者，可加内关、人中以醒脑开窍。

2. 电针

在体针的基础上，选择 3 ～ 6 对穴位。波形为疏波，频率 1 ～ 2Hz，输出强度以肌肉规律性收缩为度。电针时间约 30 分钟。

3. 艾灸

艾灸气海、关元、中极穴。患者平卧，使耻骨联合到剑突之间的皮肤充分暴露，操作者将 2 根艾条点燃，放入艾灸盒内，将艾灸盒放在距皮肤 2 ～ 5cm 处的腹白线上，对准气海、关元、中极穴熏艾，在艾灸盒和皮肤之间垫一治疗巾以防烫伤，操作者一手放在穴位旁，以掌握皮肤温度（以患者感温热但无灼痛为度）。灸至局部皮肤红晕，每次 30 分钟，每日 1 次，12 次为 1 个疗程，休息 2 ～ 4 天再进行下 1 个疗程。

（四）推拿治疗

采用循经推拿、辨证推拿和对症推拿相结合的方法。

循经推拿详见"附篇 四、整体经络推拿法"。合并膀胱功能障碍者，进行辨证推拿和对症推拿：取仰卧位，掌根按摩腹部中极穴，方向直指会阴部，先轻后重，以腹部有温热感为宜，用一指禅推双侧三阴交；然后俯卧位擦肾俞及膀胱俞，点按肾俞及膀胱俞等穴。

（五）其他

1. 中药外用：可选用中药穴位贴敷、中药封包等方法，如食盐热敷肚脐；独蒜头 1 个、栀子 3 枚、盐少许，捣烂置于肚脐等。活血化瘀药物，如川芎、红花、丹参等水煎，于肾俞、膀胱俞、腰骶部华佗夹脊穴等部位热敷。

2. 流水诱导法：使患者听到水声，即可有尿意。

六、康复护理

1. 注意观察患者尿液的色、质、量，有无尿频、尿急、尿痛感。

2. 保持会阴皮肤清洁干燥，如留置导尿，做好留置导尿护理。

3. 保持床单整洁、干燥，做好皮肤护理。

4. 进食健脾养胃益肾食物，如山药、薏苡仁、小米、木瓜、南瓜、胡萝卜等。

5. 建立良好的护患关系，让患者保持情绪稳定，增强其战胜疾病的信心，提高其依从性。

七、营养治疗

营养治疗可参考本篇"第五章　运动功能障碍"的"营养治疗"部分。

第二节　直肠功能障碍

脑卒中后的直肠功能障碍主要表现为排便困难，属于中医"便秘"范畴。便秘是指每周排便次数少于2～3次，质硬、量少、排便困难，伴有腹胀、腹痛、腹部不适，每日大便量少于250g。便秘是脑卒中患者常见并发症，国内外研究显示，其发生率为30%～60%，可加重脑卒中患者的脑功能损害，同时影响预后，甚至导致卒中再次发生。

一、临床表现

脑卒中后直肠功能障碍临床主要表现为便次数减少、排便费力、排便困难、粪便性状干硬；偶尔存在伴随症状，如排便时间延长、腹部胀气、肛门阻塞感及排便不尽感，甚至需用手法辅助排便等。

二、发病机制

卒中后发生便秘的机制尚不十分清楚，目前认为可能与以下几个因素相关：

1. 神经源性原因　卒中后影响到脑中自主神经的调节中枢，导致随意控制的丧失，造成直肠膨胀时急迫便意的减退，粪便在结肠内时间过长，结肠移行性收缩减少及外括约肌张力增加而导致便秘。

2. 运动因素　卒中后因为肢体功能障碍造成运动减少，卧床时间长，影响正常的肠蠕动。

3. 饮食因素　由于进食和吞咽困难，造成饮食受限，以致摄入液体减少；或饮食过于精细，缺少粗纤维食物，造成大便秘结。

4. 药物的影响　抗生素、抗高血压药、抗胆碱能制剂、利尿药、止痛药、麻醉剂、抗抑郁药、硫酸镁等药物可导致便秘。

5. 精神因素　卒中后焦虑、抑郁等心理因素的影响，以及认知功能下降等均可能导致便秘。

三、康复评定

（一）主要评定内容

1. 排便次数　排便次数因人而异，了解胃肠道功能状况的既往史；正常成人，每天排便 1～3 次，每次大便时间间隔基本固定。

2. 排便量　正常人每天排便量 100～300g。

3. 粪便性状　正常人的粪便为成形软便。便秘时粪便坚硬；腹泻时为稀便或水样便。

4. 每次大便所需时间　正常人每次大便时间应在半小时内完成。便秘者消耗时间延长，腹泻者消耗时间少但排便次数增多。

5. 括约肌功能　括约肌有无失能或失禁，排便障碍和脑部病变关系多数是由双侧病变引起，以便失禁多见。排便情况与下尿路功能密切相关。询问病史应包括排便次数和排便方法（放松或用力排便），尤其要弄清是否需要使用其他辅助措施，如用手抠出、使用栓剂或灌肠（可以了解有无便秘）。还要询问患者的控便情况，有无大便失禁的发生。大便分析、大便培养可以了解有无肠道感染。直肠检查，如肛周观察、肛门感觉、肛门反射、肛门张力等的检查有助于排便障碍原因的分析。

（二）常用的评定方法

1. 肛门直肠指诊　即对直肠及肛门括约肌张力的检查。先观察肛门是否正常，把手置于肛周并向外侧牵拉皮肤，肛门功能差的患者会出现肛门开放。

（1）肛门张力　将检查者的手指插入肛管，手指感觉直肠内压力；肛门外括约肌、耻骨直肠肌的张力和控制能力；球海绵体反射情况。肛门局部刺激有无大便排出：反射性大肠由于排便反射弧正常故能排出大便；迟缓性大肠由于内外括约肌功能丧失，局部刺激也不能排出大便，同时评定直肠穹窿有无粪便嵌塞。

（2）肛门反射　即划动肛周皮肤后出现肛门收缩，以确定是否有上运动神经元病变。

（3）自主收缩　自主性的肛提肌收缩可以增加肛门括约肌的压力。

2. 盆底肌电图检查 测量盆底各个肌群的活动状态，提示应用生物反馈和（或）药物阻断支配神经等非手术治疗可以有很好的疗效。

四、现代康复治疗

（一）药物治疗

1. 润滑性泻药 在不增加容积的情况下促使粪便软化，增加蠕动，促进排便。如甘油或石蜡油，每次 10 ～ 30mL，睡前服用。

2. 刺激性泻药 可促进肠蠕动，促进水和电解质进入肠道，促进肠动力。如番泻叶 3 ～ 6g 或蓖麻油 10 ～ 30mL，每日 1 次。

3. 胃肠促动力药 可缩短胃肠道通过时间。如多潘立酮、西沙必利等。

4. 高渗性泻药 可在结肠内渗透性的保留水分，促使粪便软化。如乳果糖，10 ～ 30mL 口服；或山梨醇 5 ～ 10g，口服。

（二）康复训练

康复训练的目的是帮助患者建立排便规律，预防因便秘导致的并发症，从而提高患者的生活质量。

1. 诱发肠道反射 利用胃结肠反射可诱发肠道反射，促进粪团的排出。规定早餐或晚餐后 30 ～ 60 分钟内排便，结合手法刺激。具体方法为：戴上手套，在一根或两根手指涂上润滑剂，轻柔地插入肛门，并缓慢地以画圈式向各个方向牵拉肛门，一直持续到肠壁放松，直肠中有气体或粪便排出。手指刺激每次持续 15 ～ 20 秒，每隔 5 ～ 10 分钟要重复一次，直到粪便排尽。

2. 腹部按摩 患者仰卧于床上，屈膝，放松腹部，治疗师用右手或双手叠加按于患者腹部，按顺时针做环形而有节律的按摩，促进肠道蠕动，从而加速粪团的排出。注意力量适度，手法应轻快、灵活，动作流畅，每次 3 ～ 5 分钟。

3. 盆底肌训练 患者取仰卧位或坐位，双膝屈曲稍分开，轻抬臀部，缩肛提肛，维持 10 秒，连续 10 次，每天练习 3 次，促进盆底肌功能恢复。

4. 腹肌训练 通过腹肌的训练，可增强腹肌的收缩能力，提高排便时的腹内压，从而有助于粪便排出。腹肌的训练方法有仰卧位直腿抬高训练、仰卧起坐等。

5. 模拟排便训练 选择适当的排便环境，根据患者以往的排便习惯安排排便时间，指导患者选择适宜的排便姿势，最好采取蹲位或坐位，嘱患者深呼吸往下腹部用力模拟排便。每日定时进行模拟排便训练，有助于养成定时排便的良好习惯。

6.手指协助排便 在进行腹部顺时针按摩后，可进行手指协助排便。用示指或中指带指套，涂润滑油，缓慢插入肛门，由外向内挖出粪块，将直肠内的粪便挖清。

7.运动疗法 每日站立和肌肉活动非常重要，进行适当的体力活动，加强运动锻炼，比如仰卧屈腿，深蹲起立，骑功率自行车等都能加强腹部的运动，促进胃肠蠕动，有助于促进排便。

8.灌肠和排气 在通便药效果不佳、大便干结、量大、排出困难时，可以用肥皂水、生理盐水或开塞露灌肠。肠道积气过多，可以插管排气，以缓解腹胀。

（三）物理因子

1.电刺激法 经皮电神经刺激或直肠内电刺激等。

2.生物反馈治疗 采用肌电生物反馈可以改善直肠和盆底部肌肉功能，放松痉挛肌肉，提高无力肌收缩。

3.磁刺激 利用时变磁场在组织内产生感应电流，通过骶神经调控或盆底神经调控，改善盆底肌功能，促进直肠功能的恢复。

五、中医康复治疗

本章节论治的直肠功能障碍为中风病继发功能障碍，故在治疗时原则上针对患者的主病中风病按风火上扰证、痰瘀阻络证、阴虚风动证、气虚血瘀证和阴阳两虚证五型进行辨证论治。

（一）中医辨证论治

详见"附篇 一、中风病的中医辨证论治"。若津液已伤，可加生地黄、麦冬、玄参等以滋阴生津。若热势较盛，痞满燥实者，可配合大承气汤加减。若痰瘀化热者，可配合麻子仁丸加减，以润肠通便；兼有气滞者，可配合六磨汤加减，以顺气导滞。若胃阴不足，口干口渴者，可配合益胃汤加减。若气息低微，少气懒言，加生脉散补肺益气。偏阴虚者，可配合增液汤加减，以滋阴通便；偏肾阳虚者，可配合济川煎加减，以温阳通便。

（二）中成药

（1）大黄清胃丸 每次1丸，每日2次。适用于痰瘀阻络证。

（2）木香槟榔丸　每次3～6g，每日2～3次。适用于风火上扰证。

（3）四君子丸　每次3～6g，每日3次。适用于气虚血瘀证。

（4）麻子仁丸　每次9g，每日2～3次。适用于风火上扰证、痰瘀阻络证。

（5）四磨汤口服液　10mL，每日3～4次口服。适用于风火上扰证。

（三）针灸

1. 体针

取穴按照循经取穴、辨证取穴和对症取穴的原则取穴。具体方法见"附篇　二、全经针刺法"。腹中冷痛，大便艰涩不易排出者，加气海、关元，针后加灸。有便意努责乏力者，加脾俞、胃俞、足三里。腹胀、便秘口干者，加合谷、天枢、内庭。

2. 电针

在体针的基础上，选择3～6对穴位。波形为疏波，频率1～2Hz，输出强度以肌肉规律性收缩为度。电针时间约30分钟。

（四）推拿

采用循经推拿、辨证推拿和对症推拿相结合的方法。

循经推拿详见"附篇　四、整体经络推拿法"。中风病患者兼有直肠功能障碍的，进行辨证推拿和对症推拿。取仰卧位，双下肢屈曲。便秘者，医师以脐为中心顺时针方向做摩腹；大便失禁者，医师以脐为中心逆时针方向做摩腹；点揉中脘、天枢、足三里、支沟、合谷等穴位。

（五）其他

1. 中药外用　如穴位贴敷、中药热敷包等，选用生大黄粉、四黄散、大承气汤合五磨饮子等，用温开水或蜂蜜调成块状敷脐部、天枢穴、足三里等穴位，每日1次。

2. 中药灌肠　选用芦荟溶液或大黄溶液灌肠，血瘀者可加桃仁、红花以活血化瘀；热毒炽盛者加草河车、黄连、金银花以清热解毒。

3. 心理疗法　帮助患者克服由于排便困难所产生的精神压力，学会自我调控情绪，配合治疗师顺利完成直肠功能训练和一些相关的直肠清洁护理。

六、康复护理

1. 鼓励患者多饮水，每天饮水量不少于2000mL（心肾功能正常情况下）。

2. 养成每日定时排便的习惯，饮食以粗纤维为主，禁食产气多刺激性的食物。

3. 指导患者行腹部按摩。

七、营养治疗

1. 适量的水与电解质摄入　水分应足够，每天不少于 2000mL，适量供给食盐，以补充丢失的钠、钾、氯化物等。

2. 少量多餐给予易消化的食物　坚持少量多餐为原则，最初给予流质饮食，随病情好转改为软食，进而改为普通饮食。昏迷或不能自行进食者，应及早用鼻饲流质饮食，保证营养供给。

3. 多吃富含纤维的食物，如各种蔬菜、水果、糙米、全谷类及豆类，可帮助排便、预防便秘、稳定血糖及降低血胆固醇。选用植物性油脂，多采用水煮、清蒸、凉拌、烧、烤、卤、炖等方式烹调；禁食肥肉、内脏、鱼卵、奶油等胆固醇高的食物；可多选择脂肪含量较少的鱼肉、去皮鸡肉等；全蛋每周可吃 1～2 个。奶类及其制品、五谷根茎类、肉鱼豆蛋类、蔬菜类、水果类及油脂类等六大类食物，宜多样摄取，才能充分获得各种营养素。

第十二章　心肺功能障碍

第一节　心功能障碍

中风病是一种由多种血管性危险因素引起的临床综合征，70岁以上的中风病患者心功能障碍的发病率可高达50%。伴有心功能不全的中风病更易复发，且病死率更高。在中风病中，常见的心功能障碍为慢性心力衰竭（以下简称慢性心衰），中风病后合并慢性心衰的发生率为10%～24%。中医虽然无慢性心衰病名，但从其不同发展阶段的临床表现来看，慢性心衰属于中医的胸痹、痰饮、水肿、心悸、心痹、喘证等范畴。

一、临床表现

心力衰竭是指各种心脏疾患引起的心功能不全，表现为心肌收缩力下降，心排血量下降，引起器官、组织灌注不足，进而影响其正常代谢。依据其病程可分为急性心力衰竭和慢性心力衰竭，中风病后主要引起慢性心力衰竭。根据衰竭的部位又分为左心衰竭、右心衰竭和全心衰竭。慢性心力衰竭临床上以左心衰为主要表现。

慢性心力衰竭主要表现为呼吸困难、咳嗽、咳痰、咯血及全身症状。呼吸困难主要表现为劳力性呼吸困难，端坐呼吸困难，阵发性夜间呼吸困难，肺水肿。咳嗽、咳痰、咯血多与呼吸困难并存，咳嗽为早期症状，常在夜间发生。咳痰主要为白色泡沫状，有时带有血丝，有肺水肿时可出现咳粉红色泡沫状痰。全身症状主要表现为倦怠、乏力、头晕失眠、面色苍白、嘴唇发绀、尿少、血压降低等。

二、发病机理

心力衰竭的发病机制较为复杂，但其根本原因为心肌舒张功能障碍，引起泵血功能不足，不能满足机体代谢需要，从而导致心力衰竭。其临床表现的病理基础主要有以下几个方面：

1. 肺循环瘀血 由于心脏和肺在解剖及血流动力学方面的联系，心功能异常在呼吸功能上得到最早体现，特别是慢性心力衰竭可引起不同程度的肺瘀血，主要表现为呼吸困难和肺水肿。

2. 体循环瘀血 体循环瘀血主要见于右心衰和全心衰，表现为颈静脉充盈或怒张、肝脾肿大、肝功能障碍、腹水形成等。主要机制：①水、钠潴留导致血容量增加；②心输出量减少，导致静脉血回流不畅；③静脉瘀血和交感神经兴奋引起小静脉收缩，导致静脉压升高。

3. 脑功能改变 轻度的心力衰竭，由于脑供血的重新分配及自身调节，没有明显脑功能障碍；当心衰加重时，脑血流量减少，脑组织缺血缺氧，则出现头痛、失眠、烦躁甚至昏迷。

4. 其他 如心力衰竭导致肾血流量减少，肾小球滤过率下降，出现尿少；心输出量减少，导致低血压、无力、面色苍白、肌肤温度降低等。

三、康复评定

（一）病史

应详细了解患者目前心功能状况。对有心肌梗死病史的患者，应询问其何时发生心梗，主要治疗（如溶栓、放置支架、搭桥手术），有无合并糖尿病、高血压、高脂血症、肾脏疾病等，目前有无心绞痛发作、药物治疗情况等。

（二）检查

1. 体格检查 重点是心血管方面的检查，如有无劳力性气促、活动受限，有无颈静脉怒张、对称性凹陷性低垂部位水肿、肺部啰音、胸腔积液、心脏扩大、心脏杂音、奔马律、心动过速、心律不齐、肝颈静脉回流征阳性、肝大、腹水征等。

2. NYHA心功能分级 对心脏功能进行初步评定时，常应用纽约心脏病学会（NYHA）心功能分级方法（表12-1）。该法由患者根据自身感受到的心悸、呼吸困难、乏力等主观症状的轻重进行评定分级，虽然评定结果有时存在一定差异，但简便易行，故被广泛接受。

表 12-1　纽约心脏病学会（NYHA）心功能分级方法

级别	表现
Ⅰ级	体力活动不受限，一般的体力活动不引起过度的乏力、心悸、气促和心绞痛
Ⅱ级	轻度体力活动受限，一般的体力活动即可引起心悸、气促等症状
Ⅲ级	体力活动明显受限，休息时尚正常，低于日常活动量也可引起心悸、气促
Ⅳ级	体力活动完全丧失，休息时仍有心悸、气促

3. 6 分钟步行试验判断心衰程度　由于日常体力活动的强度小于最大运动量，通过 6 分钟步行试验测定亚极量的运动能力，可为评定患者心脏储备功能、评价药物治疗和康复治疗的疗效提供有用的信息，是一种简便、易行、安全有效的方法。6 分钟步行试验的结果可以独立地预测心衰致残率和病死率。判断标准见表 12-2。

表 12-2　6 分钟步行试验判断心衰程度

6 分钟内步行距离	心衰程度
<150m	严重心衰
150～425m	中度心衰
426～550m	轻度心衰

4. Borg 主观劳累程度分级　主观劳累程度分级是根据运动者自我感觉劳累程度来衡量相对运动水平的半定量指标，目前在运动试验和康复临床中已经广泛采用。由瑞典学者 Borg 提出，有 6～20 分和 0～10 分两种记分法（表 12-3），运动受试者根据自己感觉和确认的负荷量大小所引起的疲劳程度报出级别并记录。

表 12-3　Borg 主观劳累程度分级

15 级记分法		10 级记分法	
记分	主观感觉	记分	主观感觉
6	非常轻	0	不用力
7	非常轻	0.5	极轻
8	非常轻	1	很轻
9	很轻	2	轻
10	很轻	3	中
11	较轻	4	较强
12	较轻	5	强
13	稍累	6	强
14	稍累	7	很强

15 级记分法		10 级记分法	
记分	主观感觉	记分	主观感觉
15	累	8	很强
16	累	9	极强
17	很累	10	极量
18	很累		
19	非常累		
20	非常累		

5. 心电运动负荷试验　心血管系统具有巨大的储备能力，某些心脏功能的异常在安静时常常难以被检出，但在运动时可由于负荷增加而诱发心血管异常反应，并通过运动心电图的检测、记录而得以发现。心电运动负荷试验能敏感而准确地评定心功能状态。

四、现代康复治疗

（一）药物治疗

应对心力衰竭的基本病因进行评估，进行对应的防治。应用降压药物控制高血压，治疗高血压性心脏病；应用铁剂治疗贫血性心脏病；应用抗甲状腺药物或碘剂治疗甲亢性心脏病；应用抗生素控制感染，治疗感染性心内膜炎、风湿性心脏病等，以预防心肌改变及发生心力衰竭。

（二）康复训练

1. 有氧耐力训练

（1）适应证　耐力训练主要适用于增强心肺功能；减少心血管风险因素和心血管疾病发作；消除制动或不运动所导致的不利影响等。

（2）运动处方

1）运动形式　大肌群参与的活动如步行、上下楼梯、骑功率自行车、慢跑等，或者力所能及的日常生活活动。

2）运动强度　有氧耐力训练的运动强度要根据患者的病情、年龄、心肺功能状况、过去运动习惯及要达到的康复目标，制订出适合患者情况的个体化运动强度。可以采用代谢当量数（METs）表示运动强度，制定运动处方。代谢当量是以安静、坐位时的能量消耗为基础，是表达各种活动时相对能量代谢水平的常用指标，是评估心肺功能的主要指标。一般认为 2 ～ 7MET 的运动强度适宜有氧耐力训练，表 12-4 为 WHO 正式公布的日常生活活动及各项体育运动对应的 MET 值，可据此选择适合患者情况的活动进行训练。

表 12-4　各种日常活动的能量消耗

活动	MET	活动	MET	活动	MET
生活活动		自我护理		娱乐活动	
修面	1.0	坐位自己吃饭	1.5	织毛衣	1.5 ～ 2.0
自己进食	1.4	上下床	1.65	打牌	1.5 ～ 2.0
床上用便盆	4.0	穿衣脱衣	2.5 ～ 3.5	缝纫（坐）	1.6
坐厕	3.6	站立热水浴	3.5	写作（坐）	2.0
穿衣	2.0	挂衣	2.4	交谊舞（慢）	2.9
站立	1.0	园艺工作	5.6	交谊舞（快）	5.5
洗手	2.0	劈柴	6.7	桌球	2.3
淋浴	3.5	备饭	3.0	弹钢琴	2.5
坐床	1.2	铺床	3.9	长笛	2.0
坐椅	1.2	扫地	4.5	击鼓	3.8
坐床边	2.0	擦地（跪姿）	5.3	手风琴	2.3
步行 1.6km/h	1.5 ～ 2.0	扫床	3.4	小提琴	2.6
步行 2.4km/h	2.0 ～ 2.5	拖地	7.7	玩排球	2.9
步行 4.0km/h	3.0	职业活动		羽毛球	5.5
步行 5.0km/h	3.4	秘书（坐）	1.6	游泳（慢）	4.5
步行 6.5km/h	5.6	机器组装	3.4	游泳（快）	7.0
步行 8.0km/h	6.7	砖瓦工	3.4	有氧舞蹈	6.0
下楼	5.2	挖土坑	7.8	跳绳	12.0
上楼	9.0	焊接工	3.4	网球	6.0
骑车（慢）	3.5	轻的木工活	4.5	乒乓球	4.5
骑车（中）	5.7	油漆工	4.5		
慢跑 1.6km/10min	10.2	开车	2.8		

3）运动持续时间　运动持续时间应结合运动强度、患者健康状况及体力适应情况而定。一般认为，基本训练部分需要持续运动 10 ～ 20 分钟以上。

4）运动频率　目前一般推荐运动频率为每周 3 ～ 7 次，少于每周 2 次的训练不能提高机体有氧耐力，每周超过 5 次的训练不一定能增加训练效果。训练效果一般在 8

周后出现，坚持训练8个月才能达到最佳效果。如果中断训练，有氧耐力会在1～2周内逐渐退化。因此，要保持良好的有氧做功能力，需坚持不懈地锻炼。

5）运动量的调整　训练后患者无持续的疲劳感和其他不适，不加重原有疾病的症状，是运动量合适的指标。在训练过程中，可根据患者情况适时调整训练量。

6）训练的实施　每次训练应包括三个部分，即准备活动、训练活动和结束活动。基本训练活动主要目的是产生最佳心肺和肌肉训练效应，充分的准备和结束活动是防止训练意外发生的重要环节。

（3）注意事项

1）患者有氧耐力训练前应进行身体检查，排除禁忌证如各种临床情况不稳定的心肺疾病、传染性疾病以及重症关节病变等。

2）用规范的方法确定运动强度，针对患者情况制定相应运动处方，注意防止发生运动损伤，表现为过度训练时应调整运动量或暂时中止训练。

3）注意循序渐进、持之以恒，根据季节变换和环境不同调整运动。

2. 力量、抗阻和等长运动训练　尽管动力性有氧训练是改善心血管耐力的重要步骤，但抗阻训练已逐渐成为动态运动程序的辅助手段。心血管功能训练中的抗阻训练特点为对抗阻力较小（多为轻至中度），运动次数较多。

（1）训练原则

1）抗阻或力量运动训练应是低水平的抗阻训练；

2）急性发作至少7～8周后才能进行这种训练；

3）应排除参加抗阻或力量运动训练的禁忌证；

4）力量训练处方包括3组运动，每组重复12～15次，每组形式间以30秒运动和30秒休息；

5）冠心病患者应保持正确呼吸节奏，避免用力屏气。

（2）训练方法

目前最常用的抗阻训练方法为循环抗阻训练，其运动处方如下：

1）运动方式　握拳、上举、屈肘、伸肘、抬膝、侧举、提举、下按等，抗重负荷常采用哑铃、沙袋、实心球、弹簧、橡皮条、多功能肌力训练器等。

2）运动量　运动强度一般为一次最大抗阻重量的40%～50%，在10秒内重复8～10次收缩为1组，5组左右为1个循环，每组运动之间休息30秒，一次训练重复2个循环，每周训练3次。

3）进度训练　开始时的运动强度应偏低，适应后，重量每次可增加5%。

4）注意事项　除了有氧训练的注意事项外，还应注意以下几点：①应强调缓慢的全关节活动范围的抗阻运动；②训练应以大肌群为主，如腿、躯干和上臂；③在抗阻运动时使用正确的姿势和呼吸，上举时呼气，下降时吸气，不要屏住呼吸，以免使血压过度升高；④为了减少过强的心血管反应，训练时应避免双侧肢体同时运动，握拳不可太紧；⑤尽管低至中强度抗阻训练可改善心血管患者的力量和耐力，但并不能作为增加心功能的训练方法而单独运用，只能作为有氧训练的补充；⑥对于左心功能低下、颈动脉窦反射敏感及功能储量 <5MET 的患者应禁用。

（三）物理因子治疗

物理因子治疗常用空气波压力治疗仪，可促进血液和淋巴的流动，加速肢体组织液回流，有助于预防血栓的形成、预防和改善肢体水肿，每天 1～2 次，每次 20 分钟。

五、中医康复治疗

（一）中医辨证论治

本章论治的心功能障碍为中风病继发功能障碍，故在治疗时原则上针对患者的主病中风病按风火上扰证、痰瘀阻络证、阴虚风动证、气虚血瘀证和阴阳两虚证五型进行辨证论治，详见"附篇　一、中风病的中医辨证论治"。兼有心悸动、脉结代者，加炙甘草汤；兼有腹水、胸水、下肢肿胀者，可加五苓散加减；兼有瘀热者，可加丹参、赤芍、牡丹皮、生地黄等清热凉血、活血化瘀；兼有痰热者，可加温胆汤加减；兼有心神不宁、失眠多梦者，可加夜交藤、合欢皮、柏子仁以加大养心安神之功；兼有心阳不脱、肾不纳气者，可加蛤蚧粉；若阴伤甚者，加玉竹、天冬、太子参滋阴补气。

（二）中成药

1. 静脉给药

（1）清开灵注射液　40～60mL 加入 5%～10% 葡萄糖 500mL 静脉滴注，每日 1～2 次。适用于风火上扰证、痰瘀阻络证。

（2）丹参注射液或复方丹参注射液　20～40mL 加入 5%～10% 葡萄糖 250mL 中静脉滴注，每日 1～2 次。适用于痰瘀阻络证、气虚血瘀证。

（3）盐酸川芎嗪注射液　80～120mg 加入 5%～10% 葡萄糖 250～500mL 中静脉滴注，每日 1 次。适用于气虚血瘀证、痰瘀阻络证。

（4）参麦注射液　20mL 加入 50% 葡萄糖 40mL 中静脉注射，或 40 ～ 60mL 加入 10% 葡萄糖 250mL 静脉滴注，每日 2 次。适用于气虚血瘀证、阴阳两虚证。

（5）生脉注射液　5 ～ 20mL 加入 50% 葡萄糖 40mL 静脉注射，或 20 ～ 100mL 加入 5% ～ 10% 葡萄糖 500mL 静脉滴注，每日 1 ～ 2 次。适用于气虚血瘀证、阴阳两虚证。

以上静脉用药，糖尿病患者可以 0.9% 生理盐水代替葡萄糖。

2. 口服制剂

（1）黄芪口服液　10mL，每日 2 次；益气强心。

（2）生脉饮　10mL，每日 2 次；益气养心。

（3）强心丹　20 粒，每日 2 次；活血通络、益气养阴、利水消肿。

（4）北五加皮苷片　20mg，每日 3 次；强心利尿。

（三）针灸治疗

1. 体针　按照循经取穴、辨证取穴和对症取穴的原则取穴。具体方法见"附篇二、全经针刺法"。呼吸困难配气海、太渊；心悸胸闷配内关、神门、心俞、厥阴俞；水肿加阴陵泉、水分；喘重加定喘、风门。

2. 电针　在体针的基础上，选择 3 ～ 6 对穴位。波形为疏波，频率 1 ～ 2Hz，输出强度以肌肉规律性收缩为度。电针时间约 30 分钟。

3. 艾灸　艾灸百会、心俞、气海、关元、中极穴。患者平卧，充分暴露皮肤，操作者将 2 根艾条点燃，放入艾灸盒内，将艾灸盒放在距皮肤 2 ～ 5cm 处的腹白线上对准上述穴位熏灸，在艾灸盒和皮肤之间垫一治疗巾以防烫伤，操作者一手放在穴位旁，以掌握皮肤温度（以患者感温热但无灼痛为度）。灸至局部皮肤红晕，每次 30 分钟，每日 1 次，12 次为 1 个疗程，休息 2 ～ 4 天再进行下 1 个疗程。

4. 耳针　取内分泌、神门、肾上腺、肺透心等穴，中等刺激，适用于各型心衰。

（四）推拿治疗

推拿治疗采用循经推拿、辨证推拿和对症推拿相结合的方法。

1. 循经推拿　详见"附篇　四、整体经络推拿法"。

2. 辨证推拿　风火上扰者，自上而下推桥弓，两侧交替进行，在头部颞侧用扫散法，指按揉太冲、行间、支沟、风池穴。痰瘀阻络者，横擦腰骶部，以透热为度，指按揉丰隆、天突、合谷、膈俞穴。痰热腑实者，摩腹，推足阳明胃经，从足三里到下巨虚，一指禅推中脘、天枢穴，点按大肠俞、支沟穴。阴虚风动者，按揉三阴交、太溪、肾俞穴。气虚血瘀者，横擦胸上部、左侧背部及腰骶部，以透热为度，按揉关元、气海、血海、足三里、脾俞、膈俞穴。阴阳两虚者，按揉神门、足三里、太溪穴，直擦督脉，横擦腰骶部，以肾俞、命门为重点，以透热为度。

3. 对症推拿　心悸、气促和心绞痛，点按揉内关、足三里、心俞。

六、康复护理

1. 静卧休息，减轻心脏负担。

2. 注意观察 24 小时出入量，观察有无肢体肿胀。

3. 吸氧，观察患者神志、缺氧纠正情况，严格控制氧流量，防治氧抑制。

4. 进食健脾养胃益肾食物，如山药、薏苡仁、小米、木瓜、南瓜、胡萝卜等。

5. 建立良好的护患关系，让患者保持情绪稳定，增强其战胜疾病的信心，提高其依从性。

七、营养治疗

1. 能量供给适量　患病初期患者食欲差，能量供给可按 125.52 ～ 167.39kJ（30 ～ 40）kcal/kg 供给，体重超重者适当减少。

2. 合理饮食　应予低热量、低钠、清淡、易消化饮食，禁烟酒。

3. 少量多餐给予易消化的食物　坚持少量多餐原则，最初给予流质饮食，随病情好转改为软食，进而改为普通饮食。昏迷或不能自行进食者，应及早用鼻饲流质饮食，保证营养供给。

4. 增加维生素摄入　维生素 C 和维生素 E 为天然抗氧化、抗衰老的保护剂。B 族维生素参与各种营养生化代谢，是多种重要能量代谢酶类的辅酶，均应增加供给量。同时，应多食新鲜蔬菜和瓜果。

5. 其他　多吃富含纤维的食物，如各种蔬菜、水果、糙米、全谷类及豆类，可帮助排便、预防便秘、稳定血糖及降低血胆固醇。选用植物性油脂，多采用水煮、清蒸、凉拌、炖等方式烹调；禁食肥肉、内脏、鱼卵、奶油等胆固醇高的食物；可多选择脂肪含量较少的鱼肉、去皮鸡肉等；全蛋每周可吃 1 ～ 2 个。奶类及其制品、五谷根茎类、肉鱼豆蛋类、蔬菜类、水果类及油脂类等六大类食物，宜多样摄取，才能充分地获得各种营养素。

第二节　肺功能障碍

脑卒中后的肺功能障碍越来越受临床医生的关注。呼吸功能障碍一般是指肺通气和／或肺换气功能障碍，以致动脉血氧分压（PaO_2）低于正常范围，伴或不伴二氧化碳分压（$PaCO_2$）升高。严重者伴有一系列临床表现，称为呼吸衰竭。肺功能障碍属于中医"肺胀""喘病""咳嗽"范畴。

一、临床表现

呼吸功能障碍在中风病患者中并不少见。呼吸功能障碍增加急性期患者死亡率，延长住院时间，导致患者心肺适应性、活动耐力下降，不仅影响神经功能的恢复，还会增加再发中风病风险。其临床主要表现为缺氧和二氧化碳潴留所引起的呼吸困难和多器官功能受损，如呼吸困难、呼吸频率增加、发绀、鼻翼扇动、辅助呼吸肌运动增加、呼吸节律改变。缺氧早期可能出现注意力不集中，定向力障碍；随着缺氧加剧，可出现烦躁、心率加快、血压升高、心律失常；严重者可出现抽搐、昏迷、呼吸减慢节律改变、血压下降、尿少等症状。

二、发病机制

目前，中风病后呼吸功能障碍主要有以下几个原因：

1. 脑损伤所致的呼吸功能障碍　脑干呼吸中枢或额叶运动中枢对呼吸运动的支配须有运动通路参与。脑卒中可直接累及呼吸中枢，也可累及运动通路，从而引起呼吸功能障碍。

2. 中风病后继发肺炎　一方面，脑卒中可诱导免疫抑制，增加患者继发感染的风险；另一方面，患者活动受限、吞咽功能障碍较常见，部分伴有意识障碍，咳嗽反射减弱甚至消失。因此，脑卒中患者易发生卒中相关性肺炎。肺炎不仅影响换气功能，还可累及通气功能，加重脑卒中患者呼吸功能障碍。

3. 脑卒中伴睡眠呼吸暂停　睡眠呼吸暂停与脑卒中的关系已受到越来越多的重视。在脑卒中幸存者中，睡眠呼吸暂停综合征的患病率较高。睡眠呼吸暂停综合征加重患者缺血缺氧症状，加重呼吸功能障碍。

三、康复评定

在进行康复治疗时，应当先对患者的呼吸功能做出客观、准确的评价，以便制定确实可行的康复治疗计划和措施。同时，在康复治疗过程中，肺功能评定还可以作为检测康复治疗效果的手段。

（一）呼吸功能的徒手评定分级

通过让患者做一些简单的动作或短距离行走，根据患者出现气短的程度初步评定其呼吸功能。徒手评定一般简单地分为 0 ～ 5 级（表 12-5）。

表 12-5　呼吸功能的徒手评定分级方法

呼吸功能的级别	表现
0 级	日常生活能力和正常人一样
1 级	一般劳动较正常人容易出现气短
2 级	登楼、上坡时出现气短
3 级	慢走 100m 以内即感气短
4 级	讲话、穿衣等轻微动作便感到气短
5 级	安静时就有气短，不能平卧

（二）呼吸困难分度

根据美国医学会 1990 年修订的《永久病损评定指南（第 3 版）》，将呼吸困难分为 3 度，详见表 12-6。

表 12-6　呼吸困难分度

呼吸困难程度	表现
轻度	在平地行走或上缓坡时出现呼吸困难。与同年龄、同体格的健康人相比，在平地行走时步行速度相同，上缓坡、楼梯时则出现步行速度变慢
中度	与同年龄、同体格的健康人相比，在平地行走或爬一段楼梯时出现呼吸困难
重度	在平地上按自己的速度行走超过 4 ～ 5 分钟即有呼吸困难，患者稍用力即有气短，或甚至在休息状态下也有气短

（三）肺功能测定

肺功能测定应用多年，是评定呼吸功能最基本、最成熟、应用最广泛的方法。测定包括了潮气量、补吸气量、补呼气量、残气量、深吸气量、肺活量、功能残气量、肺总量等肺容量相关参数以及每分钟通气量、肺泡通气量、最大通气量、用力肺活量等肺通气功能相关参数。

(四) 肺通气功能分级

临床上主要根据肺活量或最大通气量实测值占预计值的百分比和第一秒用力呼气量占用力肺活量的百分比判断肺通气功能情况，可将肺通气功能分为五级，具体见表12-7。

表 12-7　肺通气功能分级

级别	肺活量或最大通气量实测 / 预计（%）	第一秒用力呼气量 / 用力肺活量（%）
基本正常	>80	>70
轻度减退	80 ～ 71	70 ～ 61
显著减退	70 ～ 51	60 ～ 41
严重减退	50 ～ 21	≤ 40
呼吸衰竭	≤ 20	

四、现代康复治疗

(一) 药物治疗

1. 祛痰剂　可使用稀释痰液的药物，如急支糖浆、对乙酰半胱氨酸、溴己新、沐舒坦等，稀释痰液，使痰容易咳出。

2. 支气管扩张剂　合并有气道高反应的患者应使用支气管扩张剂，常用的有氨茶碱、沙丁胺醇、异丙托溴铵等。

3. 抗感染药物　呼吸道感染是呼吸衰竭的重要原因，应选择有效的抗菌药物，采用适当的剂量和疗程控制感染。

(二) 康复训练

1. 呼吸训练　呼吸训练是肺部疾病患者整体肺功能康复方案的一个组成部分。患者开始训练前，必须掌握正确的呼吸技术。本技术训练要点是建立膈肌呼吸，减少呼吸频率，协调呼吸（即让吸气不在呼气完成前开始），调节吸气与呼气的时间比例。

本技术训练目标是改善换气，提高咳嗽机制的效率，改善呼吸肌的肌力、耐力及协调性，保持或改变胸廓的活动度，建立有效呼吸方式，促进放松，教育患者处理呼吸急促，增强患者整体的功能。

（1）膈肌呼吸（腹式呼吸） 病理呼吸模式时，潮气量变小，解剖无效腔所占的比值增加，肺泡通气量下降。这种病理性呼吸不能改善肺的通气功能，而且增加了氧的消耗，需要训练患者恢复腹式呼吸。缓慢呼吸有助于减少解剖无效腔，提高肺泡通气量，但过度缓慢呼吸可增加呼吸功，反而增加耗氧，因此每分钟呼吸频率宜控制10次左右。

训练方法：

1）患者处于舒适放松的姿势，斜躺坐姿位。

2）治疗师将手放置于患者前肋骨下方的腹直肌上。

3）让患者用鼻缓慢地深吸气，患者的肩部及胸廓保持平静，只有腹部鼓起。

4）让患者有控制地呼气，将空气缓慢地排出体外。

5）重复上述动作3～4次后休息，不要让患者过度换气。

6）让患者将手放置于腹直肌上，体会腹部的运动，吸气时手上升，呼气时手下降。

7）当患者学会膈肌呼吸后，让患者用鼻吸气，用口呼气。

8）让患者在各种体位下（坐、站）及活动下（行走、上楼梯）练习膈肌呼吸。

（2）呼吸肌练习 改善呼吸肌的肌力和耐力过程称为呼吸肌训练，这项技术主要针对吸气肌无力、萎缩或吸气肌无效率，特别是横膈及肋间外肌。呼吸肌训练有以下3种形式：

1）横膈肌阻力训练 ①患者仰卧位，头稍抬高的姿势。②首先让患者掌握横膈吸气。③在患者上腹部放置1～2kg的沙袋。④让患者深吸气同时保持上胸廓平静，沙袋重量必须以不妨碍膈肌活动及上腹部鼓起为宜。⑤逐渐延长患者阻力呼吸时间，当患者可以保持横膈肌呼吸模式且吸气不会使用到辅助肌约15分钟时，则可增加沙袋重量。

2）吸气阻力训练 利用为吸气阻力训练特别设计的呼吸阻力仪器以改善吸气肌的肌力及耐力，并减少吸气肌的疲劳。①患者经手握式阻力训练器吸气。吸气阻力训练器有各种不同直径的管子提供吸气时气流的阻力，气道管径愈窄则阻力愈大。②每天进行阻力吸气数次。每次训练时间逐渐增加到20分钟或30分钟，以增加吸气肌耐力。③当患者的吸气肌力/耐力有改善时，逐渐将训练器的管子直径减小。

目前，市场上有6种不同型号的手握管径可供患者选用。假如没有吸气阻力训练器，也可自行设计制作。

3）诱发呼吸训练器 诱发呼吸训练器是一种低阻力的训练方式，或称为持续最大吸气技巧，是强调最大吸气量的维持。患者尽可能深吸气，呼吸训练器提供患者视觉和听觉反馈。诱发呼吸训练器可增加患者吸气容积以预防术后肺泡陷落，同时也能增强神经肌肉疾病患者的呼吸肌肌力。这种呼吸方式无论使用呼吸训练器与否都可进行训练。①患者取仰卧或半坐卧位，放松舒适姿势。②让患者做4次缓慢、轻松的呼吸。③让患者在第4次呼吸时做最大呼气。④然后将呼吸器放入患者口中，经由呼吸器做最大吸气并且持续吸气数秒钟。⑤每天重复数次，每次练习5～10下。

训练中应避免任何形式的吸气肌长时间的阻力训练。如果出现颈部肌肉（吸气辅助肌）参与吸气动作，则表明膈肌疲劳。

（3）局部呼吸 局部呼吸适用于因防卫性肺扩张不全或肺炎等原因导致肺部特定区域的换气不足。

1）单侧或双侧肋骨扩张 患者取坐位或屈膝仰卧位，治疗师双手置于患者下肋骨侧方，让患者呼气，患者吸气时抵抗治疗师手掌的阻力，以扩张下肋，治疗师可给予下肋区轻微阻力以增强患者抗阻意识。当患者再次呼气时，治疗师用手轻柔地向下向内挤压胸腔来协助。教会患者独立使用这种方法。患者可将双手置于肋骨上或利用皮带提供阻力。

2）后侧底部扩张 适用于长期在床上保持半卧位的患者，因为分泌物易堆积在肺下叶的后侧部分。患者取坐位，身体前倾，髋关节屈曲，按照上述"扩张肋骨"的方法进行。

（4）吹笛式呼吸 该方法可降低呼吸速率，增加潮气量及增强运动耐力。患者处于舒适放松体位，呼气时必须被动放松，避免腹肌收缩，经鼻腔缓慢地深吸气后，呼气时将嘴缩紧，如吹笛样，在4～6秒内将气体缓慢呼出。训练时患者应避免用力呼气，因为吹笛姿势下用力或延长呼气会增加气道的乱流，以致细支气管功能进一步受限。

2. 胸腔松动练习 胸腔松动练习是躯干或肢体结合深呼吸所完成的主动运动。其作用是维持或改善胸壁、躯体及肩关节的活动度，增强吸气深度或呼气控制。

（1）松动一侧的胸腔 患者取坐位，朝紧绷侧侧屈并呼气，将握拳的手推紧绷侧胸壁，接着上举胸腔紧绷侧的上肢过肩，并朝另一侧弯曲，使紧绷侧组织做额外的牵张。重复3～5次，休息片刻再训练，一日多次。

（2）松动上胸部及牵张胸肌 患者取坐位，两手在头后方交叉握住，深吸气时挺胸，做手臂水平外展的动作；呼气时将手、肘并拢，低头缩胸，身体向前弯。亦可于仰卧位训练。

（3）松动上胸部及肩关节　患者坐于椅上或取站立位，吸气时上肢伸直，两臂上举，掌心朝前举高过头；呼气时弯腰屈髋同时两手下伸触地，或尽量下伸。重复5～10次，一日多次。

（4）深呼吸时增加呼气练习　患者于屈膝仰卧位姿势下呼吸。呼气时将双膝屈曲靠近胸部（一次屈曲单侧膝关节以保护下背），该动作将腹部脏器推向横膈以协助呼气。

（5）棍棒运动　患者双手握体操棍，肩前屈（吸气时肩关节屈曲），同时进行呼吸运动。

（6）其他运动　如纠正头前倾和驼背姿势等。

3. 咳嗽训练　有效的咳嗽是为了排除呼吸道阻塞物并保持肺部清洁，是肺功能康复的一个组成部分。无效的咳嗽只会增加患者痛苦和体力消耗，并不能维持呼吸道畅通。

（1）有效的咳嗽训练

1）患者处于放松舒适姿势坐位或身体前倾，颈部稍微屈曲。

2）患者掌握膈肌呼吸，强调深吸气。

3）治疗师示范咳嗽及腹肌收缩。

4）患者双手置于腹部且在呼气时做3次打哈气动作以感觉腹肌的收缩。

5）患者练习发"K"的声音以感觉声带绷紧、声门关闭及腹肌收缩。

6）当患者将这些动作结合时，指导患者做深而放松的吸气，接着做急剧的双重咳嗽。单独呼气时的第2个咳嗽比较有效。

训练中绝不要让患者借喘气吸进空气。因为这样使呼吸功（耗能）增加且患者更容易疲劳，有增加气道阻力及乱流的倾向，且导致支气管痉挛。另外会将黏液或外来物向气道更深处推进。

（2）诱发咳嗽训练

1）手法协助咳嗽　此法适用于腹肌无力者。患者取仰卧位，治疗师一只手掌置于患者剑突远端的上腹区，另一只手压在前一只手上，手指张开或交叉，患者尽可能深吸气后，治疗师在患者要咳嗽时给予手法帮助，向内、向上压迫腹部，将横膈往上推；或者患者坐在椅子上，治疗师站在患者身后，在患者呼气时给予手法压迫。

2）伤口固定法　此法适用于手术后因伤口疼痛而咳嗽受限者。咳嗽时，患者将双手紧紧地压住伤口，以固定疼痛部位，如果患者不能触及伤口部位，则治疗师给予协助。

3）气雾剂吸入法　适用于分泌物浓稠者。可用手球气雾器或超声雾化器等产生的微粒，大的沉着于喉及上呼吸道，小的沉着于远端呼吸性支气管肺泡。气雾剂吸入后鼓励患者咳嗽。

4. 体位引流　患呼吸道疾病时，呼吸道内黏液分泌量明显增多且分泌物多积聚于下垂部位。改变患者的体位既有利于分泌物的排出，又有利于改善肺通气和血流的比例。可取头低位做体位引流，以改善肺上部血流灌注。引流的体位主要取决于病变的部位，使某一特殊的肺段向主支气管垂直方向引流为宜。各肺段引流排痰体位见表12-8。

表 12-8　各肺段引流排痰体位

肺叶	肺段	引流体位
右上叶	尖段	直坐位
	前段	仰卧位，右侧垫高
	后段	左侧卧位，面部向下转45°，以枕支持体位
左上叶	尖后段	直坐位，微向前或右倾斜，或俯卧，床头抬高 30cm
	舌段	仰卧位，向右转体45°，床尾抬高 40cm，呈头低足高位
右中叶		仰卧位，向左转体45°
肺下叶（左右）	背段	俯卧位，腹部垫枕
	前基底段	仰卧位，大腿下方垫枕，双膝屈曲，床尾抬高 50～60cm，呈头低足高位
	外侧基底段	侧卧位，患侧在上，腰部垫枕，床尾抬高 50～60cm，呈头低足高位
	后基底段	俯卧位，腹部垫枕，床尾抬高 50～60cm，呈头低足高位

（1）体位引流适应证　由于身体虚弱（特别是老年患者）、高度疲乏、麻痹或有术后并发症而不能咳出肺内分泌物者；慢性气道阻塞、患者发生急性呼吸道感染以及急性肺脓肿；长期不能清除肺内分泌物。

（2）体位引流禁忌证　内科或外科急症；疼痛明显或明显不合作者；明显呼吸困难及患有严重心脏病者；年老体弱者慎用。

（3）体位引流方法

1）评估患者以决定肺部哪一段要引流。

2）将患者置于正确的引流姿势，尽可能让患者舒适放松，随时观察患者脸色及表情。

3）以餐前进行为宜，每次引流一个部位，时间 5 ～ 10 分钟，如有数个部位，则总时间不超过 30 ～ 45 分钟，以免疲劳。

4）引流时让患者轻松地呼吸，不能过度换气或呼吸急促。

5）体位引流过程中，可结合使用手法叩击等技巧。

6）如有需要，应鼓励患者做深度、急剧的双重咳嗽。

7）如果上述方法不能使患者自动咳嗽，则指导患者做几次深呼吸，并在呼气时给予振动，可诱发咳嗽。

8）引流治疗结束后让患者缓慢坐起并休息，防止姿势性低血压。

9）评估引流效果并做记录。

（4）终止体位引流的指征

1）胸部 X 线纹理清楚。

2）患者的体温正常，并维持 24 ～ 48 小时。

3）肺部听诊呼吸音正常或基本正常。

（5）体位引流注意事项

1）治疗时机选择　不能在餐后直接进行体位引流，应和气雾剂吸入结合使用，选择一天中对患者最有利的时机。

2）治疗次数　引流频率视分泌物多少而定，分泌物少者，每天上、下午各引流 1 次，痰量多者宜每天引流 3 ～ 4 次，直至肺部干净；维持时每天 1 ～ 2 次，以防止分泌物进一步堆积。

3）引流的体位　主要取决于病变的部位，从某一肺段向主支气管垂直引流。

（6）体位引流时使用的手法技巧　体位引流时可采用叩击、振动或摇法等手法。

1）叩击　借叩击机械原理移出肺内浓痰、黏液。治疗师手指并拢，掌心握成杯状，运用腕动力量在引流部位胸壁上有节奏地敲击，叩击持续数分钟，或者直到患者需要改变体位时。

2）振动　与体位引流和叩击合并适用，在患者深呼吸的吸气时使用，以便将分泌物移向大气道。振动是直接将双手置于胸壁，同时在患者呼气时缓和地压迫并急速地振动胸壁。压力的方向和胸腔移动的方向相同。振动的动作借治疗时上肢肌肉的等长收缩来形成。

3）摇法　是一种较剧烈形式的振法，是在患者呼气时，治疗师的手以大幅度的动作造成的一个间歇性的弹跳手法。治疗师两拇指相扣，张开的手直接置于患者胸壁，同时压迫并摇动胸壁。

（7）叩击、振动与摇法的禁忌证　近期有急性心肌梗死、心绞痛史；近期脊柱损伤或脊柱不稳；近期肋骨骨折或有严重骨质疏松；近期咯血，除非出血原因是支气管扩张造成的急性感染；胸壁疼痛（例如胸腔手术后）、肿瘤部位、肺栓塞。

（三）物理因子

1. 超声雾化治疗　为帮助排痰，用祛痰药是有益的。超声雾化吸入有助于消炎、抗痉挛，利于排痰，恢复或保护支气管内黏液层纤毛的功能。每次治疗 20 ～ 30 分钟，每日 1 次，7 ～ 10 次为 1 个疗程。

2. 超短波治疗　超短波有助于改善血液循环，促进炎症的控制和吸收。一般采用对置法，在胸廓前后对置，应用无热量或微热量。每次治疗 10 ～ 15 分钟，每日 1 次，7 ～ 10 次为 1 个疗程。

3. 体外膈肌起搏器　能辅助排痰，减少肺部感染，辅助脱机、脱氧和拔管，缓解呼吸困难，提高运动耐量。每次治疗 20 分钟，每日 1 次。

五、中医康复治疗

（一）中医辨证论治

本章节论治的肺功能障碍为中风病并发功能障碍，故在治疗时原则上针对患者的主病中风病按风火上扰证、痰瘀阻络证、阴虚风动证、气虚血瘀证和阴阳两虚证五型进行辨证论治，详见"附篇　一、中风病的中医辨证论治"。若兼有热证，痰黄黏稠、口干不欲饮者，可加清气化痰丸加减；若痰瘀化热者，可配合桑白皮汤加减，以清热化痰；若兼有痰液黏稠，不易咳出者，可配合全瓜蒌、贝母、鱼腥草等清热化痰利肺；兼有肺阴虚者，可配合百合固金汤加减；若肺肾气虚者，可配合人参蛤蚧散加减；若面唇发绀明显者，可配合丹参、苏木活血通络；如脾肾阳虚者，可配合肾气丸加减，温阳纳气；虚阳外脱者，可合四逆散加减，回阳固脱。

（二）中成药

1. 静脉给药

（1）清开灵注射液　40 ～ 60mL 加入 5% ～ 10% 葡萄糖 500mL 静脉滴注，每日

1～2次。适用于风火上扰证、痰瘀阻络证。

（2）丹参注射液或复方丹参注射液　20～40mL 加入 5%～10% 葡萄糖 250mL 中静脉滴注，每日 1～2次。适用于痰瘀阻络证、气虚血瘀证。

（3）盐酸川芎嗪注射液　80～120mg 加入 5%～10% 葡萄糖 250～500mL 中静脉滴注，每日 1次。适用于气虚血瘀证、痰瘀阻络证。

（4）参麦注射液　20mL 加入 50% 葡萄糖 40mL 中静脉注射，或 40～60mL 加入 10% 葡萄糖 250mL 静脉滴注，每日 2次。适用于气虚血瘀证、阴阳两虚证。

（5）生脉注射液　5～20mL 加入 50% 葡萄糖 40mL 静脉注射，或 20～100mL 加入 5%～10% 葡萄糖 500mL 静脉滴注，每日 1～2次。适用于气虚血瘀证、阴阳两虚证。

以上静脉用药，糖尿病患者可以 0.9% 生理盐水代替葡萄糖。

2. 口服制剂

（1）补中益气丸　每次 1丸，每天 3次。用于气虚血瘀证。

（2）八珍丸　每次 1丸，每天 3次。用于气虚血瘀、阴阳两虚证。

（3）龟鹿二仙丹　每次 1～2丸，每天 3次。用于气虚血瘀、阴阳两虚证。

（4）保肺丸　每次 1丸，每天 2次。用于气虚血瘀证。

（5）苏子降气丸　每次 3～6克，每天 2次。用于痰热壅肺。

（6）蛤蚧定喘丸　每次 3～6克，每天 2次。用于阴阳两虚证。

（三）针灸

1. 体针

按照循经取穴、辨证取穴和对症取穴的原则取穴。具体针刺方法见"附篇　二、全经针刺法"。虚证配合肺俞、膏肓、太溪、太渊、足三里等穴位，实证配合列缺、膻中、定喘、尺泽等穴位。

2. 电针

在体针的基础上，选择 3～6对穴位。波形为疏波，频率 1～2Hz，输出强度以肌肉规律性收缩为度。电针时间约 30分钟。

3. 艾灸

将艾条、艾绒或者其他药物放置在肺俞、膏肓、太溪、足三里等穴位上烧灼、温熨，借灸火的温和热力以及药物的作用，通过经络的传导，起到温通气血，扶正祛邪，调整脏腑机能的作用，达到治疗疾病和预防保健目的。

4.耳穴压豆

选取肺、肾、心、气管、皮质下、平喘，以王不留行籽贴压，3天更换1次，两耳交替进行，7次为1个疗程。

（四）推拿治疗

推拿治疗采用循经推拿、辨证推拿和对症推拿相结合的方法。

1.循经推拿 详见"附篇 四、整体经络推拿法"。

2.辨证推拿 风火上扰者，自上而下推桥弓，两侧交替进行，在头部颞侧用扫散法，指按揉太冲、行间、支沟、风池穴。痰瘀阻络者，横擦腰骶部，以透热为度，指按揉丰隆、天突、合谷、膈俞穴。痰热腑实者，摩腹，推足阳明胃经，从足三里到下巨虚，一指禅推中脘、天枢穴，点按大肠俞、支沟穴。阴虚风动者，按揉三阴交、太溪、肾俞穴。气虚血瘀者，横擦胸上部、左侧背部及腰骶部，以透热为度，指按揉关元、气海、血海、足三里、脾俞、膈俞穴。阴阳两虚者，按揉神门、足三里、太溪穴，直擦督脉，横擦腰骶部，以肾俞、命门为重点，以透热为度。

3.对症推拿 发热者，取俯卧位，点按太阳、风府、大椎、曲池、尺泽、外关、鱼际、合谷穴；拿风池、肩井，擦督脉及膀胱经第1侧线，以透热为度；推涌泉穴，向足尖的方向推，反复多次；取仰卧位，顺时针摩腹，一指禅推中脘、足三里、丰隆穴。咳嗽者，取俯卧位，拿风池、肩井，擦督脉及膀胱经第1侧线，以透热为度，点按风府、大椎、风门、肺俞等穴；取仰卧位，分推前胸部，沿任脉天突穴至鸠尾穴，分别向两侧分推至胁肋部，以透热为度；一指禅推膻中、人迎穴；点按天突、中府、云门、缺盆、章门、尺泽、鱼际、太渊、合谷等穴。

（五）其他

穴位贴敷：选用生细辛、五味子、干姜、麻黄、白芥子等研粉混合，制成贴剂，贴于大椎穴、肺俞、膏肓俞、膻中穴等穴位，每日1次。

六、康复护理

1.应做好卧床患者的口腔护理，多翻身拍背，必要时吸痰护理。

2.保持室内空气清新，定期消毒。

3.在病情许可情况下，要求患者进行力所能及的活动，如早晚散步等。

4.缺氧较重时，可低流量给氧，避免氧抑制。

七、营养治疗

参考本章"第一节　心功能障碍"的"营养治疗"部分。

下篇
中风病继发功能障碍康复

中风病患者由于疾病造成的功能障碍及在治疗中的废用、误用，可引起多种继发功能障碍，如肩手综合征、肩关节半脱位、关节挛缩、骨质疏松、压疮、下肢深静脉血栓形成等。中风病的继发功能障碍多由卧床时间长、训练和护理不当等原因引起，给患者造成不必要的痛苦，延缓了康复过程，影响康复效果。因此，加强对中风病患者继发功能障碍的康复非常重要。

第十三章　肩手综合征

肩手综合征（shoulder-hand syndrome，SHS）又称反射性交感神经营养不良综合征（reflex sympathetic dystrophy，RSD），其常见的典型表现为肩痛，手浮肿、疼痛，皮肤潮红、皮温升高，消肿后手部肌肉萎缩，甚至关节挛缩畸形、屈伸不利。本病1864年首次由 Morehead 和 Keen 报告其发病与创伤有关，后期研究发现也可见于心脏病、类风湿性关节炎、脑血管疾病等患者。本病于1994年被国际疼痛研究学会归纳为复杂的局部疼痛综合征（complex regional pain syndrome，CRPS）Ⅰ型，即与交感神经介导性密切相关的疼痛。

肩手综合征目前已成为脑卒中患者中仅次于跌倒和精神异常的第三大并发症，不同国家地区的研究资料显示本病发生率在12.5% ～ 70%之间，严重影响患者日常生活质量，给个人、家庭和社会带来了沉重的负担。同样，不同国家地区的研究资料显示，本病的发病时间亦有所不同，Daviet 的研究显示，本病有65%的本病患者是在脑卒中急性发病后的3个月内发病，95%的患者在5个月内发病。总体而言，脑卒中后肩手综合征一般在脑卒中发生后1 ～ 3个月内出现，最早可在脑卒中发病后第3天发生，最迟则可在6个月后发生。

根据本病患侧上肢的临床表现，可于中医学"偏枯""偏风""风偏枯候"等范畴的相关文献中找到其相关研究及治疗的论述，如《针灸大成》对该病的症状进行了详细的描述，"中风腕酸，不能屈伸，指痛不能握物"，"偏枯，臂腕发痛，肘屈不能伸"。对于本病之病因病机，历代中医典著亦多有详述，如《灵枢·刺节真邪》曰："虚邪偏客于身半，其入深，内居荣卫，荣卫稍衰，则真气去，邪气独留，发为偏枯。"《诸病源候论》中提出了"风偏枯候"，分析了其病因病机，同样认为其乃本虚标实之象，其载："风偏枯者，由血气偏虚，则腠理开，受于风湿，风湿客于半身，在分腠之间，使血气凝涩，不能润养，久不瘥，真气去，邪气独留，则成偏枯。"《明医杂著》同样提出：古人论中风偏枯、麻木酸痛、不举诸证，以血虚、死血、痰饮为言，是论其致病之根源。从以上历代医家典著对本病病因病机之论述可以看出，本病病性乃本虚标实之象，起于机体正气虚弱、邪气客于单侧肢体并逐渐入里损害营卫，正气不足、无力驱邪外出而致经脉气血运行不畅，经脉及经筋濡养不足，不通则痛、不荣则痛，则发为单侧肢体疼痛；经脉气血运行不畅、枢机不利，血不利则为水，水性趋下，泛溢肌肤，故出现腕背及手指水肿；经筋濡养不足则肌肉萎缩、关节挛缩。

一、临床表现

本病发病之初通常只影响单侧上肢肢体，严重时可影响多个肢体或身体的其他部位。临床上主要表现为疼痛、感觉异常、血管功能障碍、水肿、出汗异常及营养障碍，如无及时治疗，后期可逐渐出现患侧手部肌肉萎缩、关节挛缩畸形、骨质疏松等症状，影响并延迟脑卒中患者的康复，尤其是前臂活动功能、手指精细活动功能的恢复，使患侧上肢功能丧失，对患者日常生活质量造成严重影响，从而成为脑卒中患者致残的主要原因之一。

中风病后肩手综合征根据病程可分为三期。

第一期：脑卒中急性期，约在发病后2周以内，患者手和腕部明显肿胀，肩部及上肢疼痛，被动活动时疼痛加剧，较"惧痛"。X线检查手和肩部无明显变化，仅见轻度脱钙改变。

第二期：脑卒中发病后3周至2个月左右，手部肿胀明显减轻或消失，肩、手自发疼痛明显减轻，手部肌肉萎缩，手指及腕关节、肘关节活动受限，手部出现轻度的挛缩现象。X线检查手及上肢骨骼有明显脱钙改变。

第三期：脑卒中发病后3个月以后，皮肤肌肉明显萎缩，手指完全挛缩、畸形，患手丧失运动功能。

二、发病机理

本病自其首次被发现以来，西医学对其发病机制进行了深入的研究，目前国内外有不少关于本病发病机制的研究报告，但迄今为止，尚无统一明确的定论。目前认为主要有以下几种可能。

（一）交感神经系统功能障碍

交感神经支配血管运动系统和皮肤腺体，当受到疼痛、脑部病灶、情绪变化及皮肤病变等内外因素的刺激或影响时，则可出现血管运动系统和皮肤腺体功能紊乱。目前多数学者认为，脑血管病是急剧发生的病变，刺激了颈交感神经系统，强化了从病灶到颈髓的向心性冲动，在颈段脊髓后角内形成了病理性反射环路。典型的表现是皮肤苍白和腺体分泌的不规则变化，有时皮肤干燥或多汗，两种反应在同一上肢可能紧接着出现；另一种表现是血管扩张、血流增加、皮温升高、血管通透性增加和水肿。Moskowitz 等应用放射状神经节阻断术及高位胸交感神经节切断治疗此症时，手部症状能够得到很好的缓解，故认为中枢神经系统损伤后，可以引起血管运动神经麻痹，从而导致局部瘀滞性充血、水肿。

（二）内分泌障碍、垂体－肾上腺系统功能失调

有研究认为，脑卒中后肩手综合征的发病可能与内分泌障碍、垂体－肾上腺系统功能失调有关。用免疫组织化学法发现，脑卒中后并发肩手综合征的患者其垂体前叶的腺细胞和下丘脑核团处的分泌细胞主要表现为肿胀和空泡变性，是下丘脑和垂体激素释放后的变性改变，这种改变多属可逆性的，以"刺激反应"占优势。损伤的下丘脑和垂体，会导致下丘脑－垂体－肾上腺 HPA 轴的功能紊乱。下丘脑接受边缘系统（海马、杏仁、隔区）、皮质、丘脑和网状激活系统等传来的神经输入。边缘系统是调控 HPA 轴的重要内分泌功能轴。在急性脑缺血、缺氧的损害或应激作用下，海马、下丘脑等广泛脑区的促肾上腺皮质激素释放激素大量合成，过量释放的 CRH，一方面经门静脉运到垂体前叶，另一方面活化广泛脑区 CRH 受体，引起交感神经异常兴奋从而引起一系列相应的临床症状。

（三）Moberg 的"肩－手泵"理论

上肢末端的大多数动脉位于掌侧，动脉血压促使血液流向上肢末端，血液回流则主要通过手背上具有良好瓣膜的静脉和淋巴管完成，血液回流的主要动力为肌肉的收缩活动。泵机制在腋窝和手背部尤其有效。在腋窝，静脉和淋巴管被包在肌肉和筋膜之中，运动引起肌肉间隙的脉管缩窄和舒张，抬高上肢可倾空手背静脉的血液，用力握拳时可获得同样的效果，当肌肉放松后脉管又迅速充盈。这两个泵血机制在上肢循环中起着重要的作用。肩部活动受限可造成上肢血液回流机制受损，引起某种程度的水肿倾向，手背部的疏松组织可出现明显的水肿。为了获得掌指关节全关节活动度的屈曲，掌骨背部皮肤的弹性必须保持正常状态。手背浮肿会降低其弹性，进而降低掌指关节的屈曲幅度。屈曲幅度减小又使手的泵功能不能发挥作用。此时，手指及手掌侧的回流受阻，促进该部位的水肿形成。这样则形成恶性循环，腋窝泵机制受到干扰

导致手水肿，手水肿依次又引起手泵机制效能的降低。

（四）过度牵拉致关节受损

过度牵拉手关节可产生一种刺激性反应，引起患侧肢体水肿和疼痛。患手关节的活动范围因人而异，康复训练及推拿治疗师可能会在无意识中使患者做过度活动，以致造成关节及周围组织结构的损伤。如因患者中风病后手保持指屈、掌屈姿势，为改善这一不良姿势，治疗师过度地背屈腕关节，频繁地、无节制地做这一动作，就可能因超越关节活动范围而致关节及周围软组织损伤，产生疼痛、水肿等表现。因这种方式产生水肿者，多见于从发病早期就开始不恰当肢体训练的患者。

（五）腕关节过度屈曲

脑卒中后，屈腕、屈指为上肢异常协同模式中的典型症状，在强制性过度掌屈时，手的静脉回流受到严重阻断。通过血管造影可发现，明显的屈腕可使血液回流受阻，导致手和上肢充血性水肿。

（六）静脉输液

脑卒中的早期临床治疗常会应用静脉滴注药物治疗，考虑到不影响患者在床上的日常活动，大部分医务人员选择患手输液，长期反复使用患手进行静脉输液易导致水肿。

从以上资料可以看出，目前研究结果对于脑卒中后肩手综合征的确切生理机制尚未能作出明确阐述，现阶段倾向于认为脑血管病急性发作影响血管运动中枢，可直接引起患肢交感神经兴奋性增高及血管痉挛反应，并产生局部营养障碍导致肩部周围和手腕部水肿、疼痛等症状的出现，而疼痛刺激又进一步经神经末梢传至脊髓，引起脊髓中间神经的异常兴奋性刺激，造成血管运动性异常等恶性循环现象。

三、康复评定

由于中风病后肩手综合征病理机制的复杂性及影像学检查的非特异性，肩手综合征的诊断主要依据临床症状和体征。

（一）肩手综合征的诊断评定标准

肩手综合征的诊断评定标准主要参照中国康复研究中心制订的标准（1996 年）：

神经系统疾病导致上肢瘫痪，如脑卒中偏瘫。

单侧肩手痛，皮肤潮红，皮温上升。

手指屈曲受限。

局部无外伤、感染及周围血管病。

（二）肩手综合征的功能评估

1. 疼痛和肿胀程度评定

（1）水肿的评定　将手放入水中，水面浸至腕关节处，排除水的体积即为手的体积，每次测量患手3次，取平均值。健手和患手的体积差即为肿胀的程度。

（2）选用目测类比评分法对上肢疼痛及水肿程度进行评估疼痛评分：0分为无疼痛，2分为偶发轻微疼痛，4分为疼痛频发但较轻微或偶发较重疼痛，6分为频发较重疼痛但可忍受，8分为持续性疼痛不能忍受，10分为剧痛不能触之。水肿评分：0分为无水肿，2分为轻度，4分为中度，6分为严重水肿。

2. 患侧上肢关节活动度评定　采用量角器分别测量患侧上肢各关节各方向的活动度。

（1）肩胛带屈曲、伸展　主要是肩胛骨和锁骨的运动，屈曲是肩胛骨围绕胸廓向前移动，伸展是肩胛骨围绕胸廓向后移动。体位：坐位；量角器的用法：以头顶为轴心，以通过肩峰在冠状面的投影线为固定臂，以头顶与肩峰在通过头顶水平面的投影的连线为移动臂；正常值：正常活动范围。

（2）上举、下降　上举是肩胛骨向上方移动，下降是肩胛骨向下方移动。体位：坐位或仰卧位；量角器的用法：以胸骨上缘为轴心，以两肩峰的连线为固定臂，以肩峰与胸骨上缘的连线为移动臂；正常值：正常活动范围。

（3）肩关节屈曲、伸展　屈曲是上肢在矢状面内向前上方运动，伸展是上肢在矢状面内向后下方运动。体位：坐位或立位，上臂置于体侧，肘伸直；量角器的用法：以肩峰为轴心，以通过肩峰的垂直线为固定臂，以肱骨的长轴为移动臂；正常值：正常活动范围（屈曲0°～170°，伸展0°～60°）。

（4）内收、外展　内收是上肢在冠状面内向内侧运动，外展是上肢在冠状面内向外侧运动。体位：坐位或立位，上臂置于体侧，肘伸直；量角器的用法：以肩峰为轴心，以通过肩峰的垂直线为固定臂，以肱骨的长轴为移动臂；正常值：正常活动范围。

（5）水平屈曲、水平伸展　水平屈曲是上肢外展90°在水平面内向前方运动，水平伸展是上肢外展90°在水平面内向后方运动。体位：坐位，肩关节外展90º，手掌心向下；量角器的用法：以肩峰为轴心，以通过肩峰的冠状面投影线为固定臂，以外展 90°后在水平面内移动的肱骨长轴为移动臂；正常值：正常活动范围。

（6）内旋、外旋　内旋是前臂在矢状面内向下肢方向运动，外旋是前臂在矢状面内向头的方向运动。体位：仰卧位，肩关节外展 90°，肘关节屈曲 90°，手掌心向下；量角器的用法：以尺骨鹰嘴为轴心，以通过尺骨鹰嘴与地面垂直的线为固定臂，以尺骨长轴为移动臂；正常值：正常活动范围。除此之外还有肩关节环转运动。在测量过程中，患者不能主动完成动作时，测量人员可辅助完成。

3. 功能评定

（1）Fugl–Meyer 方法评定瘫痪肢体运动功能。

0 分：不能做某一动作；

1 分：部分能做；

2 分：能充分完成。

各项最高为 2 分，上肢 3 项，共 6 分，积分越高功能越好。

（2）Brunstrom Ⅵ阶段法评估上肢、手功能。

（3）采用改良 Barthel 指数对患者独立生活能力进行评定。改良 Barthel 指数分级：良（＞60 分），中（41～59 分），差（＜40 分）。

四、现代康复治疗

脑卒中后肩手综合征的治疗原则是早发现、早治疗，尽早遏制病情发展，减少患侧肢体肌肉萎缩、关节挛缩变形的致残率，也有助于降低医疗成本和减轻患者家庭及社会经济负担。一般认为发病 3 个月内为本病治疗的最佳时期。目前对于本病的治疗尚无疗效确切及显著的治疗方法，目前本病的现代康复治疗多采用口服或外用药物、康复训练及物理因子治疗等多种疗法综合治疗。

（一）药物治疗

1. 局部注射麻醉药合用类固醇激素　此疗法对缓解局部剧烈疼痛有效。常用注射部位包括肱二头肌长头肌腱、冈上肌肌腱、肩胛下滑囊、关节腔内、肩峰下及其他压痛点。常用药物为 0.25％～2％普鲁卡因或 1％利多卡因 5～10mL 加入曲安奈德 40mg 或醋酸确炎舒松、强的松龙、醋酸地塞米松 10～20mg。

2. 神经阻滞疗法　目前常用的神经阻滞疗法为星状神经节阻滞疗法，是一种微创治疗方法，是将局部麻醉药注射在含有星状神经节的疏松结缔组织内而阻滞支配头面颈部、上肢及上胸部交感神经的方法。目前，多认为星状神经节的阻滞作用主要有中枢神经作用和周围神经作用两方面，其通过调节丘脑的维护内环境的稳定功能而使机体的植物神经功能、内分泌功能和免疫功能保持正常；其周围神经作用是由于阻滞部位的节前和节后纤维的功能受到抑制，分布区域的交感神经纤维支配的心血管运动、腺体分泌、肌肉紧张、支气管收缩及痛觉传导也受到抑制，此周围作用一直被用来治疗头颈部、上肢、肩部、心脏和肺部的一些疾病。常用的药物为 0.5% ～ 1% 利多卡因或 0.25% ～ 0.375% 布比卡因 5 ～ 10mL，阻滞成功的标志为注射药物侧出现霍纳综合征，表现为瞳孔缩小、眼睑下垂、眼球下陷、鼻塞、眼结膜充血、面微红、无汗、温暖感。

3. 口服药物治疗　治疗肩手综合征的常用药物有类固醇激素、非类固醇类止痛剂、钙通道拮抗剂与抗抑郁药及抗焦虑药物等。

（1）类固醇激素　类固醇激素的作用机理为激素的抗炎作用抑制花生烯酸合成代谢物前列腺素及白三烯，可减少疼痛感受，还可通过抑制物质和调整感觉神经背根节胞体神经肽类激动水平而奏效。有研究认为，类固醇在治疗肩手综合征上是有效且副反应小的药物。在药物剂量上以低剂量口服为主，多口服强的松 30mg/d，持续 2 ～ 3 周或更长时间，最多不超过 12 周。一般对疼痛和水肿疗效较好。

（2）非类固醇类止痛剂（NSAIDs）　本类药物可以用于轻中度疼痛，阿片类、特拉唑嗪、美金刚、二节醚、美西律及卡马西平等药物被临床学者推荐使用。

（3）抗抑郁药及抗焦虑药物　三环类抗抑郁药及抗焦虑药物可通过减轻焦虑，降低交感释放而缓解疼痛。兴奋性谷氨酸受体拮抗剂和 γ - 氨基丁酸受体兴奋剂（如氯胺酮、右美沙芬等）及抗惊厥药物与神经安定药物等对肩手综合征也有一定的治疗作用。

（4）钙通道拮抗剂　如尼莫地平、硝苯地平等，其主要作用是扩张血管，拮抗去甲肾上腺素对动脉和静脉的作用，阻滞钙通道蛋白，干扰再生神经产生的异位冲动。

（二）康复训练

1. 肢体摆放　在卧位时，患侧上肢可适当抬高；在坐位时，把患侧上肢放在前面的小桌子上并使腕部轻度背屈，有利于静脉和淋巴回流。

2. 避免腕部屈曲　为了改善静脉回流，在 24 小时内维持腕关节于背屈曲位是非常重要的。可用石膏制的一种尖向上翘的小夹板放于掌侧，夹板的远端达手掌横纹以下，并且从第 5 掌指关节适当地向下倾斜，以免限制掌指关节的屈曲。当用绷带把小夹板固定之后，应使腕关节处于背屈稍偏向桡侧的位置，患者日夜戴着夹板，只在做皮肤检查、洗手或治疗时才除去。夹板一直戴到水肿和疼痛消失、手的颜色正常为止。即使戴着夹板，患者仍可进行自主活动维持肩关节的活动度并防止手部僵硬。

3. 向心性加压 缠绕手指或末梢的向心性加压缠绕是简单、安全、具有明显疗效的治疗方法。治疗师用一根粗 1～2mm 的长线，从远端到近端，先绕拇指，然后再缠绕其他手指，最后缠绕手掌和手背，一直到恰好在腕关节以上。缠绕时，先做一个可以拉开的小线圈，套在指甲根部水平，然后治疗师用力紧密而快速地缠绕，直到腕关节以上，随后立即拉开线圈的游离端除去绕线。本方法可暂时地减轻水肿。

4. 冷热交替治疗 本法有止痛、解痉及消肿的效果。对脑卒中偏瘫患侧手肿胀的患者，分别用 9.4℃～11℃的冷水和 42℃左右的热水，每天交替浸泡患侧手。一般情况，冷水 1 分钟，热水半分钟，共计 30 分钟。经 2 周治疗，水肿可逐渐减轻。

5. 主动活动 在可能的情况下，治疗中完成的活动应是主动的而不是被动的，因为肌肉的收缩可提供最好的减轻水肿的泵活动。在肩胛骨活动之后，鼓励患者尽可能做患侧上肢的主动运动，即 Bobath 握手，双上肢前伸，上举过头，反复进行。在上肢上举的情况下，刺激患侧上肢功能恢复的活动也可利用，尤其是那些需要抓握的活动，如握住一条毛巾，并在治疗师帮助下，抓握并放松一根木棒。从预防肩手综合征的角度考虑，在疼痛和水肿被完全去除之前，不应练习使伸展的患侧上肢的持重活动。因为这些活动可能是本综合征的促发因素，并常可导致疼痛而使本综合征长期存在。

6. 被动运动 患侧上肢的被动运动可防治肩痛，维持各个关节的活动度，纠正前臂旋前并促使旋后功能的恢复，但这些活动应非常轻柔，以不产生疼痛为度。所有活动均可在患者仰卧、患侧上肢上举的状态下进行，以利于增加静脉回流。

（三）物理因子

1. 半导体激光 采用半导体激光照射人体的痛点，能产生良好的生物刺激，能改善患区的血液和淋巴微循环，使血管扩张，缓解肌肉痉挛，达到消炎、镇痛和调节微循环的作用。

2. 超短波 超短波是一种高频电磁波，具有热效应和非热效应。治疗时产生的温热效应能促使局部小血管持久扩张，改善血液循环，加快致痛物的转运，消除组织炎性病变，可有效地降低肌张力，增加软组织及关节的弹性，阻断疼痛的传导。非热效应可增强免疫力，消散急性炎症，抑制感觉神经的传导，干扰并阻断痛觉冲动的扩散，有良好的镇痛效果。

3. 调制中频电疗 调制中频电疗可激活脑啡肽能神经元释放脑啡肽类物质，作用于机体能促进局部血液循环，有利于改善局部组织的营养状态，起到消炎及消除疼痛的作用。此外还能有效促进神经肌肉功能的恢复，使协调、随意的正常模式形成，并能改善肩胛带肌的张力，有效地缓解疼痛。

4. 气压治疗 采用间歇性气压治疗，可通过压强均匀地从小指向腕部、肘部及上臂向心性加压，通过规律、缓慢的压迫患肢肌肉和血管，促进血液、淋巴液的回流，从而消除患肢的肿胀和疼痛。

（四）心理治疗

心理康复治疗要贯穿整个康复过程。对患者和家属讲明病情发展和治疗过程，使其充分认识病情和转归，对各种康复治疗手段及预后有较好的了解，使患者能确立现实的目标和治疗计划，积极配合治疗，帮助患者消除焦虑、畏难和抑郁等消极心理，恢复自信心，树立与疾病抗争的勇气和毅力。

五、中医康复治疗

（一）中医辨证论治

本章论治的肩手综合征为中风病继发的功能障碍，故在治疗时原则上针对患者的主病中风病按风火上扰证、痰瘀阻络证、阴虚风动证、气虚血瘀证和阴阳两虚证五型进行辨证论治，详见"附篇 一、中风病的中医辨证论治"。再根据患侧肢体局部病症随症加减：肩部酸痛麻木、肢体软弱无力、肌肤不泽，或局部肌肉挛缩、肩峰突起者，加用秦艽、桂枝、当归祛风活血通络，鸡血藤、忍冬藤疏经通络，痛甚加全蝎。痛有定处、局部疼痛剧烈、呈针刺样、拒按、肩活动受限，或局部肿胀、皮色紫暗者，加用乳香、没药、丹参、鸡血藤活血通络止痛，当归、熟地黄、白芍补益肝肾，桂枝温经通络。肩部及周围筋肉疼痛剧烈或向远端放射，昼轻夜甚，病程较长，因痛而不能举肩，肩部感寒冷、麻木、沉重、畏寒得暖稍减者，加用麻黄、制川乌、细辛温经通络，黄芪补气行气，全蝎、羌活祛风通络止痛。肩部疼痛较轻，疼痛局限于肩部，以钝痛或隐痛为主，或有麻木感，局部发凉，得暖或抚摩则痛减者，加用羌活、独活、秦艽、海风藤、木香、乳香祛风通络止痛，川芎、桂枝温经活血通络止痛。

（二）中医外治法

1. 中药涂擦 可选用当归、川芎、白芍、桂枝、红花、鸡血藤、乳香、没药、桑枝、防己、牛膝、丹参、防风等具有活血通络作用的中药，用高度白酒浸泡一定时间后于患处局部涂擦，有活血通络、消肿止痛等作用。

2. 中药外洗　选用桑枝、木瓜、鸡血藤、丹参、茯苓皮、艾叶、川芎、伸筋草、丝瓜络、苍术、桃仁、红花、川椒等具有舒筋活血通络作用的中药，煎煮后进行局部浸泡熏洗，使局部气血运行通畅、经络疏通，改善局部静脉回流，使水肿消散，疼痛改善。

（三）针灸疗法

1. 体针

按照循经取穴、辨证取穴和对症取穴的原则取穴。具体针刺方法见"附篇　二、全经针刺法"。患侧肢体肿胀严重者，可选用八邪、井穴或十宣等穴点刺放血。

2. 缪刺法

缪刺法基于经络本身"上下相关""左右贯通"以及"维筋相交"的生理功能，采用"气之盛衰，左右倾移，以上调下，以左调右"的交叉针刺法激发经气，运行气血，疏通瘀滞之气血，使阴阳平衡，达到"通不痛，调和举"的目的。常用穴位有健侧条口穴、中平穴（经外奇穴，位于足三里穴下 1 寸），同时嘱患者主动或被动活动其肩关节，做肩部外展、上举、后展等动作。

《灵枢·官针》曰："巨刺者，左取右，右取左。"巨刺法常取穴位有健侧肩髃穴、肩贞穴、肩前穴、阳池穴、腕骨穴、阳溪穴、大陵穴等，以上腧穴可选择交替使用，同时配合患侧关节运动疗法。

3. 火针疗法

火针性温，能够改善气血运行，行气活血，温通经络，从而起到温阳利水、通经止痛的作用，可选用肩前、肩髃、肩贞、曲池、手三里、外关、阳池、阳溪、阳谷、八邪穴进行点刺，深度 2～3 分，每 2 日 1 次。

4. 耳针疗法

选取耳部肩、腕、指、脾、脑点、丘脑、交感穴，用王不留行籽进行耳穴按压治疗脑卒中后肩手综合征患者，同样取得良好临床疗效。

5. 穴位注射

穴位注射常以局部选穴为主，如肩髃、肩贞、肩前、天宗、曲池及阿是穴等，常用药物如丹参注射液、维生素 B_{12}、维生素 D_2 果糖酸钙注射液及 2% 普鲁卡因、强的松龙等。

此外，也可采用浮针针刺压痛点（针刺深度以略达肌层为度，使患者无酸、麻、胀、痛的感觉，操作一般以患者的疼痛完全消失或不再加重为止）；患侧局部围刺法；患侧刺络放血疗法（选穴以肩髃、曲池、合谷等手阳明经主穴，八邪及患侧井穴等为主穴进行刺络放血）；经筋刺法及埋线疗法（选穴以局部选穴为主，如肩髃、手三里、阳池等）等。

（四）推拿治疗

推拿治疗采用循经推拿、局部推拿、辨证推拿相结合的方法。

1. 循经推拿 采用整体经络推拿法，详见"附篇 四、整体经络推拿法"。

2. 局部推拿

（1）患者取坐位，医者立于患者身后按揉风府穴、双侧风池穴，力度由轻至重，指力方向为由下向头部斜上，使患者自觉穴位周围微热并传至头部，时间3分钟。沿着斜方肌、胸锁乳突肌上部骨骼附着处（枕外隆凸和上项线）至肩井穴，用拇指或大鱼际行指拨、揉法及拿法3分钟，力度适中，以患者颈部皮肤红润为度。

（2）用㨰法施于患侧肩胛周围及颈项两侧并点按肩井、天宗、秉风、云门、中府、肩髃等穴，时间3分钟。

（3）患侧上肢部位：患者取坐位，嘱患者放松，医师左手握住患肢前臂并用㨰法及按揉法自患侧上臂内侧到前臂进行治疗，以肩肘关节周围的肌群（三角肌、肱二头肌、肱三头肌、肱桡肌及肱肌肌腹）为重点治疗部位，配合患肢外展和肘关节屈伸的被动活动，使关节囊和关节周围肌腱充分伸展，并在不加剧疼痛范围内进行。点按患侧上肢曲池、少海、天井、清冷渊、手三里、阳溪、阳池、阳谷及合谷等穴各3次。继之在患侧腕部、手掌和手指用搓法治疗，同时配合腕关节及指间关节屈伸的被动活动，手指关节可配合捻法时间3分钟。

3. 辨证推拿

（1）肌无力者点按脾俞、胃俞、肝俞、足三里、中脘力度略大。

（2）肌张力增强者按揉肝俞、筋缩、孔最、鱼际、阳陵泉、太溪，用力要柔和。

（3）肩部疼痛及屈伸活动受限肩峰、肩胛骨痛及屈伸活动受限者：先按揉阳陵泉、肩髃、肩髎、外关、尺泽、太溪、曲池、合谷，再治疗局部。

（4）患手肿胀严重者，应由远及近做向心性治疗。手法力度应轻柔和缓。分别用捏法、捻法、摇法、搓法操作。

（5）正确肢位摆放：患者在坐位时，患侧肘部、腕部和手应有良好的支撑，避免患侧上肢向下拖垂，以及腕关节和手指关节的屈曲。在仰卧位时，患侧肩胛骨下需垫枕，使其处于前伸位，同时患侧上肢也应垫枕，并呈伸展位，掌心向上。在健侧卧位时，患侧上肢伸直有支撑，并有掌心向健侧和肩胛骨前伸位。在患侧卧位时，患侧上肢伸直和肩胛骨前伸并掌心向健侧。各种体位摆放均应避免腕屈曲。

六、康复护理

1. 保持正确体位　仰卧位，肩胛骨下垫软枕，使其保持前伸位，腕关节背曲，手指伸直外展。

2. 良肢位的摆放　应防止肩和手的损伤。健侧卧位时患者上肢伸直并支撑，且掌心向健侧和肩胛骨前伸位；患侧卧位，患者上肢伸直。肩胛骨前伸并掌心向健侧。各种体位的摆放均应避免腕弯曲。

3. 向心性加压缠绕　肿胀时用 1～2mm 的细线从手指尖开始向心性缠绕，至患者的掌指关节，压力从指尖开始逐渐缩小，可促进患者手部水肿的消退。

4. 冷热交替浸泡法　分别在 10℃的冷水和 40℃的温水中浸泡 10 分钟，每天 2～3次，每次重复 3～4 次。

七、营养治疗

本病患者日常膳食护理应基于中风病日常饮食护理为主，可参考上篇"第五章运动功能障碍"的"营养治疗"部分。

第十四章 肩关节半脱位

肩关节半脱位又称肱盂关节半脱位，是脑卒中后偏瘫患者的重要并发症之一，多在软瘫期及痉挛早期出现，其发生率在国内外的文献报道中不一，为 17% ～ 81%，多数在脑卒中发病后 3 个月内发生。临床通常以预防为主，肩关节半脱位发生后若处理不及时或治疗不当，则难以恢复，同时会使一系列其他的并发症（如肩痛、水肿、肩手综合征等）出现或者加重，从而影响偏瘫患者的上肢功能，最终出现废用综合征。

一、临床表现

肩关节疼痛，活动困难，功能受限。局部表现可见冈上肌、三角肌、冈下肌的后部明显萎缩、关节囊松弛、肱骨头向下前移位，呈轻度方肩畸形。肩峰与肱骨头之间可触到明显的凹陷，可容纳 1 ～ 2 横指。

二、发病机制

肩关节由肱骨头和肩胛骨的关节盂两者构成，肱骨头大，而肩胛骨关节盂小且浅，只可与肱骨头关节面 1/4 ～ 1/3 连接，加上肩关节囊薄而松弛，以上这些不稳定的肩部解剖结构使肩关节具有活动范围大、活动灵活但结构不稳定的特点，易致肩关节半脱位或脱位。当脑卒中患者坐位或立位活动时，由于自身重力原因，肱骨头从关节盂滑下，同时由于肩部肌张力低，肌力下降，甚至出现肌肉萎缩，关节囊松弛，则易出现肩关节半脱位。偏瘫患者肩关节半脱位的致因尚不十分清楚，目前主要考虑除病灶部位和肩部稳定肌群瘫痪萎缩、肩关节稳固性差等因素外，可能还与早期的干预治疗及护理方式有关。

1. 以冈上肌及三角肌后部为主的肩关节周围肌肉的功能低下。以三角肌，尤其是冈上肌为主的肩关节周围起稳定作用的肌肉瘫痪、肌张力低下被认为是肩关节半脱位最重要的原因。肌纤维水平走行的冈上肌可防止肱骨头在关节盂内下滑，三角肌向上牵拉肱骨，可使肱骨头抵在喙突肩峰韧带下。这些肌肉瘫痪后在上肢重量的牵拉下可产生肩关节半脱位。

2.肩关节囊及韧带的松弛、破坏及长期牵拉所致。在软瘫期，关节囊及韧带以及肌肉内结缔组织，是保持肩关节处于正常位置的主要组织。在脑卒中发病后，仅部分患者出现半脱位，半脱位多发生在发病后第4周左右患者坐起活动后。推测肩关节半脱位系在上肢重量及/或外力的牵拉（尤其是长期牵拉）下，关节囊及韧带遭到破坏从而导致松弛及延长所致。肩关节半脱位随着肌张力的恢复可出现不同程度的改善，在精神紧张及用力时通过联合反应的作用甚至可复位。不过一旦关节囊韧带松弛延长，即使偏瘫肢体瘫痪完全恢复，其在静态坐位下仍可呈现半脱位状态，考虑这与已经松弛的关节囊及韧带不能恢复原来的张力，加之患者肩胛骨下旋，使肩关节处于相对外展位，从而使固有的绞索机制（locking mechanism）难以发挥作用有关。

3.肩胛骨周围肌肉的瘫痪、痉挛及脊柱直立肌的影响等所致的肩胛骨向下旋转。脑卒中软瘫期，由于肩胛骨上提肌、向上旋转的前锯肌及斜方肌等肌张力下降，在上肢重量的作用下，引起肩胛骨下移和旋转，肩关节盂向下倾斜。肩胛骨下旋造成患侧肱骨（相对于肩胛骨）处于相对外展位。脊柱向健侧功能性侧凸（坐位时因重心偏向健侧臀部），也使胛骨下旋并增加肱骨相对外展。设想其破坏了正常的肩关节盂向上倾斜角所提供的绞索机制而引起肱骨头下滑，产生半脱位。在产生痉挛后，由于背阔肌、菱形肌和肩胛提肌等肌张力增加，肩胛骨仍呈下移及下旋位。胸小肌肌张力增高也与痉挛期肩胛骨下旋有关。脊柱直立肌痉挛使脊柱向患侧侧屈也造成肱骨相对外展。有试验显示，处于麻醉下的正常人，在外展上肢时也容易出现半脱位，推测肩关节半脱位的程度可能与肩胛骨下旋及肱骨相对外展的程度有关。

4.不恰当的牵拉。由于家属及护理人员对患者肩关节的保护不充分，在移动患者或为患者翻身时对肩关节保护不当，过度牵拉患肢，肩关节受损，加重并发症。脑卒中早期，患者大多卧床，未积极采取良肢位的摆放，后期患者不恰当的锻炼或医师不正确的康复操作等，都可以造成肩关节过度牵拉延长、继发损伤，发生肩关节半脱位。

5.生理退化。老年患者由于自身年龄生理特点，其自身生理代谢随年龄增长而逐渐减弱，肌肉皮肤等营养代谢较年轻患者较弱，关节囊及周围韧带较松弛且收缩无力，故较年轻卒中患者易发生肩关节半脱位。

三、康复评定

肩关节半脱位尚无公认的诊断标准与康复评定方法，目前临床上多采用触诊法，研究多用放射学方法。

1. 临床方法

（1）触诊法　患者取静态坐位，双上肢自然地垂于体侧。检查者用示指触诊患者肩峰突起和肱骨头之间的距离，以其可容纳的横指数来表示脱位的程度。诊断标准为半横指或一横指，本方法灵敏度差。

（2）人体测量学方法　用有刻度的两角规分别测量两侧肩峰突起与肱骨外上髁之间的距离。但上述解剖学标志难以准确确定，且受人体测量学参数（如双侧肱骨长度有差异）的影响，易产生误差，需同时测两侧以进行比较。

2. 放射学方法

（1）二维法　患者取坐位，双上肢自然垂于体侧，以45°倾斜投射角拍双侧肩关节X线片。测量肱骨头中心的水平沿线与关节盂中心的水平沿线间的垂直距离，作为脱位的程度。

（2）三维法　患者坐在特制的转椅上，以0°和45°投射角投射X线，所得数据资料经计算机处理，从而确定肱骨头相对于关节盂的真实空间位置。本方法可信度及准确性高，但设备昂贵，检查及分析较复杂，在临床上广泛应用困难。

（3）肩峰肱骨头间距（Acromio Humeral Intental，AHI）　患者取直立位，双上肢自然下垂于体侧，掌心朝向体侧，X线球管中心对准锁骨肩峰端下缘，管球向足侧倾斜15°，投照距离150cm分别拍摄双侧肩关节正位X线片。在肩关节X线片上，先测出肱骨头的中心，直线连接该中心与肩峰下缘的中点，即为AHI，AHI有个体差异。以两侧的AHI之差或AHI比值［AHI比值＝（患侧AHI－健侧AHI）/健侧AHI×100%］表示肱骨头下移的程度。有人以健侧AHI平均值+2-3s（标准差）为正常值，大于此值者诊断为半脱位。但本诊断标准可能过严，使临床上显示有明显半脱位者（半横指）难以诊断，有可能造成漏诊。

四、现代康复治疗

关于脑卒中后肩关节半脱位的现代康复治疗方法，目前尚无疗效肯定的口服及外用药物治疗方法，2011版《中国脑卒中康复治疗指南》对本病治疗的推荐意见为：①对于严重肌肉无力、有发生肩关节半脱位危险的脑卒中患者，推荐使用电刺激联合传统运动疗法降低肩关节半脱位的发生率，且优于单独使用传统治疗（Ⅱ级推荐，B级证据）。②对于肩关节半脱位患者，建议使用牢固的支撑装置防止恶化（Ⅲ级推荐，C级证据）。③持续肩关节位置保持训练可以改善肩关节半脱位（Ⅱ级推荐，B级证据）。

（一）药物治疗

肩周封闭及神经阻滞常用药物有 2% 利多卡因、醋酸泼尼松龙、维生素 B_{12} 等，常选治疗部位为肱二头肌短头及长头肌腱、冈上肌肌腱、肩胛下滑囊等压痛点。临床上肩周封闭或神经阻滞疗法通常配合康复疗法或中药外治法等其他疗法综合治疗本病，较少作为单独疗法进行治疗。

（二）康复训练

1. 肩关节半脱位的发生时间及预防

（1）及早预防　脑卒中偏瘫患者肩关节半脱位发生率较高，早期如处理不当，特别易在上肢松弛情况下发生。肩关节半脱位是脑卒中后出现较早的并发症，多数在 3 周内，对上肢功能的恢复影响极大。一旦患者发生肩关节半脱位，易引起肩痛，从而使患侧上肢的主动活动减少，进而出现患肢肿胀，肩痛进一步加重，形成恶性循环，阻碍了功能恢复和整体康复进程，故而提前预防其发生最为重要。

（2）良姿位摆放　在软瘫时做好肩关节的保护，如正确的体位摆放；帮助瘫痪肢体做被动活动时，要克服急于求成的心理，避免对偏瘫肢体肩部过分地牵拉；患侧卧位虽可增加感觉刺激，但时间不宜过长，特别是患侧肢体感觉障碍的患者，以免患侧肩部受累，影响患侧上肢血液、淋巴液回流，引起和 / 或加重患肢肿胀，避免压疮的发生；硬瘫时，治疗师给患者做患侧肩外展上举被动运动，当肩前屈过 90° 时，宜将患者肩外旋、前臂旋后、掌面向上，使肱骨大结节避开肩峰的挤压，避免引起和 / 或加重肩关节半脱位等。

2. 肩关节半脱位的康复治疗

对一般的肩关节半脱位，无疼痛感的无须特殊处理，仅需积极锻炼瘫痪的肩部肌肉，提高肌力，使脱位自行恢复。

（1）健康教育　用浅显易懂的语言向患者及家属说明脑卒中后肩关节半脱位发生的原因、脱位程度、脱位的负面影响，避免肩关节的无支撑下垂，用正确的方法翻身、起床。在移动或活动时，不可牵拉患肢；鼓励患者患侧卧位，每次时间不宜过长；坐轮椅时，指导患者双手交叉，用健手握住患侧手，使患侧的腕关节保持背屈、拇指外展位，抑制上肢痉挛，防止肩关节半脱位进一步加重。

（2）悬吊固定　三角巾、吊带、护肩带悬吊固定患侧上肢或健侧上肢，将患侧上肢托起，能预防脑卒中患者肩关节脱位，有利于改善上肢功能，促进其独立活动能力的提高。

①三角巾、吊带的应用：如患者上肢处于软瘫期，在半脱位的早期，在坐位及站立时应使用三角巾或吊带将患侧上肢托起，此时肩关节稍前屈，肘屈曲90°，前臂被固定于胸前，能够使偏瘫后松弛的肩关节相对稳固，使肱骨头不易向下或侧方移动，防止肱骨头因上肢受重力下坠而脱离关节盂。悬吊三角巾、吊带长期应用，可能会造成肩关节内收内旋畸形，应避免长期应用，待肩胛提肌等肩关节周围保护性肌肉力量恢复可对抗上肢重力时可停止使用。肩托也可供选用，既能保护肩关节，同时也可进行活动，但不可长期使用。

②应用肩复位功能带：偏瘫肩关节脱位复位功能带使患者坐位、站位及功能训练时，患肢肱骨头均回纳固定在关节盂内，一定程度上保证了患肢外展外旋位，较少影响患肢的血液回流，不仅可以用于上肢不运动时，又可以用于训练时，可长时间使用。临床观察发现，护肩带能减少脑卒中患者肩关节半脱位的发生。使用复位功能带时必须注意松紧合适，如带子束得过紧则影响患肢的血液循环、淋巴液回流、上肢主动运动及呼吸运动，带子过松则达不到向上的托力。

③健侧上肢将患侧上肢托起：坐位或直立位时，可利用健侧上肢将患侧上肢托起以减轻或消除患侧上肢的重力对肩关节囊韧带的破坏性牵拉，从而预防肩关节脱位的发生。

（3）矫正肩胛骨的姿势　重点通过手法矫正及控制肩胛骨的下降后缩、下旋等所有引起肩周肌力失衡现象，恢复肩关节原有的锁定机制。

①良肢位摆放：仰卧位，患肩下垫高，上肢下垫软枕，患侧肩胛带前伸，肘关节伸展，前臂旋后（进入痉挛期后前臂旋前），腕关节和手指伸展；患侧卧位，患侧肩前伸，前屈＜90°，伸肘，前臂旋后；健侧卧位时，患侧肩和上肢充分前伸，肘关节伸展，其下可用适宜高度、软硬合适的被子或枕头托起。以上姿势应经常转换，预防患者患侧卧位时间过长造成肩痛。坐位时，将患侧上肢伸直置于高度适宜的桌上，避免肩的下坠；站位或行走时，治疗师应对患肢充分保护，避免自然下垂。

②向患侧翻身：抵抗肩胛骨后缩。

③患者双臂抱肩，向健侧旋转躯干，健手带动偏瘫肩向前，使肩胛骨位置充分前屈、上抬、外展并向上旋转，被动纠正"翼"肩，不能完成时治疗师辅助完成。

（4）肩关节无痛范围被动运动

①肩胛－胸廓关节运动：患者健侧卧位，治疗师一手固定肱骨近端，另一手固定肩胛下角、内外侧缘，被动地完成各个方向的运动，特别是肩胛骨的向上及前伸活动。

②肩关节屈曲、外展运动：患者仰卧位，肘关节伸直，治疗师位于患者患侧，一手固定患侧肱骨头近端，另一手握住其前臂及腕部，分别将患肢从体侧向前上方、外侧方运动。

③肩关节内、外旋：患者仰卧位，患侧上肢呈外展90°、肘关节屈曲90°位，治疗师位于患者患侧，一手固定上臂，另一手握住前臂及腕部，使前臂做上下方向的弧线运动，使肱骨头在关节盂内旋转。按盂肱关节与肩胛－胸廓关节2∶1的运动比例运动。注意在进行肩关节被动活动时，应始终将肩关节向内挤压，禁止做关节的牵拉，并在无痛范围内进行。防止盂肱关节半脱位最主要的是肌纤维呈水平方向走行的肌肉，如冈上肌、冈下肌、三角肌后部纤维。在不损伤肩关节及其周围组织的情况下，维持全关节活动度的无痛性被动活动，为上肢功能恢复打下良好的基础。每日2～3次，每次20～30分钟。

（5）肩关节主动活动

①鼓励患者尽可能地使用患手，用健手握住患手做来回握手样动作或做患手握木棒、放松木棒动作，或做掌对掌动作。

②做十指交叉的握手并上举上肢的动作，患者仰卧位或坐位，双侧肩关节前屈，双侧肘关节伸直，上肢伸展充分上举过头到关节活动最大范围，然后放下，为一个动作。

③活动肩胛带：患者仰卧位或坐位做耸肩的运动；仰卧位或坐位，患侧上肢伸肘、伸腕，做肩胛骨前伸活动。

④患者仰卧位或坐位，患侧上肢伸肘、伸腕，分别做上肢向上、外、前活动；患者仰卧位，患侧上肢呈外展90°、肘关节屈曲90°位，前臂旋前位，做前臂上下方向的弧线运动。以上动作宜慢，15～30个为1组，每次3～4组，多次反复进行。不能完成时，健侧上肢可辅助患侧上肢完成。

（6）刺激肩周围稳定肌的张力和活动

①牵拉反射：治疗师一手支撑住患者患侧上臂伸向前，另一手轻轻向上拍打肱骨头，肘的牵拉反射使三角肌和冈上肌的肌张力和活动性增加。

②快速刺激：在冈上肌、三角肌、肱三头肌上由近及远做快速摩擦或以冰块刺激。

③患侧负重：患者在坐位时用患侧手掌支撑在体侧床面上稍外侧，肘关节伸展，前臂轻度旋后，腕关节背屈，诸手指伸直，拇指外展，将身体重心缓慢有节律地移向患侧，使患侧上肢负重支撑。一次3～5分钟，每天多次进行。

④关节挤压：健侧卧位，患侧肩关节前屈（或仰卧位，患侧肩关节外展），肘关

节伸直，前臂旋后，腕关节背伸，治疗师一手放在患者肘关节处，维持肘关节伸直位，另一手握患者患手，沿上肢纵轴向肩关节处施加压力，此动作可穿插于上肢的运动疗法过程中，反复多次进行。

（7）肩胛肌群抗阻训练　患者仰卧位，治疗师一手握住患者患侧手，与其手掌相对，另一手放于患肢肘部，使肘关节保持伸直位，嘱患者上推治疗师的手，同时治疗师施以适当的阻力。患者坐位做耸肩动作时，治疗师可在患侧肱骨头上方施加适当阻力。在患者能主动完成上述肩关节前屈、外展、内外旋活动时，分别在患者患侧手或前臂前、外及腕关节上方内外侧施加适当的阻力，做抗阻训练，增加肩胛肌群肌力，提高肩关节的稳定性。

（8）手法复位　患者仰卧位，治疗师将患者患侧上肢充分前屈、上抬90°，一手固定患者肘关节防止屈曲，另一手手掌与患者患侧手掌相对，将患肢向肩部挤压，让患者应用上肢力量与施加的压力对抗。手法复位是为了纠正肩胛骨的位置，恢复肩关节的"锁定机制"（正常情况下肩关节周围肌肉的张力可确保关节盂向下倾斜，关节囊上部韧带的紧张也防止肱骨头向侧方移动和向下方脱位。这就是肩关节的"锁定机制"）。

（9）作业疗法　利用康复器材进行训练，如推拉磨砂板、插木钉、搭积木、直臂侧推和前推等。

（10）日常生活指导　患者进食时，指导患者将患侧的肘关节放在胸前的饭桌上，患侧手应保持在患者视野内。使用健手进食，患手作为辅助固定餐具；告知患者及家属正确的穿脱上衣方法，避免对患肢的牵拉；指导患者正确完成力所能及的日常生活活动，如翻身、起床、洗漱、如厕及清洁等。

（三）物理因子

1. 功能性电刺激（FES）　能激活肌肉的神经纤维，有效地提高被刺激肌肉的张力，采用FES刺激脑卒中偏瘫患者的冈上肌与三角肌中后部等肩部肌肉，刺激肩关节周围固定肌的活动及张力，使患肩肌肉张力恢复后，即能牵拉肱骨头回到正常解剖位置，并配合矫正肩胛骨的位置，使关节盂位置正常并恢复肩关节原有的"锁定机制"，配合患者的肩部同步主动活动。

2. 感应电流刺激　能刺激暂时丧失运动的肌肉，使之被动收缩，从而防治肌萎缩，提高软瘫期肌肉的肌张力，使肩关节的稳定性增加；感应电流刺激还可加强感觉信息的输入，使肩周围肌肉兴奋，从而诱发肌肉活动，增加组织间的相对运动。

3. 电极植入　国外有使用植入电极对冈上肌进行电刺激的疗法，临床报道具有较好疗效。

（四）心理治疗

心理治疗对肩关节半脱位患者的康复有积极作用，有研究指出当患者处于良好情绪或兴奋状态时，神经抑制下降或降解，这时神经肌肉的调节达到最佳状态。脑卒中患者常伴随情绪低落，甚至脑卒中后抑郁等精神问题，影响患者康复信心及积极性，因此在康复治疗过程中要注意疏导患者的不良情绪，减轻其精神负担，使患者对康复树立信心，调动患者的积极性，发挥最大潜力，神经对肌肉的调节达到最佳状态，提高康复效果。

五、中医康复治疗

（一）中医辨证论治

脑卒中后肩关节半脱位作为中风病并发的功能障碍，并非传统意义上因外伤所致的中医筋伤学范畴的肩关节半脱位，在运用中医辨证论治原则基础上，按中风病风火上扰证、痰瘀阻络证、阴虚风动证、气虚血瘀证和阴阳两虚证五型进行辨证论治，详见"附篇 一、中风病的中医辨证论治"，然后再根据患侧肢体局部症状进行辨证及随症加减。中风病后患侧肢体经脉气血运行不畅，局部筋骨、肌肉、皮肤濡养不足，筋脉、肌肉束骨无力，加之长期自身重力作用或外力牵拉作用则可致肩关节脱位而发为本病，其病性多为本虚标实，历代医家很少对本病进行单独辨证论治，较多为在治疗中风病的基础上加以补肝肾、祛风湿、强筋骨、舒筋活血通络的中药。常用药物有桃仁、红花、当归、赤芍、川芎、地龙、三七、鸡血藤等以活血通络；海桐皮、五加皮、伸筋草、透骨草、木瓜、羌活、独活、秦艽、桑枝、威灵仙等以祛风湿、强筋骨、舒筋活络；骨碎补、桑寄生、续断以补肝肾、强筋骨。

（二）中药外治法

可用川椒、红花、当归、透骨草、海桐皮、赤芍等，煎煮后局部熏洗以活血舒筋。

（三）针灸疗法

1. 体针

按照循经取穴、辨证取穴和对症取穴的原则取穴，具体针刺方法见"附篇 二、全经针刺法"。同时配合肩关节局部症状随症选穴，常选用肩髃、肩贞、肩髎、臂臑、肩井、臑俞、曲垣、天宗、曲池、手三里、外关、合谷及阿是穴等，进针后可行平补平泻，得气后可接电针仪，疏密波，留针30分钟。

2. 经筋排刺法

经筋为附属于十二经脉的筋肉体系，具有维持人体正常运动和姿势的作用，如《素问·痿论》所言："宗筋主束骨而利机关者也。"有学者认为脑卒中后肩关节半脱位乃"阳缓阴急"，认为本病之治疗取穴应该扩大到整个经筋系统，不局限于患处周围的有限的腧穴，整体调整经筋，补其不足而泻其有余。筋肉弛纵者补之，挛急者泻之，使阴阳调和，经筋舒畅解利，从而恢复经筋"主束骨而利机关"的正常生理机能。经筋排刺法具体治疗为取患侧上肢排刺3组，3组分别为肩髃与曲池的连线、肩贞与小海的连线、肩髎与天井的连线，针刺时垂直进针，深度1寸，留针30分钟，施以补法。在每条连线上针刺间距一般每隔2寸1针，每条连线针刺4～5针，每次针刺选2条连线，3条线之间轮流使用。每日1次，10次为1个疗程，一般针刺3个疗程。

3. 肌肉与腧穴相对应取穴法

肌肉与腧穴相对应的观点认为，斜方肌及前锯肌相对应辄筋、渊腋及肩井等穴。临床根据此理论进行选穴治疗脑卒中后肩关节半脱位患者，以肩髎、肩髃、臂臑、肩贞为主穴并连接电针，选择疏波治疗，主要针对三角肌后缘及冈上肌后部肌肉迟缓无力的特点，同时配合巨骨、天宗、臑俞、肩井、渊腋、辄筋等辅穴。

4. 五输穴针刺

采用五输穴针刺结合康复训练治疗脑卒中后肩关节半脱位患者，选用手三阳经五输穴（曲池、中诸、后溪、三间），认为三经均循行经过肩部，具有理气调血、化湿通络的作用；同时配合常规康复训练及关节活动训练等常规康复治疗。

5. 经筋结点针灸疗法

经筋结点针灸疗法可采用电针患侧经筋结点，配合常规康复疗法治疗脑卒中后肩关节半脱位。经筋结点选取如下：提肩1点（冈上肌止点平肱骨大结节处）、上提肩2点（肩胛下肌止点平肱骨小结节处）、下提肩1点（腋后纹头旁开1寸肱三头肌长头处）、下提肩2点（腋前纹头旁开1寸肱二头肌短头处）。针刺得气后连接电针，选择疏波，上提肩1点与下提肩1点连成一组，上提2点与下提肩2点连成一组，电针刺激强度以患者能耐受并可见肌肉跳动为度。

6. 穴位注射

穴位选择以局部取穴结合循经取穴为原则，选用肩贞、秉风、天宗三穴，根据穴位解剖学可知三穴正处病变之处，位于冈上肌和冈下肌中央及三角肌后缘，是治疗肩关节半脱位的要穴，秉风为三阳经之会，刺之可振发整个上肢阳经经气，共同起到通利关节的作用。药物选用维生素 B_1 100mg、加兰他敏 2mg、维生素 B_{12} 500μg，加兰他敏具有兴奋神经元的作用，维生素 B_1 协同加兰他敏的作用，合用维生素 B_{12} 能营养和保护周围神经。有研究认为，针刺对神经的调整加上药物对神经的营养与保护作用促进新的兴奋灶在大脑皮层功能区形成，促进脑组织的新陈代谢并且对神经功能的恢复和重建有利，促进卒中后肩关节半脱位尽快恢复。

（四）推拿治疗

推拿治疗采用循经推拿、局部推拿相结合的方法。

1. 循经推拿　采用整体经络推拿法，详见"附篇　四、整体经络推拿法"。

2. 局部推拿

（1）患者健侧卧位，医者站于患者背侧，一手握住肘部，另一手用㨰法、一指禅推法施术于患侧颈旁、肩周、上臂，往返数次，配合轻摇，患臂被动地进行外展、外旋、内收、上举活动，以不痛为度。在整个运动中，被动活动患侧臂时，治疗师都要保证肱骨头在盂肱关节中的正确位置。后期随着患者主动运动的出现，可逐渐由被动运动过渡到辅助主动运动、主动运动。患者健侧手搭在患肩上，告诉患者完成肩关节向自己鼻子的方向运动，使肩胛骨前伸，矫正肩胛骨后撤的异常姿势。双手搓臂，由肩到臂，配合轻抖，反复数次，结束治疗。操作时，手法要深透有力，切忌暴力，摇动肩关节时，不可过度牵拉肩关节，施术以受术部位透热为度，点天鼎、缺盆、天宗、极泉时要求酸胀麻感向肩臂上肢远端放散。

（2）叩击法或拍法作用于患侧，叩击或拍打时手掌应尽量放柔软，慢拍快提，顺序从下到上，频率约 100 次 / 分钟，以皮肤发热潮红为度。若伴有患侧上肢肿胀，可选用㨰法治疗，顺序从下到上。

（3）被动活动肩关节时，应在不损伤肩关节及其周围组织的情况下进行，弛缓期肩关节被动活动范围要控制在正常活动度的 50%，随着肌力增加，关节活动度增加，医师必须牢记加强对患肩的保护，千万不可拔伸、牵拉患侧上肢，以防造成韧带、肌肉损伤，甚至加重脱位，造成肩痛，增加治疗难度。

六、康复护理

1. 进行复位后可用三角巾悬挂保护固定。

2. 在损伤后 24 ～ 48 小时进行冰敷或冰水浸泡，局部使用能减轻肿胀、疼痛，有利于损伤组织修复。

3. 48 小时以后可以使用温热效应治疗方法，消除局部水肿，改善血液循环。

4. 固定期间应注意观察患肢血液循环、固定位置有无变动，有无局部压迫症状等。

5. 在脱位关节的周围做关节肌肉等长收缩，训练越早越好，以减少肌肉萎缩，增强肌力。

七、营养治疗

本病患者日常膳食护理应以中风病日常饮食护理为主，可参考上篇"第五章　运动功能障碍"的"营养治疗"部分。

第十五章　关节挛缩

　　关节挛缩为脑卒中患者常见的继发功能障碍，是由于脑卒中患者运动功能损害持续存在，机体处于不活动状态而产生的继发障碍，由 Hirschherg 于 1964 年首先提出此概念。

一、临床表现

　　脑卒中患者由于运动功能损害的持续存在，机体处于不活动状态而产生继发障碍，常常导致关节内组织发生粘连，从而表现为关节挛缩，在关节活动范围的最大值时，出现明显的被动运动阻力和（或）疼痛。随着挛缩的加重，关节活动范围逐渐减小，挛缩关节功能不同程度受损，影响患者的日常生活活动能力，严重者关节周围肢体会发生明显的肌肉萎缩，于髋关节、膝关节、肩关节等部位可形成异位骨化。肩关节外旋、前臂旋后、腕和指的伸展、踝背屈、髋内旋的受损尤其常见。

二、发病机理

　　脑卒中后关节挛缩是由于脑卒中后肢体缺少神经支配及营养作用，肢体活动日渐减少，从而使关节及其周围组织静脉和淋巴回流障碍，关节周围组织中浆液纤维性渗出和纤维蛋白沉积，发生纤维粘连，并伴有关节囊和周围肌挛缩，致使关节活动障碍，以及出现疼痛、麻木等症状。

　　发生关节挛缩的原因：

　　1. 运动性麻痹　肩关节和指关节的挛缩在使用手时是轻度的，而在废用手时呈重度倾向。

　　2. 日常生活活动能力下降　从 Barthel 指数与关节挛缩的关系来看，在上肢的关节中，远端的指、腕关节等活动范围维持良好的，Barthel 指数较高；在下肢关节中，Barthel 指数与近端关节活动范围的维持程度关系更密切。这是因为上肢以手、腕关节的精细动作为主，而下肢关节的主要功能是支持体重及参与步行。

3.疼痛 疼痛被认为是发生挛缩的重要因素。一般来说，大关节易受疼痛的影响，如肩关节。

4.痉挛和浮肿 痉挛与肩、腕关节挛缩的发生关系很密切。小关节如指指、指掌关节易受浮肿的影响。重度挛缩时可与浮肿无关。

5.深感觉障碍及肩手综合征等并发症 踝关节的挛缩比髋关节的挛缩更易受深感觉障碍的影响。

6.康复开始较晚 早期进行关节的被动活动训练及站立、步行训练，可起到预防关节挛缩的作用。

三、康复评定

脑卒中软瘫期患者的关节活动度增大，痉挛期则导致主动关节活动度明显减小，出现关节挛缩时，则主、被动关节活动度均明显减小。脑卒中患者的关节挛缩发生较快，在发病后1周内就开始出现（如肩关节），其早期表现为在关节活动范围的最大值时，出现明显的被动运动阻力和（或）疼痛，随着挛缩的加重，关节活动范围逐渐减小，在肩关节多伴有不同程度的疼痛，在髋关节、膝关节、肩关节等部位可形成异位骨化，引起关节挛缩。关节挛缩表现为关节活动范围受限，其程度可用关节活动度表示。

1.测量关节活动度的常用工具 常用工具为关节角度尺（亦称为通用测角计），还可选用方盘量角器、电子量角器等。测量时应将关节角度尺中心对准要测的关节轴心，固定臂与移动臂对准起始肢位的相应轴，活动关节使移动臂随之移动，读取角度。若无测量工具时，可与健侧相应关节或与相同性别、年龄的正常人进行对比，估测关节活动范围。

2.关节活动度的常用评定量表 常用关节活动 Fugl-Meyer 评定法。关节活动 Fugl-Meyer 评定法包括关节活动度及关节疼痛，采用被动运动方式，并与健侧被动活动范围及疼痛进行比较。评分标准为 0、1、2 分。关节活动度总分44分，疼痛总分44分。具体内容见表15-1。

表 15-1 关节活动 Fugl-Meyer 评定法

部位	评定内容（评分）	疼痛评分
肩关节	屈曲（0，1，2）	0，1，2
	外展90°（0，1，2）	0，1，2
	外旋（0，1，2）	0，1，2
	内旋（0，1，2）	0，1，2

部位	评定内容（评分）	疼痛评分
肘关节	屈曲（0，1，2） 伸展（0，1，2）	0，1，2 0，1，2
腕关节	屈曲（0，1，2） 伸展（0，1，2）	0，1，2 0，1，2
指关节	屈曲（0，1，2） 伸展（0，1，2）	0，1，2 0，1，2
前臂	旋前（0，1，2） 旋后（0，1，2）	0，1，2 0，1，2
髋关节	屈曲（0，1，2） 外展（0，1，2） 外旋（0，1，2） 内旋（0，1，2）	0，1，2 0，1，2 0，1，2 0，1，2
膝关节	屈曲（0，1，2） 伸展（0，1，2）	0，1，2 0，1，2
踝关节	背屈（0，1，2） 跖屈（0，1，2）	0，1，2 0，1，2
足	外翻（0，1，2） 内翻（0，1，2）	0，1，2 0，1，2

注：关节活动评分：0分：只有几度活动度；1分：被动关节活动受限；2分：正常关节活动。

疼痛评分：0分：在关节活动范围内疼痛或在关节活动整个过程中疼痛；1分：有些疼痛；2分：无疼痛。

3. 手指肌腱屈曲挛缩导致手功能丧失，常用手指肌腱总活动度测定（TAM）。

TAM=（MP关节屈曲度数+PIP关节屈曲度数+DIP关节屈曲度数）–（MP关节伸直受限度数+PIP关节伸直受限度数+DIP关节伸直受限度数）

正常 TAM=（80°+110°+70°）–（0°+0°+0°）≈260°

功能标准：优（TAM约260°）；良（TAM＞健侧的75%）；中（TAM＞健侧的50%）；差（TAM＜健侧的50%）。

注：MP为掌指关节，PIP为近端指间关节，DIP为远端指间关节。

四、现代康复治疗

目前对于脑卒中后关节挛缩尚无疗效显著的单纯药物治疗，其现代康复治疗主要以运动疗法为主，特别是被动运动。我国2011年颁布的《中国脑卒中康复治疗指南》对本病的治疗推荐意见为：①对于可能发生挛缩的患者，采用能够使肌肉持续保持拉长状态的姿势来维持关节活动度（Ⅱ级推荐，B级证据）。②建议对已发生关节挛缩的患者采用支具扩大关节活动度（Ⅱ级推荐，B级证据）。

（一）药物治疗

对于因肢体痉挛导致的关节挛缩，可在其他治疗方案的基础上配合使用抗痉挛药物治疗，常用的抗痉挛药物主要有巴氯芬（Baclofen）、丹曲林（Dantrolene）、替扎尼定（Tizanidinc）以及地西泮、苯妥英钠等。另外可采用局部用药治疗，目前临床常用的有A型肉毒素局部注射，其可抑制周围运动神经末梢释放Ach，有效降低肌张力，缓解肌肉痉挛；也有学者采用经腰蛛网膜下腔注入巴氯芬的方法获得了满意效果。此外，还可用苯酚、可乐定等进行局部肌肉注射治疗痉挛。以上抗痉挛药物治疗，主要是通过改善关节相关肌肉痉挛程度，有利于辅助关节运动疗法的进行。

脑血管病患者在恢复期，除应进行必要的理疗和功能锻炼外，还应配合应用脑代谢活化药物及扩张血管药物，提高脑细胞对氧和葡萄糖的利用，改善和减轻脑组织由于缺血缺氧所造成的神经功能障碍，促进脑功能恢复。临床上常用的脑代谢活化剂有三磷酸腺苷、胞二磷胆碱、脑复康、脑复新、脑活素等，常用的扩张血管药物有钙通道阻滞剂、碳酸氢钠等。

（二）康复训练

1. 良肢体位摆放

（1）患侧卧位的摆放　头部始终保持自然舒适位，患侧上肢充分前伸，前臂取旋后位，腕关节自然背伸。患侧下肢取自然伸展位。健侧上肢自然放置于体侧。健侧髋关节、膝关节屈曲，下方垫一较长软枕可同时起到保持患侧髋关节伸展位的作用。可以控制痉挛的发生，同时又不影响健侧手的正常使用。

（2）健侧卧位的摆放　在患者躯干前方及后方各放置一软枕，以保持躯干完全侧卧位。患侧上肢充分前伸，肩关节屈曲100°，患侧上肢下方垫一高枕。患侧下肢的髋关节、膝关节屈曲，下方垫软枕，为防止踝关节出现内翻，软枕必须垫至足部以下。健侧上肢取自然舒适位。健侧下肢髋关节、膝关节略微内曲，自然放置。

（3）仰卧位的肢体摆放　可以用若干软枕放在患侧给予支撑，首先，在患侧肩关节以及上臂下方垫一长枕，以保持肩关节充分前伸，肘关节伸展和腕关节背伸。其次，用一长枕垫在患侧以及大腿下方，目的是防止髋关节外旋。对于下肢有屈曲倾向的患者，必须早期加以纠正，限制发展。仰卧位时，避免在膝下垫小枕，以防止膝关节屈曲加剧。踝关节有明显屈曲或内翻患者，应在足底放置保持关节背屈内外翻中立的足托板。

（4）半卧位姿势 半卧位姿势会助长屈曲，并激化上下肢的关节挛缩。因此，原则上不主张采取半卧位，并随时保持肢体的功能位，必要时采取相应的措施改变挛缩程度，定时进行体位转换，及时矫正不正确的体位，经常保持肢体的功能位，如脑卒中患者的健侧卧位。

2. 维持缓慢、轻柔的关节活动训练 对于因伤病而限制关节活动的患者，主要通过被动、助动和主动关节活动度训练，以保持关节活动范围，改善局部血液循环，防止挛缩形成。训练前要向患者说明治疗目的及需要配合的主要事项，使患者对治疗做好心理准备。在关节活动时，要在不明显增加患者疼痛，而使关节活动范围尽可能达到最大状态下缓慢、轻柔进行，以避免引起新的损伤。活动时间由短到长，活动范围由小到大。

3. 牵伸练习 当出现肌肉紧缩，关节活动范围受限时，还要及时进行牵伸练习。根据病情部位选用徒手牵伸或使用夹板矫正器、低温热型材料牵伸，或者通过牵引器械进行重力牵引等方法，以达到改善关节周围软组织伸展的目的。牵伸时力量要柔和、稳定，应反复多次，并持续一定时间，以不引起关节剧烈疼痛为宜。同时，要密切观察患者治疗后的反应，积极主动解答患者提出的疑问，做好治疗记录。

4. 抑制痉挛治疗 如 Bobath 法、PNF 法等神经促通技术的应用。①保持 – 放松技术。治疗师在关节活动末端最大抗阻收缩挛缩肌群，持续 10 秒后放松，牵伸挛缩肌群。②保持 – 放松 – 拮抗肌收缩。治疗师在关节活动末端最大抗阻收缩挛缩肌群，持续 10 秒后放松，再进行挛缩肌群的拮抗肌的最大收缩。③拮抗肌收缩使挛缩肌群的拮抗肌最大抗阻力收缩而使挛缩肌群放松的方法。

（三）物理因子

1. 电刺激 各种类型的电刺激，特别是痉挛肌群和其拮抗肌群的交替电刺激、功能性电刺激、肌电生物反馈治疗等，对降低关节的挛缩肌群的肌张力均有较好的疗效。

2. 生物反馈治疗 生物反馈治疗是应用电子仪器，将人们意识不到的身体功能变化转变为可以被人体感觉到的信号（如视觉、听觉反馈），再让患者根据这些信号，主动地、有意识地学会控制自身不随意功能的训练方法。临床上多采用肌电图反馈的方法来辅助中枢神经损伤的患者进行康复训练。由于肌电图可以直接、客观地反映肌肉张力的情况，所以在治疗师规定训练计划时或患者训练中，它都可以提供可信的参考数据。这样可避免治疗师诱导手法的错误或者患者因训练强度过大，造成肌肉牵拉伤或引起痉挛而导致的关节挛缩等现象的发生。

3. 温度刺激　温度刺激疗法分为热疗和冷疗。中性温度（相当于血液和深部组织的温度）的热疗如各种传导热（沙、中药外敷）、辐射热（红外线）、内生热（微波、超短波）等可以缓解疼痛，促进血液的循环及加快新陈代谢的速度，软化结缔组织纤维，使之易于被牵拉，从而防止粘连挛缩现象的进一步加剧。另外，热疗通过刺激皮肤温度感受器，减缓了 γ 纤维神经传导速度，从而降低了肌梭的兴奋性，可短时间缓解肌肉痉挛。

4. 超声波疗法　超声波是一种机械振动波，治疗挛缩的机制除了产生热的作用外，还产生了轻微的机械振动，使细胞膜渗透性增加、血液循环加速、新陈代谢亢进，同时由于细胞组织间的按摩作用，使得凝缩的结缔组织纤维被延长和软化，从而提高了结缔组织及肌肉的伸展性，减轻了肌肉的紧张程度。

5. 水疗　水疗是利用水的温度、静水压、浮力和水中所含的化学成分，以不同的方式作用于人体组织达到治疗或训练的目的。由于水的可塑性大，能与身体各部位密切接触，是传递冷热温度刺激的最佳介质，当患者在水中治疗一段时间后，身体紧张的肌肉及关节周围其他软组织得以松弛。因此，对于脑卒中引起的上运动神经元损伤后的痉挛，可以起到暂时缓解痉挛、减轻挛缩现象的作用。

五、中医康复治疗

（一）中医辨证论治

关节挛缩为中风病继发的功能障碍，在运用中医辨证论治原则基础上，按中风病风火上扰证、痰瘀阻络证、阴虚风动证、气虚血瘀证和阴阳两虚证五型进行辨证论治，详见"附篇　一、中风病的中医辨证论治"，然后再根据关节挛缩的临床症状或兼症，进行辨证加减。

对于中风后关节挛缩的病因病机，目前多认为乃本虚标实，因肝血不足、筋脉失养所致。同时，肝肾同源，肝藏血、主筋，肾藏精、主骨而生髓，四肢百骸赖以精血之濡养，肝肾亏虚濡养不足则可发为本病。一般可加白芍、枸杞子、牛膝、威灵仙补肝肾、敛肝阴、缓挛急，加钩藤、木瓜、伸筋草、鸡血藤、透骨草、路路通祛风活血通络，加蜈蚣、全蝎、水蛭、地龙、僵蚕等虫类药专以通络祛风止痉。

（二）中药外治法

脑卒中后关节挛缩之病机多因气血瘀阻，痰瘀互结，筋脉失养而成。临床治疗本病可结合中药进行局部浸泡、熏洗、热敷等治疗，常选用活血化瘀、舒筋通络、祛风除湿等中药。可采用续断、杜仲、秦艽、当归、桃仁、独活、羌活、牛膝、乳香、没药、伸筋草、鸡血藤、白芍、威灵仙、王不留行、大黄、防风、土鳖虫、肉桂、马钱子等药物粉碎制成药包，醋煮热敷患处。亦可应用中药熏洗疗法，同样选用以上药物，加用适量白醋及白酒进行煎煮后熏洗局部；同时配合针灸及关节松动等常规康复疗法。多项临床研究发现，采用中药封包、中药熏洗等中医外治法结合常规康复治疗，其临床疗效优于单纯行常规康复治疗。

（三）针灸疗法

1. 体针

按照循经取穴、辨证取穴和对症取穴的原则取穴，具体针刺方法见"附篇 二、全经针刺法"。针对不同受累关节配合局部取穴，如肩关节活动受限加极泉；肘关节挛缩加尺泽；腕关节挛缩加大陵、阳溪；指间关节挛缩加后溪透合谷；膝关节活动受限加犊鼻、阳陵泉、阴谷；足内翻加中封、太溪。

2. 靳三针疗法

选用颞三针配上肢挛三针或下肢挛三针为主穴进行针刺治疗。各三针组穴定位取穴如下：①颞三针：颞Ⅰ针在耳尖直上入发际2寸处；颞Ⅱ针和颞Ⅲ针以颞Ⅰ针为中点，向其同一水平线前、后各旁开1寸（患者同身寸）。②上肢挛三针：极泉、尺泽、内关。③下肢挛三针：鼠蹊、阴陵泉、三阴交。

3. 经筋刺法

中风病后肢体痉挛及关节挛缩病位在经筋，属于中医经筋病的范畴。上肢屈曲，即为阳缓阴急，经筋刺法有疏通经络、调和气血、缓解痉挛的作用。可应用经筋刺法治疗中风病患者上肢痉挛及关节挛缩，选取手三阴经筋上的鱼际、大陵、通里、经渠、尺泽、曲泽穴进行针刺，施以泻法为主。另外，还可在患肢关节附近及肌腱附近寻找压痛点，直刺或斜刺进针，针尖直达骨膜，提插捻转，得气后顺肌腱走向一前一后透刺并反复提插捻转，针感强度以患者能忍受且关节不发生阵挛为度，配穴选手足三阴、手足三阳经筋之结头维、颔厌、膻中、中庭、颧髎、巨髎、会阴等，施以平补平泻法。

4. 透针疗法

透针疗法采用阴阳经相透，可调和阴阳，使阴平阳秘。可使用透针疗法，取患肢对侧头部运动区，患侧上肢取肩贞透极泉、曲池透少海、二间透劳宫，患侧下肢取箕门透承扶、阳陵泉透委中、昆仑透公孙，临床治疗获得较好疗效。

5. 火针疗法

肢体痉挛及关节挛缩多为阴盛阳衰，虚实错杂，治法应泻实补虚，温阳散寒。火针具有针灸和温热双重作用，可补手三阳经气，从而使阴阳平衡。其用火针疗法治疗中风病后上肢痉挛及关节挛缩，选肩髃、肩髎、曲垣、秉风、天宗、肘髎、天井、阳溪、阳池、后溪、曲池、四渎、外八邪，根据不同关节部位选取不同腧穴，临床治疗均取得较好疗效。

6. 刺络拔罐疗法

本病多为病久入络，瘀血内结，血行不畅，肝肾亏虚、筋脉失养所致。刺络拔罐法刺激皮表，调整脏腑、经络之气，具有活血化瘀、运行气血、平衡阴阳、舒筋柔筋、通络止痉作用，有利于患肢关节的功能恢复。常用方法为在挛缩关节相关肌肉肌腱起止点处用三棱针或梅花针叩刺出血后拔罐约10分钟，临床疗效较好。

（四）推拿治疗

推拿治疗采用循经推拿、局部对症推拿相结合的方法。

1. 循经推拿　详见"附篇　四、整体经络推拿法"。

2. 局部对症推拿

（1）上肢操作　①患者取坐位，用㨰法施于患侧肩胛周围及颈项两侧，用拿法自肩部至腕部往返3～5次，用弹拨法弹拨肱二头肌、肱桡肌、肱骨内上髁，以酸胀为度，每处1～2分钟。并给予患肢外展、内收及向背后回旋上举的被动活动，待痉挛肌肉松弛后，再做肩、肘、腕部的摇法，配合肘关节的活动，最后用搓法自肩部搓至腕部，往返3次，手指关节用捻法。②运动关节法：缓慢伸肘、伸腕和伸指关节后，屈肘、屈腕和屈指关节，每处1～2分钟。

（2）下肢操作　①患者仰卧位或患侧卧位，两腿分开，若髋屈曲者，在腿下垫一适合的枕头。医师用㨰法在患侧下肢自髂前上棘向下沿大腿前面至踝关节，用按揉、捏拿法施于大腿内侧、股三角、腹股沟中点及内侧、腹股沟中点至膝关节内侧。再用拿法施于患肢，以膝部为重点往返3～5次，待肌肉松弛后，配合髋关节、膝关节、踝关节的被动伸屈和下肢内旋、外旋，用力按揉风市、伏兔、膝眼、阳陵泉、委中、承山、解溪等穴，时间3～5分钟，以患者耐受为限。②静态牵拉推扳法：患者仰卧位，屈髋屈膝，双足相靠或足底相对，平放于床面。医师双手各扶患者一膝，将患者双膝向外推扳，或固定健肢只向外推扳患肢。力量徐徐加大，推扳至患者外展最大角度，再轻轻用力向外推扳固定1～2分钟，待对抗力下降、角度增大后，再向外牵拉推扳固定对抗，在推扳牵拉时，循序渐进，角度逐渐加大，不可突然用力过度，以免造成新的撕裂和损伤，应以患者最大耐受程度为限，稍用力向外推扳牵拉一下，再回到原位，反复进行。对粘连挛缩的内收肌，视其轻重程度，可采用一次性推扳牵拉松解，或采用小角度多次推扳牵拉，循序渐进达到松解。稍休息后再行。③摇动牵抖法：患者仰卧位，患肢屈髋屈膝，健肢伸直。医师一手抓握患者患肢小腿下部，另一手扶持膝关节，使患者大腿前面向腹部靠近，按压 1 分钟后，做髋关节摇法，先由内向外，继而旋内，反复旋转，力度和角度达到患者最大耐受程度，完成髋关节摇法后，使患者下肢伸直。最后，在大腿内侧部做轻柔按摩放松 3～4 分钟。④扶起患者呈坐位，医师虚掌拍打背部、腰部。

六、康复护理

1. 保持挛缩关节的功能位

（1）肩关节　前屈 - 后伸、保持外展、外旋、内收、内旋。

（2）肘关节　屈伸，尽量保持伸展位、前臂中立位。

（3）腕关节　掌屈、背伸 30 度、尺偏、桡偏。

（4）下肢关节　便于行走，髋关节为前屈位。

（5）膝关节　保持轻度屈膝、伸膝。

（6）踝关节　保持拓屈 - 背伸、内翻 - 外翻。

2. 功能位必须保持 24 小时以上，对维持体位有困难者，可以应用被子、翻身枕等。不能主动更换体位者，护士协助变换体位时动作应轻柔，避免硬性牵拉擦伤皮肤。

3. 应用石膏、夹板或矫形器固定痉挛肢体时，要注意观察患者肢端血运情况。

七、营养治疗

本病患者日常膳食护理应以中风病日常饮食护理为主，可参考上篇"第五章　运动功能障碍"的"营养治疗"部分。

第十六章　骨质疏松

　　骨质疏松症（osteoporosis，OP）是以骨量减少，包括骨矿物质和基质等比例减少，骨组织纤维结构退化为特征，表现为骨小梁结构破坏、变细和断裂，进而导致骨的脆性增加，骨力学强度下降，载荷承受力降低，易于发生细微骨折或完全骨折的一种全身性骨代谢疾病。1996 年国际骨质疏松症会议把 OP 定义为：低骨量，骨显微结构破坏，引起骨的脆性增加从而易骨折。目前，OP 诊断主要依靠骨密度（bone mineral density，BMD）测量，而双能 X 线吸收法（DXA）所测定的 BMD 值是 WHO 确认的用于诊断 OP 的"金标准"。

　　骨质疏松症在临床上主要分为原发性和继发性两大类。脑卒中后骨质疏松是继发性骨质疏松中的一种，它是多种原因引起骨骼承受的应力减少，导致骨吸收、骨形成脱偶联——骨吸收大于骨形成，出现以低骨量及骨组织微结构退变为特征的一种骨骼疾病。脑卒中患者因长期卧床和运动障碍可引起不同程度的骨质疏松症，是脑卒中患者重要并发症之一。

一、临床表现

　　脑卒中后长期卧床以及偏瘫侧肢体无肌肉收缩应力而导致继发性骨质疏松，由此可引发脆性骨折、疼痛，生活能力障碍进一步加重，给患者的生活质量带来严重影响。研究发现，脑卒中偏瘫患者发病 2 个月时骨质疏松患病率为 6.7%，3 ～ 6 个月为 46.9%，6 ～ 10 个月骨量丢失进展缓慢，患病率增加相对不明显。

二、发病机理

　　关于脑卒中后骨质疏松症的发病机制，目前研究观点比较一致，认为偏瘫后骨量丢失是一种局部因素和全身因素综合影响的结果。骨是一种活跃的不断进行新陈代谢的器官，其新陈代谢也称为骨的再建过程，包括骨吸收、骨形成和骨再建相对静止三个亚过程。骨形成时成骨细胞先形成类骨质并矿化形成新骨，骨吸收时破骨细胞清除旧骨的矿物质，骨静止亚过程时骨吸收和骨形成速度相近，处于相对静止状态。营养为骨的代谢提供合成原料，而适当的体育锻炼可以保证钙、磷、蛋白质等物质的有效吸收和利用，因此，运动因素与营养因素一样对骨代谢有相当重要的作用。骨组织对其力学环境的适应性是相当强的，现实生活中骨的力学环境是不断变化的，每当力学环境变化后，原有的骨量已经不再适应，某些部位的骨量不足而负荷增加，某些部位则因骨量过多而负荷减少。这种情况引起骨量的重新分布，使骨量不足的部位增加骨量，骨量较多的部位减少骨量，这一过程使骨量再分配，从而重新适应新的力学环境。

研究表明制动是引起脑卒中后骨质疏松症最主要的影响因素，废用对骨量的影响非常明显，从大量临床研究中观察到，力学对偏瘫患者肢体骨生长、塑建、重建及骨量有影响。骨量的多少与运动有密切关系，长期卧床或肢体运动障碍的患者，骨量呈进行性减少，说明骨量的多少与骨骼本身所受的机械应力成正比，机械应力越大，骨量就越多。脑卒中患者的肢体无力和瘫痪可导致运动减少，骨组织失去了机械应力的作用，骨细胞活性增强，骨组织易被吸收，从而导致骨质疏松症的发生。脑卒中后偏瘫患者骨量丢失的临床特征，还有 Brunnstrom 分期低和日常生活活动能力差的患者的骨密度明显低于 Brunnstrom 分期高和日常生活活动能力佳的患者，这些表现可解释为偏瘫患者的骨量减低与运动和活动能力密切相关。Yavuzer 等研究发现脑卒中偏瘫患者入院时瘫痪严重程度与继发骨质疏松程度成正比，提示运动功能损害越大的患者发生继发性骨质疏松风险越大，对脑卒中偏瘫患者生活质量影响越大。

此外，脑卒中患者由于长期卧床及活动减少、日照时间短、胃肠功能紊乱导致维生素 D、钙、磷吸收减少，同时应激引起的体内儿茶酚胺增加促使游离脂肪酸增高，螯合镁离子降低血清镁离子水平，血清钙和镁水平的降低刺激甲状旁腺激素分泌增加，破坏骨形成与骨吸收的平衡，破骨活性增强，长期下去引起骨钙质的减少，发生骨质疏松症。目前多数研究认为，维生素 D 缺乏是诱发脑卒中后偏瘫患者继发性骨质疏松的一个重要因素。有研究对脑卒中患者的血清维生素 D 水平与骨质疏松症相关性进行研究发现，95% 的脑卒中患者血清维生素 D 水平不足，脑卒中后偏瘫患者长期卧床，日照时间少，维生素 D 饮食摄入不足，导致维生素 D 缺乏。而维生素 D 的缺乏可引起钙、磷代谢障碍，钙盐不能正常沉积于骨骼，导致骨质疏松的发生。近年来研究还发现，脑梗死过程中的白细胞介素 6（IL-6）、肿瘤坏死因子 α（TNF-α）及反射性交感神经营养不良均可导致骨吸收增强，骨矿物质溶解，加速骨质疏松症的发生。

三、康复评定

(一) 评定目的

骨质疏松症患者康复评定的目的包括：①了解骨质疏松症的危险因素；②预测骨折发生的风险；③了解骨密度（BMD）值。

(二) 评定方法

1. 危险因素和风险评估

（1）危险因素　人种（白种人和黄种人骨质疏松症的发病率高于黑种人）、老龄、女性绝经、有母系家族史、低体重、性激素水平低、吸烟、过度饮酒、饮过多咖啡、缺乏体力活动、饮食营养失衡、蛋白质摄入过多或不足、高钠饮食、钙和（或）维生素 D 缺乏（光照少或摄入少）、有影响骨代谢的疾病和应用影响骨代谢的药物。

（2）骨质疏松症的风险评估及预测　临床评估骨质疏松症风险的方法较多，较常用的有国际骨质疏松基金会（IOF）骨质疏松症 1 分钟测试题，亚洲人骨质疏松自我筛查工具（OSTA），WHO 推荐应用骨折风险预测简易工具（FRAX），用于计算受试者未来 10 年发生髋部骨折及重要骨质疏松性骨折的风险。

（3）跌倒及其危险因素评估　①环境因素：光线暗、路上有障碍物、路面滑、地毯松动、卫生间缺少扶手。②健康因素：年龄、性别、心律失常、视力差、应激性尿失禁、既往有跌倒史、直立性低血压、行动障碍、药物（安眠药、抗惊厥药和影响精神的药物等）、久坐、缺乏运动、抑郁症、精神和认知能力疾患、焦急和易冲动、维生素 D 摄入不足及营养不良。③神经肌肉因素：平衡能力差、肌肉无力、驼背、感觉迟钝。④恐惧跌倒。

2. 骨密度测定　双能 X 线吸收法（DXA）具有精确、放射线剂量低和稳定性高等优点，并对确定治疗方法有重要价值。DXA 测量值是目前国际学术界公认的骨质疏松症诊断的"金标准"，参照世界卫生组织（WHO）推荐的诊断标准。基于 DXA 测定：骨密度值低于同性别、同种族正常成年人骨峰值不足 1 个标准差为正常；降低 1～2.5 个标准差（t）为骨量低下（骨量减少）；降低大于或等于 2.5 个标准差为骨质疏松。符合骨质疏松诊断标准同时伴有一处或多处骨折时为严重骨质疏松。该评定标准可用于临床试验、疗效评价和流行病学调查。低于 1 个标准差表示骨密度减少 10%～12%，低于 2.5 个标准差约等于骨密度减少 25%。骨密度每下降 1 个标准差，发生骨折的风险就会加倍。

四、现代康复治疗

根据我国 2011 年颁布的《中国脑卒中康复治疗指南》对于本病的治疗推荐意见：①脑卒中患者定期进行骨密度测定，对骨质疏松的预防及治疗有很大帮助，早期床边康复训练 4 周以上的骨质疏松患者在进行负重练习前，应再次评价骨密度（Ⅱ级推荐，B 级证据）。②建议脑卒中后减少卧床时间，早期进行康复干预，预防和治疗脑卒中后骨质疏松（Ⅰ级推荐，A 级证据）。③建议采取环境调整或环境改造的方式，预防跌倒以及由此造成的骨折（Ⅱ级推荐，B 级证据）。④可考虑应用减少骨质流失的药物改善骨质疏松，对维生素 D 水平降低的患者进行药物补充（Ⅱ级推荐，B 级证据）。

（一）药物治疗

防治骨质疏松的药物主要有促进骨矿化的营养素，如钙剂和维生素；抗骨吸收药物，如降钙素、双磷酸盐、雌激素、选择性雌激素受体调节剂等；促骨形成药物，如氟化物、甲状旁腺素等。此外，锶盐也是近年来国际上较受关注的药物。

1. 促进骨矿化的营养素 如钙剂和维生素 D，钙和维生素是防治骨质疏松的基础药物。钙的摄入、吸收和利用直接影响单位体积的骨量。但须注意的是，钙每日摄入量一般不应超过 2g，过多的摄入钙可导致肾结石。

2. 活性维生素 D 及其类似物 此类药物包括 1, 25–（OH）–2–D3（骨化三醇）和 1–α–羟基维生素 D_3（α–骨化醇）。活性维生素 D 及其类似物更适合老年人、肾功能不全 1–α–羟化酶缺乏的患者。人体正常经皮肤吸收紫外线所合成维生素 D 及经饮食摄取或服用鱼肝油所补充维生素 D，均无法获得活性维生素 D。非活性的维生素 D 在进入人体后，需经过肝、肾的代谢才可转化成活性维生素 D。只有活性维生素 D 才具有促进肠道吸收钙质、促进骨形成及骨矿化、调节骨转换、增强骨基质、防治骨质疏松症的作用。临床上脑卒中患者多为中老年患者，其中老年患者肝肾功能多常出现不同程度的退化或患有某些肝肾疾病，其肝肾合成活性维生素 D 的能力会出现不同程度的减退。目前临床常用的活性维生素 D 制剂主要有罗钙全、阿法骨化醇软胶囊、阿法骨化醇片等。

3. 降钙素 鲑鱼降钙素是常用的抑制骨吸收药物，它是一种安全有效的治疗骨质疏松药物，主要是通过对骨骼、肾脏和胃肠道的调节而使血钙降低，多用于治疗骨质疏松症伴有骨痛、绝经后骨质疏松症、高钙血症、溶骨性癌转移引起的骨痛等。但降钙素也存在一定的副反应及不良反应，例如恶心、呕吐、面部潮红、发热等，尤其是肝功异常者、过敏体质者及孕妇需谨慎使用。

4. 双膦酸盐类 双膦酸盐是焦磷酸盐的稳定类似物，其特征是含有P-C-P基团，双膦酸盐与骨骼羟磷灰石有高亲和力，可特异性地结合到骨转化活跃的骨细胞表面上抑制破骨细胞的功能，从而抑制骨吸收。目前临床较新一代的双膦酸盐类药物主要有：阿仑膦酸钠、奈立膦酸钠、奥帕膦酸钠、利塞膦酸钠以及伊本膦酸钠、唑来膦酸。双膦酸盐根本的作用还在于可以降低导致骨骼脆弱的细胞活力，可以大大降低骨质疏松引起的骨折风险。但双膦酸盐类药物也存在一定的不良反应，主要有两方面：一是胃肠道反应，如恶心呕吐、腹泻；二是抑制骨质矿化。因此，在服用此类药物时也存在需要特别注意的地方，建议晨起空腹服用，并且在口服后不宜进食和卧床，不宜喝牛奶、咖啡、茶、矿泉水、果汁等含钙的饮料。

5. 选择性雌激素受体调节剂 此类药物是具有选择性的抗雌激素作用的化合物。它可抑制骨吸收，降低尿钙，改善体内钙平衡，保留了雌激素对骨骼和血脂的有益作用。目前这类药物试用于骨质疏松的已上市和正在研究的有屈洛昔芬、米普昔芬、艾多昔芬、左美洛昔芬、雷洛昔芬等。

6. 氟化物 氟化物主要作用于成骨细胞，可刺激成骨细胞增殖，加强对成骨细胞募集和分化，促进骨形成，增加骨量，提高骨密度。代表药物有特乐定等。研究表明，氟化物在刺激成骨细胞增殖，促进骨形成方面确实存在明显的作用，但由于其对脊椎和非脊椎骨骨折发生率的影响并不一致，高剂量下骨折发生率反而会增加，且刺激形成的新骨质量不高，抗骨折能力并无明显增加，因此其应用面较窄，前景也会受限。

7. 甲状旁腺激素 甲状旁腺激素是当前促进骨形成药物的代表性药物，小剂量的rhPTH（1-34）有促进骨形成作用。但此类药物还需进行大规模、双盲、随机和长期的临床试验以进一步验证其有效性、安全性及停药后骨量能否维持等问题。甲状旁腺激素常用药物为锶盐，锶的化学结构与钙、镁相似，在正常人体软组织、血液、骨骼和牙齿中少量存在。人工合成的锶盐雷奈酸锶盐是新一代的抗骨质疏松药物。目前锶盐作为一种抗骨质疏松的新药，其临床应用的安全性、有效性还有待进一步研究。

8. 维生素 K_2（四烯甲萘醌） 近年来部分动物试验和临床试验显示维生素 K_2 可以促进骨形成，并有一定抑制骨吸收的作用。但维生素 K 口服后可有恶心、呕吐等反应，大剂量时可引起蛋白尿，肝功能损害者不能应用，其临床普及应用还有待进一步考证。

（二）康复训练

康复训练主要采用运动治疗。运动治疗不仅是骨矿化和骨形成的基本条件，而且能促进性激素分泌，改善骨皮质血流量，阻止骨量丢失，促进钙吸收和骨形成，因而是防治骨质疏松的有效方法。

1. 运动方式　只要骨骼肌受到足够的拉力和张力，就是有效的运动。但不同的运动方式会对不同部位的骨产生影响，因此选择运动方式时应遵循的原则是：全身整体运动与局部运动相结合，循序渐进，运动量从小到大。不同人群应选择不同的运动项目。大负重、有爆发力的运动对骨骼的应力刺激大于有氧运动，因此，这些运动方式在维持和提高 BMD 上有优势，但单纯采用此方式会对患者循环系统不利。美国运动医学会推荐的 OP 预防运动方案是力量训练、健身跑和行走。在身体功能允许的条件下，适当采用大负荷、爆发性训练方式。如跑步时，可采用负重跑或快速跑；利用综合训练器健身时，可采用中、大负荷或爆发性运动形式进行锻炼等。但是中老年人应以全身有氧运动为主，如行走、慢跑、登山、中老年健美操、太极拳、广播操、登楼梯、游泳、骑自行车、打网球、打羽毛球等，也可做跳跃、短跑等专项肌力训练。

2. 运动项目　各项运动对于骨密度的增加都有部位特异性，这些部位是参与活动的工作肌及其附着骨，因此，选择运动项目要有目的性，如蹬楼梯可预防股骨和髋部 OP 造成的骨折，体操训练可预防腰椎 OP 所造成的骨折。渐进抗阻练习是促进 OP 逐渐恢复的重要方法。

3. 运动量

（1）运动强度　在一定范围内，运动强度越大，对骨的应力刺激越大，越有利于骨密度的维持和提高。

（2）运动时间　没有统一的时间标准，但对一般有氧运动来说，运动强度大，时间可短一些，运动强度小，时间可稍长一些。

（3）锻炼频率　以次日不感疲劳为度，一般采用每周 3～5 次为宜。

（4）锻炼的阶段性问题　坚持长期有计划、有规律的运动，建立良好的生活习惯，对延缓骨质丢失有一定的作用。注意锻炼要适当，任何过量的、不适当的活动或轻微损伤均可引发骨折。

（三）物理因子

1. 脉冲电磁场疗法　人体的骨是一个生物场，通过外界低频脉冲电磁场刺激可改变人体的生物静电，改变生物场，加速骨组织的生长，提高全身骨密度，治疗骨质疏松。20Hz，5～10mT 治疗时增加骨密度，降低骨质疏松症患者骨折的发生率，减轻骨痛，促进骨折愈合。

2. 紫外线疗法　正常人所需的维生素 D 主要来源于脱氢胆固醇的转变。在肝脏和皮肤的生发层内合成的 7- 脱氢胆固醇在紫外线的作用下可转化为维生素 D_3。采用无红斑量紫外线灯照射或经常接受阳光照射，可预防及治疗骨质疏松症。

3. 直流电钙离子导入疗法　2%～5% 氯化钙全身法直流电钙离子导入，补充钙量。

五、中医康复治疗

(一) 中医辨证论治

骨质疏松症为西医学病名，根据本病症状，临床上常将其归属于中医学"骨痹""骨痿""骨痛""骨缩""骨枯"等范畴进行辨证论治。中风病后骨质疏松作为中风病的一种重要继发性疾病，在运用中医辨证论治原则基础上，按中风病风火上扰证、痰瘀阻络证、阴虚风动证、气虚血瘀证和阴阳两虚证五型进行辨证论治，详见"附篇一、中风病的中医辨证论治"，然后再根据骨质疏松症临床症状或兼症进行辨证加减。常加用补益肝肾、益髓填精等药物，如补骨脂、淫羊藿、巴戟天、仙茅、黄精、枸杞子、杜仲、熟地黄、菟丝子、川续断、桑寄生、狗脊、山萸肉、骨碎补、鹿茸、龟甲、肉桂、当归、黄芪等。

(二) 针灸疗法

1. 体针

按照循经取穴、辨证取穴和对症取穴的原则取穴。具体针刺方法见"附篇　二、全经针刺法"。骨质疏松症常用腧穴为肾俞、足三里、脾俞、三阴交、命门、太溪、大椎、关元、悬钟、百会、夹脊穴、大杼、肝俞、膈俞、气海俞、腰阳关、神阙（灸法），其中肾俞、脾俞、肝俞、足三里等腧穴最为常用。有局部明显疼痛者可配合局部取穴治疗。

2. 腹针疗法

常选取中脘、气海、关元、大横、四满、气穴为主穴治疗骨质疏松，膝痛加取下风湿点，背痛加取滑肉门、太乙、石关，腰痛加取外陵，腰背俱痛加取商曲穴和天枢穴，并根据症状部位取相对应夹脊穴，对改善患者疼痛及提高骨钙素水平有良好疗效。

3. 耳穴

常选穴位有肝、脾、肾、内分泌、卵巢、子宫等。

（三）推拿治疗

推拿治疗采用循经推拿、局部推拿和辨证推拿相结合的方法。

1. 循经推拿 采用整体经络推拿法，详见"附篇 四、整体经络推拿法"。

2. 局部推拿

（1）腰背部 由于大部分患者为脑卒中合并偏瘫，故患者取坐位，并由陪护人员于患者身前搀扶，医师先用滚法充分放松其腰背部紧张痉挛的肌肉；然后用揉法，要揉中带推，使患者的身体跟着手法有节律的产生左右旋转滚动，达到松解轻微错位的目的，调节腰背肌平衡；再用按法从上至下按压脊椎 3～5 次，重点按压有突起的棘突及膈俞、肝俞、肾俞、胃俞、三焦俞、关元俞等穴，用小到中等的力量，以腰脊部为中心做温和的刺激，使患者感到皮肤微微发烫，使一些退变失稳错位的椎体得到整复；最后用点法点按足太阳膀胱经的常用穴位，如肝俞、脾俞、肾俞、委中及昆仑等；有向两胁放射痛者，可加用擦法横擦两胁。

（2）腹部 患者仰卧位，医者立于右侧，双手掌根轮状揉腹部；双拇指交替按腹部阳明胃经路线；拇指点按腹部中脘、气海、关元、天枢、肓俞；双手掌交替横推腹部；掌推并多指捏拿双下肢阳明胃经路线；点按承扶、委中、承山、阳陵泉、足三里、悬钟等穴。

3. 辨证推拿 脾、肾两虚者，用适量冬青膏在腰背部施以擦法，以透热为度；风寒湿侵袭者，腰背局部加滚法、擦法。

六、康复护理

1. 加强日常生活护理，将日常生活物品，如茶杯、开水、呼叫器等，尽量放在患者床边以方便取用。

2. 疼痛剧烈时应卧硬板床休息，仰卧位时双腿下可垫一软枕，侧卧位时腰后垫一枕头，以减轻疼痛。

3. 日常生活中勿提重物，改变姿势时动作宜缓慢，下蹲拾物时应靠近物体，保持腰部直立蹲下拾物。

4. 指导患者正确佩戴腰围，合并压缩性骨折者，可以使用腰部矫形器。

5. 指导患者合理进食，加强营养，食物应富含钙、磷，可多食用乳制品、豆制品、绿色蔬菜，多补充含维生素 D 的食物。增加户外活动，利用日光照射促进钙、磷的合成。戒烟酒，避免咖啡因摄入过多。

6. 注意用药护理，服用钙剂时宜空腹，要多饮水。指导患者正确按时服药，学会监测药物的不良反应。

7. 发生骨折时应限制活动，此外患者应适当进行体育锻炼，可增加骨强度，减少骨吸收。

8. 保证住院环境安全，做好安全护理，预防骨折的发生，防跌倒。

七、营养治疗

本病患者日常膳食护理应以中风病日常饮食护理为主，可参考上篇"第五章 运动功能障碍"的"营养治疗"部分。

第十七章 深静脉血栓形成

中风病后深静脉血栓形成（deep venous thrombosis，DVT）是中风病发病后因患者长期卧床，血液在深静脉内不正常凝结导致静脉管腔阻塞而引起的静脉回流障碍性疾病。其多发于下肢，是中风病患者的常见并发症，常常在中风病早期发生（高峰在中风病发病后第一周），未进行及时预防者发生率可达 23% ～ 75%，其中仅有低于 50% 的患者出现临床症状。10% ～ 20% 的深静脉血栓会出现脱落，随血液循环进入并堵塞肺动脉而引起肺栓塞，死亡率达 10%。

一、临床表现

（一）症状

中风病深静脉血栓形成的部位、范围和程度不同，其症状表现也各有特点、不尽相同，主要表现包括患肢肿胀、疼痛、肢体肤温改变及肢体颜色异常（苍白、红晕、发绀）等，活动后加剧，抬高患肢可缓解；甚则可伴有炎症，出现发热、白细胞升高等，严重者可因肢体肿胀过度压迫动脉循环而发生肢体缺血、坏死。

肺栓塞是中风病恢复期深静脉血栓形成的严重并发症，其临床表现可因血栓大小、数量、栓塞范围及原有心肺功能等影响因素而表现出诸如突发气促、咳嗽、胸痛、咯血、冷汗出等症状，严重则可导致休克和死亡。

（二）体征

1. 患肢肿胀　可以卷尺每日精确测量患肢同一部位的周径为依据，并与健侧对照，明确肿胀发展程度。

2. Homans 征　患肢伸直，踝关节背屈，由于小腿肌群（腓肠肌和比目鱼肌）被动牵拉伸长，小腿肌肉内的病变静脉受到刺激而引起疼痛，此为阳性体征。

3. Neuhof 征　压迫小腿后方，小腿肌肉内的病变静脉受到刺激，引起小腿肌肉深部的疼痛，此为阳性体征。

4. 浅静脉曲张　发病后 1 ～ 2 周可出现浅静脉显露或扩张，原因是中风病恢复期深静脉血栓形成后深静脉的阻塞会引起浅表静脉压的升高。

5. 其他　患肢皮肤色素沉着，肤温、足背动脉、胫后动脉及腘动脉搏动变化等。

（三）分期

根据发病时间，DVT 分为急性期、亚急性期和慢性期。急性期是指发病 14 天以内；亚急性期是指发病 15 ～ 30 天；发病 30 天后进入慢性期。早期 DVT 包括急性期和亚急性期。

二、发病机理

中风病深静脉血栓形成的主要原因是血流速度缓慢、静脉壁损伤和血液的高凝状态，血液在下肢静脉系统内形成血凝块，导致血管闭塞，引起静脉回流障碍造成肢体肿胀，同时在静脉血栓形成时常伴发的动脉痉挛可加重肢体肿胀和引起疼痛。

制动和血液凝固性增高被认为是中风病深静脉血栓形成的主要危险因素。制动时，肌肉组织减少收缩，对血液流动的驱动作用下降而流速减慢，局部凝固激活产物的聚集和凝固因子激活使血凝抑制作用在局部减弱，血液凝结性增高而导致高凝状态的形成。此外，制动产生的静脉扩张和膨胀会损伤血管内皮细胞。以上原因均导致了血栓的形成。

三、康复评定

中风病后深静脉血栓形成，主要指下肢深静脉血栓形成，康复评定有以下方法。

（一）临床可能性评估

判断是否有 DVT 的可能，见表 17-1。此表是 Wells 等在 1995 年首先提出的，他们将门诊怀疑为 DVT 的患者，根据其危险因素分为"低危、中危、高危"三组，有 DVT 典型表现以及至少一个危险因素的患者，发生 DVT 的危险性为 85%，而没有典型表现及相关危险因素的患者，发生 DVT 的危险性仅为 5%。

表 17-1　深静脉血栓形成（DVT）的临床可能性评估表（Wells 评分）

临床特征	分值
肿瘤	1
瘫痪，或近期下肢石膏固定	1
近期卧床 > 3 天，或大手术后 12 周内	1
沿深静脉走行的局部压痛	1
整个下肢的水肿	1
与健侧相比，小腿肿胀 >3cm（胫骨粗隆下 10cm 处测量）	1
既往有 DVT 病史	1
凹陷性水肿（有症状腿部更严重）	1
有浅静脉的侧支循环（非静脉曲张性）	1
其他诊断（可能性 > DVT）	2

临床可能性：低危 ≤ 0；中危 1 ～ 2 分；高危 ≥ 3。若双侧下肢均有症状，以症状严重的一侧为准。

（二）下肢周径的测量

测量方法为：大、小腿周径的测量点分别为髌骨上缘以上 15cm 和髌骨下缘以下 10cm 处。

（三）辅助检查

1. D- 二聚体　其具有敏感性高，特异性低的特点，急性深静脉血栓形成，D- 二聚体大于 500μg/L 有重要参考意义，可作为急性筛查、特殊情况下中风病恢复期深静脉血栓形成的诊断、疗效评估等指标。

2. 血管多普勒超声　其敏感性、准确性均较高，为无创检查，适用于对患者的筛选、检测，是中风病恢复期深静脉血栓形成诊断的首选方法。在超声检查前，按照中风病恢复期深静脉血栓形成诊断的临床特征评分，将患者分为高、中、低度深静脉血栓形成可能性。如连续两次超声检查提示阴性，低可能性患者可排除诊断或临床观察；对于中、高度可能性患者则建议进行螺旋 CT 静脉成像、MRI 静脉成像、血管造影等进一步影像学检查。

3. 静脉造影　静脉造影是中风病深静脉血栓形成诊断的"金标准"。

四、现代康复治疗

（一）药物治疗

1. 抗凝　对于高度怀疑肺栓塞及有客观依据确诊中风病深静脉血栓的患者，经排除禁忌证，可及早考虑使用抗凝治疗。目前临床上应用的抗凝药物主要有普通肝素、低分子肝素、维生素 K 拮抗剂、Xa 因子抑制剂、直接 Ⅱ a 因子抑制剂等。

（1）普通肝素　起始以 80 ～ 100U/kg 静脉注射，后以 10 ～ 20U/（kg·h）维持静脉泵入。使用后应每 4 ～ 6 小时监测 APTT，根据 APTT 水平调整剂量，使 APTT 尽快达到并维持在正常值范围的 1.5 ～ 2 倍。因使用肝素可能会引起血小板减少症，在使用的第 3 ～ 6 天必须复查血小板计数，一旦出现血小板减少症，应马上停用肝素。

（2）低分子肝素　低分子肝素与普通肝素抗凝作用相仿，但出血性副反应少，使用前无须监测血小板数量。因其由肾脏代谢，肾功能不全者慎用。临床每 12 小时皮下注射 1 次，每次 100U/kg。

（3）维生素 K 拮抗剂　临床常用华法林，其是长期抗凝的主要口服药物，起始剂量为 2.5 ～ 6mg/d，因其需要数天才能达到药效，因而需至少与肝素、低分子肝素联合使用 4 ～ 5 天后开始测定 INR，当连续 2 天测定 INR 稳定于 2.0 ～ 3.0 之间时即可停用肝素或低分子肝素，维持华法林抗凝治疗，并根据 INR 稳定情况动态监测。

（4）Xa 因子抑制剂　均无须监测凝血功能，直接 Xa 因子抑制剂（如利伐沙班）单纯治疗急性深静脉血栓形成与低分子肝素联合华法林用药的疗效相当；间接 Xa 因子抑制剂（如磺达肝癸钠）对肾功能影响小于低分子肝素。

2. 溶栓治疗　早期使用可迅速溶解部分或全部血栓，减轻血管阻塞，但可增加出血的风险。常用的药物有尿激酶，起始剂量一般为 4000U/kg，30 分钟内静脉推注，随后以 60 万～ 120 万 U/d 维持 48 ～ 72 小时。

3. 抗血小板聚集　阿司匹林、双嘧达莫等可降低血小板附着性，抑制血小板聚集，可预防血栓扩展，促进血栓的溶解。

4. 静脉血管活性药物　如黄酮类、七叶皂苷类等具有促进静脉回流、减少渗出、增加静脉血管张力、保护血管壁的作用。

（二）康复训练

康复训练以预防为主，鼓励长期卧床的患者做下肢运动，以促进下肢静脉回流。鼓励患者在卧床期间多饮水，并告知 DVT 的危险因素及预防措施。

（三）物理因子

1. 间歇性充气加压　间歇性充气加压是应用最广泛的方法，其可通过外部加压，增加血流速度和血流量，可以明显地降低血栓的发生率。可用于卧床期的患者。

2. 分级压力袜（GCS） 能够提供不同程度的外部压力（如踝部可达 100%，小腿中部 70%，大腿中部 40%）。GCS 通过将外部压力作用于静脉管壁来增加血液流速和促进血液回流。

五、中医康复治疗

（一）中医辨证论治

本章节论治的深静脉血栓形成为中风病继发功能障碍，故在治疗时原则上针对患者的主病中风病，按风火上扰证、痰瘀阻络证、阴虚风动证、气虚血瘀证和阴阳两虚证五型进行辨证论治。详见"附篇 一、中风病的中医辨证论治"。肢体肿胀甚者加车前子、泽泻、茯苓健脾利湿。

（二）中成药

1. 静脉给药

（1）醒脑静注射液 10～20mL 加入 5% 葡萄糖 250～500mL 静脉滴注，每日 1～2 次。适用于风火上扰证。

（2）血塞通注射剂 200～400mg 加入 25%～50% 葡萄糖 40～60mL 静脉注射或加入 5%～10% 葡萄糖 250～500mL 静脉滴注，每日 1 次。适用于痰瘀阻络证、气虚血瘀证。

（3）丹参注射液或复方丹参注射液 20～40mL 加入 5%～10% 葡萄糖 250mL 中静脉滴注，每日 1～2 次。适用于痰瘀阻络证、气虚血瘀证。

（4）生脉注射液 5～20mL 加入 50% 葡萄糖 40mL 静脉注射，或 20～100mL 加入 5%～10% 葡萄糖 500mL 静脉滴注，每日 1～2 次。适用于气虚血瘀证、阴阳两虚证。

以上静脉用药，糖尿病患者可以 0.9% 生理盐水代替葡萄糖。

2. 口服制剂

（1）脉血康胶囊 每次 2 粒，每日 3～4 次。用于气虚血瘀证、痰瘀阻络证。

（2）灯盏生脉胶囊 每次 2 粒，每天 3 次。用于气虚血瘀证、阴阳两虚证。

（3）华佗再造丸 每次 8g，每天 2 次。用于痰瘀阻络证。

（4）银丹心脑通软胶囊 每次 2～3 粒，每天 3 次。用于气虚血瘀证。

（5）大活络丸 每次 1 丸，每天 2 次。用于气虚血瘀证或痰瘀阻络证。

（6）复方血栓通胶囊　每次1粒，每天3次。用于痰瘀阻络证。

（三）针灸

中风病深静脉血栓形成急性期患肢不建议接受针灸治疗，急性期血栓机化后，可适度行针灸治疗。

1. 体针

按照循经取穴、辨证取穴和对症取穴的原则取穴。具体针刺方法见"附篇　二、全经针刺法"。

2. 放血疗法

患肢肿胀明显者，可行指、趾尖点刺放血或肿胀局部梅花针点刺放血。

（四）推拿治疗

中风病深静脉血栓形成急性期患肢不建议接受推拿治疗，但健肢可行推拿治疗以改善血液循环。后期患肢血栓机化后可行推拿治疗，采用循经推拿、辨证推拿和对症推拿相结合的方法。详见"附篇　四、整体经络推拿法"。

（五）其他

中药外用可选用中药熏蒸、中药浸泡沐足、中药封包等方法，临床上多选用活血通络中药，如川乌、草乌、川芎、红花、桂枝、伸筋草、透骨草、地龙、牛膝、三棱、莪术等，方用活血通络汤、桃红四物汤、蠲痹通络汤等，以达到舒筋通络之效。

六、康复护理

1. 保持床单整洁、干燥，协助患者定时翻身拍背，避免局部皮肤长期受压，防止压疮。

2. 观察四肢肌力、肌张力、关节活动度和肢体活动的变化。

3. 根据疾病不同阶段，指导协助患者良肢位摆放、肌肉收缩及关节运动，减少或减轻肌肉挛缩及关节畸形。

4. 卧床休息，抬高患肢，使用弹力袜，增加静脉回流，避免剧烈活动。保持患肢制动下尽早指导患者进行床上的主动性活动训练，如患者不能做主动活动，则应尽早进行各关节被动活动训练。

5. 保持患肢制动下指导患者进行进食、洗脸、穿脱衣服、穿脱袜子等训练，鼓励患者尽量独自完成，提高自理能力。对于自理缺陷患者做好各项基础护理，满足患者生活所需。

6.建立良好的护患关系，让患者保持情绪稳定，增强其战胜疾病的信心，提高其依从性。

7.观察并记录患肢皮温、色泽、动脉搏动情况，并每日测量患肢周径。

8.应用尿激酶、肝素等药物进行溶栓治疗时，应准确及时执行医嘱，用药剂量必须准确，药物现配现用。注意观察患者有无出血倾向。局部静脉滴注药物时，技术操作应熟练，避免损伤血管。

9.观察患者的生命体征，预防肺栓塞、脑栓塞等并发症。若出现胸痛、呼吸困难、血压下降等提示可能发生肺栓塞的情况，应及时报告医生，积极配合抢救。

七、营养治疗

本病患者日常膳食护理应以中风病日常饮食护理为主，可参考上篇"第五章　运动功能障碍"的"营养治疗"部分。

第十八章 压 疮

压疮，又称压力性溃疡、褥疮，是皮肤或皮下组织由于压力或复合有剪切力和（或）摩擦力而发生在骨隆突处的局限性损伤，具有发病率高、难以愈合及容易复发等特点。发生的高危人群为神经系统疾病（颅脑及脊髓损伤）患者，如昏迷、瘫痪患者；年老体弱等长期卧床者；营养不良或肥胖患者；疼痛患者；二便失禁患者；矫形器佩戴者。中风病恢复期患者因具备上述一种或多种高危因素而常发。

一、临床表现

（一）症状

临床症状常表现为局部皮肤组织缺血、坏死或溃烂，一般来说，创面周围常伴有红、肿、热、痛等局部炎症，如果还有化脓、恶臭症状者即可认定为局部感染征兆，伴发热则说明具有全身反应。发生部位常因体位不同，受压点不同而有差异，以骶尾部、坐骨结节、股骨大转子及足跟部等肌肉包裹或肌肉层较薄、缺乏脂肪组织保护又经常受压的骨隆突出。

（二）体位下压疮的常见部位

1. 仰卧位 枕部、肩胛部、肘部、骶尾部、足跟部。
2. 侧卧位 耳郭、肩部、大转子、膝关节内外侧、内外踝。
3. 俯卧位 前额、下颌、肩部、髂嵴、髌骨、脚趾。
4. 坐位 坐骨结节。

二、发病机理

压疮的发生是在多种因素的综合作用下产生的病理结果，除压力因素外，患者原发病、慢性病、营养状况、皮肤组织状况等均会对其产生影响。

（一）直接因素

1. 压力 压力引起压疮最主要的原因是局部组织遭受持续性垂直压力，特别在身体骨头粗隆凸出处，如果局部长期承受超过正常毛细血管所能承受的压迫，可导致毛细血管的闭塞和局部淋巴回流受阻，阻断毛细血管对组织的灌注，从而引起局部皮肤组织的缺血、坏死和溃烂，形成压疮。

2. 摩擦力 当身体在承重面上移动，皮肤与所接触的界面之间便会产出摩擦力，摩擦力作用于皮肤表面，易导致皮肤的角质层损伤和皮肤组织的牵拉变形，当摩擦力超过一定限度，则容易造成表皮层擦伤，甚则损伤到达真皮层，进一步加重由压力造成的压疮，而由摩擦力造成的皮损一旦合并感染则可增加皮肤及皮下组织损害的风险。

3. 剪切力 所谓剪切力是一个作用力施于物体上后导致产生一平行反方向的平面滑动。当身体在支撑物表面进行小幅度而缓慢的位移时，皮肤因摩擦力保持不动的情况下，皮下组织因重力或垂直压力的作用而产生皮下组织间的相对位移，则此时两层组织之间产生了剪切力。故剪切力其实是由摩擦力与垂直压力相加而成。它与体位的关系密切，当局部皮下产生剪切力时，局部肌肉、筋膜间穿行的动脉受压出现血液循环障碍而产生压疮，过强的剪切力甚则可撕裂深层组织使其结构扭曲变化。

（二）间接因素

1. 运动功能障碍 常因不能主动翻身及完成其他变换体位的动作而使某一部位长时间受压形成压疮。

2. 感觉功能障碍 某些感觉障碍区常对皮肤摩擦、疼痛、异物等感觉的敏感性降低，局部受压后已经发生的改变却不易及时发现，导致压疮形成。

3. 营养状况 全身营养缺乏、营养障碍，肌肉萎缩，皮下脂肪减少，受压处缺乏保护，一旦受压，骨隆突处皮肤要承受外界压力和骨隆突处对皮肤的挤压力，受压处缺乏肌肉和脂肪组织的保护，引起血液循环障碍出现压疮，并使压疮不易愈合。

4. 皮肤抵抗力降低 皮肤经常受潮湿、摩擦等物理性刺激（如出汗、大小便失禁、床单皱褶不平、床上有碎屑等），使皮肤抵抗力降低，出现皮肤软化、张力减小，同时与支撑面之间的摩擦力增大，增加了压疮发生的风险。

5. 老龄 老年人新陈代谢能力下降，皮肤及皮下组织弹性下降，局部分压和负压的能力削减，故容易形成压疮。

三、康复评定

压疮的评定有助于对创面情况的详细了解，为祛除病因、制定和实施相关的治疗提供科学的依据。压疮的局部评估包括压疮的形状、部位、范围、分期、渗出液量，以及局部感染和疼痛情况。

（一）NPUAP（2007）压疮分期

NPUAP（2007）压疮分期是指美国国家压疮咨询委员会于 2007 年提出的压疮分期方法。

1. 可疑深部组织损伤 是指皮下组织受到压力或剪切力的损害，局部皮肤完整，但可出现颜色改变（如紫色或褐红色），或导致充血的水疱。在肤色较深的个体中，深部组织损伤可能难以检测。厚壁水疱覆盖的黑色伤口可能进展更快，足跟部是常见的部位，这样的伤口恶化很快，即使给予积极的处理，病变仍可迅速发展，致多层皮下组织暴露。

2. Ⅰ期 在骨隆突处的皮肤完整伴有压之不褪色的局限性红斑。深色皮肤可能无明显的苍白，但其颜色可能与周围组织不同。同时，此阶段受损部位与周围相邻组织比较，有疼痛、硬块、表面变软、发热或冰凉。

3. Ⅱ期 真皮部分缺失，表现为一个浅的开放性溃疡，伴有粉红色的伤口，无腐肉；也可表现为一个完整的或破溃的血清性水疱。同时，此阶段表现为发亮的或干燥的表浅溃疡，无坏死组织或瘀伤。此阶段不能描述为皮肤撕裂伤、会阴皮炎或表皮剥脱，瘀伤表明有可疑的深部组织损伤。

4. Ⅲ期 全层皮肤组织缺失，可见皮下脂肪暴露，但骨骼肌腱肌肉未外露，有腐肉存在，但组织缺失的深度不明确，可能包含有窦道。同时，此阶段压疮的深度因解剖部位不同而各异，鼻梁、耳朵、枕骨隆突、踝部因无皮下组织，该阶段的压疮可能是表浅溃疡。相对而言，脂肪较多的部位，此阶段压疮可能形成非常深的溃疡，骨骼或肌腱不可触及或无外露。

5. Ⅳ期 全层组织缺失，伴有骨、肌腱或肌肉外露，伤口的某些部位有腐肉或焦痂，常有窦道。同时，此阶段压疮的深度因解剖部位不同而各异，鼻梁、耳朵、枕骨隆突、踝部因无皮下组织，该阶段的压疮可能是表浅溃疡，可能扩展到肌肉和（或）支持结构（如肌肉、肌腱或关节囊），有可能导致骨髓炎，可以直接看见或触及骨或肌腱。

6. 不可分期 全层组织缺失，溃疡底部有坏死组织覆盖（黄色、黄褐色、灰色、绿色或褐色），或者伤口有焦痂附着。同时，此阶段只有充分去除坏死组织或焦痂，暴露伤口的底部，才能准确评估压疮的实际深度，确定分期。足跟处稳定的焦痂（干燥，黏附紧密，完整但没有发红或波动感）可不必去除。

（二）Braden Scale 压疮风险评分表

Braden Scale 压疮风险评分表见表 18-1。

表 18-1　Braden Scale 压疮风险评分表

项目	1分	2分	3分	4分
感觉	完全受限	非常受限	轻度受限	未受限
潮湿	持续潮湿	潮湿	有时潮湿	很少潮湿
活动能力	限制卧床	可坐椅子	偶尔行走	经常行走
移动能力	完全无法行动	严重受限	轻度受限	未受限
营养	非常差	可能不足	足够	非常好
剪切力和摩擦力	有问题	有潜在问题	无明显问题	—

评分简表有助于量化相关指标，得分为 6～23 分，分数越低越危险。15～18 分为轻度危险，13～14 分为中度危险，10～12 分为高度危险，9 分以下为极度危险。

（三）Norton 压疮风险评估表

Norton 压疮风险评估表见表 18-2。

表 18-2　Norton 压疮风险评估表

项目	得分			
	4	3	2	1
精神状态	清醒	淡漠	模糊	昏迷
营养状况	好	一般	差	极差
活动情况	活动自如	扶助行走	依赖轮椅	卧床不起
排泄控制	能控制	尿失禁	大便失禁	两便失禁
运动	运动自如	轻度受限	重度受限	运动障碍

分数：评分范围：5～20 分；中度危险：12～14 分；高度危险：12 分以下。

四、现代康复治疗

（一）药物治疗

预防压疮形成比治疗更为重要。压疮形成后，药物的治疗主要体现在对患者全身性的营养加强及原发病的治疗等方面。对于压疮合并感染的，视情况可局部使用抗生素，若出现发热等全身症状，应根据细菌培养结果考虑全身使用敏感抗生素控制感染；根据患者营养情况，可适当补充蛋白质、维生素 C 和矿物质锌，增加机体的液体输入量，必要时可静脉输注脂肪乳剂、氨基酸、白蛋白等，贫血时可选择输注红细胞悬液纠正贫血。

（二）康复训练

1. 更换姿势　对运动障碍者应定时变换姿势，调整矫形器；对有多处压疮的患者应用交替式充气床垫，避免持久受压，但应禁止使用橡皮圈，以免影响血流进而影响组织生长。对卧床患者应每 2 小时翻身一次，翻身时间并不是固定的，但翻身时必须检查皮肤情况。正确体位的目标是使压力分布在最大体表面积上，并避免骨突处受压，过度肥胖、痉挛、挛缩、矫形支具、牵引及疼痛会加大体位摆放的困难。

体位姿势的改变主要有 4 种：仰卧位、俯卧位、右侧卧位和左侧卧位。可通过使用泡沫楔形物和枕头进行体位摆放。将患者抬离床面时，需教给患者减少身体和肢体通过床或椅面时的摩擦力和剪切力的技术。

2. 使用适合的轮椅及坐垫轮椅　坐姿应保证达座位区域的最大支撑面，足踏板应置于不将重量传送到坐骨而是让大腿承重的高度。若需侧面支持以维持躯干直立时，要注意不能引起局部受压。坐轮椅时至少每半小时进行一次姿势改变，在轮椅上减除身体重量有多种方法，包括向后、前、侧面倾斜及向上抬高身体，每天至少需要检查皮肤 2 次，特别要注意骨突部位的皮肤情况。另外，应特别注意避免碰到热源造成烫伤。

（三）物理因子

1. 紫外线　有效杀灭细菌及促进上皮再生，促进创口愈合，但不应用于极易受损的皮肤或创口周围组织严重水肿的患者。

2. 超短波　通过增强炎性反应期，从而更早进行增生期来加速创口的愈合。对急性及感染性伤口或伴发骨髓炎时，应慎用或禁用。

3. 电刺激 用于组织修复，刺激内源性生物电系统，可用于常规治疗无效的三度和四度压疮以及难治的二度压疮。

五、中医康复治疗

（一）中医辨证论治

本章节论治的压疮为中风病继发功能障碍，故在治疗时原则上针对患者的主病中风病，按风火上扰证、痰瘀阻络证、阴虚风动证、气虚血瘀证和阴阳两虚证五型进行辨证论治，详见"附篇 一、中风病的中医辨证论治"。兼瘀血甚者可加姜黄行气破血；有脓者可加天花粉、白芷排脓消肿。

（二）针灸治疗

按照循经取穴、辨证取穴和对症取穴的原则取穴。具体针刺方法见"附篇 二、全经针刺法"。压疮周围可采用局部毫针围刺，针数可根据压疮大小取 4～8 针，针尖与创面方向成 15°向压疮中心平刺，平补平泻。

（三）推拿治疗

推拿治疗采用循经推拿、局部推拿相结合的方法。循经推拿详见"附篇 四、整体经络推拿法"。局部推拿可于压疮创面周围施加点穴手法以活血通络。

（四）其他

1. 中药外用 压疮创面可选用如意金黄散、龙血竭胶囊（或龙血竭酊剂）、甘石创愈散、痛血康、紫珠生肌散、湿润烧伤膏、三黄膏、云南白药等外敷。创面清洁干净后，将上述药粉或药膏均匀涂在创面上，粉剂约 0.5mm 厚，药膏约 1mm 厚，再用无菌纱布外敷，每天换药 1～2 次。

2. 自主锻炼 根据患者病情，可在医生指导下选用传统体育锻炼中的五禽戏、八段锦、太极拳等进行锻炼，或其他医疗体操等运动锻炼形式进行锻炼，有利于改善患者运动功能障碍。锻炼以不疲劳为度。

六、康复护理

1. 保持床单整洁、干燥，协助患者定时翻身拍背，避免局部皮肤长期受压，防止压疮。

2. 观察四肢肌力、肌张力、关节活动度和肢体活动的变化。

3. 根据疾病不同阶段，指导协助患者良肢位摆放、肌肉收缩及关节运动，减少或减轻肌肉挛缩及关节畸形。

4. 尽早指导患者进行床上的主动性活动训练，包括翻身、床上移动、床边坐起、桥式运动等。如患者不能做主动活动，则应尽早进行各关节被动活动训练。

5. 建立良好的护患关系，让患者保持情绪稳定，增强其战胜疾病的信心，提高其依从性。

6. 评估压疮的危险因素，及时识别压疮风险高的患者。

7. 每天检查皮肤情况，特别是受压部位、骨突处。

8. 卧床患者根据皮肤情况经常变换体位，避免皮肤长期受压，摆放好肢体或利用枕头做到有效翻身。翻身动作轻柔，不能拖曳；翻身前后对压疮的好发部位认真观察并记录。

9. 保持皮肤清洁、光滑、干爽，避免潮湿及摩擦的刺激，大小便失禁、出汗及分泌物较多的患者要及时擦洗干净；不使用破损的便器，使用便器时抬高臀部，避免擦伤皮肤。

10. 患者发生压疮时，根据压疮的分期，采取相应的处理措施、药物及敷料。目前主要的新型护理敷料有：水胶体敷料、泡沫敷料、藻酸盐敷料、银离子敷料等。

七、营养治疗

（一）高蛋白质

蛋白质按每日 1.5～2.0g/kg，其中动物蛋白质不低于 20g，包括含脂肪少的而含蛋白质高的牛奶、豆浆、鱼类等。

（二）高糖类

要供给足够的糖类，以谷类为主，总能量不低于 55%，要粗细搭配，多样化。

（三）适量的水与电解质

摄入水分应足够，每天不少于 2000mL，适量供给食盐，以补充丢失的钠、钾、氯化物等。

（四）少量多餐

给予易消化的食物，坚持少量多餐原则，最初给予流质饮食，随病情好转改为软食，进而改为普通饮食。昏迷或不能自行进食者，应及早用鼻饲流质饮食，以保证营养供给。

（五）增加维生素摄入

维生素 C 和维生素 E 为天然抗氧化、抗衰老的保护剂，B 族维生素参与各种营养生化代谢，是多种重要能量代谢酶类的辅酶，均应增加供给量。应多食新鲜蔬菜和瓜果。

（六）富含纤维的食物

多吃富含纤维的食物，如各种蔬菜、水果、糙米、全谷类及豆类，可帮助排便、预防便秘、稳定血糖及降低血胆固醇。选用植物性油脂，多采用水煮、清蒸、凉拌、烧、烤、卤、炖等方式烹调；禁食肥肉、内脏、鱼卵、奶油等胆固醇高的食物；可多选择脂肪含量较少的鱼肉、去皮鸡肉等；全蛋每周可吃 1 ～ 2 个。奶类及其制品、五谷根茎类、肉鱼豆蛋类、蔬菜类、水果类及油脂类等六大类食物，宜多样摄取，才能充分获得各种营养素。

第十九章　跌　倒

中风病后跌倒是中风病后一种常见的功能障碍，它主要是由于中风病后神经功能的缺损导致肢体力量不足、深浅感觉受损或平衡功能障碍导致患者在日常生活中的平卧、坐立或行走中失去平衡掉落在地从而造成的二次伤害。一般右侧偏瘫患者比左侧偏瘫患者跌倒的概率大，发生率为 61% ～ 83%。

一、发病机理

（一）年龄因素

年龄大的患者发生跌倒的概率要大于其他年龄段的人群，由于自尊心、中风病后的自卑心理等而不愿被人搀扶是一大重要原因。

（二）基础病

跌倒的原因包括认知功能下降、感觉异常、视力视野受损及肢体运动功能障碍等，与其造成的如平衡和协调能力下降、肌力下降、肌张力增高、关节挛缩等病理性改变有重要关系。

（三）环境因素

夜间、光线昏暗、地面潮湿湿滑、环境复杂障碍物多等都是造成跌倒的客观因素。

（四）损伤程度

跌倒容易造成患者躯体损伤和心理损伤。曾经历跌倒的患者因为存在跌倒的心理恐惧而出现再次跌倒的概率将会增加；另一方面，由于老年患者骨密度下降，骨质疏松较为严重，一旦跌倒，除了出现软组织挫伤外，还会出现骨折及骨折后长期卧床所致的并发症。

（五）药物作用

某些调控血压的药物服用过后存在头痛、头晕，安眠药服用后存在思维、认知能力下降，此等药物作用都会造成跌倒的发生。

（六）陪护质量及安全教育水平

正确的陪护方式和合理的制度，以及安全意识的宣教都会大大降低中风病患者跌倒的风险。

二、康复评定

MORSE 跌倒评估表（Morse fall scale，MFS）由美国宾夕法尼亚大学 Morse 等于 1989 年研制，并在多个国家及地区医院使用。该量表是一个专门用于预测跌倒可能性的量表，量表由 6 个条目组成，包括跌倒史（无 =0 分，有 =25 分）、超过 1 个医学诊断（无 =0 分，有 =15 分）、行走辅助（卧床休息、由护士照顾活动或不需要使用 =0 分，使用拐杖、手杖、助行器 =15 分，扶靠家具行走 =30 分）、静脉治疗 / 肝素（无 =0 分，有 =20 分）、步态（正常、卧床休息不能活动 =0 分，双下肢虚弱乏力 =10 分，残疾或功能障碍 =20 分）、认知状态（量力而行 =0 分，高估自己或忘记自己受限制 =15 分）。总分 125 分，评分 > 45 分确定为跌倒高风险，25 ～ 45 分为中度风险，< 25 分为低风险，得分越高表示跌倒风险越大。见表 19-1。

表 19-1　MORSE 跌倒评估表

项目	评分标准	MFS 分值
患者曾跌倒（3 月内）/ 视觉障碍	没有 =0 有 =25	
超过一个 医学诊断	没有 =0 有 =15	
使用助行器具	没有需要 =0 完全卧床 =0 护士扶持 =0 丁形拐杖 / 手杖 =15 学步车 =15 扶家具行走 =30	
静脉输液 / 置管 / 使用药物治疗	没有 =0 有 =20	

续表

项目	评分标准	MFS 分值
步态	正常 =0 卧床 =0 轮椅代步 =0 双下肢虚弱乏力 =10 残疾或功能障碍 =20	
认知状态	了解自己能力 =0 忘记自己限制 / 高估自己 =15	
总得分		

1. 评估时机：65 岁以上患者、临床上有跌倒危险的患者入院时评估；≥ 45 分的患者每周至少评估 1 ～ 2 次；患者病情发生变化或者口服了会导致跌倒的药物时需评估；患者转到其他科室时需评估；患者跌倒后需评估。

2. 使用药物治疗指用麻醉药、抗组胺药、抗高血压药、镇静催眠药、抗癫痫痉挛药、轻泻药、利尿药、降糖药、抗抑郁抗抗焦虑抗精神病药。

3. ≥ 45 分为高度危险，提示患者处于易受伤危险中，应采取相应的防护措施。

三、现代康复治疗

（一）药物治疗

正确给予调控血压、血糖、改善循环、改善认知等药物，详情参见基础病的康复治疗。

（二）康复训练

1. 知识教育　要对脑卒中患者、患者家属及护理人进行预防跌倒的知识教育，提高他们对跌倒风险的认识。

2. 加强功能训练　对患者进行功能训练，提高患者的运动功能、感觉功能、活动技巧、认知能力，调节患者的精神心理状况，最大限度地预防跌倒。

3. 环境改造　对环境的改造也可预防跌倒，对出院患者家庭环境的评定应予考虑；对出院患者进行家庭环境改造计划，结果发现可有效降低跌倒的风险。除改造家庭环境外，也应对医疗机构、疗养院、社区环境等进行评估和改造，以适应患者的需要，提高安全系数。

四、中医康复治疗

（一）中医辨证论治

本章节论治的跌倒为中风病继发功能障碍，故在治疗时原则上针对患者的主病中风病，按风火上扰证、痰瘀阻络证、阴虚风动证、气虚血瘀证和阴阳两虚证五型进行辨证论治。详见"附篇 一、中风病的中医辨证论治"。跌倒疼痛甚者，可加延胡索、续断活络止痛；血瘀甚者，加三七、当归活血化瘀。

（二）针灸

1. 体针

按照循经取穴、辨证取穴和对症取穴的原则取穴。具体针刺方法见"附篇 二、全经针刺法"。合并跌倒疼痛甚者或局部肿胀者，可加局部阿是穴或毫针围刺；合并骨折者，局部禁刺。

2. 放血疗法

跌倒至局部肿胀者，可选局部点刺放血。

（三）推拿治疗

中风病推拿治疗详见"附篇 四、整体经络推拿法"，有明显外伤禁止推拿治疗。因跌倒导致肿胀瘀血范围较大者先冰敷，24 小时后推拿局部以疏通经络、活血化瘀。

（四）其他

中药外用可选用中药熏蒸、中药浸泡沐足、中药封包等方法，临床上多选用活血通络中药，如川乌、草乌、川芎、红花、桂枝、伸筋草、透骨草、地龙、牛膝、三棱、莪术等，方用活血通络汤、桃红四物汤、蠲痹通络汤等，以达到舒筋通络之效。

五、康复护理

1. 高度危险患者床尾挂"防跌倒"警示标识。

2. 保持病房物品放置整齐，通道无障碍物，扶手安全；地面干净、干爽；楼梯、浴室、洗手间有稳固的扶手；使用车床及轮椅的患者，要加上护栏、系上安全带。

3. 患者衣服应合身，尤其是裤子，不能过踝关节；勿穿拖鞋、滑底鞋；指导患者穿脱袜子、鞋、裤应坐着进行。

4. 指导患者、家属、陪护使用床头铃；患者卧床时应上床栏；告知患者改变体位时动作宜慢；步态不稳的患者下床活动时应有家属陪同；对于老年性痴呆或精神异常会自由走动的患者，必要时经患者或家属同意后上约束带。

5. 使用影响意识或活动的药物时，应告知患者或家属有可能发生的不良反应，加强患者生活方面的照顾，防止跌倒。

6.针对疾病及症状对患者及家属进行预防跌倒的宣传教育。

六、营养治疗

本病患者日常膳食护理应以中风病日常饮食护理为主，可参考上篇"第五章　运动功能障碍"的"营养治疗"部分。

第二十章　日常生活活动能力康复

日常生活活动（activities of daily living，ADL）是指人们每天在家居环境中和户外环境里自我照料的活动。日常生活活动能力即是指人们为了维持生存以及适应生存环境而每天必须反复进行的、最基本的活动。它是在发育成长过程中，经过反复实践逐步形成的，是人们从事其他活动的基础。其包括个体在家庭、工作机构、社区里自己管理自己的能力，还包括与他人交往的能力，以及在经济上、社会上和职业上合理安排自己生活方式的能力。

一、临床表现

ADL 能力对健全人来说毫无困难，而对于脑卒中患者来说，简单的进食、穿衣、如厕、刷牙、洗脸、起床、行走等活动变得有不同程度的困难。这也是脑卒中患者在 ADL 能力下降时出现的主要临床表现。

二、发病机制

脑卒中患者日常生活活动能力受损主要责之于卒中致使相应脑区功能受损，出现运动、感觉、认知、情绪、吞咽、语言、尿便、心肺等方面功能障碍，以及可能继发的肩手综合征、肩关节半脱位、关节挛缩、骨质疏松、深静脉血栓、压疮、摔倒等方面障碍，使得患者自我照料能力下降或丧失。

三、康复评定

（一）日常生活活动的主要评定内容

因年龄、性别、民族、职业、环境地区的不同，生活方式的差异，人们的日常生活活动的内容有所不同，但日常生活活动是人们维持生存的必需活动，故日常生活活动也具有许多相同之处，其主要内容包括以下几方面。

1. 自理方面

（1）进食　包括摄食动作（使用筷子、汤勺、刀叉等餐具摄取食物，用杯子和吸管喝水、用碗喝汤）以及咀嚼和吞咽能力。

（2）穿衣　包括穿脱上身衣物（内衣、开衫、套头衫）、下身衣物（内裤、长裤、裙子、鞋袜）和解系纽扣、拉拉链、解系鞋带及穿脱矫形器、假肢等。

（3）个人卫生　包括刷牙、洗脸、洗澡、洗头、梳头、化妆、剃须、剪指甲等。

（4）如厕　包括进出厕所、穿脱衣裤、大小便的控制、便后清洁、厕所冲洗。

2. 运动方面

（1）床上运动　包括床上的体位转换（仰卧位、侧卧位、俯卧位之间的转换）、位置移动（上、下、左、右）、坐起、躺下等。

（2）转移　包括床与轮椅之间、轮椅与座椅之间和轮椅与浴盆、淋浴室、座坐厕之间的转移等。

（3）行走　包括室内行走（水泥路面、地板、地毯）、室外行走（泥土路面、碎石路面、水泥路面）、上下楼梯（包括有扶手或无扶手）、使用辅助器械（包括手杖、腋杖、助行器、矫形器、假肢）进行行走。

（4）交通工具的使用　使用自行车、摩托车、上下公共汽车、驾驶汽车等。

3. 家务劳动方面

家务劳动方面包括购物、炊事、洗衣、打扫卫生、使用家具和家用电器、安排家庭财务等。

4. 交流方面

交流方面包括理解、表达、阅读、听广播、看电视、书写、打电话、使用电脑等。

5. 社会认知方面

社会认知方面包括记忆、解决问题、社会交往等。

（二）日常生活活动能力评定目的

ADL 的各项活动对于健康人来说易如反掌，但对于病、伤、残患者来说其中的任何一项都可能成为一个复杂和艰巨的任务，需要反复的努力和训练才能获得。科学的评估是进行有效康复训练的基础，ADL 评定的目的是综合、准确地评价患者进行各项日常生活活动的实际能力，为全面康复治疗提供客观依据。其评定目的如下。

1. 确定日常生活独立情况　通过评定全面准确地了解患者日常生活各项基本活动的完成情况，判断其能否独立生活和独立的程度，并分析引起日常生活活动能力受限的来源，如躯体、心理、社会等各方面的原因。

2. 指导康复治疗　根据 ADL 评定结果，针对患者存在的问题、日常生活活动能力的状况，结合患者的个人需要，制定适合患者实际情况的治疗目标，进行有针对性的 ADL 训练。在训练过程中要进行动态评估，总结阶段疗效，根据患者日常生活活动能力恢复的情况调整阶段训练方案。

3. 评价治疗效果　日常生活活动能力是一种综合能力，反映了患者的整体功能状态，是康复疗效判定的重要指标。临床康复告一段落后，根据治疗后评定情况做出疗效评价，并对预后做出初步判断。通过观察不同治疗方案对患者 ADL 恢复的影响情况，还可以进行治疗方案之间的疗效比较。

4. 安排患者返家或就业根据　评定结果对患者回归社会后的继续康复和家庭、工作环境的改造及自助具的应用等做出指导和建议。

（三）日常生活活动能力评定的实施方法

1. 直接观察法

直接观察法是评定者通过直接观察各项活动的实际完成情况来进行评定的方法。评定应尽量在患者实际进行相关活动时进行，如在患者早上起床时观察其穿衣、洗漱、修饰等活动，在进餐时间观察其进食能力等。也可由评定者向患者发出动作指令，要求患者按指令完成动作，评定者根据完成情况进行评定。评定地点既可以在患者实际生活环境中，也可以在 ADL 评定训练室内。ADL 评定训练室的设计应尽量接近患者实际生活环境，设置卧室、浴室、厕所、厨房及家具、家用电器、餐具、炊具等。直接观察法能使评定者详细观察患者的每一项日常生活活动的完成细节，得到的结果较为可靠、准确。但这种方法所需评定时间较长，对于体弱的患者，为避免疲劳可分次进行检查。

2. 间接评定法

间接评定法是通过询问的方式来收集资料和进行评定的方法，有口头询问和问卷询问两种。除了面对面的形式外，也可以采取电话、书信等形式。评定时应尽量让患者本人接受调查，如患者不能回答问题（如体力虚弱、认知障碍等）可请患者家属或护理人员回答。间接评定法有利于评定一些不便于直接观察的较私密的活动（如穿脱内衣、大小便、洗澡等），可以在较短时间内得到评定结果，评定也较为简便，但准确性不如直接观察法，可与直接观察法结合使用。

（四）日常生活活动能力评定的常用评定量表

ADL 评定主要通过各种标准化量表来进行。这些量表经过信度、效度检验，其统一标准化的检查和评分方法使得评定结果更具科学性，并可以对不同患者、不同疗法和不同的医疗机构之间的评定结果进行比较分析。ADL 量表按内容可分为基本日常生活活动能力（basic or physical activities of daily living，BADL）和工具性日常生活活动能力（instrumental activities of daily living，IADL）两类。BADL 是指人们为独立生活而每天必须反复进行的、最基本的、具有共性的身体动作群，故评定 BADL 的量表是以评定基本自我照顾能力为主，常用的有改良 Barthel 指数和 Katz 指数。IADL 目前尚无明确定义，其内容包含了做家务、购物、社会交往、休闲娱乐等能反映患者更高级、更复杂的日常生活活动能力的活动，常用的评定量表有 Frenchay 活动指数、Rivermead 日常生活量表、Nottingham 扩展 ADL 量表。本章重点介绍改良 Barthel 指数和 Frenchay 活动指数。

1. 改良 Barthel 指数

Barthel 指数评定（Barthel index，BI）由美国 Florence Mahoney 和 Dorothy Barthel 于 20 世纪 50 年代中期设计并用于临床，是康复医疗机构应用最广、研究最多的 BADL 评估方法。Barthel 指数评定方法简单，可信度、灵敏度高，不仅可以用来评定患者治疗前后的功能状态，还可以用于预测治疗效果、住院时间和预后。Barthel 指数虽然有较高的信度和效度，评定简单易行，临床应用广泛，但也有一定缺陷。如评定等级比较少，相邻等级之间的分数值差距较大，评估不够精确细致。后有学者在 Barthel 指数的基础上进行了改良，称为改良 Barthel 指数（modified Barthel index，MBI），评定项目与每项的满分值不变，而将每一项的评定等级进一步细化，具体见表 20-1。

表 20-1　改良 Barthel 指数（MBI）评定内容与评分标准

评定项目	1 级	2 级	3 级	4 级	5 级
（1）大便控制	0	2	5	8	10
（2）小便控制	0	2	5	8	10
（3）进食	0	2	5	8	10
（4）穿衣	0	2	5	8	10
（5）如厕	0	2	5	8	10
（6）个人卫生	0	1	3	4	5
（7）自己洗澡	0	1	3	4	5
（8）床 - 椅转移	0	3	8	12	15

续表

评定项目	1 级	2 级	3 级	4 级	5 级
（9）行走	0	3	8	12	15
（10）坐轮椅 *	0	1	3	4	5
（11）上下楼梯	0	2	5	8	10
总分			100		

* 注：只有在"（9）行走"评定为 1 级时，才评定（10）

评定说明：改良 Barthel 指数（MBI）评定标准

1. 基本的评级标准：每个活动的评级可分 5 级，不同的级别代表了不同程度的独立能力，最低的是 1 级，而最高是 5 级。级数越高，代表独立能力越高。

（1）完全依赖别人去完成整项活动。

（2）某种程度上能参与，但在整个活动过程中需要别人提供协助才能完成。

注："整个活动过程"是指有超过一半的活动过程。

（3）能参与大部分的活动，但在某些过程中仍需要别人提供协助才能完成整项活动。

注："某些过程"是指一半或以下的工作。

（4）除了在准备或收拾时需要协助，患者可以独立完成整项活动；或进行活动时需要别人从旁监督或提示，以保证安全。

注："准备或收拾"是指一些可在测试前后去处理的非紧急活动过程。

（5）可以独立完成整项活动而无须别人在旁监督、提示或协助。

2. 每一项活动的个别评级标准

（1）肛门控制（大便控制）：是指能完全控制肛门或有识地防止大便失禁。

评级标准：

①完全大便失禁。

②摆放适当的姿势和诱发大肠活动的技巧方面需要协助，并经常出现大便失禁。

③患者能做出适当的姿势，但未能运用诱发大肠活动的技巧，或在清洁身体及更换纸尿片方面需要协助，并间中出现大便失禁。

④甚少出现大便失禁，患者在使用栓剂或灌肠器时需要监督，或需要定时有人从旁提示，以防失禁。

⑤没有大便失禁，在需要时患者也可自行使用栓剂或灌肠器。

其他方法：肛门造口或使用纸尿片。

（2）膀胱控制（小便控制）：膀胱（小便）控制是指能完全地控制膀胱或有意识地防止小便失禁。

评级标准：

①完全小便失禁。

②患者经常小便失禁。

③患者通常在日间能保持干爽但晚上小便失禁，并在使用内用或外用辅助器具时需要协助。

④患者通常能整天保持干爽但间中出现失禁；或在使用内用或外用辅助器具时需要监督；或需要定时有人从旁提示，以防失禁。

⑤没有小便失禁，在需要时患者也可自行使用内用或外用辅助工具。

（3）进食：进食的定义是用合适的餐具将食物由容器送到口中。整个过程包括咀嚼及吞咽。

评级标准：

①完全依赖别人帮助进食。

②某种程度上能运用餐具，通常是匙子或筷子。但在进食的整个过程中需要别人提供协助。

③能运用餐具，通常用匙子或筷子。但进食的某些过程仍需要别人提供协助。

④除了在准备或收拾时需要协助，患者可以自行进食；或过程中需有人从旁监督或提示，以保证安全。

⑤可自行进食，而不需别人在场监督、提示或协助。

（4）穿衣：穿衣包括穿上、脱下及扣好衣物；有需要时也包括腰围、义肢及矫形架。

评级标准：

①完全依赖别人协助穿衣。

②某种程度上能参与，但在整个活动过程中需要别人提供协助才能完成。

③能参与大部分活动，但在某些过程中仍需要别人提供协助才能完成整项活动。

④除了在准备或收拾时需要协助，患者可以自行穿衣；或过程中需有人从旁监督或提示，以保证安全。

⑤自行穿衣而无须别人监督、提示或协助。

（5）如厕：如厕包括在坐厕上坐下及站起，脱下及穿上裤子，防止弄脏衣物。

评级标准：

①完全依赖别人协助如厕。

②某种程度上能参与，但在整个活动过程中需要别人提供协助才能完成。

③能参与大部分活动，但在某些过程中仍需要别人提供协助才能完成整项活动。

④除了在准备或收拾时需要协助，患者可以自行如厕，或过程中需有人从旁监督或提示，以保证安全。

⑤患者可用任何适当的方法自行如厕，而无须别人在场监督、提示或协助。如有需要，患者也可在晚间使用便盆、便椅或尿壶。然而，此类方法需包括将排泄物倒出并把器皿清洗干净。

（6）个人卫生：个人卫生包括洗脸、洗手、梳头、保持口腔清洁（包括假牙齿）、剃须（适用于男性）及化妆（适用于有需要的女性）。

评级标准：

①完全依赖别人处理个人卫生。

②某种程度上能参与，但在整个活动的过程中需别人提供协助才能完成。

③能参与大部分的活动，但在某些过程中仍需要别人提供协助才能完成整项活动。

④除了在准备或收拾时需要协助，患者可以自行处理个人卫生，或过程中需有人从旁监督或提示，以保证安全。

⑤自行处理个人卫生，而不需别人在场监督、提示或协助。男性病人可自行剃须，而女性病人则可自行化妆及梳理发辫。

（7）洗澡：洗澡包括清洁、冲洗及抹干由颈至脚的部位。

评级标准：

①完全依赖别人协助洗澡。

②某种程度上能参与，但在整个活动过程中需别人提供协助才能完成。

③能参与大部分的活动，但在某些过程中仍需别人提供协助才能完成整项活动。

④除了在准备或收拾时需要协助，患者可以自行洗澡，或过程中需有人从旁监督或提示，以保证安全。

⑤患者可用任何适当的方法自行洗澡，而不需别人在场监督、提示或协助。

（8）床-椅转移：患者将轮椅移至床边，把刹车锁紧及拉起脚踏，然后将身体转移到床上并躺下。再坐回床边（在有需要时可移动轮椅的位置），并将身体转移坐回轮椅上。

评级标准：

①完全依赖或需要2个人从旁协助帮助转移。

②某种程度上能参与，但在整个活动的过程中需别人提供协助才能完成。

③能参与大部分活动，但在某些过程中仍需别人提供协助才能完成整项活动。

④除了在准备或收拾时需要协助，患者可以自行转移，或过程中需有人从旁监督或提示，以保证安全。

⑤自行转移来回床椅之间，并无须别人从旁监督、提示或协助。

其他转移方法：由便椅转移到床上，由坐椅转移到床上。

（9）行走：包括平地步和轮椅操作。

平地步：步行从患者站立开始，在平地步行 50m。患者在有需要时可戴上及除下脚架或义肢，并能适当地使用助行器。

评级标准：

①完全不能步行。

②某种程度上能参与，但在整个活动过程中需要别人提供协助才能完成。

③能参与大部分活动，但在某些过程中仍需要别人提供协助才能完成整项活动。

④可自行步行一段距离，但不能完成 50m；或过程中需有人从旁监督或提示，以保证安全。

⑤自行步行 50m，并无须其他人从旁监督、提示或协助。

（10）轮椅操作（代替步行）：轮椅操控包括在平地上移动轮椅、处理弯角及操控轮椅至桌边、床边或洗手间等。患者需操控轮椅并移动最少 50m。

评级标准：

①完全不能操控轮椅。

②可在平地上自行推动轮椅并移动短距离，但在整个活动过程中需要别人提供协助才能完成。

③能参与大部分轮椅活动，但在某些过程中仍需要别人提供协助才能完成整项活动。

④可推动轮椅、转弯及操控轮椅至桌边、床边或洗手间等，但在准备及收拾时仍需协助；或过程中需有人从旁监督或提示，以保证安全。

⑤可完全自行操控轮椅并移动最少 50m，并无须其他人从旁监督、提示或协助。

先决条件：此项目只适用于在第（9）项中被评为"完全不能步行"的病人，而此类患者必须曾接受轮椅操控训练。

（11）上下楼梯：上下楼梯是指可安全地在两段分别有八级的楼梯来回上下行走。

评级标准：

①完全依赖别人协助上下楼梯。

②某种程度上能参与，但在整个活动过程中需要别人提供协助才能完成。

③能参与大部分活动，但在某些过程中仍需要别人提供协助才能完成整项活动。

④患者基本上不需要别人协助，但在准备及收拾时仍需协助，或过程中需有人从旁监督或提示，以保证安全。

⑤患者可在没有监督、提示或协助下，安全地在两段楼梯上下。可使用扶手或助行器。

评分结果：满分 100 分。

< 20 分为极严重功能缺陷，生活完全需要依赖；

20 ~ 40 分为生活需要很大帮助；

40 ~ 60 分为生活需要帮助；

> 60 分为生活基本自理。

Barthel 指数得分 40 分以上者康复治疗的效益最大。

2. Frenchay 活动指数

Frenchay 活动指数（Frenchay activities index，FAI）于 1983 年由 Margaret Holbrook 和 Clive E. Skilbeck 首先提出。Frenchay 活动指数作为对脑卒中患者 IADL 评定量表，评定前不必对评定者进行专业培训，可由专业人士、看护人员，甚至患者本人来担当，具有简单、便捷、快速的优势。本量表目前在西方国家已经得到了较好的应用，其应用范围已逐渐扩展到多发性硬化、外伤性脑损伤、缺氧性脑病等其他神经系统疾病，以及骨科、慢性心肺系统等其他系统疾病中，甚至可用于评定正常老年人的日常生活活动能力。Frenchay 活动指数与 Barthel 指数最大的不同在于，它评定了患者在日常生活中应用工具的能力，而不仅仅是基本的生活自理能力。Frenchay 活动指数评定内容包括 15 个项目，涵盖了家务劳动、工作 / 休闲和户外活动三大方面，每一项均根据患者在最近 3 个月或 6 个月实际完成活动的频率评为 0 ～ 3 分，其中 0 分表示活动能力最低，故其总得分范围为 0 ～ 45 分，具体见表 20-2。

表 20-2　Frenchay 活动指数评定内容与评分标准

项目	说明	评分标准
准备主餐	需要参与组织、准备与烹调主餐的大部分活动，不仅仅是做快餐	近 3 个月来：0= 从来不；1= 每周少于 1 次；2= 每周 1 ～ 2 次；3= 绝大多数时间
洗餐具	必须做全部的工作，或每样都做，如洗、擦和放置，而不是偶尔冲洗一件	
洗衣服	组织洗衣服和风干衣服（用洗衣机、用手洗或拿去洗衣店洗）	近 3 个月来：0= 从来不；1=3 个月内 1 ～ 2 次；2=3 个月内 3 ～ 12 次；3= 至少每周 1 次
轻家务活	打扫、擦拭与整理小物件	
重家务活	所有家务活，包括整理床铺、擦地板和收拾炉子、搬椅子等	
当地购物	无论购物的多少，应在组织与购买中起到实质性的作用，必须到商店去，而且不仅仅是推车而已	
社交场合	去俱乐部、上电影院、上戏院、喝酒与朋友聚会等。如果患者在达到目的地后主动参与活动的话，也可以让人将其送到那儿	
室外步行	持续步行至少 15 分钟，约 1 公里长，包括步行去购物	
业余嗜好	需要一定程度的主动参与和思考的嗜好，如在家栽花种草、针织、画画、游戏、运动等，不仅仅是看电视中的运动节目	
驾车 / 乘坐公共汽车	需要驾车（不仅仅是坐在车里）或登上公共汽车并且乘车外出	
外出旅游 / 驾车兜风	乘坐长途汽车或火车，或驾车去某地游玩。患者必须参与组织及决策。有机构组织的被动性的旅游除外，除非患者试图决定去与不去	近 6 个月来：0= 从来不；1=6 个月内 1 ～ 2 次；2=6 个月内 3 ～ 12 次；3= 至少每周 2 次
园艺	屋外的园丁活：轻度—偶尔除草；中度—经常除草；重度—所有必须的活动，包括重体力的挖掘	近 6 个月来：0= 从来不；1= 轻度；2= 中度；3= 所有必须的活动
操持 / 汽车维护	轻度—修理小物件；中度—某些装饰活、常规的汽车养护	
读书	必须是完整较厚的书籍，不是杂志和报纸	近 6 个月来：0= 没有；1=6 个月 1 次；2= 两星期不到 1 次；3= 两星期 1 次以上

续表

项目	说明	评分标准
工作	指有报酬的工作，而不是志愿性的工作	近6个月来：0=没有；1=每周不到10小时；2=每周10～30小时；3=每周30小时以上

说明：每一项活动均给予0～3分，0表示的是最差的程度，3分表示最好的程度。目的是记录患者需要有一定主动性的活动。注意患者在较近一段时间内实际的活动频次，而不是很长时间以前的活动或潜在的能力。一种活动只能在一个项目中测评。

四、现代康复治疗

（一）药物治疗

可以选用改善循环药物如前列地尔、尼莫地平、长春西汀等，改善脑代谢、营养神经药物如胞二磷胆碱、神经节苷脂、脑蛋白水解物、甲钴胺、B族维生素等。肌肉痉挛者，可选用肌松剂，如巴氯芬、乙哌立松片、替扎尼定等。认知障碍者，可选用胆碱酯酶抑制剂，如盐酸多奈哌齐。疼痛者，可选用非甾体类抗炎药，如阿司匹林、对乙酰氨基酚、布洛芬、吲哚美辛等。此外，还应针对高血压、糖尿病、高脂血症等基础病进行对症用药。

（二）康复训练

提高中风患者的日常生活活动能力，除了对相关运动、感觉、认知、吞咽、语言等方面的功能障碍进行有效康复外，还需进行有针对性的日常生活活动康复训练。日常生活活动能力康复训练主要包括以下内容：

1. 进食

一般患者取坐位进食，可对进食所用餐具进行相应改造，如使用有碟挡的盘，防止食物洒到外面；盘子底部加防滑垫或者使用可固定餐具的木板，防止餐具的滑动和脱落；使用经过改造的勺、筷子等便于进食。若患者处于卧床期，应从患侧将食物送入口腔后部。如患者存在吞咽障碍，应进行针对吞咽障碍的训练。

2. 洗脸、洗手、刷牙和剪指甲

（1）洗脸　用脸盆或洗手池盛水，用健手持毛巾洗脸，然后利用水龙头拧干毛巾擦脸。使用轮椅的患者所用的洗脸池高度应在70～80cm，其下方应有足够的空间。

（2）洗手　洗健手时，可将改造后的细毛刷（毛刷背面加两个吸盘）吸在洗手池壁上,健手在毛刷上来回刷洗。擦健手时,可利用患侧上肢弯曲的前臂和腹部夹住干毛巾,健手在毛巾上来回擦拭。如果取坐位,可将毛巾放在大腿上,健手在毛巾上来回擦拭。

(3)刷牙 如果患手有少许功能,可利用患手持牙刷,健手挤牙膏,然后用健手刷牙。如果患手功能完全丧失,可用健手单独完成。刷洗假牙可参照洗手方法进行。可对牙刷手柄予以改造,或使用电动牙刷。

(4)剪指甲 对普通大指甲剪加以改造,在其底部和按柄上各加一块木片,由患手利用整个手掌向下按压木片,带动指甲刀柄向下压,剪断指甲。

3. 穿、脱衣服

(1)上衣的穿脱方法和步骤

①套头衫的穿法 患者取坐位;将套头衫平铺于自己的双腿之上(正面朝下、背面朝上,衣襟靠近身体,领口位于膝部);用健手抓住衣襟部,将患侧上肢自袖口穿出;健侧上肢穿过袖口,然后将双侧袖口拉至肘部以上;健手抓住衣服后身,颈部前屈,将领口自头部穿过;用健手拉平衣服的各个部分。如果患者患侧上肢功能较好,就应该尽可能地做双手配合动作,尽量多利用患手。

②前开衫的穿法 患者取坐位;将衣服铺于双腿上;用健手抓住衣领及肩部,将患侧上肢自袖口穿过;健手沿衣领将衣服从体后绕过;健侧上肢自袖口穿过;用健手将各部整理平整;系纽扣或拉拉链、粘尼龙搭扣等。

③套头衫的脱法 采用与套头衫穿法相反的动作步骤即可。

④前开衫的脱法 先将患侧衣服肩部褪至肘部以下,自肩部脱下健侧的衣服,最后自肘部脱下上衣。

(2)裤子的穿脱方法和步骤

①坐于椅子上的穿裤子方法 患者取椅坐位;双下肢交叉,将患侧下肢搭在健侧下肢上;用健手将裤腿穿过患侧下肢,并拉至膝部;放下患肢,将另一侧裤腿穿过健侧下肢;起立,将裤子提至腰部;最后用健手系纽扣或者搭上挂钩。可以在患侧足下铺垫防滑垫,以达到加强立位稳定性的作用。穿裤子时,要求患者具有良好的立位平衡能力。

②坐于床上或垫子上的穿裤子方法 患者在床上或垫子上取坐位;用健手将裤腿自患侧下肢穿过,并拉至膝部上方;健侧下肢自裤腿穿出;取仰卧位;用健手拉起裤子,在双侧骨盆交替抬离床面的时候,逐渐将裤子提至腰部;最后系纽扣、拉拉链、系皮带。这种方法可为立位平衡能力较差的患者所采用。

③裤子的脱法　采取与穿法相反的动作步骤即可。

（3）袜子、鞋的穿脱方法和体位

①患者取椅坐位；双下肢交叉，患侧下肢搭在健侧下肢上面；用健手穿鞋或穿袜子。

②患者坐在床上或垫子上，将双下肢屈曲，用健手穿脱鞋袜。应为患者选择宽松的服装，最好为前开式。也可将纽扣改成挂钩、拉链或者尼龙搭扣。穿、脱衣训练最主要的目的在于找出适合患者的更衣操作程序。

4. 入浴清洁

（1）可根据患者的功能情况以及个人习惯，选择淋浴或者盆浴。选择淋浴的患者，可以使用特制的木制或塑料制椅子，直接坐在椅子上淋浴；选择盆浴的患者，出入浴缸时困难较大，需要有人辅助，而且在墙壁上应安装固定扶手，便于患者使用。还有一种方法是在浴缸的一侧铺放一块结实的木板，患者坐于上面再利用扶手支撑，分别将双下肢移入浴缸。

（2）对洗澡用具的改制也十分必要。可在普通的刷子上固定一个长柄，使患者便于清洗后背部。或在毛巾（或搓澡巾）的一侧，固定一个用布带子制成的环，洗澡时将环套在患手腕部，患手置于后腰部，这样只需要健手上下用力，就可以轻松地清洗后背。

5. 如厕活动

乘轮椅的患者独立完成如厕动作由以下几个动作群构成。

（1）床至厕所及厕所至床的移动　这个过程由床至轮椅或轮椅至床的转移动作和驱动轮椅动作两部分构成。前一部分转移动作参照前面有关叙述。偏瘫患者的驱动轮椅一般为普通轮椅，患者用健手转动手轮，健脚踏于地面，手脚协调运动向前驱动轮椅。

（2）轮椅至坐便器及坐便器至轮椅的移动　此动作常用的方法有两种，可以根据患者的功能情况及厕所的环境来选择一种更好、更方便的方法。

方法一：驱动轮椅，直对坐便器停住，拉紧手刹；手扶轮椅扶手或按照坐位至立位的起立方法起立；健手把住轮椅扶手，以健侧下肢为中心旋转身体；坐向坐便器。

方法二：驱动轮椅，斜向坐便器停住，拉紧手刹；健手扶住固定于墙壁的垂直扶手，以健侧下肢为中心旋转身体；坐向坐便器。

（3）排尿和排便前后的穿裤子　动作立位平衡差的患者需要他人辅助，或者将身体倚靠在固定于墙壁上的扶手后，健侧手在身体前、后从左、右侧反复向上提或向下褪裤子。在患者对动作掌握不充分时，必须有辅助者保护以确保安全。

（4）排便后的清洁处理　卫生纸应固定在患者健手可以触及的位置；撕纸动作：用中指和无名指按住纸架上方的挡板，用拇指和示指捏住卫生纸一点一点撕开。指示患者在擦拭时臀部略向前移动，躯干略微前倾，然后用健手擦拭即可。目前，便器冲水的开关种类有很多，安装的位置也不尽相同，原则上应该选择既便于操作又无须用很大力量的型号，并且注意安装在患者健手可以够到的位置。

（5）厕所的改造　有条件的情况下可对患者家庭的厕所加以改造，以便于患者使用。因患者使用轮椅，再加上有时需要辅助者，至少应有 2m×1.5m 的活动面积。推荐使用风箱式的推拉门，或者仅用布帘代替也可。有必要在墙壁上固定横向的或纵向的扶手。可制作蹲式木架。

（6）床边式便器的利用　对于不使用轮椅而又行走不便的患者，可以使用床边便器。将便器置于患者健侧床尾，指示患者手扶床栏坐起，用健手掀开床边便器的盖子，然后褪下内裤，用健手扶住床栏起立，旋转身体背向便器坐下，排便。完成排便后用相反的动作返回床上。

6. 上下楼梯训练

（1）上楼梯训练　患者用健手扶住扶手，并将重心转移到患腿上，然后健足迈上台阶。此时，辅助者帮助患者患腿向前；当患者将重心前移至前面的健足上时，辅助者的手可移至患者患侧小腿前面，帮助患足放在第二个台阶上。随着功能的好转，可逐渐减少辅助，最终使患者能独立上楼梯。

（2）下楼梯训练　患者用健手扶住扶手，将重心转移至患腿上，先用健腿下楼梯。辅助者应注意控制患腿膝部，使其向前，重心转移至健腿上。当患者用患腿下楼梯时，辅助者用手制止其患腿内收。随着功能的好转，可逐渐减少辅助，最终使患者能独立下楼梯。

（3）利用手杖上楼梯的方法　患者健手持杖，重心向患腿转移，手杖和健足先放在上一级台阶上，伸直健腿，患腿膝屈曲迈上台阶。注意患侧骨盆不要上抬。

（4）利用手杖下楼梯的方法　健手持杖，重心向健腿转移，手杖和患足先放在下一阶台阶上，重心向患腿转移，健腿迈下台阶。患足迈下时注意防止患腿内收。

7. 练习上下公共汽车

上下公共汽车的方法与上下台阶的方法要领相同。可用木板制作一带门框扶手的阶梯，门宽 70cm，第一阶高 33.5cm，第二阶高 22cm，以供练习。

（1）上车方法　患者先用健手扶住车门扶手，健腿先迈上车门第一阶，然后患腿跟上，如此进入车内。

（2）下车方法　患者健手扶住车门扶手，患腿先下，重心转移至患腿，再迈下健腿。

8. 坐进小轿车

先以健侧靠近开着门的轿车，用健手扶门，以健腿为支轴转动身躯，使臀部对准座位，缓缓坐下，先进健腿，再提入患腿。

（三）物理因子

1. 脑循环治疗　可有效改善脑组织的供血和代谢，有利于脑部病灶的吸收。

2. 生物反馈疗法　针对患侧前臂腕背伸肌及下肢胫前肌，指导患者进行"用力、刺激、休息"的动作，可主动锻炼患侧肌肉。

3. 空气压力波治疗　通过循序挤压肢体，产生挤压和按摩作用，可有效促进患侧肢体血液循环，预防深静脉血栓的形成，改善肢体运动及感觉障碍。

4. 经皮电刺激疗法（TENS）　常规 TENS 适用于急慢性疼痛、短期止痛；针刺样 TENS 适用于急慢性疼痛、周围循环障碍、长期止痛；短暂强刺激 TENS 适用于小手术、止痛性操作过程中加强镇痛效果。

5. 中频电疗法　包括干扰点疗法、等幅中频电疗法、强制中频电疗法、低中频电疗法。中频电疗法对感觉神经有抑制作用，可使皮肤痛阈提高。另外中频电疗还可以改善血液循环、缓解肌肉痉挛，对疼痛的缓解有一定的间接作用。

6. 超短波疗法　超短波可抑制感觉神经的传导，可以使血管壁通透性增强，改善局部血液循环，有利于水肿的消散及代谢产物、炎症产物的排泄和消除，起到消肿、促进炎症吸收的作用。

7. 超声波疗法　其机制是可使脊髓反射幅度降低、反射传递受抑制，神经组织的生物活性降低。超声间动电疗法指同时超声与间动电作用于人体，通过超声的机械振动对组织产生的细微按摩、温热作用与间动电的扩张血管、改善血液循环作用叠加，效果更好。

8. 红外线疗法　红外线疗法是通过红外线照射，改善局部血液循环、消肿、促进局部渗出物的吸收、缓解肌肉痉挛、降低感觉神经的兴奋性。

9. 激光疗法　低强度激光可对组织产生刺激、激活、光化作用，改善局部组织血液循环，加速代谢产物。

10. 石蜡疗法　蜡疗主要通过温热作用使局部毛细血管扩张、血流加快，改善局部血液循环及淋巴循环。

11. 矫形器的应用

（1）肩托　能预防肩关节的半脱位。

（2）抗痉挛夹板　伸腕 30°，掌指关节屈曲 45°，指间关节完全伸展，手指分开，拇指位于外展和伸展位。

（3）踝足矫形器　用于偏瘫后足下垂内翻畸形。

（4）膝踝足矫形器　用于偏瘫后膝关节无力，足下垂。

五、中医康复治疗

参考各个并发及继发功能障碍的中医康复治疗方法。

六、康复护理

参考各个并发及继发功能障碍的康复护理方法。

七、营养治疗

参考各个并发及继发功能障碍的营养治疗方法。

第二十一章　生活质量康复

生活质量（quality of life，QOL），也称为生命质量、生存质量、生活素质等，是康复医学针对患者康复工作中最重要的方面，在患者疾病转归后，更加专注其功能恢复和生活质量的保持与提高。这也是康复医学学科有别于其他临床医学学科的特点之一。

一、临床表现

生活质量是对人们生活好坏程度的一个衡量。生活质量与客观意义上的生活水平有关，但也有区别。人们除了保持基本的物质生活水平及身心健康之外，生活质量也取决于人们是否能够获得快乐、幸福、舒适、安全的主观感受。而脑卒中患者由于日常生活活动能力的下降，其生活质量也会出现极大降低。

二、发病机制

影响脑卒中患者生活质量的因素有性别、发病年龄、病灶部位、脑卒中类型（出血或缺血）、神经功能缺损、社会心理障碍、精神状态、经济条件、各种治疗干预措施、康复、护理方法等。脑卒中后相应脑区功能受损，出现运动、感觉、认知、情绪、吞咽、语言、尿便、心肺等方面功能障碍，以及继发的肩手综合征、肩关节半脱位、关节挛缩、骨质疏松、深静脉血栓、压疮、摔倒等方面障碍，所以患者的生活质量均会有不同程度下降。

三、康复评定

（一）生存质量评定的实施方法

对生存质量进行评定时，应采用具有较高信度和效度的标准化量表，具体实施包括以下方法。

1. 观察法　由评定者按量表项目直接观察患者表现而进行评分。观察法一般用于不能作答或难以提供可靠信息的患者，如精神病患者、痴呆患者和植物人等。

2. 询问法　由评定者根据标准的 QOL 评定量表的有关项目，以谈话的形式向患者或家属询问患者对有关问题的主观感受，填写 QOL 量表。提问时应避免诱导患者的思路而影响评定结果的准确性，必要时可由两名评定者共同参加调查。

3. 自我报告法　由患者直接填写量表，回答有关问题，此方法能直接反映患者的思考方法。若出现调查项目的内容不能被理解的情况，可由评定者提供适度提示。

（二）常用的生存质量评定量表

生存质量评定的内容目前尚未形成统一的标准，不同评定量表的内容有较大的差异。一般认为，生存质量评定的内容应包括躯体方面的功能活动、社会活动能力、心理状态、健康感受、认知能力等方面。生存质量较常用的标准化量表有世界卫生组织生存质量测定简表、健康状况调查简表、ESCROW　Profilef 表、费城精神量表改良版和生活满意指数量表 A 等。本章重点介绍世界卫生组织生存质量测定简表和健康状况调查简表。

1. 世界卫生组织生存质量测定简表（WHO/QOL-26）　WHO/QOL-26 是世界卫生组织的 15 个成员国历时 5 年编制的 WHO/QOL-100 的简化版（WHOQOL-BREF），包括躯体功能、心理状况、社会生活、环境条件及综合等 5 个领域的 26 个项目。量表的具体内容见表 21-1。

表 21-1　世界卫生组织生存质量测定简表（WHO/QOL-26）

指导语：请您一定回答所有问题，如果某个问题不能肯定回答，就选择最接近您自己真实感觉的那个答案。所有问题都请您按照自己的标准、愿望或者自己的感觉来回答。注意所有问题都只是您最近两星期内的情况。

1. 您怎样评价您的生活质量？
①很差　　　　②差　　　　　③不好也不差　　　　④好　　　　　⑤很好

2. 您对自己的健康状况满意吗？
①很不满意　　②不满意　　　③既满意也不满意　　④满意　　　　⑤很满意

下面的问题是关于两周来您经历某些事情的感觉。

3. 您觉得疼痛妨碍您去做自己需要做的事情吗？
①根本不妨碍　②很少妨碍　　③有妨碍（一般）　　④比较妨碍　　⑤极妨碍

4. 您需要医疗的帮助进行日常生活吗？
①根本不需要　②很少需要　　③需要（一般）　　　④比较需要　　⑤极需要

5. 您觉得生活有乐趣吗？
①根本没乐趣　②很少乐趣　　③有乐趣（一般）　　④比较有乐趣　⑤极有乐趣

6. 您觉得自己的生活有意义吗？
①根本没有意义②很少有意义　③有意义（一般）　　④比较有意义　⑤极有意义

7. 您能集中注意力吗?

①根本不能　　　　②很少能　　　　③能（一般）　　　　④比较能　　　　⑤极能

8. 日常生活中您感觉安全吗?

①根本不安全　　　②很少安全　　　③安全（一般）　　　④比较安全　　　⑤极安全

9. 您的生活环境对健康好吗?

①根本不好　　　　②很少好　　　　③好（一般）　　　　④比较好　　　　⑤极好

下面的问题是关于两周来您做某些事情的能力。

10. 您有充沛的精力去应付日常生活吗?

①根本没精力　　　②很少有精力　　③有精力（一般）　　④多数有精力　　⑤完全有精力

11. 您认为自己的外形过得去吗?

①根本过不去　　　②很少过得去　　③过得去（一般）　　④多数过得去　　⑤完全过得去

12. 您的钱够用吗?

①根本不够用　　　②很少够用　　　③够用（一般）　　　④多数够用　　　⑤完全够用

13. 在日常生活中您需要的信息都齐备吗?

①根本不齐备　　　②很少齐备　　　③齐备（一般）　　　④多数齐备　　　⑤完全齐备

14. 您有机会进行休闲活动吗?

①根本没机会　　　②很少有机会　　③有机会（一般）　　④多数有机会　　⑤完全有机会

下面的问题是关于两周来您对自己日常生活各个方面的满意度。

15. 您行动的能力如何?

①很差　　　　　　②差　　　　　　③不好也不差　　　　④好　　　　　　⑤很好

16. 您对自己的睡眠情况满意吗?

①很不满意　　　　②不满意　　　　③既非满意也非不满意　④满意　　　　　⑤很满意

17. 您对自己日常生活的能力满意吗?

①很不满意　　　　②不满意　　　　③既非满意也非不满意　④满意　　　　　⑤很满意

18. 您对自己的工作能力满意吗?

①很不满意　　　　②不满意　　　　③既非满意也非不满意　④满意　　　　　⑤很满意

19. 您对自己满意吗?

①很不满意　　　　②不满意　　　　③既非满意也非不满意　④满意　　　　　⑤很满意

20. 您对自己的人际关系满意吗?

①很不满意　　　　②不满意　　　　③既非满意也非不满意　④满意　　　　　⑤很满意

21. 您对自己的性生活满意吗?

①很不满意　　　　②不满意　　　　③既非满意也非不满意　④满意　　　　　⑤很满意

22. 您对自己从朋友那里得到的支持满意吗?

①很不满意　　　　②不满意　　　　③既非满意也非不满意　④满意　　　　　⑤很满意

23. 您对自己居住的条件满意吗?

①很不满意　　　　②不满意　　　　③既非满意也非不满意　④满意　　　　　⑤很满意

24. 您对得到卫生保健服务的方便程度满意吗?

①很不满意　　　　②不满意　　　　③既非满意也非不满意　④满意　　　　　⑤很满意

25. 您对自己的交通情况满意吗?

①很不满意　　　　②不满意　　　　③既非满意也非不满意　④满意　　　　　⑤很满意

下面的问题是关于两周来您经历某些事情的频繁程度。

26. 您有消极感受吗?（如情绪低落、绝望、焦虑、忧郁）

①没有消极感受　②偶尔有消极感受　③时有时无　　　　　④经常有消极感受　⑤总是有消极感受

此外，还有三个问题，序列号被列在 WHO/QOL 101–103：

101. 家庭摩擦影响您的生活吗？

①根本不影响　　②很少影响　　③影响（一般）　　④有比较大的影响　⑤有极大影响

102. 您的食欲怎样？

①很差　②差　　③不好也不差　　④好　　　⑤很好

103. 如果让您综合以上各方面（生理健康、心理健康、社会关系、周围环境等方面），自己给生活质量打分，应该打多少分？（满分为 100 分）_____分。

您是在别人的帮助下填完这份调查表的吗？是　否

您花了多长时间来填完这份调查表？（　）分钟

您对本问卷有何建议：

2. 健康状况调查简表（SF–36）　　是在 1988 年 Stewartse 研制的医疗结局研究量表（medical outcomes study-short form，MOS SF）的基础上，由美国波士顿健康研究发展而来。1991 年浙江大学医学院社会医学教研室翻译了中文版的 SF–36。量表的具体内容见表 21–2。

表 21–2　健康状况调查简表（SF–36）

健康状况

1. 总体来讲，您的健康状况是：

①非常好　　　　②很好　　　　③好　　　　④一般　　　　⑤差

2. 跟 1 年以前比您觉得自己的健康状况是：

①比 1 年前好多了　②比 1 年前好一些　③跟 1 年前差不多　④比 1 年前差一些　⑤比 1 年前差多了

（权重或得分依次为 1、2、3、4 和 5）

健康和日常活动

3. 以下这些问题都和日常活动有关。请您想一想，您的健康状况是否限制了这些活动？如果有限制，程度如何？

（1）重体力活动。如跑步举重、参加剧烈运动等：

①限制很大　　　②有些限制　　　③毫无限制

（权重或得分依次为 1、2、3；下同）

注意：如果采用汉化版本，则得分为 1、2、3、4，则得分转换时做相应的改变。

（2）适度的活动。如移动一张桌子、扫地、打太极拳、做简单体操等：

①限制很大　　　②有些限制　　　③毫无限制

（3）手提日用品。如买菜、购物等：

①限制很大　　　②有些限制　　　③毫无限制

（4）上几层楼梯：

①限制很大　　　②有些限制　　　③毫无限制

（5）上一层楼梯：

①限制很大　　　②有些限制　　　③毫无限制

（6）弯腰、屈膝、下蹲：

①限制很大　　　②有些限制　　　③毫无限制

续表

（7）步行 1500 米以上的路程：

①限制很大　　　　　②有些限制　　　　　③毫无限制

（8）步行 1000 米的路程：

①限制很大　　　　　②有些限制　　　　　③毫无限制

（9）步行 100 米的路程：

①限制很大　　　　　②有些限制　　　　　③毫无限制

（10）自己洗澡、穿衣：

①限制很大　　　　　②有些限制　　　　　③毫无限制

4. 在过去 4 个星期里，您的工作和日常活动有无因为身体健康的原因而出现以下这些问题？

（1）减少了工作或其他活动时间：

①是　　　　　　　　②不是

（权重或得分依次为 1、2；下同）

（2）本来想要做的事情只能完成一部分：

①是　　　　　　　　②不是

（3）想要干的工作或活动种类受到限制：

①是　　　　　　　　②不是

（4）完成工作或其他活动困难增多（比如需要额外的努力）：

①是　　　　　　　　②不是

5. 在过去 4 个星期里，您的工作和日常活动有无因为情绪的原因（如压抑或忧虑）而出现以下这些问题？

（1）减少了工作或活动时间：

①是　　　　　　　　②不是

（权重或得分依次为 1、2；下同）

（2）本来想要做的事情只能完成一部分：

①是　　　　　　　　②不是

（3）干事情不如平时仔细：

①是　　　　　　　　②不是

6. 在过去 4 个星期里，您的健康或情绪不好在多大程度上影响了您与家人、朋友、邻居或集体的正常社会交往？

①完全没有影响　　②有一点影响　　③中等影响　　④影响很大　　⑤影响非常大

（权重或得分依次为 5、4、3、2、1）

7. 在过去 4 个星期里，您有身体疼痛吗？

①完全没有疼痛　　②有很轻微疼痛　　③有轻微疼痛　　④中度疼痛　　⑤严重疼痛　　⑥很严重疼痛

（权重或得分依次为 6、5.4、4.2、3.1、2.2、1）

8. 在过去 4 个星期里，您的身体疼痛影响了您的工作和家务吗？

①完全没有影响　　②有一点影响　　③中等影响　　④影响很大　　⑤影响非常大

（如果 7 无 8 无，权重或得分依次为 6、4.75、3.5、2.25、1.0；如果为 7 有 8 无，则为 5、4、3、2、1）

您的感觉

9. 以下这些问题是关于过去 1 个月里您自己的感觉，对每一条问题所说的事情，您的情况是什么样的？

（1）您觉得生活充实：

①所有的时间　　②大部分时间　　③比较多时间　　④一部分时间　　⑤小部分时间　　⑥没有这种感觉

（权重或得分依次为 6、5、4、3、2、1）

（2）您是一个敏感的人：

①所有的时间　　②大部分时间　　③比较多时间　　④一部分时间　　⑤小部分时间　　⑥没有这种感觉

（权重或得分依次为 1、2、3、4、5、6）

（3）您的情绪非常不好，什么事都不能使您高兴起来：
①所有的时间　②大部分时间　③比较多时间　④一部分时间　⑤小部分时间　⑥没有这种感觉
（权重或得分依次为1、2、3、4、5、6）

（4）您的心里很平静：
①所有的时间　②大部分时间　③比较多时间　④一部分时间　⑤小部分时间　⑥没有这种感觉
（权重或得分依次为6、5、4、3、2、1）

（5）您做事精力充沛：
①所有的时间　②大部分时间　③比较多时间　④一部分时间　⑤小部分时间　⑥没有这种感觉
（权重或得分依次为6、5、4、3、2、1）

（6）您的情绪低落：
①所有的时间　②大部分时间　③比较多时间　④一部分时间　⑤小部分时间　⑥没有这种感觉
（权重或得分依次为1、2、3、4、5、6）

（7）您觉得筋疲力尽：
①所有的时间　②大部分时间　③比较多时间　④一部分时间　⑤小部分时间　⑥没有这种感觉
（权重或得分依次为1、2、3、4、5、6）

（8）您是个快乐的人：
①所有的时间　②大部分时间　③比较多时间　④一部分时间　⑤小部分时间　⑥没有这种感觉
（权重或得分依次为6、5、4、3、2、1）

（9）您感觉厌烦：
①所有的时间　②大部分时间　③比较多时间　④一部分时间　⑤小部分时间　⑥没有这种感觉
（权重或得分依次为1、2、3、4、5、6）

10.不健康影响了您的社会活动（如走亲访友）：
①所有的时间　②大部分时间　③比较多时间　④一部分时间　⑤小部分时间　⑥没有这种感觉
（权重或得分依次为1、2、3、4、5、6）

总体健康情况

11.请看下列每一条问题，哪一种答案最符合您的情况？

（1）我好像比别人容易生病：
①绝对正确　②大部分正确　③不能肯定　④大部分错误　⑤绝对错误
（权重或得分依次为1、2、3、4、5）

（2）我跟周围人一样健康：
①绝对正确　②大部分正确　③不能肯定　④大部分错误　⑤绝对错误
（权重或得分依次为5、4、3、2、1）

（3）我认为我的健康状况在变坏：
①绝对正确　②大部分正确　③不能肯定　④大部分错误　⑤绝对错误
（权重或得分依次为1、2、3、4、5）

（4）我的健康状况非常好：
①绝对正确　②大部分正确　③不能肯定　④大部分错误　⑤绝对错误
（权重或得分依次为5、4、3、2、1）

四、现代康复治疗

（一）药物治疗

可以选用改善循环药物如前列地尔、尼莫地平、长春西汀等，改善脑代谢、营养神经药物如胞二磷胆碱、神经节苷脂、脑蛋白水解物、甲钴胺、B 族维生素等。肌肉痉挛者，可选用肌松剂，如巴氯芬、乙哌立松片、替扎尼定等。认知障碍者，可选用胆碱酯酶抑制剂，如盐酸多奈哌齐。疼痛者，可选用非甾体类抗炎药，如阿司匹林、对乙酰氨基酚、布洛芬、吲哚美辛等。此外，还应针对高血压、糖尿病、高脂血症等基础病进行对症用药。

（二）康复训练

参考各个并发及继发功能障碍的康复训练方法。

（三）物理因子

参考各个并发及继发功能障碍的物理因子治疗方法。

五、中医康复治疗

参考各个并发及继发功能障碍的中医康复治疗方法。

六、康复护理

参考各个并发及继发功能障碍的康复护理方法。

七、营养治疗

参考各个并发及继发功能障碍的营养治疗方法。

附 篇

一、中风病的中医辨证论治

中风病的中药治疗，一般参考以下五型辨证论治：

1.风火上扰证 眩晕头痛，面红耳赤，口苦咽干，心烦易怒，尿赤便干，舌质红绛，舌苔黄腻而干，脉弦数。

治法：清热平肝，潜阳息风。

方药：天麻钩藤饮加减。天麻15g、钩藤15g（后下）、生石决明30g（先煎）、川牛膝15g、黄芩10g、山栀10g、桑寄生15g、茯神15g、夏枯草15g等。

2.痰瘀阻络证 头晕目眩，痰多而黏，舌质暗淡，舌苔薄白或白腻，脉弦滑。

治法：化痰通络。

方药：半夏白术天麻汤合桃红四物汤加减。法半夏9g、天麻15g、茯苓15g、白术15g、橘红10g、丹参15g、当归15g、桃仁10g、红花10g、川芎15g等。

3.阴虚风动证 半身不遂，口舌㖞斜，言语謇涩或不语，感觉减退或消失，眩晕耳鸣，手足心热，咽干口燥，舌质红而体瘦，少苔或无苔，脉弦细数。

治法：滋阴息风。

方药：镇肝息风汤加减。生龙骨30g（先煎）、生牡蛎30g（先煎）、赭石15g（先煎）、龟甲15g（先煎）、白芍15g、玄参15g、天冬15g、川牛膝15g、川楝子10g、茵陈10g、麦芽15g、川芎15g等。

4.气虚血瘀证 半身不遂，口舌㖞斜，言语謇涩或不语，面色㿠白，气短乏力，口角流涎，自汗出，心悸便溏，手足肿胀，舌质暗淡，舌苔白腻，有齿痕，脉沉细。

治法：益气活血。

方药：补阳还五汤加减。生黄芪50g、当归15g、桃仁15g、红花10g、赤芍15g、川芎15g、地龙10g等。

5.阴阳两虚证 肢体不遂，舌强语謇，畏寒肢冷，心悸气短，眩晕耳鸣，意识蒙眩或痴呆，健忘，舌红干或胖嫩，苔白，脉沉细。

治法：滋阴补阳。

方药：地黄饮子加减。熟地黄 15g、山茱萸 15g、巴戟天 15g、肉苁蓉 15g、麦冬 15g、石斛 15g、五味子 9g、附子 10g（先煎）、肉桂 10g（后下）、石菖蒲 15g、远志 15g、茯苓 15g、生姜 10g、大枣 14g。

加减：偏肾阴虚者加桑枝、鳖甲；偏肾阳虚者加淫羊藿、仙茅；气虚甚者加黄芪、党参或人参。

二、全经针刺法

全经针刺法是南方医科大学中西医结合医院针灸康复科主任周国平教授综合已故湖南著名针灸专家陈玉老中医（释隐莲法师，中国十大肉身菩萨之一）、原天津中医学院已故王哲天教授、原湖南中医学院针灸博士导师严洁教授治疗中风偏瘫的经验，并结合针灸学理论、经脉气血多少理论及现代康复学原理所创立的一种专用于治疗中风病偏瘫的针刺方法。其设立的依据为中风病偏瘫发病与十二经脉均有联系，在针刺取穴治疗时，就应取全部的十二经脉相关腧穴。本法在 1 疗程 12 次治疗中，逐日针刺了全部的十二经脉的有关腧穴，故称全经针刺法。本方法已经观察了全经针刺法对中风病偏瘫日常生活活动能力、神经功能缺损、肢体运动功能、平衡功能及恢复期脑梗死脑血流动力学影响，临床有效率达 97.8%。

（一）操作规范

1. 取穴原则

（1）取手必取足（取手的经脉腧穴，必取足的同名经脉腧穴）。

（2）取阳必取阴（取阳经腧穴必取与之相表里的阴经腧穴）。

（3）按阳明、少阳、太阳经的顺序。

（4）先健侧，后患侧，健1患3（针健侧1次，针患侧3次）。

（5）每次取相关经脉关节附近腧穴为主。

2. 顺序

第 1 次：健侧手足阳明经、手足太阴经腧穴。

第 2 次：患侧手足阳明经、手足太阴经腧穴。

第 3 次：患侧手足少阳经、手足厥阴经腧穴。

第 4 次：患侧手足太阳经、手足少阴经腧穴。

第 5 次：健侧手足少阳经、手足厥阴经腧穴。

第 6 次：患侧手足阳明经、手足太阴经腧穴。

第 7 次：患侧手足少阳经、手足厥阴经腧穴。

第 8 次：患侧手足太阳经、手足少阴经腧穴。

第 9 次：健侧手足太阳经、手足少阴经腧穴。

第 10 次：患侧手足阳明经、手足太阴经腧穴。

第 11 次：患侧手足少阳经、手足厥阴经腧穴。

第 12 次：患侧手足太阳经、手足少阴经腧穴。

3. 主穴及配穴

（1）主穴

手足阳明经、手足太阴经腧穴：肩髃、曲池、合谷；髀关、足三里、解溪；天府、尺泽、太渊；箕门、阴陵泉、三阴交。

手足少阳经、手足厥阴经腧穴：肩髎、天井、外关；环跳、阳陵泉、绝骨；天泉、曲泽、内关；足五里、曲泉、太冲。

手足太阳经、手足少阴经腧穴：肩贞、小海、阳谷；承扶、委中、昆仑；极泉、少海、神门；阴谷、太溪。

（2）配穴

肝阳上亢，加太冲、行间、足临泣。

肾阴不足，加太溪、复溜、肾俞。

风痰阻络，加风池、丰隆、公孙。

气虚血瘀，加气海、膈俞。

口眼㖞斜，加颊车、地仓。

头晕，加风池、完骨、天柱。

便秘，加水道、归来、丰隆、支沟。

尿失禁、尿潴留，加中极、曲骨、关元。

语言不利、吞咽困难，加廉泉、哑门、通里、金津、玉液。

4. 操作方法

先针阳经腧穴，留针为 20 ～ 30 分钟，出针后，先上肢、后下肢针阴经腧穴，得气后出针，不留针。每日 1 次，12 次为 1 个疗程，休息 2 ～ 4 天再进行下 1 个疗程。

（二）适应证

主要用于中风病偏瘫的治疗与预防。

（三）禁忌证

中风病后生命体征不平稳时不宜进行全经针刺法。

（四）注意事项

1. 宁失其穴，勿失其经。必须严格在相应的经脉上针刺。

2. 按经脉气血多少的次序针刺。即先针多气多血的阳明太阴经，次针多气少血的少阳厥阴经，再针多血少气的太阳少阴经。

3. 先健侧，后患侧，健1患3（针健侧1次，针患侧3次）。

4. 先针阳经腧穴，留针为20～30分钟，出针后，先上肢、后下肢针阴经腧穴，得气后出针，不留针。

（五）全经针刺法特点

1. 重视表里配穴法及取阴经腧穴，每次均取相表里的阴经穴；有效地避免了传统针灸治疗中风病偏瘫，"治痿独取阳明"，只注重取阳经腧穴之不足。

2. 突出了中医整体观念。在1个疗程中，无论健侧、患侧的手足经脉即十二经脉，均进行了选穴针刺，整体上调整了十二经脉及所属脏腑的功能。

3. 灵活运用巨刺法。根据《灵枢·官针》："巨刺者，左取右，右取左。"《素问·阴阳应象大论》："善用针者……以右治左，以左治右。"全经针刺法在1个疗程中，巧妙运用了3次巨刺法。

4. 根据经脉气血盛衰决定针刺次序。《灵枢·九针论》"阳明多血多气，太阳多血少气，少阳多气少血，太阴多血少气，厥阴多血少气，少阴多气少血。"按阳明——多血多气，少阳——多气少血，太阳——多血少气的次序针刺。

5. 避免长期、反复刺激某几个腧穴，产了"穴位适应现象"（即经脉疲劳现象）而影响疗效。

6. 避免导致偏瘫"废用综合征""误用综合征"。根据现代康复学原理，在瘫痪的治疗中，应以协调肌群间肌张力为重点。本法对上、下肢十二经脉，伸、屈肌群均进行了针刺，有效地避免了该针刺而未针刺某一肌群导致的"废用综合征"，和长期、反复刺激某一肌群导致的"误用综合征"。

7. 在以往的临床应用中，已观察到全经针刺法对中风病偏瘫患者日常生活活动能力、神经功能缺损评分、肢体运动功能障碍、平衡功能、临床综合疗效及脑血流动力学等方面的影响，均取得满意的效果。

三、整体经络针刺法

整体经络针刺法是在中医整体观念和经络学说指导下，根据十二经脉流注次序，每次针刺一条经脉相关腧穴，十二次针刺完所有十二经脉相关腧穴作为一疗程的针刺治疗方法。该法是南方医科大学周国平教授所创立的一种针刺方法，主要作用是整体上疏通十二经脉，全面调整各经脉、脏腑、系统的功能。

（一）操作规范

1. 取穴

（1）主穴 依据十二经脉气血流注顺序，依次选取十二经脉上的相关穴位（均双侧）作为主穴。12次为1个疗程。

第1次取手太阴肺经腧穴：如列缺、尺泽、中府等。

第2次取手阳明大肠经腧穴：如合谷、曲池、肩髃等。

第3次取足阳明胃经腧穴：如内庭、丰隆、足三里、梁丘、天枢等。

第4次取足太阴脾经腧穴：如太白、三阴交、阴陵泉、血海、大横等。

第5次取手少阴心经腧穴：如神门、少海、极泉等。

第6次取手太阳小肠经腧穴：如后溪、小海、臑俞等。

第7次取足太阳膀胱经腧穴：如申脉、昆仑、委中、承扶、大肠俞、肾俞、胃俞、脾俞、胆俞、肝俞、膈俞等。

第8次取足少阴肾经腧穴：如太溪、照海、复溜、阴谷、肓俞等。

第9次取手厥阴心包经腧穴：如内关、曲泽、天泉等。

第10次取手少阳三焦经腧穴：如外关、天井、肩髎等。

第11次取足少阳胆经腧穴：如侠溪、悬钟、阳陵泉、环跳、带脉等。

第12次取足厥阴肝经腧穴：如太冲、蠡沟、曲泉、阴包、期门等。

（2）配穴 根据不同的病证，配以相关腧穴，如单纯性肥胖以上腹部肥胖为主取中脘、建里、下脘、梁门、太乙、滑肉门；脐部肥胖为主取水分、气海、外陵、腹结；下腹部肥胖为主取水道、关元、大赫。慢性疲劳综合征兼失眠、多梦易醒加安眠、内关。心悸、焦虑加内关、心俞。头晕、注意力不集中加四神聪、悬钟。

2. 操作方法

根据不同部位选用不同长度毫针，治疗时从肺经开始，按十二经脉气血流注的顺序，每次取一条经脉上的上述穴位，根据虚实，针刺或补或泻，得气后留针30分钟。12次为1个疗程。休息2～4天再进行下1个疗程。

（二）适应证

整体经络针刺法主要作用是整体上疏通十二经脉，全面调整各经脉、脏腑、系统的功能，临床上主要适用于辨证不局限于某一脏腑、某一经脉病证，而是涉及多经脉、多脏腑、多系统，甚至十二经脉的病证，如中风病的一级预防、慢性疲劳综合征、单纯性肥胖、血脂异常等，以及亚健康的干预、正常保健的调护等。

（三）整体经络针刺法的特点

1. 突出了中医整体观

整体经络针刺法注重把握局部与整体的关系，重视整体，兼顾局部。不仅在患病的经脉部分治疗，同时在未病的经脉上治疗，防止疾病循经传变。整体经络针刺法，是对人体经络系统的核心，即十二经施以针刺，不但直接作用于不通畅的单条或几条经脉，使其疏通，而且还作用于其他的正常经脉，间接起到了疏通不通畅经脉的作用。如果是全身性的气血阴阳失调，由于整体经络针刺法是在所有十二经上施以治疗，就可以从整体上疏通所有经脉，使其保持通畅。只要十二经脉通畅而发挥其正常的生理功能，就能调节气血阴阳与五脏六腑，达到阴阳调和的目的。

2. 重视经络理论的运用

整体经络针刺法运用经络理论表现在以下两方面：

一是重视经络气血流注的规律。十二经脉主运行气血，气血在十二经脉中流注也遵循一定的规律，即十二经脉的顺序。整体经络针刺法遵循十二经脉流注的顺序，按顺序对十二经脉施以针刺，可以调整患者紊乱的气血流注，使之按正常顺序流注，从而达到整体调理的目的。

二是重视经脉的主治作用。经脉的主治作用是指某一经脉及其所属的经穴，能够治疗该经循行部位及其相应脏腑病证的作用。古代医家在论述经络腧穴治病时，往往只选取有关经脉而不列举具体穴名，即所谓"定经不定穴"，如《灵枢·杂病》记载："齿痛，不恶清饮，取足阳明；恶清饮，取手阳明。"后世医家有"宁失其穴，勿失其经"之说。这些充分说明经脉在治病方面的重要性。整体经络针刺法，既注重经穴的主治作用，也重视经脉的主治作用，在病变经脉循行线上施以干预，达到疏通经脉、调节气血、平衡阴阳的目的。

3. 避免长期、反复刺激某几个穴位而产生"穴位适应现象"

"穴位适应现象"是指当某一个恒定强度刺激作用于感受器时，虽然刺激仍在作用，但感受器对刺激的敏感性会逐渐降低，感觉也随之减弱，导致针刺效应降低。目前临床上应用的大部分针灸推拿疗法取穴少而固定，疗程长时容易产生穴位适应现象而影响疗效。整体经络针刺法避免了对固定穴位的反复长期刺激，从而保证了疗效的可靠性。

四、整体经络推拿法

整体经络推拿法，是在中医整体观念和经络理论的指导下，根据十二经脉循行走向规律，在十二经脉循行相应的体表、腧穴上，施展不同的推拿手法，通过经络腧穴的作用，达到疏通经络、运行气血、协调脏腑、平衡阴阳、消除疲劳的一套养生保健推拿方法。该法是南方医科大学周国平教授所创立的一种推拿方法。它的特点是推拿手法的作用部位、顺序、方向，是按十二经脉循行顺序、走向规律，即手之三阴从胸走手，手之三阳从手走头，足之三阳从头走足，足之三阴从足走腹胸的规律来操作的，在所有的十二经脉相应的体表上施展了手法，达到了疏通十二经脉的目的，体现了中医整体观。

（一）操作规范

整体经络推拿法操作规律是：顺序为手三阴，手三阳，足三阳，足三阴；方向为手之三阴从胸走手，手之三阳从手走头，足之三阳从头走足，足之三阴从足走腹胸；部位为先左后右；体位为先仰卧，后俯卧，再仰卧；推拿手法主要为推、按、揉、拍、搓。整套手法时间约 60 分钟。具体操作如下：

1. 推拿手三阴经（仰卧位）

（1）掌推手三阴经　从胸部外上方沿上肢内侧推至手指端，3 遍。

（2）拇指按揉手三阴经　按先太阴、再厥阴、后少阴的顺序，每条经按揉 2 次。

①拇指按揉手太阴肺经：从胸部外上方中府沿上肢内侧前缘至拇指桡侧端少商穴。重点按揉中府、云门、天府、侠白、尺泽、孔最、列缺、太渊、鱼际、少商。

②拇指按揉手厥阴心包经：从乳头外一寸天池沿上肢内侧中线至中指的中冲。重

点按揉天池、曲泽、内关、大陵、劳宫、中冲。

③拇指按揉手少阴心经：从腋下极泉沿上肢内侧后缘至小指桡侧端少冲。

（3）掌拍手三阴经　掌拍从肩前部沿上肢内侧推至手指，3遍。

2. 推拿手三阳经（仰卧位）

（1）掌推手三阳经　从手掌背部沿上肢外侧、肩、颈推至头侧，3遍。

（2）拇指按揉手三阳经　按先阳明、再少阳、后太阳的顺序，每条经按揉2次。

①拇指按揉手阳明大肠经：从食指桡侧端商阳沿上肢外侧前缘，经肩峰、颈（胸锁乳突肌）至对侧鼻旁迎香穴。重点按揉商阳、合谷、阳溪、手三里、曲池、肩髃、扶突、迎香。

②拇指按揉手少阳三焦经：从无名指尺侧端关冲沿上肢外侧中线，经肩后、颈、乳突、绕耳后至耳前的耳门、眉梢的丝竹空穴。重点按揉关冲、中渚、阳池、外关、天井、肩髎、天牖、翳风、角孙、耳门、丝竹空。

③拇指按揉手太阳小肠经：从小指尺侧端少泽沿上肢外侧后线，经肩后下、肩胛、肩上、颈、面颊至耳前的听宫。重点按揉少泽、后溪、腕骨、阳谷、养老、小海、肩贞、天宗、肩外俞、肩中俞、颧髎、听宫。

（3）掌拍手三阳经　从手掌背部沿上肢外侧、肩、颈拍至头侧，3次。

（4）搓上肢：从上至下3遍。

（5）牵抖上肢1分钟左右。

3. 推拿头颈部手足三阳经与督脉（仰卧位）。

（1）推拿头颈部手足阳明经　由下往上推桥弓穴3遍，指按揉沿手阳明经从面颊至口禾髎、迎香穴，擦鼻旁9次，按揉承泣、四白、巨髎、地仓、大迎、颊车、下关、头维，由上往下推桥弓至缺盆，3遍。

（2）推拿头颈部手足少阳经　由下往上推桥弓穴3次，指按揉翳风，沿耳后至耳上角孙、耳前的耳门、耳和髎、眉梢的丝竹空，目外眦的瞳子髎，耳前听会、上关，至额角下的额厌，沿耳前鬓发后缘下至曲鬓，再上至耳上入发际1.5寸率谷与乳突后下方的完骨，再返回至前额的阳白，往后沿头正中线旁开2.25寸至风池、肩井，2遍。

（3）推拿头颈部足太阳膀胱经　按揉睛明、攒竹，沿头部正中线旁开2.5寸，推至天柱、大杼，3遍。再按揉睛明、攒竹、天柱、大杼等膀胱经上穴，2遍。

（4）推拿督脉　按揉人中、摩素髎、开天门（印堂推至神庭），按揉头部正中线督脉穴位风府、哑门，3遍。

4. 推拿足三阳经。

（1）推拿足阳明胃经（仰卧位）

①掌推足阳明胃经：从胸正中线旁开4寸的气户穴下推，经腹正中线旁开2寸，下肢外侧前缘，踝关节横纹中点，足背，至第2趾外侧的厉兑，3遍。

②按揉足阳明胃经：从胸正中线旁开4寸的气户穴往下按揉，经腹正中线旁开2寸，下肢外侧前缘，踝关节横纹中点，足背，至第2趾外侧的厉兑。重点按揉气户、不容、梁门、天枢、归来、气冲、伏兔、梁丘、足三里、解溪、陷谷、厉兑。2遍。

③掌拍足阳明胃经：从胸正中线旁开4寸的气户穴往下沿胃经的循行线拍至足背。3遍。

（2）推拿足少阳胆经（仰卧位）

①掌推足少阳胆经：从肩井经腋中线下行，经下肢外侧中线，外踝前，足背，至第4趾外侧端足窍阴穴。3遍。

②按揉足少阳胆经：从肩井经胆经的循行线下行，按揉至足窍阴穴。重点按揉肩井、日月、京门、带脉、环跳、风市、阳陵泉、悬钟、丘墟、侠溪、足窍阴。2遍。

③掌拍足少阳胆经：从肩井经胆经的循行线下行，拍至第4趾外侧端足窍阴穴。3遍。

（3）推拿足太阳膀胱经（俯卧位）

①掌推足太阳膀胱经：从膀胱经背部第一条线（旁开1.5寸）的大杼下推，经大腿后正中线至腘窝委中；再从膀胱经第二条线附分下推，经大腿后正中线至腘窝下合阳穴，小腿后承山、昆仑、申脉至至阴。3遍。

②弹拨背腰部足太阳膀胱经：从大杼至关元俞。3遍。

③按揉足太阳膀胱经：从膀胱经背部第一条线（旁开1.5寸）的大杼往下按揉，经大腿后正中线至腘窝委中；再从膀胱经第二条线附分往下按揉，经大腿后正中线至腘窝下合阳穴，小腿后承山、昆仑、申脉至至阴。重点按揉大杼、风门、肺俞、心俞、膈俞、肝俞、胆俞、脾俞、胃俞、三焦俞、肾俞、大肠俞、小肠俞、膀胱俞、八髎、承扶、委中、附分、膏肓、志室、秩边、合阳、承山、昆仑、申脉、至阴。2遍。

④掌拍足太阳膀胱经：从膀胱经背部第一条线（旁开1.5寸）的大杼下拍，经大腿后正中线至腘窝、委中；再从膀胱经第二条线附分下拍，经大腿后正中线至腘窝下合阳穴，小腿后承山、昆仑、申脉至至阴。3遍。

5. 推拿督脉（俯卧位）：沿督脉从大椎边按边推至腰俞，五指协同做轻微的捏拿，3遍。

6. 推拿足三阴经（仰卧位）

（1）掌推足三阴经　从足内侧经内踝、下肢内侧、大腿内前缘至侧腹部。3遍。

（2）按揉足三阴经　按先太阴、再厥阴、后少阴的顺序，每条经按揉。2遍。

①按揉足太阴脾经：从足大趾内侧指甲角旁的隐白穴，经足背内侧，内踝前，胫骨内侧后缘，大腿内侧前缘，腹正中线旁开4寸，胸正中线旁开6寸至第二肋间隙周荣穴，腋中线第六肋间隙大包穴。重点按揉隐白、公孙、商丘、三阴交、阴陵泉、血海、冲门、大横、周荣、大包穴。2遍。

②按揉足厥阴肝经：从足大趾外侧指甲角旁的大敦穴，经足背，内踝前，胫骨内侧面，大腿内侧中线，大腿根都的急脉，腹部章门，胸部期门穴。重点按揉大敦、太冲、中封、蠡沟、曲泉、足五里、急脉、章门、期门。2遍。

③按揉足少阴肾经：从足底涌泉，内踝前下方，内踝后，下肢内侧后缘，腹正中线旁开0.5寸，胸正中线旁开2寸，至锁骨下的俞府穴。重点按揉涌泉、然谷、太溪、照海、复溜、阴谷、横骨、肓俞、幽门、俞府。2遍。

（3）掌拍足三阴经　从足内侧经内踝、下肢内侧、大腿内前缘至侧腹部。3遍。

（4）搓下肢　从上至下，3遍。

（5）牵抖下肢1分钟左右。

7. 推拿任脉：用柔和的揉法沿任脉从璇玑经膻中、上脘、中脘、下脘、气海至关元。3遍。

8. 结束手法：摩振腹，顺、逆时针摩腹各36次，掌振腹1分钟左右。

（二）适应证

主要用于养生保健、亚健康干预、中风病的一级预防及治疗，临床上某些疾病，很难归于某一脏腑、某一经脉，需要从整体上进行治疗，如慢性疲劳综合征、单纯性肥胖等。

（三）整体经络推拿法的特点

1. 突出中医整体观念

中医整体观念认为人体是一个有机的整体，人体的各个部分，在结构上相互联系，在生理上相互为用，在病理上相互影响。也就是说，任何部分的生理、病理变化，都会影响其他部分，甚至整个人体的生理、病理变化。如肺病影响到心、大肠、鼻等，风寒犯肺至全身恶寒发热。

人体这种有机的整体性，是通过经络的联系来实现的。十二经脉是人体经络系统的核心，也是一个有机的整体。《灵枢·海论》说："夫十二经脉者，内属于脏腑，外络于肢节。"十二经脉与脏腑、肢节、官窍等均有密切的联系，这些部位的生理、病理变化，都会影响到十二经脉；十二经脉的生理、病理变化，也会影响到这些脏腑器官。十二经脉之间在生理、病理上也会相互影响，如肺经的病变，会导致大肠经，甚至所有其他经脉的病变。

中医整体观念指导养生保健、调治亚健康、防病治病时，就应注重把握局部与整体的关系，重视整体治疗。即不但要在患病的经脉部位治疗，要在患病部位以外的经脉治疗，避免头痛医头，脚痛医脚的片面性。整体经络推拿法，是对人体经络系统的核心，即全部的十二经脉施用推拿手法，从整体上疏通十二经脉。如果是一条或几条经脉不通畅，运用整体经络推拿法，不但直接作用于不通畅的该条或几条经脉，使其疏通，而且还作用于其他的正常经脉，间接地起到了疏通不通畅经脉的作用。如果所有十二经脉不通畅，由于整体经络推拿法是在全部的十二经脉上施用推拿手法，可以从整体上疏通十二经脉，使其保持通畅。

只要十二经脉通畅而发挥其正常的生理功能，气血就会运行通畅，与其相联系的脏腑器官、四肢百骸及体表肌肤得以濡养，达到扶正祛邪、调和阴阳的目的。

2. 重视经络理论的运用

经络是人体内运行气血的通道，包括经脉和络脉。经脉以上下纵行为主，系经络的主体部分；络脉从经脉中分出侧行，系经络的细小部分。十二经脉是指十二脏腑所属的经脉，是经络系统的主体与核心部分。整体经络推拿法运用经络理论主要体现在以下两个方面。

一是遵循十二经脉的循行、走向与交接。整体经络推拿法推拿的部位，都是十二经脉的循行路线，如手太阴肺经的推拿部位是从胸部外上方中府沿上肢内侧前缘至拇指桡侧端少商穴。推拿的方向都是按十二经脉的循行走向，如手三阴经是从胸走手，推拿的方向就是从胸部外上方沿上肢内侧推至手指端。推拿手法的连接是在四肢末端与头面部，因为十二经脉在这些部位交接，如手三阳与足三阳经脉于头面部交接。推拿头颈部手足阳明经方法是：先沿手阳明经由下往上推桥弓穴，指按揉从面颊至口禾髎、迎香穴，再接足阳明经，沿该经擦鼻旁，按揉承泣、四白、巨髎、地仓、大迎、颊车、下关、头维，由上往下推桥弓至缺盆。

二是重视经脉的主治作用。经脉的主治作用是指某一经脉及其所属的经穴，能够治疗该经循行部位及其相应脏腑病证的作用。古代医家在论述经络腧穴治病时，往往只选取有关经脉而不列举具体穴名，即所谓"定经不定穴"，如《灵枢·杂病》记载："齿痛，不恶清饮，取足阳明；恶清饮，取手阳明。"后世医家在针灸治疗上有"宁失其穴，勿失其经"之说。这些充分说明经脉在治病方面的重要性。整体经络推拿法，就是利用经脉的主治作用，主要在经脉上运用推拿手法，以达到疏通经脉、调和阴阳的目的。

主要参考文献

1. 黄亚博，冯广清，陈宁，等.江苏省中医药系统多专业一体化诊疗模式实施情况调查报告—兼谈对中医药系统多专业一体化诊疗模式的思考［J］.江苏中医药,2015,47（7）:5-9.

2. 卢依平，赵璐."三位一体"诊疗模式在2型糖尿病临床中的应用［J］.光明中医，2009，24（8）：1428-1429.

3. 叶颖江，王彬.多学科专家组诊疗模式的组织和规范实施［J］.中国实用外科杂志，2011，31（1）：22-24.

4. 樊代明.整合医学纵论［J］.重庆医学，2014，43（29）：2393-2395.

5. 马锐华，王拥军，赵性泉，等.卒中单元对脑梗死住院患者早期疗效的影响［J］.中华内科杂志，2004，43（3）：183-185.

6. 贾建平，陈生弟.神经病学［M］.第7版.北京：人民卫生出版社，2013.

7. 王启才.针灸治疗学［M］.第2版.北京：中国中医药出版社，2007.

8. 张通.中国脑卒中康复治疗指南（2011完全版）［J］.中国康复理论与实践,2014,18（4）：205-206.

9. 王华兰.推拿治疗学［M］.上海：上海科学技术出版社，2011.

10. 王茂斌.神经康复学［M］.北京：人民卫生出版社，2009.

11. 中华医学会神经病学分会脑血管病学组.中国缺血性脑卒中和短暂性脑缺血发作二级预防指南2015［J］.中华神经科杂志，2015，48（4）：258-273.

12. 中华医学会内分泌学分会.中国成人2型糖尿病患者动脉粥样硬化性脑心血管疾病分级预防指南［J］.中国循环杂志，2016，31：72-76.

13. 中国成人血脂异常防治指南制订联合委员会.中国成人血脂异常防治指南［J］.中国循环杂志，2016，31（10）：937-953.

14. 中华医学会糖尿病学分会.中国2型糖尿病防治指南（2017年版）［J］.中华糖尿病杂志，2018，10（1）：4-67.

15.《中国高血压防治指南》修订委员会.中国高血压防治指南（2018年修订版）[M].北京：
人民卫生出版社，2018.

16. 黄从新，张澍，黄德嘉，等.心房颤动：目前的认识和治疗建议—2015[J].中国心脏
起搏与心电生理杂志，2015，29（5）：377-434.

17. 陈红霞.神经系统疾病功能障碍中西医康复[M].北京：人民卫生出版社，2016.

18. 陈红霞.中风病的中西医结合康复治疗[M].北京：人民卫生出版社，2009.

19. 金冬梅，燕铁斌.Berg平衡量表及其临床应用[J].中国康复理论与实践，2002，8：
162-165.

20. 张蕙，吴毅，胡永善.影响脑卒中患者日常生活活动能力预后的相关因素分析[J].中
国康复医学杂志，2008，23（2）：130-131.

21. 王玉龙.康复功能评定学[M].北京：人民出版社，2012.

22. 詹珠莲，杨路，奚马利，等.全经针刺法配合刺络拔罐治疗脑卒中恢复期上肢痉挛疗效
观察[J].康复学报，2018，28（06）：52-55.

23. 奚马利，周国平，罗梦，等.刺络拔罐辅助治疗脑卒中恢复期上肢痉挛疗效观察[J].
中国针灸，2018，38（11）：1145-1149.

24. 贾建平.中国痴呆与认知障碍诊治指南[M].北京：人民出版社，2010.

25. 薛云朕.抑郁症认知功能障碍研究与治疗[M].北京：人民出版社，2008.

26. 周玉颖，王艳，王景华，等.脑卒中后抑郁障碍的临床分析[J].中华老年心脑血管病
杂志，2012，14（7）：737-73.

27. 曹振东，杨桂东，肖艳君，等.急性脑卒中后焦虑相关因素分析[J].宁夏医学杂志，
2013，35（8）：757-75.

28. 王纯，楚艳民，张亚林，等.汉密尔顿焦虑量表的因素结构研究[J].临床精神医学杂
志，2011，21（5）：299-301.

29. 何予工，李鹏.重复经颅磁刺激对脑卒中后抑郁患者抑郁情绪、睡眠障碍及日常生活活
动能力的影响[J].中国物理医学与康复杂志，2015，37（5）：361-364.

30. Puisieux F，D'Andrea C，Baconnier P，et al.Swallowing disorders，pneumonia and
respiratory tract infectious disease in the elder.Rev Mal Respir，2011，28（8）：e76-e93.

31. Cabre M，Serra-Prat M，Palomera E，et al.Prevalence and prognostic implications of
dysphagia in elderly patients with pneumonia[J].Age Aging，2010，39（1）：39-45.

32. Serra-Prat M，Palomera M，Gomea C，et al.Oropharyngeal dysphagia as a risk factor for

malnutrition and lower respiratory tract infection in independently living older person: a population-based prospective study [J].Age Aging, 2012, 41（3）: 376-381.

33. 窦祖林.吞咽障碍评估与治疗 [M].北京: 人民卫生出版社, 2009.

34. 李胜利.语言治疗学 [M].北京: 人民卫生出版社, 2008.

35. 张芳, 程晓荣.认知训练治疗脑卒中后吞咽障碍的疗效观察 [J].中华物理学与康复杂志, 2013, 35（12）: 961-962.

36. 张婧, 周筠, 王拥军.脑卒中后吞咽障碍临床表现及评估 [J].中华内科杂志, 2006, 45（5）: 379-381.

37. 刘诗丹, 陈启波, 李荣祝, 等.脑血管疾病吞咽障碍研究进展 [J].中国临床新医学, 2012, 5（4）: 367-371.

38. 张婧, 王拥军, 崔韬.脑卒中吞咽困难 9 个评价量表的信度及效度研究 [J].中国临床康复, 2004, 8（7）: 1201-1203.

39. 伍少玲, 马超, 黄粉燕, 等.标准吞咽功能评定量表的临床应用研究 [J].中华物理医学与康复杂志, 2008, 30（6）: 396-399.

40. 袁英, 汪洁, 吴东宇.吞咽失用证的临床研究进展 [J].中国康复医学杂志,2013,28(7): 680-683.

41. 王强.神经肌肉电刺激在吞咽障碍患者中的应用 [J].中华物理医学与康复杂志, 2013, 35（12）: 949-951.

42. 姜昭, 王亚平, 郭承承.神经肌肉电刺激治疗脑卒中后吞咽障碍的疗效观察 [J].中华物理医学与康复杂志, 2012, 34（5）: 357-360.

43. 杨永红, 杨霖.国内电刺激治疗脑卒中后吞咽障碍的研究状况分析 [J].中国组织工程研究与临床康复, 2010, 35（14）: 6608-6611.

44. 张婧, 周药, 赵性泉, 等.人类吞咽皮质功能定位 [J].国际脑血管病杂志, 2006, 14（10）: 774-776.

45. 陈艳, 陈国光.吞咽困难与急性脑卒中病灶部位的关系研究 [J].中国医学创新, 2013: 10（34）: 48-49.

46. 张文英, 原小平.脑卒中与吞咽困难严重度的关系 [J].基层医学论坛, 2012, 16（8）: 974-975.

47. 周凡, 姚长江.尼麦角林对脑卒中患者的血清物质及吞咽功能的影响 [J].中华老年心脑血管病杂志, 2013, 15（4）: 404-406.

48.高素荣.失语症［M］.北京：北京大学医学出版社，2006.

49.张庆苏，纪树荣，李胜利，等.中国康复研究中心汉语标准失语症检查量表的信度与效度分析［J］.中国康复理论与实践，2005，11（9）：703-705.

50.Anne Whitworth（主编），常静玲（主译）.失语的认知神经心理学评估与治疗：临床指南［M］.第2版.北京：北京大学医学出版社，2017.

51.李薇薇，何小俊.脑卒中失语症言语康复训练研究进展［J］.护理研究，2018，32（22）：3514-3517

52.李淑娴，张志强，张立新.低频重复经颅磁刺激治疗卒中后失语的研究进展［J］.中国医学物理学杂志，2019，36（03）：356-359

53.朱苏琼，顾介鑫.经颅直流电刺激在失语症康复中的应用研究进展［J］.中国康复理论与实践，2018，24（01）：84-89

54.杨清露，丘卫红.经颅磁刺激治疗脑卒中后失语症的研究进展［J］.中国物理医学与康复杂志，2013，35（3）：229-231

55.汪洁，吴东宇，袁英，等.失语症的经颅直流电刺激治疗［J］.中国康复医学杂志，2015，30（4）：404-407

56.李胜利.构音障碍的评定与康复治疗［J］.中国听力语言康复科学杂志，2009，1：8-12.

57.夏娣文，翟浩瀚，程薇萍，等.计算机语言障碍诊疗系统对脑卒中构音障碍的治疗作用［J］.中国康复，2009，24（1）：21-22.

58.庞子建，李胜利.运动性构音障碍言语、声学、共鸣水平机制及康复疗效研究［J］.中国康复，2011，26（4）：295-296.

59.余瑾，古琨如，廖铭斌.音乐治疗运用于构音障碍康复［J］.中国康复理论与实践，2009，15（5）：449-452.

60.王永炎，谢雁鸣.实用中风病康复学［M］.北京：人民卫生出版社，2010.

61.倪朝民.脑卒中的临床康复［M］.合肥：安徽科学技术出版社，2013.

62.代秀，钟贞，翟希，等.针刺调节膀胱功能障碍的选穴规律探讨［J］.针灸临床杂志，2013，29（4）：66-67.

63.祁玉军，李登科.针灸治疗脊髓损伤后膀胱功能障碍38例［J］.上海针灸杂志，2014，33（4）：363.

64.姜洪洋，吕华，靳庆燕.推拿治疗脊索瘤术后二便功能障碍一例报告［J］.肿瘤防治杂志，2001，8（1）：11.

65. 曾宪芳，刘灿灿，熊才红．穴位按摩对宫颈癌术后患者膀胱功能恢复的效果观察［J］．安徽卫生职业技术学院学报，2015，14（3）：61-62.

66. 黄岳，崔利华，刘丽旭，等．脑卒中患者的呼吸功能障碍及其康复［J］．中国康复理论与实践，2015，21（9）：1055-1057.

67. 施毅，陈正堂．现代呼吸病治疗学［M］．北京：人民军医出版社，2002.

68. 窦祖林．作业治疗学［M］．北京：人民卫生出版社，2008.

69. 励建安．康复医学［M］．北京：人民卫生出版社，2016.

70. 苏利梅．巨刺法结合康复训练治疗中风后肩手综合征疗效观察［D］．广州：广州中医药大学，2012.

71. 张静，陈新武，李静，等．脑卒中后肩-手综合征的神经电生理分析［J］．中华物理医学与康复杂志，2006，28（7）：460-462.

72. 林志瑜．缪刺条口结合康复训练治疗肩手综合征的临床研究［J］．中国社区医师，2008，23：151.

73. 冀健民．火针配合按摩治疗中风后肩手综合征 39 例疗效观察［J］．河北中医，2007，5，29（5）：5.

74. 孙怀玲．浮针治疗中风后肩手综合征临床观察［J］．实用中医药杂志，2008，8，24（8）：514.

75. 翟向阳，等．围刺法治疗脑卒中后肩-手综合征疗效观察［J］．中国康复理论与实践，2008，5，14（5）：5.

76. 陆瑾，张丽霞，刘孔江．电针结合康复手法治疗中风后肩关节半脱位临床观察［J］．中国针灸，2010，30（1）：31-34.

77. 朱肖菊，高维滨，杨续艳．针刺结合康复训练治疗中风后肩关节半脱位的临床观察［J］．北京中医药大学学报，2007，14：23-25.

78. 赵一宇，刘红玲．头针配合康复手法治疗偏瘫肩关节半脱位［J］．针灸临床杂志，2007，23（4）：20-21.

79. 刘景，王威．针刺康复手法结合生物反馈治疗中风后肩关节半脱位 36 例疗效观察［J］．河北中医，2011，33（9）：1353-1355.

80. 曲红伟，干威岩，何显峰．针刺五输穴结合康复手法对脑卒中后肩关节半脱位的疗效观察［J］．中医药科技，2011，18（1）：12.

81. 盛国滨，卜秀焕，龚娟娟，等．电针针刺经筋结点结合康复疗法治疗中风后肩关节半脱位的疗效观察［J］.针灸临床杂志，2012，28（5）：44-45.

82. 郭严.穴位封闭治疗中风后肩关节半脱位疗效观察［J］.山西中医，2006，22（3）：39-40.

83. 黎坤香，黄士杰，周玉林，等.柔筋通痹散治疗中风后关节挛缩临床观察［J］.新中医，2013，45（3）：61-62.

84. 郭刘锋.芍药甘草汤合血府逐瘀汤治疗中风后痉挛性瘫痪40例［J］.中医研究，2015，28（8）：25-26.

85. 朱文宗，金永喜，黄建平，等.解痉合剂结合运动治疗改善脑卒中后肌痉挛及表面肌电图分析［J］.浙江中西医结合杂志，2013，23（2）：84-87.

86. 黎坤香，黄士杰，周玉林，等.柔筋通痹散治疗中风后关节挛缩临床观察［J］.新中医，2013，45（3）：61-62.

87. 陈以卫.中药熏蒸治疗中风后关节挛缩症30例临床疗效观察［J］.实用中西医结合临床，2014，14（8）：45.

88. 王晓玲.脑卒中后偏瘫与骨质疏松的临床研究［J］.中国现代医生，2009，47（32）：72-105.

89. 杜志刚，赵宝玲，王艳玲，等.急性首发脑梗死患者合并骨质疏松的临床研究［J］.河北医药，2010，31（19）：2585-2587.

90. 贾晓静，贾少杰.脑卒中与骨质疏松的相关性［J］.中国老年学杂志，2012，2（10）：4267-4268.

91. 潘小燕，王鸿度.针灸治疗原发性骨质疏松症的取穴规律［J］.四川中医，2011，29（3）：55-58.

92. 董雪，尹莹，贾文，等.腹针加夹脊穴对原发性骨质疏松症骨代谢的影响［J］.湖北中医杂志，2014，36（8）：10-11.

93. 金冬梅，燕铁斌.Berg平衡量表及其临床应用［J］.中国康复理论与实践，2002，8：162-165.

94. 张蕙，吴毅，胡永善.影响脑卒中患者日常生活活动能力预后的相关因素分析［J］.中国康复医学杂志，2008，23（2）：130-131.

95. 高萍.中医药分期辨治下肢深静脉血栓形成40例疗效观察［J］.国医论坛，2010，25（2）：24

96. 陈东银，易晓阳.脑卒中后遗症家庭康复指南［M］.北京：金盾出版社，2014.

97. 田二云，尹利华，宫静萍，等.毫针围刺并艾灸温针治疗重度压疮52例［J］.武警医学，2013，24（8）：712-713.

98. 李华.中医成药与配方药治疗压疮新进展［J］.护士进修杂志，2008，23（24）：2231-2233.

99. 陶文静，潘黎，崔书爱，等.中医治疗压疮的护理体会［J］.河南中医，2008，28（11）：97.

100. 刑亚静，魏利宁，周玮，等.中药成方、成药外用治疗压疮研究概述［J］.环球中医药，2013，6（10）：778-782.

101. 周国平，李江山，刘小卫.整体经络推拿法的临床运用与立论依据探讨［J］.按摩与康复医学，2010，1（3）：1-2.

102. 周国平，李江山.推拿与养生保健［M］.北京：中国中医药出版社，2018.

103. 周国平，周迎春.全经针刺法治疗中风偏瘫46例临床观察［J］.针灸临床杂志，2003，19（7）：20.

104. 周国平，李江山.全经针刺法治疗中风偏瘫的理论探讨［J］.湖南中医学院学报，2003，23（5）：57.

105. 周国平，胡爱中，刘新春，等.全经针刺法治疗脑卒中偏瘫62例经验［J］.中国临床康复，2005，9（29）：132.

106. 胡爱中，刘玉泉，周国平.全经针刺法对中风偏瘫患者日常生活活动能力的影响［J］.中国实用医药，2007，2（35）：134-135.

107. 胡爱中，刘玉泉，周国平，等.全经针刺法对中风偏瘫患者神经功能缺损影响的临床观察［J］.中华实用中西医杂志，2009，22（9）：500-502.

108. 刘玉泉，周国平，王清勇，等.全经针刺法治疗脑卒中后肢体运动功能障碍的临床观察［J］.中华中医药学刊，2010，28（1）：150-152.

109. 周金芝，周国平，王清勇，等.全经针刺法对恢复期脑卒中平衡功能障碍影响的临床观察［J］.中国医药导报，2010，7（9）：49-50.

110. 唐曦，刘小卫，殷坚，等.全经针刺法对恢复期脑梗死脑血流动力学影响的临床研究［J］.中国医药导报2011，8（17）：102-104.

111. 李林虹，周国平，刘小卫，等.针刺结合康复训练治疗中风偏瘫的临床研究概况［J］.中国中医急症，2013，22（1）：96-98.

112. 尹景春，周国平，李春，等.试论经脉气血多少规律及其对针灸治疗中风病的指导意义［J］.中医药通报，2013，12（6）：31-33.

113. 李春，周国平，尹景春.针灸抗脑神经细胞凋亡的 ERK 机制探讨［J］.湖南中医杂志，2014，30（2）：66-68.

114. 尹景春，周国平，周桂华，等.全经针刺配合康复训练治疗中风后肩手综合征疗效观察［J］.上海针灸杂志，2015，34（1）：7-10.

115. 许秀洪，周国平，李春，等.表里经配穴法对脑缺血再灌注损伤大鼠海马细胞凋亡及 JNK 信号通路的影响［J］.广州中医药大学学报，2015，32（1）：76-80，186.

116. 胡晓英，周国平，张昕，等.针刺结合康复训练治疗中风后足内翻的 Meta 分析［J］.中医临床研究，2015，7（11）：146-148.

117. 冯毅慧，朱志华，孙正伊，周国平（审校）.MAPK 信号传导通路与脑缺血再灌注损伤的相关性研究［J］.广西医科大学学报，2015，32（1）：144-146.

118. Chunxiao Wu, Jiao Wang, Chun Li, Guoping Zhou, Xiuhong Xu, Xin Zhang, and Xiao LanEffect of Electroacupuncture on Cell Apoptosis andERK Signal Pathway in the Hippocampus of Adult Ratswith Cerebral Ischemia-Reperfusion. Evidence-Based Complementary and Alternative Medicine . Volume 2015, Article ID 414965, 10 pages. http：//dx.doi.org/10.1155/2015/414965

119. 冯毅慧，朱志华，吴春晓，等.正交法筛选组穴对脑缺血再灌注损伤模型大鼠细胞外信号调节激酶信号转导通路的影响［J］.中国组织工程研究，2016，20（40）：5953-5958.

120. 唐曦，周国平.整体经络针刺法理论依据探讨［J］.中医临床研究，2010，2（3）：82-84.

121. 谢永亮，刘小卫，周国平.中医整体观指导针灸治疗单纯性肥胖病的探讨［J］.中国医药科学，2011，1（8）：115-116.

122. 任旭，周国平，唐曦，等.整体经络针刺法治疗单纯性肥胖病临床观察［J］.新中医，2011，43（6）：104-106.

123. 王敬乔，周国平，刘小卫，等.整体经络针刺法治疗慢性疲劳综合征的临床观察［J］.湖南中医药大学学报，2010，30（9）：216-218，225.

124. 谢永亮，潘青，周国平.整体经络针刺法治疗单纯性腹型肥胖临床观察［J］.按摩与康复医学，2018，9（5）：41-43.